U0317235

全国县级医院系列实用手册

外科护理手册

主　编　张美芬　王昆华

副主编　陈妙霞　宁　宁
　　　　陈肖敏　娄小平

人民卫生出版社

图书在版编目（CIP）数据

外科护理手册/张美芬,王昆华主编.—北京:人民卫生出版社,2016

（全国县级医院系列实用手册）

ISBN 978-7-117-22354-6

Ⅰ.①外… Ⅱ.①张…②王… Ⅲ.①外科学-护理学-手册 Ⅳ.①R473.6-62

中国版本图书馆 CIP 数据核字（2016）第 064729 号

| 人卫社官网 | www.pmph.com | 出版物查询，在线购书 |
| 人卫医学网 | www.ipmph.com | 医学考试辅导，医学数据库服务，医学教育资源，大众健康资讯 |

全国县级医院系列实用手册
外科护理手册

主　　编：张美芬　王昆华
出版发行：人民卫生出版社（中继线 010-59780011）
地　　址：北京市朝阳区潘家园南里 19 号
邮　　编：100021
E - mail：pmph @ pmph.com
购书热线：010-59787592　010-59787584　010-65264830
印　　刷：北京盛通印刷股份有限公司
经　　销：新华书店
开　　本：850×1168　1/32　印张：21
字　　数：532 千字
版　　次：2016 年 5 月第 1 版　2016 年 5 月第 1 版第 1 次印刷
标准书号：ISBN 978-7-117-22354-6/R·22355
定　　价：99.00 元

打击盗版举报电话：010-59787491　E - mail：WQ @ pmph.com
（凡属印装质量问题请与本社市场营销中心联系退换）

编　者（以姓氏笔画为序）

王昆华　昆明医科大学第一附属医院

尹小兵　同济大学附属第十人民医院

田　莹　昆明医科大学第一附属医院

宁　宁　四川大学华西医院

刘　娟　中南大学湘雅二医院

刘丽萍　重庆医科大学附属第一医院

许　勤　南京医科大学护理学院

李　芳　新疆医科大学第一附属医院

李皎伦　哈尔滨医科大学附属第一医院

豆欣蔓　兰州大学第二医院

宋瑰琦　安徽省立医院

张美芬　中山大学护理学院

陈肖敏　浙江省人民医院

陈妙霞　中山大学附属第三医院

罗艳芳　昆明医科大学第一附属医院

周　敏　山东大学齐鲁医院

孟　鑫　中国医科大学附属第一医院

胡　芬　武汉大学中南医院

胡　芳　天津医科大学总医院

娄小平　郑州大学第一附属医院

胥小芳　北京大学人民医院

黄师菊　中山大学附属第三医院

崔　怡　河北医科大学第三医院

编写秘书　黄师菊　罗艳芳

4

出版说明

县级医院是我国医疗服务承上启下的重要一环，是实现我国医疗服务总体目标的主要承载体。目前，我国县级医院服务覆盖全国人口 9 亿多，占全国居民总数 70% 以上，但其承担的医疗服务与其功能定位仍不匹配。据《2014 中国卫生和计划生育统计提要》数据显示，截至 2013 年，我国有县级医院 1.16 万个，占医院总数的 47%；诊疗人次 9.24 亿人次，占医院总诊疗人次的 34%；入院人数 0.65 亿人，占医院总入院人数的 46%。

为贯彻习近平总书记"推动医疗卫生工作重心下移、医疗卫生资源下沉，推动城乡基本公共服务均等化，为群众提供安全有效方便价廉的公共卫生和基本医疗服务"的指示，落实国务院办公厅《关于全面推开县级公立医院综合改革的实施意见》和《关于推进分级诊疗制度建设的指导意见》等文件精神，推动全国县级医院改革发展与全国分级诊疗制度顺利实施，通过抓住县级医院这一关键环节，实现"郡县治，天下安"的目标，在国家卫生和计划生育委员会的领导下，在中国医师协会、中华医学会、中国医院协会的支持下，人民卫生出版社组织编写了本套《全国县级医院系列实用手册》。

本套图书编写有如下特点：

1. 编写工作是在对全国 31 个省市自治区 100 多家县级医院的充分调研基础上开展的，充分反映了全国县级医院医务工作者迫切需求。

2. 图书品种是严格按照县级医院专业构成和业务能力发展要求设置的，涉及临床、护理、医院管理等 27 个专业。

3. 为了保证图书内容的学术水平，全部主编均来自全国知名大型综合三甲医院；为了增加图书的实用性，还选择部分县级优秀医生代表参与编写工作。

4. 为了保证本套图书内容的权威性和指导性，大部分参考文献来源于国家制定的指南、规范、路径和国家级教材。

5. 整套图书囊括了县级医院常见病、多发病、疑难病的诊治规范、检查技术、医院管理、健康促进等县级医院工作人员必备的知识和技术。

6. 本套图书内容在保持先进性的同时，更侧重于知识点的成熟性和稳定性。

7. 本套图书写作上字斟句酌，字词凝练。内容表达尽量条理化、纲要化、图表化。

8. 本书装帧精良，为方便阅读，参照国际标准制作成易于携带的口袋用书。

本套图书共 27 种，除适合于县级医院临床工作者阅读之外，还兼顾综合性医院年轻的住院医师和临床研究生使用。本套图书将根据临床发展需要，每 3～5 年修订一次。整套图书出版后，将积极进行数字化配套产品的出版。希望本套图书的出版为提升我国县级医院综合能力、着力解决我国"看病难、看病贵"等问题，做出应有贡献。

希望广大读者在使用过程中发现不足，并反馈给我们，以便我们逐步完善本套图书的内容，提高质量。

人民卫生出版社

《全国县级医院系列实用手册》编委会

2016 年 1 月 18 日

前　言

　　县级医院是我国医疗服务承上启下的关键环节，更是关乎基层广大人民群众健康和疾病防治的重要环节，是医疗卫生体制改革的重点，是真正解决人民群众看病难、看病贵问题的主要抓手。为更好贯彻落实习近平总书记提出的"要推动医疗卫生工作重心下移、医疗卫生资源下沉，推动城乡基本公共卫生服务均等化，为群众提供安全有效方便价廉的公共卫生和基本医疗服务"的指示，在国家卫生和计划生育委员会的领导下，在中国医师协会、中华医学会、中国医院协会的支持下，人民卫生出版社与全国各家大型三甲医院及县级医院共同携手，编写《全国县级医院系列实用手册》，旨在为县级医院及基层医学专业人才的培养、推动县级医院改革和综合能力提升、分级诊疗工作的推进和落实奠定理论基础。

　　中山大学护理学院副院长张美芬教授、昆明医科大学第一附属医院院长王昆华教授受聘为《全国县级医院系列实用手册》之《外科护理手册》主编，组织了县级医院医护人员的专题调研，深入了解他们当前所面临的压力与挑战、业务能力提升的需求以及对本手册编写的意见与建议等。严格遵从"权威性、代表性、覆盖性"的原则，精心遴选了来自全国20多个省、市、自治区知名大型综合三甲医院的22位外科医疗护理专家组成本手册的编委队伍，他们大多是长期活跃于临床一线的院长、护理部主任、护士长，不仅有丰富的临床经验与较强的业务能力，而且有较强的教材与专著编写能力。2015年10月在广州召开了《外科护理手册》编写会，编写会上，专家们对本手册的编写定位与思路、内容与体例等问题展开了热烈的讨论，并达成共识，明确本手册的定位为面向县级医院外科医疗护理人员，满足他们知识学习、技能提高的迫切需求，旨在提升县级医院护理人员的综合能力。在保持指导性、先进性的同时，力图做到精简、实用，方便护理人员阅读和使用。

本手册分为两大部分，第一部分为外科疾病护理的基本知识，共44章，囊括了县级医院外科的常见病、多发病；第二部分为外科常用护理技术，主要包含外科基本技术、普外科护理技术、胸外科护理技术、颅脑外科护理技术、泌尿外科护理技术及骨科护理技术。

本手册具有以下特点：一是以护理程序为框架组织各章节编写，即每个章节的内容包括疾病概述、护理评估、护理诊断/问题、护理目标、护理措施、健康教育、护理评价与关键点等部分，体现整体护理思想和护理专业特点；二是能力与知识并重，既注重临床思维和临床能力的提升，又注重手册内容的实用性与先进性；三是既强调基本知识、基本理论和基本技能，又注意体现知识的更新、学科和专业的发展。值得一提的是，"关键点"部分是本手册的一大特色，更是各疾病护理关键环节的高度提炼。通过"关键点"指出疾病护理过程中，需及时发现、预防、处理某个关键问题（如并发症、不良事件、关键错漏等）的关键措施，这对县级医院护理人员的能力提升显得尤其重要。

在整本手册的编写过程中，各位编委秉承严谨认真的态度，紧密配合，精益求精；参编的高等院校和各家大型三甲医院均给予了大力支持；人民卫生出版社给予了全程指导。正是这样，我们才得以在短时间内高质量地完成编写任务，在此表示衷心感谢！我们希望此本手册能成为广大县级医院外科护理工作者的口袋书、工具书，能够满足其学习和阅读需求，并能从中获益，临床综合能力得到有效提升，更好地服务于基层人民群众。

张美芬　王昆华

2016 年 3 月 20 日

目 录

上篇　外科疾病护理

目　录

12

下篇　外科常用护理技术

上 篇
外科疾病护理

第一章

水电解质酸碱失衡病人的护理

体液的主要成分是水和电解质。正常的体液容量、渗透压、电解质浓度及酸碱平衡是维持机体正常代谢及各器官系统正常运行的基本保证。体液的相对恒定主要由神经-内分泌系统来调节，疾病、创伤、感染、手术等均可导致机体水、电解质和酸碱平衡紊乱，严重时甚至危及生命。体液失衡主要包括以下 3 种情况：容量失调、浓度失调和成分失调。临床最常见的类型为水和钠代谢紊乱、钾代谢异常、酸碱平衡紊乱等。本章将详细介绍各种不同类型体液失衡的判断标准、临床表现、处理原则、护理措施。

第一节 水和钠代谢紊乱的护理

一、三种类型缺水

Na^+ 是细胞外液中主要的阳离子。当机体代谢紊乱时，缺水和缺钠常同时存在，只是不同原因引起的缺水和缺钠程度不同，表现为以缺水为主或以缺钠为主，或二者成比例丢失。根据细胞外液渗透压和血清钠浓度的不同可分为等渗性缺水、低渗性缺水和高渗性缺水。不同类型的水钠代谢紊乱有不同的特征和处理原则（表 1-1）。

表 1-1　不同类型缺水的特征和处理原则

缺水类型	丢失成分	临床表现	实验室检查	常见原因	处理原则
等渗性缺水	缺钠与缺水等比	恶心、呕吐，口唇干燥，眼窝凹陷，皮肤弹性降低，少尿但不口渴	血液浓缩，血清钠浓度正常	消化液急性丧失和体液大量丢失，如大量呕吐、肠瘘、急性腹膜炎，大面积烧伤等	去除病因，补充等渗盐水或等渗盐溶液
低渗性缺水	缺钠大于缺水	疲乏、头晕、手足麻木，可伴恶心、呕吐，脉搏细速、血压不稳定或下降，少尿但不口渴	血清钠浓度 < 135mmol/L	消化液缓慢持续丢失致钠盐流失过多，如反复呕吐、持续胃肠减压、慢性肠梗阻等；创面的慢性渗液补充不足等	去除病因，限制饮水，补充高渗盐水或等张液体临床治疗过程中钠盐补充不足等
高渗性缺水	缺水大于缺钠	口渴、烦躁、乏力，皮肤弹性差，眼窝凹陷，尿少，尿比重增高，严重者可出现谵妄、昏迷	血清钠浓度 > 150mmol/L	水分摄入不足，如禁食、吞咽困难、鼻饲高浓度营养液、昏迷病人液体补充不足等；水分丧失过多，如高热病人大量出汗、糖尿病病人血糖控制不佳致高渗性利尿、大面积烧伤创面渗液等	去除病因，防止水继续丢失，补充 0.45% 低渗盐水或低分子右旋糖酐

1

【常见护理诊断/问题】

1. **体液不足**　与大量呕吐、肠瘘、持续胃肠减压、大面积烧伤、高热等各种原因导致体液和消化液急性和慢性丧失有关。

2. **有受伤的危险**　与低血压、意识障碍有关。

【护理措施】

1. 及时补充血容量

（1）定量：需补充生理需要量、累积损失量和继续损失量。

①生理需要量：计算公式为体重的第一个 $10kg \times 100ml/(kg \cdot d)$ ＋体重的第 2 个 $10kg \times 50ml/(kg \cdot d)$ ＋其余体重 $\times 20ml/(kg \cdot d)$。65 岁以上老人或心脏疾患病人酌减，婴儿及儿童可根据需要增加。

②累积损失量：指估计已经丢失的体液量。

③继续损失量：需估计外在性失液和内在性失液量。低渗性缺水应先补足血容量再补钠，补钠公式：需补钠量（mmol/L）＝〔正常血钠值（mmol/L）－测得血钠值（mmol）〕$\times$ 体重（kg）$\times 0.6$（女性为 0.5）。此外，需补充每日氯化钠正常需要量 4.5g。高渗性缺水时可根据血清钠浓度计算补液量：补液量 ＝〔测得血钠值（mmol/L）－正常血钠值（mmol/L）〕$\times$ 体重（kg）$\times 4$ 或根据临床表现估计失水量占体重的百分比，每丧失体重的 1%，需补液 $400 \sim 500ml$，同时还需补充每日生理需要量 2000ml。

（2）定性：等渗性缺水应静脉输注平衡盐溶液或等渗盐水效果较理想；低渗性缺水应静脉输注高渗盐水或含盐溶液；高渗性缺水应鼓励病人多饮水，停用一切含钠液体，可遵医嘱输注 0.45% 氯化钠溶液或低分子右旋糖酐。

（3）定时：为避免水中毒，估计的补液量应分 2 日补足。低渗性缺水估计的补钠量一般于当日先补 1/2 量，余下的 1/2 量第 2 日补给。

（4）定效：护士在补液过程中，应严密观察病人精

1

神状态有无改善，缺水征象有无恢复，生命体征是否平稳，血流动力学指标是否稳定，血生化指标和尿液检查结果是否好转等。

2. 减少受伤的危险　评估病人有无跌倒、坠床的风险，并落实防护措施。保持走道通畅，光线适宜，对血压偏低者应告知其缓慢改变体位，以免因眩晕或体位性体血压而跌倒；对意识模糊的病人应加强巡视、合理使用床栏、适当运用约束等，以免发生意外。

关键点

1. 定量、定性、定时实施液体疗法是恢复体液平衡的关键。

2. 在静脉补液的过程中严密监测心脏功能，警惕心衰的发生。

3. 补钠和降钠的速度均不宜过快，在治疗过程中应密切监测血钠浓度，避免治疗性低钠血症或高钠血症的发生。

二、水中毒

水中毒又称稀释性低钠血症，是机体摄入水量超过了排出水量，导致水潴留，引起循环血量增多和血浆渗透压下降。常见病因为：机体摄入水过多，肾功能不全，各种原因引起的抗利尿激素分泌过多等。水中毒按起病的急、缓分为两类：急性水中毒，因脑细胞水肿可致颅内压增高，出现头痛、嗜睡、谵妄、昏迷等神经精神症状，严重者可发生脑疝；慢性水中毒，临床表现不典型，常被原发病症状掩盖，可出现嗜睡、乏力、恶心、呕吐等，体重增加明显。处理原则：去除病因，立即停止水分摄入，排出体内多余的水分。

【常见护理诊断/问题】

1. 体液过多　与水分摄入过多、排出不足有关。

2. 有受伤的危险　与意识障碍有关。

1

3. 潜在并发症：脑水肿、肺水肿、脑疝等。

【护理措施】

1. **停止水分摄入** 诊断明确后，立即严格控制水分的摄入量和速度，停止可能继续增加体液量的治疗，如使用大量低渗溶液或清水洗胃、灌肠等。

2. **排出多余水分** 遵医嘱使用利尿剂如 20% 甘露醇或呋塞米促进水分的排出。需行血液净化治疗的病人应遵循血液净化护理常规，准确记录尿量或超滤液量。

3. **密切观察病情变化** 监测生命体征，观察有无头痛、嗜睡、谵妄、昏迷、呼吸困难等表现，评估有无脑水肿、肺水肿的征象。

4. **落实安全防护措施** 评估病人有无压疮、跌倒、坠床等的风险，并落实防护措施。

> **关键点**
>
> 水中毒的预防更重要。对各类病人输液治疗避免过量；对急性肾功能不全和慢性心功能不全病人，更应严格限制入量。

第二节 钾代谢异常的护理

钾是细胞内主要的电解质，人体内 98% 的钾存在于细胞内。正常血钾浓度为 3.5 ~ 5.5mmol/L。钾参与机体细胞的代谢，维持神经组织的正常功能，维持细胞内液的渗透压及酸碱平衡，维持心肌正常功能。钾代谢异常包括低钾血症和高钾血症。

一、低钾血症

低钾血症是指血清钾浓度低于 3.5mmol/L。常见病因有：钾摄入不足，如长期禁食或静脉补钾不足；钾排出过多，如呕吐、腹泻、利尿等；钾分布异常，大量钾

1

离子转移到细胞内等。临床表现为：

①肌无力：最早出现，首先是四肢软弱无力，而后可延及躯干及呼吸肌，当呼吸肌受累时，可致呼吸困难或窒息；

②肠麻痹表现：厌食、恶心、呕吐、腹胀、肠鸣音消失；

③心功能异常：主要是节律异常和传导阻滞；

④代谢性碱中毒：出现反常性酸性尿。

处理原则为去除病因，减少钾的继续丢失，正确补钾。

【常见护理诊断/问题】

1. 活动无耐力　与低钾血症导致肌无力有关。

2. 有受伤的危险　与肌无力或意识障碍有关。

3. 潜在并发症：心律失常。

【护理措施】

1. 补钾　分口服和静脉补钾两种方式。优选口服补钾，遵医嘱给予10%氯化钾或枸橼酸钾溶液口服。外科病人不能口服补钾时，遵医嘱静脉补钾。

静脉补钾原则：

①浓度不应过高：输注溶液中钾浓度不宜超过40mmol/L（相当于3g氯化钾）；

②速度不应过快：补钾速度不宜超过20mmol/h；

③总量不宜过多：根据血钾降低程度确定补钾量，一般每日补钾40~80mmol（3~6g）；

④见尿补钾：伴有休克的病人，应先补充血容量，待尿量超过40ml/h时，再静脉补钾；

⑤禁止静脉推注。

2. 密切观察病情变化　严密监测病人呼吸、心率、心律、血钾的变化。

3. 落实安全防护措施　因病人四肢无力，护士应做好跌倒、坠床危险因素评估，落实各项护理措施，预防跌倒、坠床事件发生。

1

关键点

1. 静脉补钾应严格遵循补钾原则，即浓度不应过高，速度不应过快，总量不宜过多，见尿补钾。

2. 10%氯化钾注射液属于高危药品，使用不当可能会引起严重后果。护士在配制药液及给药时一定要注意三查七对，同时要保证双人核对。

二、高钾血症

高钾血症是指血清钾浓度高于 5.5mmol/L。常见病因有：钾摄入过多，如口服或静脉补充过多钾或使用含钾药物等；钾排出减少，如肾功能不全、应用保钾利尿剂等；钾分布异常，大量细胞内钾转移至细胞外等。病人可表现为意识淡漠、感觉异常、软弱无力、腹胀、腹泻；严重者可出现血压下降、皮肤湿冷、苍白或青紫等；最严重的表现为心搏骤停，多发生在舒张期。典型的心电图表现为早期 T 波高而尖，Q-T 间期延长，随后出现 QRS 波增宽，P-R 间期延长。处理原则为积极治疗原发病，控制钾的摄入，促进钾的排出，防治并发症。

【常见护理诊断/问题】

1. 活动无耐力　与高钾血症导致的肌无力、软瘫有关。

2. 有受伤的危险　与肌无力或意识障碍有关。

3. 潜在并发症：心律失常、心搏骤停等。

【护理措施】

1. 限制钾的摄入　停用一切含钾药物，禁食含钾高的食物，如牛奶、香蕉、橘子汁、番茄汁等。

2. 降低血清钾浓度　主要有两种方式：①促使 K^+ 转入细胞内：可遵医嘱输注 5% 碳酸氢钠溶液、25% 葡萄糖和胰岛素溶液；②促使 K^+ 排出体外：可遵医嘱静脉推注呋塞米（速尿）、口服阳离子交换树脂、行血液透析或腹膜透析等。

1

3. 密切观察病情变化 严密监测病人心率、心律、心电图及血钾的变化。

4. 防治心律失常 一旦出现心律失常应立即通知医生，遵医嘱处理；若出现心搏骤停，立即行心肺复苏。

5. 落实安全防护措施 做好跌倒、坠床危险因素评估，落实各项护理措施，预防跌倒、坠床事件发生。

> **关键点**
>
> 1. 严重高钾血症可致严重的并发症：心搏骤停，故应及早发现与处理。
>
> 2. 肾功能障碍或长期使用保钾利尿剂的病人，应限制摄入含钾高的食物和药物，并定期复诊，监测血钾浓度，以免发生高钾血症。

第三节 酸碱平衡失调的护理

原发性酸碱平衡失调可分为代谢性酸中毒、代谢性碱中毒、呼吸性酸中毒、呼吸性碱中毒四大类。有时可出现混合型酸碱平衡失调，即同时存在两种以上的原发性酸碱平衡失调。pH、HCO_3^-、$PaCO_2$ 是反映机体酸碱平衡的三个基本要素。正常情况下，血浆 pH 为 7.35 ~ 7.45，血浆 HCO_3 浓度为 22 ~ 27mmol/L，$PaCO_2$ 为 35 ~ 45mmol/L。

一、代谢性酸中毒

代谢性酸中毒临床最常见，是由于体内酸性物质产生或积聚过多，或 HCO_3^- 丢失过多所致。代偿期血浆 pH 可在正常范围，失代偿时血浆 pH < 7.35。常见病因为：酸性物质摄入过多；碱性物质丢失过多，如腹泻、肠瘘等；体内酸性物质产生过多，如缺氧或组织低灌注致乳酸堆积或糖尿病酮症酸中毒；H^+ 排出减少，如肾功能不全等。轻度代谢性酸中毒可无症状；重度代谢性酸中毒

1

病人可有眩晕、疲乏、感觉迟钝、烦躁或昏迷，呼吸深快，频率达 40～50 次/分，呼出气体有酮味。病人面色潮红、心率增快、血压低，还可出现对称性肌张力减弱、腱反射减弱或消失，伴缺水表现。此外，易发生心律不齐、急性肾功能不全和休克。处理原则为积极治疗原发病，消除诱因，逐步纠正酸中毒。

【常见护理诊断/问题】

1. 口腔黏膜受损　与代谢性酸中毒所致呼吸深快有关。

2. 有受伤的危险　与意识障碍有关。

3. 潜在并发症：高钾血症、代谢性碱中毒。

【护理措施】

1. 补充液体和碱剂　轻度代谢性酸中毒可靠自身调节机制纠正。HCO_3^- 低于 10mmol/L 的重症酸中毒病人，应遵医嘱补液和使用碱剂，常用的碱剂为 5% 碳酸氢钠溶液。

注意： 过快纠正酸中毒，可引起大量 K^+ 移到细胞内，引起低钾血症。应注意观察及补钾。

2. 停用一切含钾药物　因代谢性酸中毒可合并高钾血症，故应禁食含钾高的食物，如牛奶、香蕉、橘子汁、番茄汁等。

3. 密切观察病情变化　监测生命体征、动脉血气、血电解质的变化，观察有无高钾血症的发生。输注碳酸氢钠时关注有无代谢性碱中毒的发生。

4. 落实安全防护措施　做好跌倒、坠床、压疮危险因素评估，落实各项护理措施，预防不良事件发生。

关键点

1. 代谢性酸中毒如未及时纠正可致高钾血症，严重高钾血症可致心脏停搏。

2. 5% 碳酸氢钠为高渗性溶液，输注速度不可过快，输注时应严密观察有无液体外渗，以免发生局部组织坏死。

1

二、代谢性碱中毒

代谢性碱中毒是由于体内 H^+ 丢失或 HCO_3^- 增多所致。代偿期血浆 pH 可在正常范围，HCO_3^- 可有一定程度增高；失代偿期血浆 pH 和 HCO_3^- 明显增高。常见病因为胃液丧失过多、碱性物质摄入过多、低钾血症、使用利尿剂等。轻者无明显表现，偶有呼吸浅慢，或出现谵妄、精神错乱等，可有缺水或低钾血症表现。严重者可因神经系统或其他系统功能障碍而出现昏迷。处理原则为积极治疗原发病，逐步纠正碱中毒。

【常见护理诊断/问题】

1. 有受伤的危险　与意识障碍有关。

2. 潜在并发症：低钾血症、低钙血症。

【护理措施】

1. 用药护理　对于因胃液丢失所致的碱中毒，可遵医嘱静脉输注等渗盐水或葡萄糖盐水。严重的代谢性碱中毒可遵医嘱使用稀释的盐酸溶液或盐酸精氨酸溶液，输注稀盐酸溶液时应选择中心静脉通道，控制滴速，避免发生溶血反应。碱中毒时常合并低钾血症，遵医嘱静脉补充氯化钾时应遵循补钾原则。

2. 密切观察病情变化　盐酸精氨酸溶液可导致高钾血症，使用时应严密监测生命体征、心电图、动脉血气、电解质的变化。

3. 落实安全防护措施　做好跌倒、坠床、导管滑脱、压疮危险因素评估，落实各项护理措施，预防护理不良事件发生。

> **关键点**
>
> 1. 稀释的盐酸溶液严禁从外周静脉输入，以免液体外渗发生软组织坏死。
>
> 2. 输注盐酸精氨酸溶液时，应密切观察有无高钾血症的发生。

1

三、呼吸性酸中毒

呼吸性酸中毒是由于肺泡通气及换气功能减弱，不能充分排出体内生成的 CO_2，导致血中 $PaCO_2$ 增高，引起高碳酸血症。动脉血气结果显示血浆 pH 降低，$PaCO_2$ 增高，血浆 HCO_3^- 正常。常见病因有：呼吸中枢抑制，如麻醉过深、镇静剂过量、颅内压增高等；胸部活动受限，如胸壁损伤、胸腔积液、积气等；呼吸道梗阻或肺部疾病；呼吸机参数设置不当等。处理原则为积极治疗原发病，改善病人通气，必要时使用呼吸机辅助或控制呼吸。

【常见护理诊断/问题】

1. 低效型呼吸型态　与呼吸道梗阻、呼吸中枢抑制、呼吸机使用不当有关。

2. 有受伤的危险　与二氧化碳蓄积引起意识改变有关。

3. 潜在并发症：脑水肿、脑疝、呼吸骤停、高钾血症等。

【护理措施】

1. 呼吸支持和人工气道护理　解除呼吸道梗阻，给予低流量吸氧，必要时建立人工气道。使用呼吸机时，应注意呼吸机各项参数的设置，如潮气量、呼吸频率、氧浓度、压力支持等，以维持有效的通气及换气功能。同时做好人工气道的护理，妥善固定，保持通畅，及时吸净痰液，倾倒呼吸机管路积水。对无禁忌证者，应抬高床头 30°~45°。对气管插管的病人应做好口腔护理，动态监测囊内压，以预防呼吸机相关性肺炎的发生。

2. 密切观察病情变化　严密监测生命体征、动脉血气、血电解质的变化，动态观察呼吸频率、深度及呼吸困难改善情况，预防并发症的发生。

3. 落实安全防护措施　做好跌倒、坠床、导管滑脱、压疮危险因素评估，落实各项护理措施，预防护理不良事件发生。

> **关键点**
>
> 1. 呼吸机使用不当可引起呼吸性酸中毒，应合理设置各项呼吸参数，保证足够的有效通气量，改善缺氧，促进 CO_2 排出。
>
> 2. 对行气管插管或气管切开的病人，一定要动态评估导管滑脱的危险因素，并采取有效措施，如妥善固定、合理约束、适度镇痛镇静、健康教育等，防止非计划性拔管的发生。

四、呼吸性碱中毒

呼吸性碱中毒是由于肺泡通气过度，体内 CO_2 排出过多，导致血液中 $PaCO_2$ 降低，引起低碳酸血症。动脉血气结果显示血浆 pH 增高，$PaCO_2$ 和血浆 HCO_3^- 下降。常见病因有高热、疼痛、严重创伤或感染、中枢神经系统疾病、呼吸机辅助通气过度等。多数病人出现呼吸急促，心率增快，可伴眩晕、手足或口唇麻木及针刺感、肌肉震颤等。危重病人发生急性呼吸性碱中毒提示预后不良。处理原则为积极治疗原发病同时对症治疗。

【常见护理诊断/问题】

1. 低效型呼吸型态 与呼吸急促有关。

2. 有受伤的危险 与中枢神经系统功能异常和神经肌肉应激性增加有关。

【护理措施】

1. 对症处理 对过度通气的病人，可协助医生用纸袋罩住病人口鼻呼吸，以增加呼吸道无效腔，减少 CO_2 的呼出；对使用呼吸机的病人，应遵医嘱合理调节各项参数，同时做好人工气道的护理。

2. 密切观察病情变化 严密监测生命体征、动脉血气、血电解质的变化，动态观察意识状态和呼吸功能。

3. 落实安全防护措施 做好跌倒、坠床、导管滑

1

脱、压疮危险因素评估，落实各项护理措施，预防护理不良事件发生。

> **关键点**
>
> 1. 对于呼吸急促的病人，注意观察呼吸频率、呼吸幅度和血氧饱和度。
>
> 2. 对于机械通气的病人，应合理设置呼吸机参数，遵医嘱行血气分析，避免因呼吸机使用不当致通气过度。

（胡　芬）

第二章

外科营养支持病人的护理

第一节　肠内营养

肠内营养是指经胃肠道给予（或补充）人体代谢所需要的各种营养物质，包括氨基酸、糖类、脂肪、维生素及微量元素等。肠内营养有助于维持肠黏膜细胞结构和功能的完整性，保护肠黏膜屏障，降低肠源性感染发生率，提高治疗效果。由于营养物质经由肠道和门静脉吸收，可被机体很好地利用，其过程符合人体生理，并发症少，而且经济、安全。所以，只要肠道存在功能，应首选肠内营养。

【适应证】

1. 胃肠道功能正常，但食物摄入不足或不能经口进食者。

（1）经口进食障碍者：如昏迷或口腔疾病，咽喉及食管手术病人。

（2）慢性消耗性疾病者：如恶性肿瘤病人。

（3）高代谢状态者：如复杂大手术后，严重创伤或危重病症（非胃肠道疾病）病人。

（4）肝肾功能不良、肺功能不全及对糖不耐受的病人等。

2. 胃肠道功能不良者　如急性坏死性胰腺炎、炎性肠病、消化道瘘及短肠综合征等。

2

【禁忌证】

1. 完全性肠梗阻；
2. 严重腹泻；
3. 消化道活动性出血；
4. 远段高流量肠瘘；
5. 肠道或腹腔感染；
6. 严重消化吸收不良；
7. 休克；
8. 严重短肠综合征进行肠内营养失败；
9. 存在不能用药物控制的恶心、呕吐；
10. 经口进食障碍且无法置入喂养管者。

【实施途径及输注方法】

（一）肠内营养的实施途径

肠内营养包括口服和管饲两种途径。

1. 口服　是营养摄入的首选途径。可刺激唾液的分泌，利于食物消化，且具有一定的抗菌作用，故优于管饲。当病人因进食不足造成营养缺乏时，应考虑口服补充营养制剂。

2. 管饲

（1）鼻胃管：即经鼻将喂养管末端放置至胃。适于短期（<4周）肠内营养支持者。

（2）鼻肠管：包括经鼻十二指肠导管和经鼻空肠导管。鼻肠管主要适用于短期肠内营养支持（<4周）、存在误吸风险、经胃喂养不耐受或不能经胃喂养（如胰腺炎等）者。

置管方法：鼻肠管置入可借助导丝或内镜引导，将导管末端经幽门送入十二指肠，也可利用螺旋导管前端的重力和促胃动力药物作用实施盲插，导管末端位置应到达屈氏韧带下30~60cm处。

（3）胃造口：适于肠内营养支持预计时间>4周、吞咽困难、长期机械通气、口咽部及食管手术围术期、上消化道肿瘤者。

置管方式主要有三种：经皮内镜下胃造口（PEG）

2

置管术、透视下胃穿刺造口置管术及外科胃造口置管术。

（4）空肠造口：于腹壁上开口，将空肠造口管置于肠道内，进而给予营养物质。适用于需长期进行肠内营养支持者。

（二）肠内营养的输注方式

1. 顿服输注　类似于少量多餐。在特定时间间隔内，将肠内营养液用喂食器分次缓慢注入（一般每天4~6次），每次100~300ml，于10~20分钟内输注完毕。由于营养液进入胃内较快，易引起胃肠道反应。适用于导管末端在胃内且胃肠功能基本正常的病人。

2. 间断输注　与顿服相似，但输注时间相对更长。将输注营养液的管道和喂养管连接，利用重力作用缓慢滴注。每次于2~3小时内输完，间隔时间为2~3小时。多数病人可耐受，但不建议用于导管末端在小肠的病人。

3. 周期性输注　晚上输注，白天不输注，鼓励病人白天经口进食。

4. 连续输注　在12~24小时内连续滴注。可利用肠内营养泵配合加温器进行，有利于保持速度和温度的恒定，便于监测、管理。适用于肠内营养耐受性较差、胃肠功能不全、经十二指肠及空肠造口进行肠内营养的病人。

【护理措施】

（一）管道护理

1. 妥善固定　注意观察导管体外的标记。经鼻置管者，应先将导管固定于鼻尖部，再用"高举平抬"法将导管妥善固定于面颊部；造口置管者，其导管是用缝线、盘片或水囊固定于腹壁，病人翻身或床上活动时，要注意预防管道受压、打折、扭曲甚至脱出。

2. 明确导管末端位置　确定导管位置的金标准是X线检查。另外，还可利用pH试纸测量回抽液酸碱度或目测回抽液性质来辅助判断导管末端位置。

注意：胃液pH的平均值为4.32，偏酸；十二指肠液pH的平均值为7.8，偏碱。胃液多为无色、草绿色或棕色，有轻度的酸味；十二指肠液多为黄色，较为黏稠，没有团絮状物。

2

3. 预防导管堵塞　对连续输注者，至少每隔 4 小时用 30ml 温水脉冲式冲管一次；固体药物要充分研磨和溶解；每次输注药物或营养液前后均应用 10～30ml 温水冲洗管道，以减少药物对导管的腐蚀或堵塞。一旦发生堵管，应立即用 20ml 温开水反复脉冲式冲管。必要时，更换喂养管。

注意：堵管进行冲洗时，要将反流到注射器内的营养管内沉积物连同冲洗液一并丢弃，重新抽取温开水进行冲管。

（二）常见并发症的观察及护理

1. 腹泻　腹泻是肠内营养最常见并发症。肠内营养初期胃肠道容易激惹，营养液输注过快、温度过低或浓度过高，均易导致腹泻。长时间禁食，肠黏膜萎缩导致消化吸收不良，亦容易引发腹泻。

观察：询问大便次数、排便量及粪便性质；注意听诊病人的肠鸣音；严重腹泻者要注意观察肛周皮肤情况，有无红肿、破溃、糜烂等。

护理：

（1）进行肠内营养时，严格遵循"浓度从低到高、喂养量从少到多、输注速度由慢到快"的原则进行。

（2）在营养液配制和使用过程中，严格遵守无菌操作原则，现配现用。

（3）保持适宜的输注温度，可应用营养泵和持续加温器，以保持恒温、匀速输注。

（4）营养制剂选择：推荐使用含可吸收性纤维素和益生菌的制剂，尽量避免食物中含有短链碳水化合物，减少或不使用会引起腹泻的药物。对乳糖不耐受者，可使用无乳糖配方营养液。

（5）发生腹泻时，要及时找出原因，尽早治疗，并加强肛周皮肤护理。

2. 误吸　指胃、食管、口腔或鼻腔内物质经咽部进入气道的过程，是肠内营养最严重的并发症。

主要原因：①胃排空不良，胃液及营养液反流。

②喂养管径不合适。管径越粗，对食管下段的扩张作用越明显，发生反流、误吸的风险也相应增加。③幼儿、老人、病情危重、呼吸道疾病者，因呼吸功能和神经肌肉功能较差，导致吞咽反射功能不良，易发生营养液反流，引起误吸。

观察：注意病人是否突然出现呼吸道症状，如咳嗽、呛咳或咳出营养液类似物；吞咽后是否出现声音嘶哑；有无呼吸困难、呼吸急促或发绀等表现。发生上述情况，应怀疑误吸可能。

护理：

（1）对于意识障碍者，尤其是神志不清、格拉斯哥评分<9分及老年病人，在行肠内营养前翻身，并将呼吸道分泌物吸净，可有效降低误吸发生率。

（2）选择管径适宜的喂养管进行鼻饲，成人可选择14号胃管。

（3）胃内残余量每4小时测定一次，若残余量>150ml，应延缓肠内营养的使用。

（4）肠内营养行人工气道者需每隔4小时进行一次声门下吸引。

（5）注意及时检查病人有无腹胀、反流等误吸的危险因素，每4小时听诊肠鸣音一次。

（6）发生误吸时，鼓励和刺激病人有效咳嗽，及时排出吸入物，必要时经鼻导管或气管镜清除吸入物。

3. **胃潴留** 指以胃排空障碍为主要表现的胃动力紊乱综合征。主要由胃张力减退、蠕动减少或消失引起。

观察：注意病人是否有上腹饱胀、反酸、嗳气、呕吐食物或胆汁等表现。

护理：

（1）导管末端在胃者，应利用顿服或间歇输注；导管末端在幽门后者，最好采用连续输注方式进行喂养。

（2）肠内营养全过程（尤其经胃），最好采取半卧位，床头抬高至少30°~45°。

（3）颅脑重度损伤者，宜经空肠进行肠内营养。当经幽门后喂养出现胃潴留时，应进行胃管减压。

（4）监测胃残余量：经胃喂养者，首个48小时内应每4小时监测1次胃残余量；达到目标速度后应每隔6~8小时监测1次残余量；当胃残余量 >200ml，可应用促进胃肠蠕动的药物，如复方甲氧氯普胺（胃复安）、多潘立酮（吗丁啉）等；当胃残余量 <500ml 时，若无不耐受的其他表现，不应终止肠内营养。

4. 便秘　摄入水量不足或营养物质稀释水量过少、饮食结构欠规范、长期卧床或活动较少等都会增加便秘的风险。

观察：注意询问病人的排便状况，有无排便困难、腹胀、腹痛等表现。

护理：

（1）肠内营养液中适量添加可溶性膳食纤维，以增加排便次数和量。

（2）保证充足水分摄入，适当增加活动量，促进肠蠕动，改善便秘。

5. 高血糖或低血糖　病情危重者常由于胰岛素抵抗等因素而发生应激性高血糖；肠内营养过程中静脉使用胰岛素者，可因胰岛素调控不当而导致高血糖或低血糖的发生。

观察：注意病人有无尿量增多、心率加快、呼吸缓而深等表现，准确监测血糖，以及时发现高血糖。若病人出现面色苍白、虚汗、心率加快、昏迷等表现，警惕低血糖发生，应立即监测血糖水平。

护理：

（1）对使用肠内营养，尤其是病情危重者，应采用静脉血糖和（或）快速末梢血糖监测其血糖波动情况，尽量将目标血糖控制在 6.1~10mmol/L 范围内。

（2）对于危重病人，持续静脉胰岛素治疗较皮下给药效果好，但要注意根据病人血糖变化及时调整胰岛素用量。

6. 鼻、咽部、食管黏膜及皮肤损伤

观察：病人鼻、咽部及食管黏膜有无破溃或感染等表现，面部皮肤有无粘膏过敏或皮炎，造口周围皮肤有无红肿、破溃、糜烂等。

护理：

（1）经鼻留置喂养管者，应选用细软材质的喂养管，同时将油膏涂抹于鼻腔黏膜起润滑作用，以防鼻咽部黏膜因长期受压形成溃疡。

（2）经胃、空肠造口进行肠内营养者，要注意保持造口周围皮肤的清洁、干燥，防止皮肤损伤。

【注意事项】

肠内营养过程中，要注意控制好"六度"。

1. 浓度　尽量使用等渗性营养液，利于病人耐受。

2. 速度　注意匀速输注，可使用肠内营养泵由慢到快输注。一般情况下，泵输注速率按胃 50～150ml/h、空肠 20～100ml/h 的速度进行。

3. 温度　保持营养液温度在 38～40℃之间，有条件可使用持续加温器，保证温度恒定。

4. 角度　肠内营养过程中，须将床头抬高 30°～45°，并在营养液输注结束后半小时内继续采取半卧位。

5. 清洁度　营养液的配制和输注过程中严格遵守无菌操作原则，注意手和器具的卫生（尽量采用一次性输注装置），避免过度使用抗菌药物。

6. 合适度　依据病人病情、胃肠功能等，选择合适的置管方式、营养液剂型及输注方式。

> **关键点**
>
> 1. 肠内营养时床头抬高 30°～45°，结束后半小时内采取半卧位，可有效避免误吸和呕吐。
>
> 2. 喂养前保证导管末端在准确位置，可预防因导管移位所致的相关并发症。
>
> 3. 肠内营养过程中，若静脉使用胰岛素，准确监测血糖并根据营养液输注状况调整胰岛素用量，可有效预防高血糖或低血糖的发生。

2

第二节　肠外营养

肠外营养是指经静脉途径为无法通过胃肠道摄取和利用营养物质或通过胃肠道不能满足自身代谢需要者提供各种营养素。当病人禁食，所需营养素全部经静脉途径提供时，则称之为完全肠外营养。

【适应证】

一般来说，若病人无法经口或经口进食受限超过5～7天，均可给予肠外营养支持。包括：

1. 无法经胃肠道进食者，如胃肠道梗阻，高流量消化道瘘，严重腹泻及顽固性呕吐，急性坏死性胰腺炎等；

2. 高分解代谢者，如严重创伤，腹部大手术后，严重感染，大面积烧伤等；

3. 需要较快改善营养状况者，如严重营养不足的肿瘤病人，重要器官功能不全病人，大剂量化疗、放疗或接受骨髓移植者。

【禁忌证】

1. 胃肠道功能正常，可耐受肠内营养或5天内可恢复胃肠功能者；

2. 休克者；

3. 凝血功能异常者；

4. 严重水、电解质、酸碱失衡者。

【实施途径及输注方法】

（一）肠外营养的实施途径

1. 周围静脉途径　适用于短期肠外营养（＜2周），中心静脉置管禁忌或不可实施以及导管发生感染者。此方式简便易行，并发症较少。连续输注时间不应超过10～14天。

2. 中心静脉途径

（1）经外周中心静脉置管（peripherally inserted central catheter，PICC）：适用于肠外营养持续＞3周（导管在体内留置一般不超过1年），营养素输入量较多，营养

2

液渗透压超过 600mOsm/L 及居家行肠外营养者。PICC 常用置入静脉有贵要静脉、肘正中静脉或头静脉。贵要静脉管径较宽、易置入，可避免气胸等置管并发症，但增加了上肢深静脉血栓、插管错位发生率及操作难度。

注意： PICC 置管及置管后护理应由受过专门训练，并取得相应资质的护理人员执行。

（2）经锁骨下静脉置管：留置时间较 PICC 的短。适用于严重创伤、休克和急性循环功能衰竭的危重病人、需长期输液以及全胃肠外营养支持病人。锁骨下静脉置管易于活动和护理，但置管错位率和并发症发生率较高，如气胸、血胸、中心静脉狭窄等。

注意： 经锁骨下静脉置管技术要求较高，须由临床专业医生执行。

（3）经颈内静脉置管：该置管不影响病人日常活动，但留置时间较 PICC 短。穿刺时易造成动脉损伤、局部血肿及感染等。

（4）经股静脉置管：该部位活动度大，导管不易固定，病人活动也不方便。故较少用。

（5）静脉输液港：又称植入式中央静脉导管系统，简称输液港，是一种能植入人体皮下，并可长期留置的静脉输液装置。适用于长期间歇性静脉输注者。

（二）肠外营养的配制与输注

1. 全营养液的配制

（1）将水溶性维生素加入到葡萄糖液中；

（2）将电解质溶液分别加入到葡萄糖液和氨基酸液中；

（3）将脂溶性维生素加入到脂肪乳制剂中；

（4）将氨基酸及葡萄糖液混入专用营养袋内；

（5）把脂肪乳制剂混入专用营养袋内，混合均匀，即可输注。

2. 营养液输注 需用全营养混合液进行输注，极少采用单瓶输注。

（1）输注方式：全营养混合液是将各营养素配制于

2

3L 专用营养袋中，又称为全合一营养液。近年来，市场上已有将全合一营养液制成两腔或三腔袋的产品，在各腔内分别装入葡萄糖、氨基酸及脂肪乳剂，并用隔膜分开，使用前只需将隔膜撕开使各成分混合均匀即可输注。

（2）合理安排输液顺序：合理安排静脉营养液与其他药物的输入顺序，避免将营养液与不相容药物配伍输注；妥善安排输注时间，按时按量均匀输注。

注意：全营养液属于多种营养物质的混合物，其理化性质不稳定，配制顺序不正确或存储时间过长，都可能形成沉淀，影响营养液的质量。因此，要严格遵守配制顺序进行操作，并做到现配现用；若不能及时输注，应保存于 4℃ 的冰箱内。配制好的营养液应在 24 小时内完成输注。

【中心静脉管道护理】

中心静脉管道置入较深，留置时间较长，维护费用较高，更是病人营养摄入主要途径。其护理要点如下：

1. 妥善固定　每日查看导管体外长度，防止移位或脱出；确保输注装置和各接头连接紧密。

2. 及时换药　穿刺 24 小时后消毒置管部位皮肤，更换敷料并标注具体时间，以后按各导管具体要求及时换药或更换敷料（PICC、输液港每周换药，其他中心静脉导管隔日换药）。当局部出现异常情况时，如敷料潮湿、被污染或贴膜松动等，应及时消毒并更换。

3. 观察及预防感染　注意病人有无发热、寒战，穿刺部位有无红肿、渗出等表现。怀疑导管相关性血流感染者，应做营养液和血液细菌培养，更换输液装置。观察 8 小时后，若病人发热仍未消退，应及时拔除中心静脉导管，并将导管尖端送检。

4. 确保通畅　每次输液前应消毒肝素帽接头处，每周更换肝素帽；输液前，先回抽血，保证管路通畅后再输注药物，严禁用力推注；输液后，用 20ml 生理盐水脉冲式冲管，长时间输注肠外营养液者，应至少每 4 小时冲管 1 次；当输液结束或外出检查需要暂停输注时，应采用正压封管方式进行封管。

5. 拔管 当病人治疗全部结束、导管堵塞不能再通或出现导管相关性感染时，应拔除中心静脉导管。导管的拔除应由经过专业培训，具有相应资质的护士进行。

【常见并发症的观察及护理】

(一) 机械性并发症

常见有气胸、空气栓塞、导管异位或堵塞、导管栓子、血管和（或）神经损伤、胸导管损伤、血栓性静脉炎等。

观察：置管过程中注意观察病人有无胸痛或呼吸困难等表现；输注营养液过程中有无输注速度减慢或输注泵频繁报警等情况；冲管是否顺利、能否回抽出血液等。

护理：

1. 置管必须由经过专业训练并取得相应资质的医务人员进行。

2. 尽量选择满足治疗需要的最小号导管。

3. 置管过程中，如病人出现持续胸痛或呼吸困难，应停止置管并行 X 线摄片，以明确是否发生气胸。

4. 在穿刺、输液、更换输液瓶（袋）、冲管以及导管拔除过程中，应严格遵守操作流程，防止空气进入血液，引发空气栓塞。

5. 在应用不相容的药物或液体前、后冲管，确保导管畅通；如果导管堵塞不能再通，不可强行推注通管，应拔除或更换导管。

6. 严格按照导管护理要求规范操作，加强临床观察。

(二) 感染性并发症

1. 局部感染

观察：病人置管侧肢体局部皮肤有无触痛，伴红肿、渗出或硬块，有无酸胀或疼痛，臂围是否增大。

护理：

（1）穿刺置管及导管的日常维护过程中，严格遵循无菌操作原则，做好插管处局部皮肤的消毒和护理。

2

（2）根据导管类型要求及时换药，贴膜松动、卷边，敷料潮湿或被污染时，要及时消毒并更换。

（3）当发生局部感染时，要依据感染严重程度进行处理。若为轻微局部皮肤感染，应加强观察，更换贴膜。若感染加重，可局部应用使用抗菌药物软膏（如醋酸曲安奈德软膏等），然后用纱布覆盖，每日更换。

2. 导管相关性血流感染

观察：病人有无高热、寒战、乏力等全身性表现。如出现上述表现而又找不到其他感染病灶解释时，则高度怀疑导管相关性血流感染存在。

护理：

（1）操作人员应熟练掌握置管和导管护理技术，置管时采用最大无菌防护区。

（2）选择合适置管位置：锁骨下静脉是首选部位。下肢穿刺造成的感染危险度较上肢高。

（3）合理选择导管类型：聚亚安酯和特氟纶导管较聚乙烯和聚氯乙烯导管的感染危险性低。

（4）按照导管维护要求进行日常护理，规范换药。

（5）尽量采用非缝合式固定方法，防止导管滑动。采用透明或半透明聚亚安酯敷料覆盖，便于观察。当穿刺处有渗血时，可采用纱布覆盖，每日更换。

（6）肠外营养输注过程中，若病人出现高热、寒战等症状且未找到感染灶时，则考虑导管相关性血液感染。应立即拔管，改用周围静脉给予营养支持，并将经导管抽取的血标本、导管尖端、导管出口渗出液及外周血标本送检。一般情况下，拔管后病人体温较快恢复正常，若病人持续发热且血培养阳性，应给予全身应用抗菌药物治疗。

3. 肠源性感染 因肠外营养时间过长，胃肠道缺乏食物刺激导致胃肠激素分泌紊乱，引起肠黏膜上皮萎缩、变稀及皱褶变平，肠屏障功能受损，肠道内细菌和毒素移位，引发感染。肠源性感染主要在于预防，当病人胃肠功能逐渐恢复，应遵循快速康复外科理念，尽早开始肠内营养。

（三）代谢性并发症

1. 高血糖和高渗性昏迷　肠外营养过程中，病人常因原发疾病、应激状态、糖尿病等因素产生一定程度胰岛素抵抗。营养液内葡萄糖浓度过高或输入过快，可导致短期内大量葡萄糖摄入，机体不能利用而发生高血糖。

观察：加强血糖监测，注意病人有无血糖异常升高、脱水、渗透性利尿、电解质平衡失调及神志异常等表现。当血糖浓度超过 40mmol/L 可导致高渗性昏迷的发生。

护理：

（1）肠外营养时，要按计划均匀输注营养液，注意控制输液速度。

（2）严格遵医嘱在营养液中添加胰岛素，并且按时摇晃营养袋，以减少营养袋对胰岛素的吸附，保证用药剂量。

（3）一旦发生高血糖或高渗性昏迷，应立即停止输注葡萄糖液或含糖量较高的营养液并报告医生；遵医嘱输入低渗盐水以降低渗透压，同时应注意避免血浆渗透压下降引起急性脑水肿；依据血糖水平应用胰岛素控制血糖。

注意：准确控制输液速度和量，避免血糖下降过快导致急性脑水肿的发生。

2. 低血糖　肠外营养过程中胰岛素使用量过大或高浓度葡萄糖持续输注刺激机体分泌胰岛素，当葡萄糖输注突然停止时会导致病人出现低血糖。

观察：注意病人有无脉搏加快、面色苍白、四肢湿冷等低血糖表现。

护理：

（1）遵医嘱合理调节和使用胰岛素；

（2）肠外营养时不宜突然停止营养液输注，可用等渗葡萄糖液作为过渡，再终止肠外营养；

（3）当病人出现脉搏加快、面色苍白、四肢湿冷等表现时，应立即监测血糖。一旦确认低血糖，立即报告

2

医生并协助处理。

3. 脂肪代谢紊乱　主要与营养液中脂肪配方不合理，脂肪乳剂输入速度过快或输入总量过多有关。

观察：注意病人有无发热、急性消化道溃疡、血小板减少、溶血、肝脾肿大等表现。

护理：

（1）在配制营养液时应根据病情遵循个体化原则进行。

（2）当病人出现上述表现，可考虑为脂肪超载综合征，应立即停止输注脂肪乳剂。一般认为，当血甘油三酯 $> 3.4mmol/L$ 时，宜减缓输注速度。

4. 肝功能异常　主要由葡萄糖超负荷引起肝脂肪变性而导致肝功能异常，另外必需脂肪酸缺乏、肠道长时间缺乏食物刺激、体内谷氨酰胺缺乏以及肠黏膜屏障功能受损导致内毒素移位也是肝功能异常的相关因素。

观察：表现为转氨酶升高、碱性磷酸酶升高、高胆红素血症等。

护理：尽早减量或停用肠外营养，尽可能早期恢复肠内营养；定时行超声检查，以观察有无胆汁淤积；采取双能源，以脂肪乳剂替代部分能源后，减少葡萄糖用量，更换氨基酸制剂或停用 TPN 1～2 周后，这种并发症可得以逆转。

关键点

1. 按正确顺序配制营养液，现配现用，是保证营养液稳定性的有效措施。

2. 规范的置管和导管维护，是减少导管并发症的关键。

3. 导管拔除应由经过专业训练并取得相应资质的护士进行。

（胡　芳）

第三章

外科休克病人的护理

　　休克是机体受到强烈的致病因素侵袭后，导致有效循环血量锐减，组织血液灌流不足引起的以微循环障碍、代谢障碍和细胞受损为特征的病理性综合征，是严重的全身性应激反应。根据导致休克的原因不同可分为低血容量性休克、感染性休克、心源性休克、过敏性休克、神经源性休克等；按照血流动力学变化可将休克分为低血容量性休克、心源性休克、分布性休克和梗阻性休克。外科最常见的休克为低血容量性休克和感染性休克。按照休克的演变过程，其临床表现可分为休克代偿期和休克抑制期（表3-1）。休克的处理原则包括去除病因、恢复有效循环血量、纠正微循环障碍、纠正组织缺氧和氧债、防止发生多器官功能障碍综合征。

　　【护理评估】

　　1. 健康史

　　(1) 个人情况：病人的年龄、性别、职业等；

　　(2) 既往史：病人既往有无手术史、外伤史、感染史，有无胃十二指肠溃疡，有无门静脉高压症，有无肿瘤等；

　　(3) 其他：有无严重烧伤、骨折、其他损伤引起的失血或失液；有无大量呕吐、腹泻；有无使用可能引起过敏的药物；有无寒战、发热和腹痛等。

表 3-1 休克的分期和临床表现

分期	程度	脑灌注情况		体表灌注情况		血容量不足表现			肾灌注情况
		神志	皮肤黏膜色泽	体表温度	体表血管	口渴	脉搏	血压	尿量
休克代偿期	轻度	神志清楚,精神紧张,常伴痛苦表情	开始苍白	正常或发凉	正常	有口渴	100次/分以下,尚有力	收缩压正常或稍高,舒张压升高,脉压缩小	正常
休克抑制期	中度	神志尚清,表情淡漠	苍白	发冷	表浅静脉塌陷,毛细血管充盈迟缓	很口渴	100~120次/分	收缩压为70~90mmHg,或较基础值下降40mmHg,脉压小	尿少
	重度	意识模糊,甚至昏迷	显著苍白,肢端发绀	厥冷(肢端更明显)	表浅静脉塌陷,毛细血管充盈非常迟缓	非常口渴	脉细速,或摸不清	收缩压<70mmHg或测不出	尿少或无尿

3

2. 身体状况

（1）神志和精神状态：有无烦躁、淡漠、兴奋、谵妄甚至昏迷；

（2）皮肤温度、色泽：有无面色苍白、皮肤湿冷；

（3）血压和脉率：休克初期，脉搏增快，血压正常或升高；随着病情进展，脉搏细速，血压下降，脉压减小；

（4）体温：低血容量休克病人的体温可能偏低；

（5）尿量：是否出现少尿或无尿；

（6）实验室检查和影像学检查有无异常结果。

3. 心理社会状况

（1）病人和家属对休克的了解程度，对各项治疗的接受程度；

（2）是否担心休克的预后，有无焦虑、抑郁等情绪反应；

（3）家庭社会支持情况如何。

【常见护理诊断/问题】

1. 体液不足　与大量失血、失液或体液重新分布有关。

2. 外周组织灌注无效　与有效循环血量不足，组织用氧障碍有关。

3. 体温异常　与感染、微循环障碍有关。

4. 有受伤的危险　与意识障碍有关。

5. 有感染的危险　与机体抵抗力下降、侵入性治疗相关。

【护理目标】

1. 病人体液维持平衡，生命体征平稳。

2. 病人微循环灌注改善，面色红润，四肢温暖，尿量正常，血气分析结果趋于正常。

3. 病人体温维持正常。

4. 病人未发生意外伤害。

5. 病人未发生感染或感染被及时发现与有效控制。

【护理措施】

1. 实施液体复苏，维持有效循环血量

（1）建立静脉通路：迅速建立 2 条以上静脉通路，保证输液通畅。必要时配合医生建立中心静脉通路，保证液体及时快速地补充，同时监测中心静脉压。

（2）合理补液：根据中心静脉压和动脉血压的变化，评估容量是否充足或超负荷，并进行相应的处理（表3-2）。

对感染性休克病人应实施早期目标导向治疗（early goal-directed therapy，EGDT），尽快进行液体复苏，在 6 小时内达到以下目标：

①中心静脉压 8 ~ 12mmHg；

②平均动脉压≥65mmHg；

③每小时尿量≥0.5ml/kg；

④中心静脉或混合静脉血氧饱和度≥70%。

表3-2　中心静脉压与补液的关系

中心静脉压	血压	原因	处理原则
低	低	血容量严重不足	充分补液
低	正常	血容量不足	适当补液
高	低	心功能不全或血容量相对过多	强心、舒张血管、纠正酸中毒
高	正常	容量血管过度收缩	舒张血管
正常	低	心功能不全或血容量不足	补液试验*

*补液试验：取等渗盐水 250ml，于 5 ~ 10 分钟内快速静脉输注，若血压升高而中心静脉压不变，提示血容量不足；若血压不变而中心静脉压升高 3 ~ 5cmH$_2$O（0.29 ~ 0.49kPa），提示心功能不全

3

（3）密切观察病情变化：持续监测病人生命体征和中心静脉压的变化，观察病人的意识状态、皮肤温度及颜色等有无改善，每小时监测尿量。大量迅速补液时应注意病人有无呼吸困难、咳嗽、咳泡沫样痰等情况，以预防和及时发现肺水肿。

（4）准确记录24小时出入量：准确记录病人24小时内静脉补液、饮食、饮水、大小便、呕吐、引流液量等，以协助医生调整补液方案。

2. 改善组织灌注，维持有效气体交换

（1）采取休克体位：将病人头部和躯干抬高20°～30°，下肢抬高15°～20°，有利于膈肌下移，改善通气，同时能增加回心血量，改善循环状态。

（2）维持有效的气体交换

①密切监测呼吸功能，如呼吸频率、节律、深浅度及口唇颜色，监测动脉血气变化。

②保持呼吸道通畅：及时清除呼吸道分泌物，观察呼吸音变化，协助翻身叩背排痰，促进肺复张，改善缺氧状况。

③呼吸困难者给予鼻导管吸氧或面罩吸氧；严重呼吸困难时，配合医生行气管插管或气管切开，使用呼吸机辅助通气，合理设置各项参数。

（3）使用血管活性药物

目的：应用血管活性药物是治疗感染性休克的重要支持手段，目的是提高血压，改善内脏器官灌注。

原则：血管活性药物应从低浓度、慢速度开始，根据血流动力学改变情况进行动态调整。使用血管活性药物时最好建立有创血压监测系统，实时动态监测血流动力学变化。

常用药物：包括去甲肾上腺素、肾上腺素、多巴胺、多巴酚丁胺等。去甲肾上腺素不仅能迅速改善感染性休克病人的血流动力学状态，而且能改善胃肠道等内脏器官缺血，被推荐为治疗感染性休克的首选升压药物。

注意事项：去甲肾上腺素必须经中心静脉导管给药，

3

使用前应确认管路是否通畅，以免发生药物外渗，引起皮肤组织坏死。给药过程中应密切观察局部有无红肿、疼痛，一旦发生药液外渗，应立即停药，更换给药部位，同时局部使用 0.25% 普鲁卡因封闭。

3. 维持正常体温　体温常规每 4 小时监测 1 次。体温偏低的病人应注意保暖，可加盖双层棉被和调节室温；感染性休克高热的病人应给予物理降温，效果不佳时可遵医嘱使用冰毯。

注意事项：低体温病人禁用热水袋和电热毯，以免发生烫伤、皮肤血流扩张增加局部组织耗氧量而加重组织缺氧。体温过高使用冰毯时应防止病人耳郭及皮肤受压处发生冻伤和压疮。

4. 预防感染　休克时机体处于应激状态，免疫功能下降，容易继发感染。工作人员应注意手卫生，严格遵循无菌原则，落实各项预防导管相关性血流感染、呼吸机相关性肺炎、尿路感染、伤口感染的措施，并遵医嘱合理使用抗菌药物。

5. 正确采集各项标本　感染性休克时，为准确筛查感染源，护士需及时正确留取各项培养标本。采集标本时应严格遵守操作规程，落实手卫生措施，以免造成标本的外源性污染，影响结果判断。

注意事项：确定局部感染灶者，采集局部分泌物或引流液行细菌培养；全身脓毒血症者，在病人寒战、高热发作时，使用抗菌药物之前采集外周和中心静脉血标本，以提高检出率。

6. 预防护理不良事件　动态评估病人有无发生压疮、导管滑脱、跌倒/坠床的风险，并采取相应的护理措施，预防不良事件的发生。

【护理评价】

1. 病人体液是否维持平衡，生命体征是否平稳。

2. 病人微循环灌注是否得到改善，是否面色红润，四肢温暖，尿量正常，血气分析结果趋于正常。

3. 病人体温是否维持正常。

4. 病人有无发生意外伤害。

5. 病人是否发生感染或感染是否被及时发现与有效控制。

3

关键点

1. 正确及时补液是纠正低血容量性休克的重要保证；对感染性休克病人应进行早期目标导向治疗。

2. 应用血管活性药物前需确认输液管路是否通畅，使用过程中应严密观察，避免药物外渗；一旦外渗，应及时准确处理，避免组织坏死。去甲肾上腺素必须经中心静脉导管给药。

3. 低体温病人严禁使用热水袋和电热毯，以免发生烫伤和加重组织缺氧；使用冰毯降温的病人应防止耳郭及其他受压部位发生冻伤或压疮。

（胡 芬）

第四章

麻醉病人的护理

麻醉是指用药物或非药物使病人整体或局部暂时失去感觉，以达到无痛的目的，便于手术或其他检查治疗的实施。目前，临床麻醉仍是麻醉医生的主要工作。具体包括：麻醉前评估和麻醉前准备，麻醉实施和麻醉中监测，麻醉后病人的送返及麻醉后随访。根据麻醉作用部位和药物的不同，临床麻醉又可以分为局部麻醉、椎管内麻醉、全身麻醉等几大类。

第一节　局部麻醉

局部麻醉简称局麻，是指应用局部麻醉药暂时阻断某些周围神经的冲动传导，使这些神经所支配的区域产生麻醉作用。常用的局麻方法包括表面麻醉、局部浸润麻醉、区域阻滞麻醉、神经及神经丛阻滞麻醉四类，广义的局麻还包括椎管内麻醉（见第二节）。常用局麻药按分子结构中间链的不同可以分为酯类（普鲁卡因、丁卡因）和酰胺类（利多卡因、布比卡因、罗哌卡因）。局麻简单易行、安全有效，可以保持病人的清醒，常用于表浅、局限的手术。局麻的并发症主要包括局麻药的不良反应（毒性反应、过敏反应）和穿刺引起的神经损伤、血肿形成、感染等。局麻的实施应在熟悉周围神经的解剖和局麻药的药理特性基础上，正确操作，避免并发症的发生。

【常见护理诊断/问题】

潜在并发症：局麻药的不良反应。

【护理措施】

1. 毒性反应的观察与护理

观察：主要表现为中枢神经系统和心血管系统毒性反应。中枢毒性表现为头晕耳鸣、视物模糊、舌唇麻木、言语不清、昏迷、惊厥甚至呼吸停止。心血管毒性表现为传导阻滞、血管平滑肌和心肌抑制，出现心律失常、心肌收缩力减弱、血压下降，甚至心搏骤停。

护理：一旦发生不良反应，立即停药，尽早吸氧，并进行辅助或控制呼吸；开放静脉输液，维持血流动力学稳定；遵医嘱静脉或肌内注射地西泮 5～10mg，抽搐、惊厥者加用 2.5% 硫喷妥钠 2～4ml 缓慢静脉注射；出现呼吸心跳停止立即行心肺复苏。

预防：

（1）应用局麻药的安全剂量；

（2）如无禁忌，在局麻药中加入适量肾上腺素；

（3）注药前回抽，防止误注入血管；

（4）根据病情和注药部位酌减剂量；

（5）麻醉前常规使用非抑制剂量的巴比妥类或苯二氮䓬类药物，提高中毒阈值。

2. 过敏反应的观察与护理

观察：酯类局麻药引起过敏反应远比酰胺类多见。表现为注射少量局麻药后，出现咽喉水肿、支气管痉挛、低血压及全身荨麻疹等，严重者危及生命。

护理：一旦发生，立即停止注射，保持呼吸道通畅，给氧，辅助呼吸，必要时控制呼吸；遵医嘱注射肾上腺素、糖皮质激素和抗组胺药。

注意：有过敏史的病人，一般选用酰胺类局麻药。局麻药皮试不必常规施行，因其假阳性率高达 50%。

4

> **关键点**
>
> 局麻药误入血管易引起毒性反应，注药前应回抽无回血方可注射；同时注意给药不可过量，无禁忌证时，可在局麻药中加入适量肾上腺素。

第二节　椎管内麻醉

椎管内麻醉是将局麻药注入椎管内的腔隙，使部分脊神经的传导功能发生可逆性阻滞的麻醉方法。椎管内有两个可用于麻醉的腔隙，根据局麻药注入的腔隙不同，可分为蛛网膜下隙阻滞和硬膜外间隙阻滞，其中硬膜外间隙阻滞包括骶管阻滞。

一、蛛网膜下隙阻滞

蛛网膜下隙阻滞简称腰麻，是将局麻药注入蛛网膜下隙，作用于脊神经根所引起的阻滞。它适用于 2~3 小时以内的下腹部、盆腔、下肢及肛门会阴部的手术。常用麻醉药有丁卡因、利多卡因和布比卡因等。

【常见护理诊断/问题】

潜在并发症：血压下降、恶心、呕吐、呼吸抑制、尿潴留等。

【护理措施】

1. 术中并发症的观察与护理

（1）血压下降或心率减慢：脊神经被阻滞后，麻醉区域血管扩张，回心血量减少，心排出量减少，血压下降；如果麻醉平面过高超过 T_4，心脏交感神经被阻滞，迷走神经相对兴奋，心率减慢。

护理：血压下降可通过加快输液，补充血容量来纠正，必要时使用麻黄碱或去氧肾上腺素收缩血管维持血压；心动过缓可静脉注射阿托品。

（2）呼吸抑制：麻醉平面超过 T_4，可出现胸段脊神

4

经阻滞，表现为肋间肌麻痹、胸闷、呼吸困难。

护理：给氧，辅助呼吸。一旦呼吸停止，立即协助医生行气管插管控制呼吸。

（3）恶心呕吐：低血压、手术牵拉内脏、迷走神经功能相对亢进均可导致恶心呕吐。

护理：可针对原因进行处理，提升血压，减少术中牵拉，静脉注射阿托品阻断迷走反射，必要时使用止吐药。

2. 术后并发症的观察与护理

（1）头痛：脑脊液通过硬脊膜和蛛网膜穿刺孔不断丢失，导致颅内压下降和颅内血管扩张所致。

预防：采用细针穿刺，避免反复穿刺；输液充分，维持血容量；术后常规去枕平卧 6 ~ 8 小时。

护理：绝对卧床，每日补液或饮水 2500 ~ 4000ml；遵医嘱酌情使用镇痛或安定类药；严重者于硬膜外腔注入生理盐水或 5% 葡萄糖，必要时采用硬膜外充填疗法。

（2）尿潴留：主要原因为腰麻后支配膀胱的副交感神经功能尚未恢复，其他原因还包括手术部位疼痛、手术刺激膀胱和排尿习惯的改变等。

护理：术前指导病人练习床上排尿，有尿意及时排尿；术后促进排尿，穴位按摩或热敷、按摩下腹部；必要时留置导尿管。

关键点

　　头痛和尿潴留是腰麻术后最常见的并发症，应及早预防。为避免头痛应指导病人术后去枕平卧 6 ~ 8 小时；为避免尿潴留应在术前指导病人练习床上排尿，必要时采取辅助排尿措施。

二、硬膜外间隙阻滞

硬膜外间隙阻滞简称硬膜外麻醉，是将局麻药注入硬膜外间隙作用于脊神经根部，使相应节段的感觉和交感神经完全被阻滞，运动神经部分被阻滞的一种麻醉方法。通常采用硬膜外间隙置管连续给药法，可使麻醉时间按手术需要延长。硬膜外麻醉最适用于腹部、腰部和下肢手术，常用麻药有丁卡因、利多卡因、布比卡因等。影响麻醉平面的因素有麻醉穿刺的间隙、局麻药容积和注药速度、导管位置和方向以及其他因素（如病人情况和体位等）。

【常见护理诊断/问题】

潜在并发症：全脊髓麻醉、血压下降、呼吸抑制、心率减慢、恶心、呕吐、局麻药毒性反应等。

【护理措施】

1. 术中并发症的观察与护理

（1）血压下降：交感神经被阻滞导致阻力和容量血管扩张所致。

护理：一旦发生，加快输液，补充血容量；必要时使用麻黄碱或去甲肾上腺素提升血压。

（2）呼吸抑制：肋间肌及膈肌受抑制导致。

护理：采用小剂量、低浓度局麻药分次注射；观察病人的呼吸动作，常规面罩给氧，必要时辅助或控制呼吸。

（3）局麻药毒性反应：注药入血管或局麻药吸收过快所致。

具体护理措施见本章第一节局部麻醉的相关内容。

（4）全脊髓麻醉：局麻药全部或大部注入蛛网膜下隙而产生全脊神经阻滞，是最严重的并发症。病人表现为呼吸困难、血压下降、意识消失，甚至呼吸、心跳停止。

护理：一旦发生，立即停药、面罩给氧、控制呼吸，必要时气管插管；同时加快输液，遵医嘱使用升压药；如呼吸心跳停止，需立即行心肺复苏。

2. 术后并发症的观察与护理

（1）脊神经根损伤：表现为与神经分布相关的局部感觉和运动障碍，多因穿刺针直接损伤或质地过硬的导

4

管损伤脊神经根所致。

护理：脊神经根损伤后给予理疗、营养神经药物对症处理，一般数周或数月即自愈。

（2）硬膜外血肿：因麻醉穿刺或置管时损伤血管引起出血，血肿压迫脊髓所致。表现为剧烈背痛，进行性脊髓压迫症状，伴肌无力、尿潴留、括约肌功能障碍，直至完全截瘫。

护理：一旦发生，尽早行硬膜外穿刺抽取血液，必要时切开椎板，清除血肿。预后取决于早期诊断和及时处理。

（3）导管拔除困难或折断：常见原因为椎板、韧带或椎旁肌群强直夹住导管致难以拔出，也与导管质地不良、拔管用力不当有关。

护理：如拔管困难，不可硬拔，可让病人保持穿刺位，热敷或椎旁注射局麻药再拔管；若导管折断，没有感染和神经刺激症状，可暂时不取，密切观察。

关键点

全脊髓麻醉是硬膜外麻醉最危险的并发症。护士应严密观察病情，发现异常应及时通知并配合医生进行抢救。

第三节　全身麻醉

全身麻醉是指麻醉药通过吸入或静脉、肌内注射进入人体，产生中枢神经系统抑制。表现为神志消失，全身痛觉丧失，遗忘，反射抑制和一定程度的肌肉松弛。全身麻醉是目前临床上最常用的麻醉方法。

【护理评估】

（一）麻醉前和麻醉中评估

1. 健康史

（1）个人情况：病人的年龄、性别、职业、有无烟

4

酒嗜好等。

（2）既往史：病人既往有无手术、麻醉史，近期有无发热，有无呼吸道及肺部感染，有无影响气管插管的因素等；

（3）其他：用药史包括过敏史，目前用药情况及反应，有无药物滥用史等。

2. 身体状况

（1）局部：有无义齿、牙齿缺少或松动；

（2）全身：病人神志、精神状态、生命体征情况；营养状况、皮肤、水肿情况；有无脏器功能不全、凝血功能障碍和低蛋白血症；

（3）实验室检查结果有无异常；

（4）心电图、影像学检查结果有无异常。

3. 心理社会状况

（1）病人及家属是否了解麻醉方式、麻醉前准备、麻醉中配合及麻醉后康复的知识；

（2）是否存在焦虑及恐惧的情绪；

（3）家庭及社会支持系统是否完善。

（二）麻醉后评估

1. 术中情况　了解麻醉方式及麻药使用情况；了解术中失血量、出入量；了解手术及麻醉过程是否平稳，有无中毒反应及其他意外情况发生。

2. 术后情况　监测生命体征，观察病人的神志、感觉恢复情况；了解术后各项检查结果有无异常；评估病人有无不适反应，是否了解各项并发症的预防及处理措施。

【常见护理诊断/问题】

1. 有受伤的危险　与麻醉未全醒或感觉未完全恢复有关。

2. 潜在并发症：通气不足、呼吸道梗阻、误吸、低血压或高血压、心律失常、高热、惊厥、苏醒延迟等。

3. 知识缺乏　缺乏全身麻醉相关知识及术后并发症的预防及护理知识。

【护理目标】

1. 病人未发生意外伤害。

2. 病人未发生并发症或并发症得到及时发现与处理。

3. 病人了解全麻的过程、配合要点及术后并发症的预防知识。

【护理措施】

1. 麻醉期间的监护

（1）循环功能：监测血压、脉搏、心电图变化，必要时监测中心静脉压和肺毛细血管楔压，观察失血量和尿量情况。

（2）呼吸功能：监测呼吸频率、节律、深浅度等，观察皮肤、口唇、指（趾）甲颜色、血氧饱和度变化，必要时监测动脉血气和呼气末二氧化碳压力。

（3）其他情况：严重低血压和缺氧可致表情淡漠、意识丧失，应密切关注。动态监测体温变化，特别是小儿。体温过高可致代谢性酸中毒和高热惊厥，体温过低易发生麻醉过深而引起循环抑制、麻醉后苏醒时间延长。

2. 麻醉恢复期的监护

（1）监测生命体征：麻醉苏醒前有专人护理，监测心电图、呼吸、血压和血氧饱和度，每 15~30 分钟测量一次，直至病人完全苏醒。观察有无出血征象，做好监测及记录。

（2）维持循环稳定：监测血压，观察有无低血压或高血压。低血压的原因有低血容量、血管张力下降、静脉回流障碍等。高血压的原因有疼痛、尿潴留、高碳酸血症、低氧血症、高颅内压等。根据血压波动情况给予对症处理。

（3）维持正常呼吸功能：给予氧气吸入；术后去枕平卧，头偏向一侧，及时清除口鼻咽部分泌物，保持呼吸道通畅。对于痰多、黏稠不易咳出者，应指导有效排痰，酌情给予雾化吸入，促进痰液排出。一般情况下，手术结束待病人意识恢复、拔除气管导管后再送回病房，某些危重病人直接送入重症监护病房。

4

注意事项：气管插管的拔管条件为：意识及肌力恢复，可根据指令睁眼、开口、握手，上肢可抬高 10 秒以上；自主呼吸恢复良好，呼吸频率 15 次/分左右；咽反射恢复；口、鼻腔及气管内无分泌物。

（4）输液与管道：保持静脉输液通畅；保持各引流管固定及通畅；注意保暖。

（5）安全转运：转运前应补足血容量，搬运轻柔，防止摔伤或坠床；理顺管路，妥善固定，防止牵拉和滑脱；有呕吐倾向者将其头偏向一侧，防止误吸；全麻未醒状态者，在人工呼吸状态下转运；心脏、大手术及危重病人，在吸入纯氧及监测生命体征和呼吸功能过程中转运。

3. 术后并发症的观察及处理

（1）反流和误吸：由于病人意识丧失、咽反射减弱，胃内容物容易反流进入呼吸道，引起急性呼吸道梗阻。如处理不及时，可导致窒息或死亡。

预防：减少胃内容物滞留，促进胃排空，降低胃内压。

（2）呼吸道梗阻：包括上呼吸道梗阻和下呼吸道梗阻。

①上呼吸道梗阻：是指声门以上的呼吸道梗阻，常见于舌后坠、口腔分泌物阻塞、喉头水肿、喉痉挛等。

处理：一旦发生，迅速托起下颌，放入口咽或鼻咽通气管，清除喉部分泌物。喉头水肿可应用糖皮质激素，喉痉挛者，应解除诱因、加压给氧，必要时行气管插管。

②下呼吸道梗阻：是指声门以下的呼吸道梗阻，常见原因为气管导管打折、误吸和支气管痉挛等。不完全梗阻表现为呼吸困难并有鼾声；完全梗阻时有鼻翼扇动和三凹征。

处理：一旦发现病人呼吸困难、潮气量降低、气道阻力增高、发绀等，立即通知医生并协助处理。

（3）通气不足和低氧血症：由于麻醉药、镇痛药和肌松药产生的中枢性和外周性呼吸抑制所致，表现为

CO_2 潴留和低氧血症。

处理：应给予机械通气维持至呼吸功能完全恢复，必要时使用拮抗药物。

（4）低血压：指麻醉期间收缩压低于 80mmHg 或下降超过基础值的 30%。原因是失血过多、麻醉过深、肾上腺皮质功能低下、术中牵拉内脏等。

处理：补充血容量，调浅麻醉深度，给予血管收缩药物，必要时暂停手术操作，待血压平稳后再手术。

（5）高血压：指麻醉期间收缩压高于 160mmHg 或高于基础值的 30%。多与镇痛药应用不足、麻醉深度过浅、手术应激反应有关。

处理：术中应根据手术刺激程度调节麻醉深度，必要时行控制性降压。

（6）心律失常：常见的是窦性心动过速和房性期前收缩。可因心肺疾患、麻醉过浅、麻醉和手术造成的全身缺氧、心肌缺血等诱发。

处理：维持合适的麻醉深度，保持血流动力学稳定等。

（7）高热和惊厥：原因可能与全麻药物使用引起的中枢性体温调节失调相关或与脑细胞代谢紊乱有关。婴幼儿由于体温调节中枢发育不完善，高热时易引起抽搐及惊厥。

处理：积极进行物理降温，特别是头部，防止脑水肿发生。

（8）苏醒延迟或不醒：指在排除昏迷后，全麻结束超过 2 小时仍未恢复意识，可能与麻药过量、器官功能不全、严重代谢紊乱相关。

处理：积极的脏器功能支持，维持机体水、电解质、酸碱平衡，必要时使用拮抗药物。

4. 防止护理安全事件发生　全麻苏醒过程中，病人常出现躁动不安或幻觉，容易发生自伤、拔管、跌倒/坠床等不良事件。应注意拉起床栏、合理使用约束工具、床边专人看护，防止发生意外伤害。

4

【健康教育】

1. 麻醉前 向病人及家属讲解麻醉方法、注意事项和配合要点。

2. 麻醉后 向病人及家属讲解并发症的观察和处理要点，疼痛管理措施及安全防护措施等。

【护理评价】

1. 病人有无发生意外伤害。

2. 病人有无发生并发症或并发症是否得到及时发现与处理。

3. 病人是否了解全麻的过程、配合要点及术后并发症的预防知识。

> **关键点**
>
> 1. 呕吐和误吸是引起全麻病人呼吸道梗阻、窒息的常见原因。为防止呕吐物误吸，病人术前应禁食，术后去枕平卧，头偏向一侧。
>
> 2. 全麻苏醒过程中，病人常出现躁动不安，容易发生意外伤害。护士应密切观察，妥善固定各种管路，必要时使用保护性约束。

（胡 芬）

第五章

手术前后病人的护理

手术是外科疾病的重要治疗手段。然而，手术创伤、麻醉及疾病本身的刺激，可通过神经-内分泌系统发生一系列应激反应，引起机体生理功能紊乱，产生不同程度的心理压力，从而削弱机体防御功能和对手术的耐受力，直接影响手术预后。根据疾病种类和性质，可分为急症、限期及择期手术。围术期需作好充分术前准备，为病人提供全程、整体的护理，使病人安全耐受手术；并采取有效措施维护机体功能、减少术后并发症，促进病人康复。提倡快速康复外科理念，强调优化围术期处理，缓解、控制手术病人的生理和心理的应激代谢。

第一节　手术前病人的护理

手术前护理重点是在全面评估的基础上，作好必需的术前准备，纠正病人存在或潜在的生理、心理社会问题，加强健康指导，提高病人对手术的耐受力，使手术危险性降至最低限度。

【护理评估】

1. 健康史

（1）个人一般情况：如年龄、性别、职业，生活习惯、烟酒嗜好等。

（2）用药史：既往药物应用情况，有无服用与手术

47

有关的药物：

①抗凝剂：易致术中出血；

②抗菌药：与麻醉药一起使用，可增加肾脏负担，影响肌松药作用；

③镇静、安定类药物：易诱发低血压而致休克；

④利尿药：大量应用致体内钾丢失；

⑤类固醇：可影响围术期应激反应或引起消化道出血等。

（3）既往史：详细了解有无内分泌、心血管、呼吸、消化、血液等系统疾病病史，创伤史、过敏史。

（4）婚育史：女性病人了解月经史。

（5）家族史：家庭成员有无同类疾病，遗传病史等。

2. 身体状况

（1）营养状况：根据病人的身高、体重、实验室检查结果，判断病人是否存在消瘦、肥胖、贫血、低蛋白血症等营养不良的情况。评估病人有无因摄入不足、消化系统疾病、恶性肿瘤等因素引起的营养障碍。

（2）生命体征：监测病人的体温、脉搏、呼吸和血压，了解是否因感染、血容量不足、体液平衡失调等因素导致的生命体征改变。

（3）主要器官及系统功能状况

①心血管系统：脉搏速率、节律和强度；血压；皮肤色泽、温度及有无水肿；体表血管有无异常，有无颈静脉怒张和四肢浅静脉曲张；有无心肌炎、心脏瓣膜疾病、心绞痛、心肌梗死、心力衰竭。

②呼吸系统：胸廓形状；呼吸频率、深度、节律和形态（胸式/腹式呼吸）；呼吸运动是否对称；有无呼吸困难、发绀、咳嗽、哮鸣音、胸痛等；有无肺炎、肺结核、支气管扩张、慢性阻塞性肺病或长期吸烟史。

③泌尿系统：有无排尿困难、尿频、尿急；尿液的量、颜色、透明度及比重；有无肾功能不全、前列腺增

生或急性肾炎。

④神经系统：有无头晕、头痛、眩晕、耳鸣、瞳孔不对等或步态不稳；有无意识障碍或颅内高压。

⑤血液系统：有无牙龈出血、皮下紫癜或外伤后出血不止。

⑥其他：内分泌系统：有无甲状腺功能亢进、糖尿病及肾上腺皮质功能不全；肝脏：有无腹水、黄疸或肝硬化。

3. 心理社会状况

（1）病人及家属对疾病情况及手术治疗的目的、方法和注意事项是否了解，对手术治疗是否接受。

（2）病人是否担心手术成功与否，是否担心术后康复和预后。

（3）家庭、社会支持系统如何，其家庭经济状况、家庭成员及其单位同事对其住院的反应、态度如何。

【常见护理诊断/问题】

1. 焦虑、恐惧　与罹患疾病、接受麻醉和手术、担心预后和住院费用高等有关。

2. 营养失调：低于机体需要量　与摄入不足、丢失过多或机体分解代谢增强等有关。

3. 体液不足　与疾病所致体液丢失、摄入不足或在体内分布转移等有关。

4. 睡眠型态紊乱　与疾病导致的不适、环境改变和担忧等有关。

5. 有感染的危险　与机体抵抗力低下、营养不良、糖尿病或肥胖等有关。

6. 知识缺乏：缺乏与手术、麻醉相关的知识。

【护理目标】

1. 病人情绪平稳、心理状态稳定，能配合各项检查和治疗。

2. 营养状态得以维持或改善，无明显体重下降，营养素摄入充分。

3. 体液维持平衡，无水、电解质失衡或酸碱平衡紊乱的表现。

4. 有足够的睡眠时间，睡眠质量得以保证，得到良好休息。

5. 未发生感染或感染得以及时发现和有效控制。

6. 对疾病和治疗的认识提高，能说出与所患疾病相关的因素、知识和相关检查、治疗的配合要点。

【护理措施】

（一）心理护理

针对产生焦虑、恐惧、情绪不稳等心理反应的原因，正确引导、及时纠正异常的心理变化。

1. 充分沟通　主动热情、态度亲切、工作细致、技术娴熟，可使病人感受到关心和尊重，产生信任，有利于病人充分表达情感，减轻负性情绪的影响。

2. 指导放松　帮助合理安排住院后生活，指导病人运用适合的放松机制，如深呼吸、散步、听音乐及放松疗法等，缓解焦虑，以积极的心态接受手术。

（二）常规术前准备

1. 输液与输血　纠正水、电解质、酸碱平衡失调；贫血者给予输血。施行大、中手术者，作好血型鉴定和交叉配血实验，备好一定数量的红细胞或血浆。

2. 呼吸道准备

（1）有吸烟嗜好者，术前 2 周戒烟，防止分泌物过多，影响呼吸道通畅。

（2）鼓励病人术前练习并掌握深呼吸运动、有效咳嗽、排痰等方法。指导胸部手术者进行腹式呼吸训练，腹部手术者进行胸式呼吸训练。

（3）已有呼吸道感染者，给予及时有效的对症治疗。

3. 胃肠道准备

（1）成人择期手术前禁食 8～12 小时，禁饮 4 小时，以防麻醉或术中呕吐引起窒息或吸入性肺炎。

（2）根据手术种类、方式、部位、范围不同，加强饮食指导，胃肠手术病人术前 1～2 天进食少渣流质饮食；非肠道手术病人一般不限制饮食。

（3）术前一般无需放置胃管，除非有胃肠道梗阻或某些特殊疾病（如急性弥漫性腹膜炎、急性胰腺炎等），可酌情放置胃管，术后尽早拔除。

（4）一般手术前1日晚行肠道清洁，使术中肠腔处于空虚状态以减少并发感染的机会。

（5）肠道手术前3日开始做肠道准备；幽门梗阻者，术前洗胃。

注意： 美国麻醉医生协会（ASA）于1999年重新修订了术前禁食指南，要求任何年龄病人术前2小时可以进不含酒精、含少许糖的透明液体，麻醉前6小时禁食固体食物，3小时禁清流质。

4. 皮肤准备

（1）洗浴：术前一日督促病人剪短指甲、理发、沐浴、更衣等。

（2）备皮范围：手术区皮肤准备范围包括至少15cm的区域，不同手术部位的皮肤准备范围见表5-1。

（3）备皮方法：重点作好手术区皮肤准备，剪去腋毛或阴毛，剃除手术区域之毛发。腹部手术者尤其注意脐部的清洁，可用松节油擦洗；阴囊、阴茎手术前，每晚肥皂水清洗。

注意： 备皮时绷紧皮肤，勿剃破皮肤，尤其对皮肤松弛的老年人。如手术区域毛发细小、不影响手术操作，可不必剃除。皮肤准备的时间若超过24小时，应重新准备。

表5-1　常用手术皮肤准备的范围

手术部位	备皮范围
颅脑手术	剃除全部头发及颈部毛发、保留眉毛
颈部手术	上自唇下，下至乳头水平线，两侧至斜方肌前缘

续表

手术部位	备皮范围
胸部手术	上自锁骨上及肩上，下至脐水平，包括患侧上臂和腋下，胸背均超过中线 5cm 以上
上腹部手术	上自乳头水平，下至耻骨联合，两侧至腋后线
下腹部手术	上自剑突，下至大腿上 1/3 前内侧及会阴部，两侧至腋后线，剃除阴毛
腹股沟手术	上自脐平线，下至大腿上 1/3 内侧，两侧至腋后线，包括会阴部，剃除阴毛
肾手术	上自乳头平线，下至耻骨联合，前后均过正中线
会阴部及肛门手术	上自髂前上棘，下至大腿上 1/3，包括会阴及臀部，剃除阴毛
四肢手术	以切口为中心包括上、下方各 20cm 以上，一般超过远、近端关节或为整个肢体

5. 协助完成术前检查　遵医嘱完成术前各项心、肺、肝、肾功能及凝血时间、凝血酶原时间、血小板计数等检查，必要时监测有关凝血因子；协助医生最大限度地改善心、肺、肝、肾功能，提高病人手术耐受力。

6. 适应性训练

（1）多数病人不习惯床上排尿、排便，术前应指导其练习使用床上便盆。男性病人学会床上使用尿壶。

（2）教会病人自行调整卧位、床上翻身的方法，以适应术后体位变化。

（3）指导练习术中体位。

7. 休息和饮食　术前准备期间，鼓励病人多摄入营养素丰富、易消化的饮食。根据手术种类、方式、部位、范围的不同，加强饮食指导，胃肠道手术病人术前 1～2 天进食少渣流质饮食；非肠道手术病人一般不限制饮食。督促病人卧床休息，消除引起不良睡眠的诱因，必要时遵医嘱予镇静安眠药物，保证良好的睡眠。

（三）特殊病人的准备

1. 营养不良　营养不良病人耐受失血、休克的能力减低，创伤修复、愈合能力下降，且抵抗力低下易并发感染，术前应尽可能予以纠正。输入血浆、白蛋白制剂可在短时内纠正低蛋白血症。给予肠内、外营养支持可有效改善病人的营养状况，以耐受手术。

2. 心血管疾病　高血压者术前应选用合适的降压药物，术前 2 周停用利血平等降压药，改用钙通道阻滞剂或 β - 受体阻滞剂等使血压平稳在一定水平，但并不要求降至正常后才做手术。心脏疾病直接影响手术耐受力，伴有心脏疾病者应经过有效的内科治疗，术前准备时注意纠正水电解质失衡，纠正贫血，控制心率在正常范围内，加强心脏功能的监护。

3. 呼吸功能障碍　凡有呼吸功能不全的病人，术前应作血气分析和肺功能检查，采取雾化吸入、解痉、祛痰、控制感染、体位引流等有效措施，改善呼吸功能。

4. 肝、肾疾病　术前做好各项肝、肾功能检查，了解肝、肾功能损害程度，损害愈重，手术耐受力愈差。术前准备的重点是最大限度地改善肝、肾功能，提高手术耐受力。

5. 糖尿病　术前控制血糖水平，一般以控制在正常轻度升高状态（5.6～11.2mmol/L）较为合适，尿糖 + ～ + + 为宜。如病人应用长效胰岛素或口服降血糖药物，术前均应改用胰岛素皮下注射，每 4～6 小时 1 次，使血糖和尿糖控制于上述水平。尽量缩短术前禁食、禁饮时间，避免发生酮症酸中毒。

6. **抗凝药物**　长期服用阿司匹林或非甾体药物（如布洛芬）的病人，术前 7 日停药；使用华法林抗凝的病人，大手术前 4 ~ 7 日停用；择期大手术病人术前 12 小时内不使用大剂量低分子肝素。

7. **妊娠**　须将外科疾病对母体及胎儿的影响放首位，若手术时机可以选择，妊娠中期相对安全；若时间允许，术前尽可能全面检查各系统、器官功能，纠正异常情况；需禁食时采用肠外营养途径补充营养；确需行放射线检查时，须加强保护性措施，辐射剂量低于 0.05 ~ 0.1Gy；使用药物时选择对妊娠妇女、胎儿安全的药物。

（四）术日晨的护理

1. 认真检查确定各项准备完成情况。若病人有与疾病无关的体温升高，或女性病人月经来潮等情况，应延迟手术日期。

2. 进入手术室前，指导病人排尽尿液，估计手术时间在 4 小时以上及下腹部、盆腔内手术者应留置导尿管，妥善固定。胃肠道手术和上腹部手术者可放置胃管。

3. 取下活动的义齿、发夹、眼镜、手表、首饰等。

4. 遵医嘱术前给药。

5. 备好病历、影像学检查片、药品等，将之随病人带入手术室。

6. 与手术室接诊人员仔细核对病人、手术部位及名称等，做好安全交接。

7. 根据手术类型及麻醉方式准备麻醉床，备好床旁用物，如吸氧、吸引装置、输液架、心电监护仪等。

（五）急诊手术病人的准备

根据病情作好必要的急救处理，以争取时间，赢得手术机会。

1. 安抚病人，稳定情绪；

2. 立即进行配血、药物过敏试验、备皮等；

3. 嘱病人禁食、禁水，必要时行胃肠减压；急腹症者禁忌灌肠和服泻药，诊断未明确前禁用止痛药；

4. 如处于休克状态,立即建立双通道静脉补液,改善微循环;

5. 有伤口者尽快处理伤口。

【护理评价】

1. 病人的情绪、心理状态是否平稳,能否配合各项检查、治疗和护理。

2. 营养状态和体重维持情况,术前营养不良是否纠正。

3. 体液平衡是否维持,有无水、电解质失衡、酸碱紊乱,各主要器官功能状态是否良好。

4. 休息睡眠情况,是否有充足的睡眠时间和良好的睡眠质量。

5. 有无获得预防感染的措施,效果如何,有无发生感染。

6. 对疾病认知有无提高,能否说出所患疾病的相关因素、主要表现和预防知识。

关键点

1. 完善的术前准备是手术成功的重要条件。

2. 术前病人护理的重点是全面评估、做好各项术前检查和准备,使病人安全、耐受手术。

第二节 手术后病人的护理

手术创伤导致病人防御能力下降,术后禁食、切口疼痛及应激反应等加重了病人的生理、心理负担,不仅影响创伤愈合和康复过程,而且可导致多种并发症发生。术后病人护理的重点是根据病人手术情况和术后病情变化等,确定护理问题,采取有效的术后监护,预见性地实施护理措施,尽可能减轻病人的痛苦和不适,防治并发症,促进病人康复。

【护理评估】

1. 手术及治疗情况

（1）手术情况：了解手术类型和麻醉方式，手术进程及术中出血、输血和补液情况，判断手术创伤大小及对机体的影响；

（2）治疗情况：了解术后病人的治疗原则和治疗措施的落实情况。

2. 身体状况

（1）意识状态：意识是否清楚，有无烦躁不安、谵妄、昏迷、定向力障碍等。

（2）生命体征：体温、脉搏、血压和呼吸是否已恢复正常，有无发热、脉搏增快、血压不稳定等现象。

（3）伤口状况：敷料有无脱落，伤口疼痛程度、愈合情况、有无出血、大量渗液或感染征象。

（4）疼痛：评估疼痛部位、性质、程度、持续时间、病人的面部表情、活动、睡眠及饮食情况，用国际常用的疼痛评估法对疼痛作出正确的评估。

（5）引流物情况：引流物类型、安置的位置、引流液颜色、量和性状，引流物有无脱落或堵塞。

（6）肢体功能：了解术后肢体感知觉恢复情况及四肢活动度。

（7）营养状况：评估术后病人每日摄入营养素的种类、量和途径，了解术后体重变化。

（8）排便情况：病人有无尿潴留，观察尿量、性质、颜色和气味等有无异常，肠蠕动恢复情况，询问病人有无肛门排气，观察病人有无恶心、呕吐、腹胀、便秘等症状。

（9）并发症及康复知识掌握情况：病人有无出血、感染等并发症发生，病人及家属对康复知识是否已掌握。

（10）辅助检查：了解血、尿常规、生化检查、血气分析等结果，尤其注意尿比重、血清电解质水平、血清白蛋白及血清转铁蛋白的变化。

3. 心理社会状况

（1）病人和家属对手术效果的认识、看法与态度。

（2）评估有无引起术后心理变化的原因，如失去部分肢体或身体外观改变、术后出现的疼痛等不适、身体恢复缓慢及发生并发症、担心不良的病理检查结果、预后差或危及生命。

（3）是否担忧住院费用及后续治疗等。

【常见护理诊断/问题】

1. 急性疼痛　与手术创伤、特殊体位等因素有关。

2. 有体液不足的危险　与手术创伤、体液丢失、禁食和液体量摄入不足有关。

3. 低效型呼吸型态　与术后卧床、活动量少、切口疼痛、呼吸运动受限和使用镇静剂等有关。

4. 营养失调：低于机体需要量　与术后禁食、创伤后机体代谢率增高和分解代谢旺盛有关。

5. 活动无耐力　与手术创伤所致乏力、倦怠、机体负氮平衡有关。

6. 潜在并发症：术后出血、切口感染、切口裂开、肺部感染、尿路感染或深静脉血栓形成等。

【护理目标】

1. 病人术后疼痛等不适程度减轻或缓解。

2. 病人体液平衡得以维持，未发生水、电解质和酸碱平衡紊乱，循环系统功能稳定。

3. 病人术后生命体征平稳，呼吸功能改善，血氧饱和度维持在正常范围。

4. 病人术后营养状况维持或改善。

5. 病人活动耐力增加，逐步增加活动量。

6. 病人未发生并发症或并发症被及时发现与处理，术后恢复顺利。

【护理措施】

（一）一般护理

1. 体位安置　根据麻醉方式、术式、病人是否清醒、呼吸循环状况妥善安置病人卧位。

5

（1）全身麻醉尚未清醒的病人，应去枕平卧，头偏向一侧，有利于口、鼻腔分泌物引流，防止分泌物、呕吐物误吸而导致窒息或吸入性肺炎；

（2）蛛网膜下腔阻滞麻醉术后应去枕平卧 6～8 小时，避免脑脊液外漏引起的头痛；

（3）硬膜外腔阻滞麻醉术后平卧 4～6 小时，不必去枕；

（4）局麻病人可选取病人舒适的体位；

（5）一般头颅手术后，应抬高床头 15°～30°，有利于颅内静脉回流，减轻脑水肿；

（6）颈、胸、腹部手术后，采取半坐卧位，便于呼吸和引流，使腹腔渗液积聚盆腔，避免膈下感染，同时可减轻胸、腹部切口张力，减轻切口疼痛；

（7）脊柱和臀部手术后采取俯卧位或仰卧位；

（8）四肢手术后应抬高患肢，减轻肿胀和疼痛。

2. 病情观察　中、小型手术的病人，手术当日每小时测量脉搏、呼吸、血压 1 次，监测 6～8 小时或至生命体征平稳。大手术或可能发生出血者，须密切观察，每 15～30 分钟监测生命体征 1 次，至病情稳定后改为 1～2 小时测 1 次，并作好观察记录。有条件者可使用床边心电监护仪连续监测。观察尿液的颜色和量。

注意：巡视过程中尤其注意有无呼吸道梗阻、伤口、胸腹腔及胃肠道出血和休克等的早期表现，询问病人的感觉，及时处理不适。根据原发病及手术情况进行特殊项目监测。

3. 静脉补液和药物治疗　根据手术大小、病人器官功能状态、疾病严重程度和病情变化，调整输液成分、量和输注速度，以补充水、电解质和营养物质，必要时根据医嘱输全血或血浆等，维持有效循环血量。

4. 引流管护理　区分各引流管的引流部位和作用，做好标记并妥善固定；做好管道护理，经常检查管道有无堵塞或扭曲，保持引流通畅；观察并记录引流液的颜色、量和性状，发现异常及时通知医生；根据引流量和病情决定拔除时间。

5. 切口护理

（1）观察切口有无渗血和渗液，切口及周围皮肤有无发红，观察切口愈合情况，及时发现切口感染、切口裂开等异常。

（2）保持切口敷料清洁干燥，并注意观察切口包扎是否限制了胸、腹部呼吸运动或肢端血液循环。

（3）对烦躁、昏迷病人及不合作患儿，可适当使用约束，防止敷料脱落。

6. 营养和饮食护理

（1）腹部手术：尤其是胃肠道手术后需禁食 1～2 天，待肠道功能恢复，开始进少量流质，逐步递增，过渡到半流质、软食及普食。

（2）非腹部手术：

①局部麻醉和无任何不适者术后即可按需进食；

②椎管内麻醉者若无恶心、呕吐，术后 3～6 小时可进食；

③全身麻醉者待完全清醒、无恶心呕吐后方可进食，先给予流质，以后视情况改为半流或普食。

（3）当病人不能进食或进食不足时，由静脉补给水、电解质及营养素，必要时早期肠内营养或肠外营养支持。禁食期间，协助病人作好口腔护理。

7. 休息和活动

（1）保持病室安静，减少对病人的干扰，保证其安静休息。

（2）病情稳定后鼓励病人早期床上活动肢体、更换体位。

（3）大部分病人术后 24～48 小时内可试行下床活动，根据耐受程度逐步增加活动量。

（4）腹腔镜手术病人的创伤较小，术后可尽早下床活动。

（5）活动时固定好各种导管，并给予协助，预防坠床与跌倒。

（二）术后不适的护理

1. 术后疼痛 在术后 24 小时内最剧烈，2～3 日后减轻，通常持续不超过 7 天，为急性疼痛。严重疼痛可影响各器官的正常生理功能，急性疼痛管理的目标是最大限度的镇痛、最小的不良反应、最佳的躯体和心理功能、改善生活质量，利于术后康复。

要点：

（1）观察疼痛的部位、性质和规律，采用语言等级评定量表、数字等级评定量表或视觉模拟评分法等量化评估工具，评估和了解疼痛的强度；

（2）根据不同强度的疼痛给予镇痛处理，常用药物有乙酰氨基酚和非甾体抗炎药、阿片类药物、曲马多等，常用给药途径有口服、肌内注射、静脉注射；大手术后 1～2 日内可使用病人自控镇痛泵；

（3）提倡多模式镇痛方案，联合使用作用机制不同的镇痛药物或镇痛方法，其中非甾体类抗炎镇痛药为术后镇痛基础用药，尽量减少阿片类药物应用，以促进早期康复；

（4）运用恰当的非药物方法减轻疼痛，如按摩、放松或听音乐等；

（5）评价药物或治疗方法的疗效和不良反应，并据此作相应调整。

2. 发热 由于手术创伤的反应，术后病人的体温可略升高，变化幅度在 0.5～1℃，一般不超过 38℃，称之为外科手术热，于术后 1～2 日体温逐渐恢复正常。术后 24 小时内的体温过高（＞39℃），常为代谢性或内分泌异常、低血压、肺不张及输血反应等。术后 3～6 日的发热或体温降至正常后再度发热，则要警惕继发感染，除应用退热药物或物理降温等对症处理外，更应结合病史进行如血、尿常规、X 线胸片、B 超、切口分泌液涂片和培养、血培养等检查，寻找病因并针对性治疗。

3. 恶心、呕吐　术后早期恶心、呕吐常是麻醉反应所致，待麻醉作用消失后，即可停止。

（1）病人呕吐时，将其头偏向一侧，并及时清除呕吐物。可给予镇静、解痉及止吐药物以减轻症状。

（2）若持续性呕吐，应查明原因，进行相应处理。如腹部手术后，反复呕吐，有可能是急性胃扩张或肠梗阻。

4. 腹胀　术后早期腹胀常是由于胃肠道蠕动受抑制，肠腔内积气无法排出所致，随着胃肠功能恢复症状可缓解。

（1）若术后数日仍未排气、腹胀明显或伴有肠梗阻症状，应作进一步检查。

（2）采用持续胃肠减压、肛管排气或高渗溶液低压灌肠等综合措施。同时注意是否存在腹膜炎或其他原因所致的肠麻痹，或肠粘连等所致机械性肠梗阻，经非手术治疗不能改善者，需作再次手术的准备。

5. 呃逆　术后呃逆可能是神经中枢或膈肌直接受刺激引起。

（1）术后早期发生者，可采用压迫眶上缘、抽吸胃内积气、积液，给予镇静或解痉药物。

（2）上腹部手术后如出现顽固性呃逆，要警惕膈下感染，应作超声检查可明确病因。

（3）未查明原因且一般治疗无效时，可行颈部膈神经封闭治疗。

6. 尿潴留　术后尿潴留较常见，尤其是老年人。原因有全身麻醉后排尿反射受抑制、切口疼痛引起后尿道括约肌反射性痉挛以及病人不习惯床上使用便器等。

（1）对术后 6~8 小时尚未排尿或少量、多次排尿者，应在耻骨上区叩诊，明确有尿潴留时，采用诱导排尿，如下腹部热敷、轻柔按摩膀胱区及听流水声等；若无禁忌，可协助病人坐位或立起排尿，可遵医嘱用药、针灸治疗。

（2）上述措施无效时则应考虑在严格无菌技术下导

尿，一次放尿液不超过 1000ml。尿潴留时间过长，导尿时尿液量超过 500ml 者，应留置导尿管 1～2 日。

（三）术后并发症的观察与护理

1. 术后出血 可能原因有术中止血不完善或创面渗血、原痉挛的小动脉断端舒张、结扎线脱落或凝血机制障碍等。

观察：了解各引流管内引流液的性状、量和色泽有助于判断体腔内出血。未放置引流管者，可通过密切的临床观察，评估有无低血容量性休克的早期表现，如烦躁、脉率持续增快、脉压减小和尿量少等。

护理：少量出血时，一般经更换切口敷料、加压包扎或全身使用止血剂即可止血；出血量大时，应加快输液，同时可输血或血浆，扩充血容量，并做好再次手术止血的术前准备。

注意：识别术后出血的临床表现，若覆盖切口的敷料被血液渗湿、疑有手术切口出血时，应打开敷料检查切口以明确出血情况和原因。

2. 切口感染 可能原因有切口内留有死腔、血肿、异物或局部组织血供不良，合并贫血、糖尿病、营养不良或肥胖等。

观察：常发生于术后 3～5 日，病人自述切口疼痛加重或减轻后又加重，局部出现红、肿、热和痛，应高度警惕切口感染。浅表伤口感染后可有脓性分泌物流出，脓肿形成后可有波动感；可伴体温升高、脉率加快及白细胞计数升高。

护理：感染早期保持伤口敷料干燥，局部热敷或理疗；使用有效抗菌药物；明显感染或脓肿形成时，应拆除局部缝线，充分敞开切口，清理切口后，放置凡士林油纱条（布）引流分泌物，定期更换敷料，争取二期愈合，必要时取分泌物作细菌培养和药物敏感试验。

3. 切口裂开 可能原因有营养不良、组织愈合能力低下、切口张力大、缝合不当、切口感染及腹内压突然增高，如剧烈咳嗽、呕吐或严重腹胀等。

观察：常发生于术后 1 周左右或拆除皮肤缝线后 24 小时内，分为全层裂开和部分裂开。往往发生在病人突然腹部用力或有切口的关节伸屈幅度较大时，自觉切口疼痛和突然松开，随即有淡红色液体自切口溢出，浸湿敷料。腹部切口全层裂开者可见有内脏脱出。

护理：立即嘱病人平卧位休息，安慰和稳定其情绪，避免惊慌，告知勿咳嗽、勿进食进饮。用无菌生理盐水纱布覆盖切口，并用腹带轻轻包扎。

注意：若有内脏脱出，切勿盲目回纳，以免造成腹腔内感染。通知医生，将病人送手术室重新缝合和处理。

4. 肺部感染　可能原因包括老年、胸/腹部大手术、长期吸烟、已存在急/慢性呼吸道感染、术后呼吸运动受限、呼吸道分泌物积聚及排出不畅等。

观察：病人术后早期发热、呼吸和心率增快。听诊有局限性湿性啰音和呼吸音减弱等。继发感染时，体温明显升高，白细胞计数和中性粒细胞数增加。

护理：术后卧床期间鼓励病人做深呼吸运动、有效咳嗽、咳痰，帮助其多翻身、叩背，促进气道内分泌物排出，尽快解除气道阻塞。痰液黏稠不易咳出者，每日摄入充足的液体（2000～3000ml）；或将糜蛋白酶经雾化吸入的方法稀释痰液，每日 2～3 次；遵医嘱应用抗菌药物及祛痰药物。

5. 尿路感染　诱发感染的最基本原因是尿潴留，常起自膀胱炎，上行感染可引起肾盂肾炎。长期留置导尿管或反复多次导尿亦可引起尿路感染。

观察：急性膀胱炎的主要表现为尿频、尿急、尿痛，有时尚有排尿困难。一般无全身症状，尿液检查有较多红细胞和脓细胞。急性肾盂肾炎多见于女性，主要表现为畏寒发热，肾区疼痛，白细胞计数增高，中段尿镜检见大量白细胞和细菌。

护理：根据尿培养和药物敏感试验结果选用有效抗菌药物控制感染。多饮水或静脉补液，维持充分的尿量

（超过1500ml/d）。

6. **静脉血栓栓塞** 可能原因有术后卧床过久、活动少而引起下肢血流缓慢；血液凝固性增高，处于高凝状态；因手术、外伤、反复穿刺置管或输注高渗性液体、刺激性药物等致血管壁和血管内膜损伤。

观察：起初病人自感腓肠肌疼痛和紧束，继而下肢出现凹陷性水肿，沿静脉走行有触痛，可扪及索状变硬的静脉；血栓性静脉炎常表现为浅静脉发红、变硬、明显触痛，常伴有体温升高。

护理：一旦发生血栓性静脉炎，立即停止经患肢静脉输液，抬高患肢、制动，局部50%硫酸镁湿敷；深静脉血栓形成，遵医嘱静脉输入低分子右旋糖酐和复方丹参溶液，以降低血液黏稠度，改善微循环。局部严禁按摩，以防血栓脱落引起栓塞，同时监测凝血功能。血栓形成3日内，遵医嘱使用尿激酶溶栓及肝素、华法林等抗凝治疗。

预防：采用适合的量化评估工具进行危险因素评估，针对不同风险病人给予相应的预防措施，包括基本预防（如早期活动、功能锻炼）、物理预防（如应用足底静脉泵、间隙充气加压装置、梯度压力弹力袜等）及药物预防（低分子肝素、华法林等）。

【护理评价】

1. 病人的疼痛等不适有无减轻，能否得到较好休息。

2. 病人体液平衡是否得以维持，有无发生水、电解质或酸碱平衡的紊乱。

3. 病人呼吸频率、节律、幅度是否稳定与正常。

4. 病人的营养状况是否改善。

5. 病人术后活动情况如何，活动耐力有无增加。

6. 病人有无术后并发症发生，并发症是否得到有效预防或及时发现和处理。

5

> **关键点**
> 　1. 术后注意观察生命体征和各项监测指标的动态变化，预防并及早发现各种术后问题及并发症。
> 　2. 术后早期活动是促进病人早期康复、预防各种术后并发症的关键举措。

第三节　手术病人的健康教育

健康教育是有组织、有计划、有系统、有评价的教育活动，可以帮助病人建立适当的健康行为，从而促进健康、预防疾病，以提高生活质量。其核心是教育人们树立健康意识，养成良好的行为和生活方式。手术病人的健康教育作为整体护理的重要组成部分，不但可以减轻病人的心理负担，指导病人配合治疗和护理以减少并发症的发生、促进康复，而且还可以向人们传播知识，提高人们对疾病的防治以及维护健康的能力。

【护理评估】

1. 个人情况　了解病人的年龄、文化程度、职业等基本信息，评估病人的认知水平。

2. 既往史　既往健康状况，有无与本病相关的病史及手术、治疗经历。

3. 心理社会状况　患病后的心理反应如何，病人及家属对所患疾病的了解程度，对检查和治疗的配合情况；对相关知识的需求如何；家庭社会支持情况。

【常见护理诊断/问题】

1. 知识缺乏：缺乏与手术、麻醉相关的知识及术前准备知识。

2. 知识缺乏：缺乏术后康复、锻炼和保健知识。

【护理目标】

1. 病人能说出手术、麻醉相关的知识，说出和（或）示范相关检查、治疗的配合要点。

2. 病人能复述有关术后康复、保健知识，能示范有关促进康复的方法。

【护理措施】

（一）入院时的护理

1. 入院宣教 介绍病区环境及管床医生和护士，介绍住院规则、作息、探陪制度，进行预防跌倒/坠床等安全教育。

2. 疾病知识宣教 用通俗易懂的语言讲解疾病相关知识，指导病人提高认知和应对能力。

3. 治疗相关宣教 说明手术必要性，介绍病人结识同类手术康复者，通过同伴教育增强病人的治疗信心。

（二）手术前的护理

1. 术前宣教方法 根据病人年龄和文化程度等特点，结合其病情，利用多种形式，如图片资料、宣传手册、录音、录像或小讲课等，进行手术相关配合知识的宣教。

2. 术前宣教内容 使病人了解治疗方案、护理措施、预后及注意事项，主动配合护理措施的实施，提高参与护理活动的自觉性。

（1）心理指导，增进疾病康复的信念；

（2）术前准备的内容，术前饮食、用药、手术过程、手术和麻醉相关配合知识、术后注意事项；

（3）疼痛教育，正确认识和评估疼痛，进行镇痛目的与方法的宣教和指导；

（4）术前特殊检查的目的、注意事项、配合要点；

（5）手术特殊体位的示范、适应性训练；

（6）术后康复功能锻炼的预练习，如有效咳嗽、咳痰、床上活动等；

（7）术后可能留置的管道及其目的、注意事项，如腹腔引流管；

（8）术后并发症的预见性宣教与预防指导。

（三）手术后的护理

1. 指导病人采取合适的卧位，解释其目的；说明各类导管的留置目的、重要性和注意点；伤口的观察、术后治疗、用药的种类和目的。

2. 指导清理呼吸道分泌物的有效方法，术后卧床期间鼓励病人每小时重复做深呼吸 5～10 次，痰多者帮助叩击背部、指导其有效咳嗽，以利痰液排出。

3. 解释早期下床活动的重要性，说明早期活动有助于增加肺活量、改善全身血液循环、预防深静脉血栓形成、促进肠功能恢复和减少尿潴留的发生。

4. 指导病人进行早期活动和功能锻炼目的、时间、频率、内容和方法，卧床期间进行翻身、肢体主动及被动运动，如双下肢的屈伸活动、踝泵运动等；指导起床三部曲，评估肌力、协助进行下床活动。

5. 指导术后无痛和减轻疼痛的目的和方法，鼓励病人表达疼痛的感受，教会病人保护切口、减轻疼痛和进行有效咳嗽、咳痰的方法。用双手按住病人季肋部或切口两侧，限制胸部或腹部活动的幅度以保护切口，在数次短暂的轻微咳嗽后，深吸气后再用力咳痰，并作间断深呼吸。

6. 饮食与营养指导，根据不同手术部位、麻醉方式和病情，告知病人术后进食的时间及种类；无禁忌的病人在保证一定能量的基础上，可选择高蛋白和富含维生素 C 的食物，以刺激消化液分泌和肠蠕动。

（四）出院指导

1. 心理辅导　帮助病人正确面对疾病和预后，指导病人建立有助于疾病康复的健康意识和行为习惯，改善不良生活方式。

2. 居家照护指导　针对疾病提供生活指导，如合理饮食与适当营养、用药指导、适当运动、功能锻炼、预防压疮和感染等。

3. 管道、伤口、造口的自我护理　指导带管出院的病人进行管道的自我观察与护理，教会病人对造口/伤口观察的方法与自我护理方法。

4. 复查与随访　根据医嘱，告知病人有关继续治疗、复查和随访等方面的目的与时间安排。

（五）延伸服务

1. 建立病人信息管理系统或信息化随访管理平台，加强对出院病人的管理与专业服务。

2. 跟踪随访，定期对出院病人进行健康生活方式、行为习惯的指导与督促，加强疾病相关结局与预后指标的随访和监测，降低复发率，提高病人生活质量。

【护理评价】

1. 病人是否知晓疾病及其治疗的相关知识，密切配合医护人员的治疗、护理、出院后相关要求。

2. 病人能否复述和演示有关术后康复知识和功能锻炼的方法。

关键点

1. 健康教育的效果取决于健康教育的方式、护士的教育能力和病人的依从性等因素，按健康教育路径结合个性化、标准化教育模式，有助于提高健康教育的实效，促进术后康复。

2. 以医生、护士、麻醉师等多学科团队合作的模式，对病人、家属、陪护人员等，采取个性化辅导和宣教，是实施快速康复外科理念、促进病人早期康复的重要保证。

（许　勤）

第四节　外科病人的安全管理

外科病人的安全是指病人在接受手术治疗的全过程中，不发生心理、身体、社会的损伤，在整个治疗过程中身心始终处于良好的状态，并得到及时有效的治疗和护理，达到预期的效果，重建健康。外科病人的安全管理目标是：身份的正确识别，用药安全，良好的医患沟通，防止手术病人、手术部位及手术方式的错误，防止院内感染，防止病人跌倒、压疮、深静脉血栓形成（DVT）等的发生。由于外科病人的安全风险呈现多环节、多方面的特点。因此，必须对外科病人的安全问题加倍关注并采取必要的防范措施。

【护理评估】

1. 健康史

（1）个人情况：病人的年龄、性别、文化程度、自理能力、精神因素等。

（2）既往史：有无影响病人安全的病史，如手术外伤史、跌倒坠床史、自残自伤等。

2. 身体状况

（1）主要器官及系统功能状况：了解病人术前心血管系统、神经系统、呼吸系统等有无影响病人安全的因素。

（2）手术耐受力如何，手术对病人机体的影响。

（3）风险评估：病人的压疮；静脉血栓形成、跌倒及坠床、意外受伤、导管意外等潜在的或现有的风险。

3. 心理社会状况

（1）病人是否存在焦虑、抑郁、恐惧、愤怒等心理反应；

（2）病人是否了解手术治疗的必要性和风险度；

（3）病人家庭成员、病人单位等社会支持系统对病人的关心和支持程度及经济承受能力。

【常见护理诊断】

1. 有受伤的危险　与麻醉未醒、烦躁不安、大手术后血流动力学改变等有关。

2. 舒适的改变　与术后疼痛、引流管的放置、强迫体位等有关。

3. 潜在并发症：感染、误吸、压疮、DVT形成、导管意外等。

4. 知识缺乏：缺乏安全防范知识。

5

【护理目标】

1. 病人未出现意外损伤。

2. 病人舒适度得以保障，未诉不适。

3. 病人未发生并发症或并发症被及时发现与处理。

4. 病人知晓安全防范措施，依从性好。

【护理目标】

（一）术前护理

1. 术前访视　手术前 1 天手术室及重症监护室护士需要对择期手术病人进行访视，详细介绍手术室、监护室的基本情况，介绍医务人员为手术安全所做的各项工作，使病人放心；访视过程中体现人文关怀，减轻或消除病人的疑虑和恐惧。

2. 术前安全管理

在病人接至手术室前，急诊或病房护士做好手术前安全核查，避免手术差错隐患发生，完善术前准备工作，为手术能及时、准确、安全实施提供保障。

（1）身份识别：由两名护士共同核对病人佩戴"手腕带"信息，核查信息包括：病人床号、姓名、性别、年龄、住院号、登记号、疾病诊断、过敏史等。

（2）手术标记识别：术前核查拟手术病人身份、手术方式、手术部位及任何拟植入物或假体。施术者要在病人参与下明确标记手术部位，正确标志拟切开或插入部位。护士再次确认手术标志是否完善。手术人员接病人时和病区护士共同根据手术通知单和病人病历对病人身份进行核查，核查内容包括：病人姓名、性别、年龄、住院号、床号、科别、诊断、过敏史、手术名称、手术部位、手术部位标志等。

（3）手术带药核查：病区护士和手术室接病人人员共同核查手术带药和医嘱是否相符，同时检查药物名称、剂量、使用途径、有效期、药品包装。

（4）手术病历核查：由两名护士分别核查病人病历资料是否完整：包括血常规、尿常规、大便常规、血型、交叉配血结果、生化、传染病检验、胸片、心电图等检查项目结果及药物过敏标识等。核查手术交接记录单信息是否填写完整，麻醉访视是否完成。

（5）核查病人准备情况：病人接至手术室前，护士应再次核查病人有无佩戴手腕带，禁食禁饮情况，皮肤准备情况，手术衣裤、穿戴是否符合要求，牙齿是否有松动，义齿是否已取出，全身皮肤是否完整。对于消瘦病人在手术强迫体位受压部位贴上溃疡贴，以防压疮。

完成以上各项核查，确保术前准备工作完整、正确后，方可将病人接至手术室实施手术治疗。

（二）术后安全管理

1. 预防受伤害　确保仪器设备性能正常，杜绝安全隐患；对于意识不清的病人应及时加床档；极度烦躁不安的病人应使用约束带，同时做好约束的规范护理；对于高危病人应做好交接班，预防跌倒及坠床的发生。

2. 安全舒适护理　保持病房环境的安静舒适；做好术后病人的疼痛管理；合理安置病人的体位；妥善固定各类引流导管；协助病人早期活动，促进早期康复。

3. 压疮的预防　尽快进行压疮危险因素评估（常用 Braden 评分），找出存在或潜在的风险，从而制定个性化的预防措施。Braden 评分 ≤ 12 分，提示高危压疮风险，于床尾悬挂"预防压疮"标志，同时根据病人实际情况采取适当的压疮防范措施，观察记录皮肤受压情况，Braden 评分 ≤ 9 分，提示极高危压疮风险，采取有效措施的基础上需要填报难免压疮申报，告知家属，并由专业人员进行指导。

2014 年美国压疮咨询委员会（NPUAP），欧洲压疮咨询委员会（EPUAP）和泛太平洋压力损伤联盟（PPIA）对压疮的风险评估和预防做出了指导：

（1）皮肤及组织的评估包括对于存在压疮风险的病人需要进行全面的皮肤评估；经确认有压疮风险的病人检查其皮肤有无红斑；每次皮肤评估时要考虑皮温、水肿和组织硬度改变的影响；对医疗器械下方和周围受压的皮肤进行检查至少每天两次。

（2）预防性的皮肤护理措施包括摆放病人体位时，尽量避免使红斑区域受压；保持皮肤清洁干燥；不可按摩或用力擦洗有压疮风险的皮肤；制定并执行个体化失禁管理计划；使用皮肤屏障保护产品等。

（3）压疮预防的新兴疗法包括微环境控制；特定设计的织物来降低剪切力和摩擦力；预防性敷料和对脊髓受损病人进行的肌肉电子刺激等。

4. 并发症的预防和护理

（1）误吸：呕吐时，头偏向一侧，及时清除呕吐物；麻醉清醒后床头抬高 30°～45°；持续呕吐者应及时查明原因，并及时处理，预防肺部并发症。

（2）深静脉血栓：使用合理的工具进行 DVT 评分，根据评分结果做好预防工作。基本预防方法：进行知识宣教、鼓励病人勤翻身、多饮水、主动及被动活动、做深呼吸及咳嗽动作；抬高患肢；酌情补液，避免脱水。物理预防方法：包括足底静脉泵、下肢间歇充气加压治疗或穿梯度压力弹力袜。鼓励病人早期下床活动。

（3）管路安全：按不同管路的重要性分为高危、中危、低危三种类别，并进行标志；合理使用约束带约束病人；躁动不安或不合作的病人适度给予镇静剂，减少管路自拔的机会；正确固定各类导管；每日进行导管评估，及时拔除以减少管路感染机会；输液管路连接，应检查各输液管路源头，以确认滴注药物正确，并应标记清楚。如导管放置期间有红肿、液体渗漏、伤口感染，应立即予以处理，必要时拔除；向病人及家属进行宣教，勿自行处理等。

【护理评价】

1. 护理过程中病人是否受到伤害，是否顺利康复出院。

2. 病人的舒适度是否得以保障，病人有无主诉不适。

3. 病人是否有感染、压疮、DVT、导管意外等并发症发生或并发症是否被及时发现与处理。

4. 病人是否积极配合术前各项检查准备，按时完成手术治疗；是否知晓安全防范措施。

关键点

1. 建立健全围术期的各项核查制度是保证手术成功的关键。

2. 做好各类导管的分级与标志，确保安全。

3. 重视术后并发症的预防，促进快速康复。

（陈肖敏）

第六章

外科感染病人的护理

第一节 浅部软组织化脓性感染

浅部软组织化脓性感染是指发生于皮肤、皮下组织、淋巴管、淋巴结、肌间隙及其周围疏松结缔组织等处，由化脓性致病菌引起的各种感染。常见类型有疖、痈、急性蜂窝织炎、急性淋巴管炎和淋巴结炎，致病菌以金黄色葡萄球菌、溶血性链球菌、厌氧菌、大肠埃希菌等为主。疖是单个毛囊及其周围组织的化脓性感染；痈是指相邻近的多个毛囊及周围组织的急性化脓性感染；急性蜂窝织炎是皮下、筋膜下、肌间隙或深部疏松结缔组织的急性弥漫性化脓性感染；急性淋巴管炎是指病菌经破损的皮肤、黏膜或其他感染灶侵入淋巴管，引起淋巴管及其周围组织的急性炎症，网状淋巴管炎又称为丹毒；急性淋巴管炎波及所属淋巴结时，即为急性淋巴结炎。外科感染主要临床特点：局部有红、肿、热、痛和功能障碍等表现；感染重者常有发热、呼吸心跳加快、头痛乏力、全身不适、食欲减退等全身表现。处理原则：局部治疗包括局部制动、物理疗法、外用药物，脓肿形成者需行手术切开引流；全身治疗包括应用抗菌药物、支持疗法、对症处理等。

【护理措施】

1. 控制感染，促进炎症消退

（1）炎症早期处理：局部理疗、热敷或药物外敷（鱼石脂软膏、金黄散、50%硫酸镁等），促进炎症消退。

（2）遵医嘱及早合理应用抗菌药物，行细菌培养和药物敏感试验。

（3）创面护理：若表面已破溃或行脓肿切开引流术者，应充分清洗创面、及时更换敷料，并充分引流脓液。对厌氧菌感染者，予3%过氧化氢溶液冲洗创面和湿敷。

2. 休息与营养　注意休息，鼓励进食高能量、高蛋白、丰富维生素的饮食，提高机体抵抗力。

3. 对症护理

（1）高热者降温：物理或药物降温，鼓励病人多饮水；

（2）缓解疼痛：抬高肢体并制动，严重者遵医嘱给予止痛剂。

4. 观察病情

（1）观察有无全身性感染征象：注意病人有无突发寒战、高热、头痛头晕、意识障碍、心率及脉搏加快和呼吸急促，有无白细胞计数增加、血细菌培养阳性等。

（2）颌下急性蜂窝织炎者，可因喉头水肿和气管受压而出现呼吸困难甚至窒息，应及时发现并配合救治。

（3）观察颅内化脓性海绵状静脉窦炎征象：眼部及其周围组织出现进行性肿胀，病人可有寒战、高热、头痛、呕吐、昏迷等全身症状，病情严重，威胁病人生命。

【健康教育】

1. 注意个人卫生，保持皮肤清洁。

2. 积极预防和治疗原发病灶，如扁桃体炎、龋齿、手足癣、皮肤损伤及各种皮肤、皮下化脓性感染。

3. 对免疫力差的老年人及糖尿病病人应加强防护，避免损伤及伤后继发感染。

6

> **关键点**
>
> 1. 局部感染若处理不当或不及时，易发展为全身性感染。
>
> 2. 严禁挤压面部"危险三角区"的疖和痈，以免感染扩散进入颅内海绵状静脉窦，引起化脓性海绵状静脉窦炎。
>
> 3. 脓肿切开引流术后创面换药时，不可过早拔除脓腔引流条。否则一旦伤口愈合，而脓腔仍存在，可造成第二次脓肿形成。

第二节 手部急性化脓性感染

临床常见的手部急性化脓性感染包括甲沟炎、脓性指头炎、腱鞘炎、滑囊炎和手掌深部间隙感染。常由手部微小擦伤、刺伤和切伤引起。主要致病菌为常存于皮肤表面的金黄色葡萄球菌。甲沟炎是指甲沟及其周围组织的感染；脓性指头炎是指手指末节掌面的皮下化脓性感染；急性化脓性腱鞘炎主要指屈指肌腱鞘炎；滑囊炎可由腱鞘炎蔓延而来，也可因手掌面刺伤引起；急性手掌深部间隙感染可以由腱鞘炎蔓延而来或直接刺伤所致。处理原则：发病早期局部热敷、理疗，感染严重或有全身症状时，需应用抗菌药物。若已形成脓肿或经药物治疗无好转，应及时切开减压与引流，甲下积脓者行拔甲术。

【常见护理诊断/问题】

1. 体温过高 与细菌感染有关。

2. 疼痛 与炎症刺激、局部组织肿胀、压迫神经纤维有关。

3. 潜在并发症：指骨坏死、肌腱坏死、手功能障碍。

4. 知识缺乏：缺乏预防手部感染的知识。

【护理措施】

1. 控制感染，促进炎症消退

（1）炎症早期处理为局部理疗、热敷或药物外敷（鱼石脂软膏、金黄散等），促进炎症消退。

（2）感染重者，遵医嘱及早合理应用抗菌药物。

（3）做好切开引流术后护理：保持敷料清洁、干燥，及时更换浸湿敷料。

2. 缓解疼痛

（1）患指制动并抬高，以促进血液和淋巴回流，减轻局部炎症充血、水肿，减轻疼痛。

（2）更换创面时，动作轻柔，避免加重疼痛。对敷料紧贴于创面者，可先用等渗盐水浸透敷料后再换药。必要时换药前应用镇痛剂以减轻疼痛。

3. 高热时给予物理降温或药物降温。

4. 观察病情

（1）严密监测体温、脉搏变化，观察伤口渗出物情况和引流物颜色、性状及量的变化。

（2）密切观察患指的局部症状，如局部肿胀、疼痛和肤色改变；注意有无指头剧烈疼痛突然减轻，皮色由红转白等指骨坏死、腱鞘组织坏死或感染扩散的征象。

【健康教育】

1. 指导手部功能锻炼　炎症消退或切开引流 1 周左右，指导病人进行手功能的锻炼，促进手功能恢复，防止肌肉萎缩、肌腱粘连、关节僵硬等手功能失用性改变。

2. 日常保持手部清洁，加强劳动保护，预防手损伤。

3. 重视手部的任何微小损伤，伤后应用碘酊消毒，无菌纱布包扎，以防发生感染。

4. 手部轻度感染应及早就诊。

关键点

1. 脓性指头炎一旦出现搏动性跳痛，肿胀明显，且进一步加重，提示指动脉受压，应立即行切开减压和引流，以免发生指骨坏死和骨髓炎。

2. 甲沟炎若处理不当，可发展为慢性甲沟炎或指骨骨髓炎。

6

第三节　特异性感染

一、破伤风

破伤风是由破伤风梭菌侵入人体伤口并在缺氧环境下生长繁殖、产生毒素所引起的一种以肌肉强直性收缩和阵发性痉挛为特征的急性特异性感染。常继发于各种创伤后，亦可发生于不洁条件下分娩的产妇和婴儿。临床表现分为潜伏期、前驱期和发作期三期，潜伏期平均为 6～10 日，典型症状是在肌肉紧张性收缩（肌强直、发硬）的基础上，呈阵发性的强烈痉挛，任何轻微的刺激，如光线、声音、接触、饮水等，均可诱发。最先受累及肌群是咬肌，破伤风典型症状有张口困难，甚至牙关紧闭、苦笑面容、颈项强直、角弓反张。病人的主要死亡原因为窒息、心力衰竭或肺部感染。破伤风应采取综合治疗，包括清除毒素来源、中和游离毒素、控制和解除痉挛、防治并发症。

【护理评估】

1. 健康史

（1）有无开放性损伤病史，伤口的污染程度、大小与深度；

（2）是否进行过清创和（或）破伤风人工免疫注射；

（3）有无不洁接生史或新生儿脐带消毒不严。

2. 身体状况

（1）痉挛发作情况：包括痉挛部位、持续时间、间隔时间、严重程度等；

（2）有无合并肺不张和肺部感染、呼吸困难、尿潴留、体液失衡、心力衰竭等并发症。

3. 心理社会状况

（1）病人是否存在焦虑、恐惧；

（2）亲属对疾病的认识和对病人的身心支持程度；

（3）病人及家属是否知晓破伤风的预防知识。

【常见护理诊断/问题】

1. 有窒息的危险　与持续性呼吸肌痉挛、误吸、痰液堵塞气道有关。

2. 有受伤的危险　与强烈的肌痉挛有关。

3. 有体液不足的危险　与反复肌痉挛消耗、大量出汗有关。

4. 潜在并发症：肺不张和肺部感染、尿潴留、体液失衡、心力衰竭等。

5. 知识缺乏：缺乏预防破伤风的相关知识。

【护理目标】

1. 病人呼吸道通畅，呼吸平稳。

2. 病人未发生坠床、舌咬伤及骨折等意外伤害。

3. 病人体液得以维持平衡，生命体征及尿量正常。

4. 病人未发生并发症或并发症发生时被及时发现和处理。

5. 病人能复述破伤风的预防知识和方法。

【护理措施】

1. 保持呼吸道通畅

（1）备物：床旁备好气管切开包、吸氧及吸痰装置、急救药品和物品，以备急救所需。及时吸除口鼻咽腔和气管内的分泌物和呕吐物等。

（2）保持呼吸道通畅：解开病人的衣裤，抽搐停止后让病人头偏向一侧。痉挛发作控制后，应协助病人翻身、叩背，以利排痰，必要时给予雾化吸入。

注意：频繁抽搐者，禁止经口进食。

（3）紧急处理：频繁抽搐不易控制者，应尽早行气管切开，吸引器吸痰，必要时进行人工辅助呼吸并做好相应的护理。

注意：紧急情况下，在气管切开前先用粗针头行环甲膜穿刺，并给予吸氧，以保证有效通气。

2. 控制并解除肌痉挛

（1）创造良好的休息环境

①将病人置于单间隔离病房，保持空气新鲜、光线柔和、病室安静；避免各类干扰，减少探视；

②医护人员说话、走路要低声、轻巧，使用器具时避免发出噪声。

注意：合理、集中安排各项治疗和护理操作，尽量在使用镇静剂后 15 ~ 30 分钟内完成，以免刺激病人引起抽搐。

（2）遵医嘱应用镇静及解痉药

①常用药物：10% 水合氯醛 20 ~ 40ml 保留灌肠；或苯巴比妥钠 0.1 ~ 0.2g 肌内注射；或地西泮 10 ~ 20mg 肌内注射或静脉滴注，每天 1 次。

②人工冬眠：病情严重者，可予以冬眠 1 号合剂（氯丙嗪、异丙嗪各 50mg + 哌替啶 100mg + 5% 葡萄糖 250ml）静脉缓慢滴注。

注意：低血压者禁用人工冬眠药；新生儿破伤风时慎用镇静解痉药，应酌情使用洛贝林、尼可刹米等。

（3）痉挛发作频繁且不易控制者，可遵医嘱用 2.5% 硫喷妥钠 0.25 ~ 0.5g 缓慢静注。

注意：需警惕喉头痉挛和呼吸抑制的发生。

3. 保护病人，防止受伤

（1）使用带护栏的病床，必要时加用约束带固定病人，防止痉挛发作时病人坠床和自我伤害。

（2）关节部位放置软垫保护，防止肌腱断裂和骨折。

（3）病人发生抽搐时，应用合适的牙垫，防止舌咬伤。

4. 维持体液平衡，保证营养素的摄入

（1）对能经口饮食者，给予高热量、高蛋白和高维生素饮食，进食应少量多餐，避免呛咳和误吸。

（2）对因病情严重不能经口进食者，予以鼻饲或静脉输液，必要时予以胃肠外静脉营养液输入。

注意： 每次抽搐发作后应检查静脉管道，防止因抽搐引起的输液管道堵塞或脱落而影响治疗。

5. 加强病情观察

（1）病人的生命体征：每4小时测量1次体温、脉搏、呼吸、血压；监测病人意识、尿量的变化，加强心肺功能的监护，及时发现并发症。

（2）痉挛发作情况：详细记录痉挛发作的次数、持续时间和间隔时间、诱发因素；注意痉挛发作前的征兆，以便及时调整药量，控制痉挛发作。

（3）用药及观察：按医嘱准确、及时使用 TAT、破伤风人体免疫球蛋白、镇静解痉药、肌松剂、抗菌药、降温药等，观察并记录用药后的效果。

（4）人工冬眠的效果：一般认为镇静程度以唤之能醒的浅睡状态较为合适。

注意： 若用药期间病人仍有抽搐，特别是轻微的刺激就有抽搐反应，提示用药剂量不够，镇静不够充分；但若出现持续深睡状态，说明镇静过深。出现以上情况均须报告医生，适当调整用药剂量和间歇时间。

6. **严格消毒隔离**　破伤风杆菌具有传染性，应严格执行接触隔离措施，防止播散。

（1）病人安置于单人病室，医护人员进入病室要穿隔离衣、戴帽子、口罩、手套等，身体有伤口者不能参与护理。

（2）所有器械、敷料均须专人专用，使用后污染的器械、器具和物品，直接置于封闭的容器中，由消毒供应中心集中回收，进行清洗、消毒和灭菌。尽可能使用一次性材料物品。

（3）污染的布类先消毒，再清洗、消毒和灭菌；用后的敷料须焚烧。

（4）换下的病人被服集中放在一起用包布包起，外面再用清洁包布包起来，高压蒸汽灭菌处理，然后清洗干净，放在固定的位置以备用。

（5）病人排泄物和呕吐物用 2000～5000mg/L 含氯消毒剂溶液搅拌混合均匀，放置 2 小时后倾倒。

（6）病人用过的碗、筷、药杯等用 0.1%～0.2% 过氧乙酸浸泡后，再煮沸消毒 30 分钟。

（7）病室内空气、地面、用物等，也需定时消毒。

7. 心理护理　破伤风发病突然、病情严重，且反复肌痉挛发作使病人极为痛苦，加之肌痉挛可引起窒息、骨折等并发症，病人多有焦虑、恐惧甚至濒死感；隔离性治疗措施可使病人产生孤独和无助感；开口困难又使其难于表达需求。因此护理人员应及时了解病人的情绪反应，鼓励病人树立战胜疾病的信心，积极配合治疗。

【预防】

1. 外伤后及时、正确地处理伤口　及时、正确地处理伤口是预防破伤风的关键。

方法：外伤后应立即进行伤口的彻底清创，对小而深的伤口要扩创，除去坏死的组织，清除异物，开放死腔，用 3% 过氧化氢溶液（双氧水）彻底冲洗，改变破伤风杆菌生长繁殖的条件。基层医院要重视首次伤口处理。

2. 外伤后尽早注射破伤风抗毒素　伤口污染严重者或受伤已超过 12 小时，可加倍注射破伤风抗毒素。

注意：

（1）每次注射抗毒素前，应询问有无过敏史，并作皮内过敏试验。

（2）破伤风抗毒素的有效期仅 10 天左右，故对深部创伤、有潜在厌氧菌感染的病人，应在 1 周后追加注射一次量。

（3）TAT 易致过敏反应，注射前必须作皮内过敏试验。阳性者，应按脱敏法注射。

脱敏注射方法：将 1ml 抗毒素分为 0.1ml、0.2ml、0.3ml、0.4ml，用生理盐水分别稀释至 1ml，按自小到大的剂量顺序分次肌内注射，每次间隔半小时，直至全量注完。

（4）观察：每次注射后须观察病人有无面色苍白、皮疹、皮肤瘙痒、打喷嚏、关节疼痛和血压下降等症状。一旦发生，应立即停止注射 TAT，同时皮下注射肾上腺素 1mg 或肌内注射麻黄碱 30mg（成人剂量）。

3. 主动免疫　儿童应定期注射破伤风类毒素或百白破三联疫苗，以获得主动免疫。

〔健康教育〕

1. 加强自我保护意识，避免皮肤受伤　在农村由于农田作业及生活习性的影响，赤足者较多，破伤风杆菌又多存在于泥土之中，因此增加了外伤及感染的机会。应加强劳动时的自我保护，避免受伤。

2. 出现下列情况应及时到医院就诊，注射破伤风抗毒素：

（1）任何较深而窄的外伤切口，如木刺、锈钉刺伤；

（2）伤口虽浅，但沾染人畜粪便；

（3）医院外的急产或流产，未经消毒处理者；

（4）陈旧性异物摘除术前。

〔护理评价〕

1. 病人呼吸道是否通畅，有无呼吸困难表现。

2. 病人是否发生舌咬伤、坠床及骨折等意外伤害。

3. 病人的体液平衡是否得以维持。

4. 病人有无发生并发症或并发症是否被及时发现和处理。

5. 病人是否掌握了预防破伤风的相关知识。

6

> **关键点**
>
> 　1. 破伤风有传染性，应严格消毒隔离，避免交叉感染。
>
> 　2. 窒息是导致破伤风病人死亡的主要原因，应加以预防。
>
> 　3. 及时妥善处理污染伤口、注射破伤风抗毒素是预防破伤风的关键。

二、气性坏疽

气性坏疽是由梭状芽孢杆菌所引起的特异性感染，致病菌产生的外毒素可引起严重毒血症及肌肉组织的广泛坏死。此类感染的特点是病情发展迅速，病人全身情况可在 12～24 小时内全面迅速恶化，预后差。潜伏期一般为 1～4 天。主要临床特点：伤处出现"胀裂样"剧痛，常为最早症状；患部肿胀明显，呈进行性加重；伤口周围皮肤肿胀、呈紫黑色，并有恶臭的浆液样血性分泌物流出；伤口周围皮肤有发声捻发音。全身表现有头晕、头痛、表情淡漠或烦躁不安、高热、脉速，呼吸急促、大汗和进行性贫血。晚期病人可出现感染性休克、外周循环障碍和多器官功能衰竭等。处理原则包括：彻底清创，应用抗菌药物（如大剂量青霉素等），高压氧治疗，全身支持疗法等。若整个肢体已广泛感染、病变不能控制时，应果断进行截肢以挽救生命，残端不予缝合。

【常见护理诊断/问题】

1. 体温过高　与细菌感染、组织坏死和毒素吸收有关。

2. 疼痛　与局部组织创伤、炎症刺激、肢体肿胀等有关。

3. 组织完整性受损　与组织感染、坏死有关。

4. 焦虑、恐惧　与病情恶化迅速、截肢有关。

5. 潜在并发症：感染性休克。

【护理措施】

1. 做好紧急手术的配合与术后护理 在积极抗休克和防治严重并发症的同时，紧急在全麻下施行彻底清创术。病变区应作广泛、多处切开，清创范围应达正常组织，切口敞开、不予缝合。清创术后护理：

(1) 伤口清洗：敞开伤口，应用 3% 过氧化氢溶液和外用生理盐水充分冲洗伤口，再用浸透 3% 过氧化氢溶液湿纱布持续湿敷，10～15 分钟将纱布浸湿 1 次；每日更换伤口敷料 1～2 次。

(2) 患肢制动：抬高患肢超过心脏水平，肢体保暖。

2. 控制感染，维持正常体温

(1) 遵医嘱及时、准确、合理应用抗菌药物：大多数常见的产气荚膜梭菌对青霉素敏感，故首选大剂量青霉素静脉滴注。

(2) 维持正常体温：高热者予以物理降温，必要时按医嘱应用退热药物。

3. 缓解疼痛 采用非药物镇痛法，如交谈、听音乐及松弛疗法等减轻疼痛；疼痛剧烈者，遵医嘱给予麻醉镇痛剂或采用自控止痛泵。

4. 病情观察

(1) 监测生命体征变化，准确记录 24 小时出入量。

(2) 创口观察：注意观察伤口周围皮肤的色泽、局部肿胀程度和伤口分泌物性质等。

(3) 及早发现感染性休克：对高热、烦躁、昏迷病人应密切观察其病情变化。若发现病人有意识障碍、体温降低或升高、脉搏及心率加快、呼吸急促、面色苍白或发绀、尿量减少、血白细胞计数明显增多等感染性休克表现时，应及时报告医生，并积极配合救治与护理。

5. 输液、营养支持 纠正水、电解质失衡，少量多次输血，给予足够的营养支持等，以改善机体全身状况。

6. 严格消毒隔离 具体措施见本章第三节。

7. 心理护理 本病发病突然、病情进展迅速，加之病人伤处剧痛，难以忍受，而镇痛剂效果又不明显，故病人常有焦虑、恐惧等心理反应。护理人员除应尽力减少痛苦外，还要帮助病人正确对待疾病，树立战胜疾病的信心。

8. 做好紧急截肢术者的术前准备 若整个肢体已广泛感染、病变不能控制时，应果断进行截肢以挽救生命，残端不予缝合。

【健康教育】

1. 加强预防气性坏疽的知识普及和宣教；加强劳动保护，避免损伤。

2. 创伤后及时到医院妥善处理伤口。

> **关键点**
>
> 1. 早期发现与紧急手术是关键。一旦确诊气性坏疽，应在抗休克或预防严重并发症的同时紧急手术。
>
> 2. 气性坏疽多发生在创伤后，伤后及时彻底清创是预防气性坏疽最有效措施。

（张美芬）

第七章

损伤病人的护理

损伤是指各种致伤因素作用于人体所造成的组织结构完整性破坏或功能障碍及其引起的局部和全身反应。主要有机械性、物理性、化学性、生物性致伤因素。由于致伤因素及受损部位、程度各不相同，可出现各种损伤情形，但从整体看，损伤后的系列变化是机体动员自身的能力。处理原则是尽可能保存生命、恢复结构和功能的完整。护理目的是遵循机体固有损伤反应规律的前提下，帮助伤者康复。

第一节 创 伤

创伤是指以机械性致伤因素引起的，临床最为常见的一种损伤。可按受伤部位、组织、伤情、皮肤完整性是否受损进行分类。在致伤因素作用下，机体迅速产生各种局部创伤性炎症反应和全身性防御反应，引起一系列神经-内分泌系统活动、重要器官功能和代谢改变，是一种非特异性应激反应，有助于创伤修复。创伤的修复是由伤后增生的细胞和细胞间质，充填、连接或代替缺损的组织；创伤的愈合有一期愈合、二期愈合两种类型。伤口感染是最常见的影响创伤愈合的局部因素，全身性因素如年老、营养不良、严重并发症或合并糖尿病、肿瘤等慢性疾病，也常延迟愈合。创伤病人主要表现为疼痛、肿胀、功能障碍，同时有体温升高，甚至全身炎症反应综合征，开放性创伤多有伤口和出血。对于各类创伤，现场妥善救护是挽救生命的重要保证，优先解决危及生命的紧急问题，包括循环和呼吸功能的支持，伤口的止血、包扎、固定等，将病人迅速安全运送至医院，对伤情进行全面评估、判断与分类，采取针对性措施进一步救治。

【护理评估】

1. 健康史

（1）受伤史：询问致伤原因、时间、地点、作用力部位，受伤当时及伤后的情况，现场救治和转运途中伤情演变过程。

（2）既往史：了解既往健康状况，伤前是否饮酒，是否合并高血压、糖尿病、营养不良等慢性疾病及用药情况，是否长期使用皮质激素、细胞毒性类药物，有无药物过敏史。

2. 身体状况

（1）受伤部位有无伤口或创面、有无出血或血肿、有无异物，局部肿胀、青紫或瘀斑的范围，肢端循环情况；

（2）疼痛的性状和严重程度，有无合并其他脏器损伤和功能障碍；

（3）了解病人意识、生命体征、尿量的变化；

（4）有无休克、感染、挤压综合征等并发症；

（5）了解各项辅助检查结果有无异常。

3. 心理社会状况

（1）了解病人及家属对突发创伤的心理承受程度及对创伤的认知程度；

（2）病人及家属的心理反应，有无紧张、恐惧或焦虑等表现，有无创伤后应激障碍，对治疗有无信心。了解病人对创伤的认知程度及对治疗的信心。

【常见护理诊断/问题】

1. 疼痛　与局部受伤、创伤性炎症反应或伤口感染有关。

2. 体液不足 与伤后出血、体液丢失有关。

3. 组织完整性受损 与组织器官受损伤、结构完整性破坏有关。

4. 潜在并发症：休克、感染、挤压综合征等。

【护理目标】

1. 病人疼痛得以控制，自述疼痛程度减轻，可以安静休息。

2. 病人有效循环血量恢复，水、电解质、酸碱平衡得以维持，生命体征平稳。

3. 病人的伤口得以妥善处理，受损组织逐渐修复、创伤愈合。

4. 病人无并发症发生或并发症得到及时发现和处理。

【护理措施】

1. 现场救护 抢救生命是首要，找出危及生命的紧迫问题如心跳和（或）呼吸骤停、窒息、大出血、张力性气胸及和休克等，就地救护。具体措施：

（1）保持呼吸道通畅；

（2）心肺复苏；

（3）止血及封闭伤口；

（4）恢复循环血量；

（5）监测生命体征；

（6）包扎及固定；

（7）迅速安全转运。

2. 制动、缓解疼痛

（1）休息、制动：较重创伤病人卧床休息，伤处适当制动，患肢抬高以减轻肿胀。骨折、脱位时，先行复位，再选用绷带、夹板、石膏、支架等固定方法制动。

（2）缓解疼痛：小范围的软组织挫伤，伤后早期局部冷敷，以减少组织内出血，12 小时后可温敷和理疗，以利于炎症消退。遵医嘱合理使用镇静镇痛药物，使病人安静休息，同时注意药物的副作用，防止掩盖病情。

3. 维持有效循环血量与营养

（1）迅速建立静脉通路：有效止血后给予输液、输血或应用血管活性药物等，以尽快恢复有效循环血量；

（2）密切监测意识、呼吸、血压、脉搏、中心静脉压及尿量，监测血清电解质变化，维持水、电解质、酸碱平衡。

（3）重视创伤病人的营养供给，不能经口进食者选用肠内或肠外途径行营养支持。

4. 妥善处理伤口　清洁伤口经过消毒处理可以直接缝合，达到一期愈合。污染伤口应行清创术，愈早愈好，使其转变或接近于清洁伤口，争取一期愈合。感染伤口须经引流、换药，待肉芽组织形成，逐渐达到二期愈合。定时更换伤口敷料，保持引流通畅，促进创面愈合。

5. 并发症的观察与护理

（1）感染：无论是开放性或闭合性创伤，必须重视感染的防治。

①伤口处理：尽早施行伤口的清洁、清创术及闭合伤的手术处理，加强换药、及时引流。

②遵医嘱应用有效的抗菌药物：根据伤情选用合适的抗菌药物抗菌药，尽量早应用，达到预防用药的目的。伤口感染较轻、引流充分者不用抗菌药物，感染较重或全身性感染时必须使用抗菌药物。

注意：加强换药、及时引流。对于伤口深、感染重、异物存留者等，应注射破伤风抗毒素。

（2）挤压综合征：凡四肢或躯干肌肉丰富的部位受到重物长时间挤压致肌肉组织缺血性坏死，继而引起肌红蛋白血症、肌红蛋白尿、高钾血症和急性肾衰竭为特点的全身性改变，称为挤压综合征。

观察：伤后观察出现肢体肿胀、压痛、肢体主动及被动活动引起疼痛、皮温下降、感觉异常、弹性减弱，24小时内出现茶褐色尿或血尿等改变时，提示可能并发了挤压综合征，应及时报告并配合处理。

护理：早期患肢禁止抬高、按摩及热敷；协助医生切开减压，遵医嘱应用碳酸氢钠及利尿剂，防止肌红蛋白阻塞肾小管；对行腹膜透析或血液透析治疗者做好相应护理。

6. 各器官功能的维护　对任何部位的严重创伤，除了积极处理局部，还要考虑其对全身的影响，加强心、肺、肾、脑等器官功能的监测与维护，防治休克和多器官功能不全，是减低创伤死亡率的关键。

【健康教育】

1. 加强防护　全民普及安全知识、急救技能，加强安全防护意识，避免受伤。一旦受伤，及时到医院就诊，接受正确的处理，以免耽误救治。

2. 功能锻炼　在促进组织修复的前提下，积极进行身体各部位的功能锻炼，防止因制动引起关节僵硬、肌肉萎缩等并发症，尽可能恢复受损器官生理功能。

3. 合理营养　创伤后机体分解代谢增强，能量消耗增加，应加强饮食与营养指导，及时补充营养素，促进创伤愈合。

【护理评价】

1. 病人疼痛是否有效控制，疼痛程度有无逐渐减轻，能否安静休息。

2. 病人生命体征是否平稳、是否保持水、电解质、酸碱平衡。

3. 病人的伤口是否妥善处理、逐渐修复和愈合。

4. 病人有无并发症发生或并发症是否被及时发现和处理。

关键点

1. 现场救治优先处理危及生命的紧急问题，是挽救病人生命的重要保证，并为治疗奠定了基础。

2. 病情观察与评估应全面而细致，尤其是心、肺、肾、脑等器官功能的监测与维护，积极防治多器官功能不全，防治休克和多器官功能不全，是减低创伤死亡率的关键。

7

第二节　烧　伤

烧伤是由各种致热因子引起的损伤，常见的有：热力烧伤、电烧伤、化学烧伤、放射性损伤等。狭义的烧伤，临床上所称烫伤只是指由火焰、热液或蒸气等导致的热力烧伤。

高温作用于人体皮肤、黏膜后，引起局部炎症反应和一系列全身反应。根据烧伤的病理生理特点，临床上将烧伤分为4期：

①体液渗出期：伤后2~3小时最急剧，8小时达高峰，后渐缓至48小时趋稳定并开始回吸收，此期易发生低血容量性休克，又称休克期；

②急性感染期：自烧伤渗出液回吸收开始，感染的危险即已存在并持续至创面完全愈合，通常在休克的同时，易并发局部或全身性感染；

③创面修复期：创面的修复与烧伤的深度、面积及感染的程度密切相关，浅度烧伤多自行修复，无瘢痕形成；深度创面留有瘢痕，或挛缩，可致肢体畸形和功能障碍，需皮肤移植修复；

④康复期：进行功能锻炼、工疗、体疗和整形等以期恢复和适应烧伤导致的外观及功能改变、心理异常、体温调节能力下降等。

各期之间往往互相重叠、互相影响，对应于各期病程。

烧伤的处理原则为：防治休克、处理创面、防治感染及重视心理、外观和功能的恢复。

【护理评估】

1. 健康史

受伤史：烧伤原因和性质（热源）、受伤时间、现场情况，如烧伤环境是否密闭、有无化学气体和烟雾吸入，有无吸入性损伤、爆炸伤及昏迷史了解烧伤原因和性质、受伤时间、现场采取的急救措施、效果如何，途中运送情况，有无吸入性损伤；评估有无合并危及生命的损伤，如窒息、大出血、颅脑损伤、开放性气胸及全身复合伤，现场采取的急救措施及效果，途中运送情况。

了解有无合并骨折、软组织损伤、颅内、胸腔及腹腔内器官的损伤；现场采取的急救措施、效果如何，途中运送情况。病人既往身体状况，有无营养不良，是否伴呼吸系统疾患，是否合并高血压、糖尿病及呼吸系统疾患等慢性疾病，是否长期应用皮质激素类药物等。

2. 身体状况

（1）烧伤面积、深度：面积以烧伤区占体表面积的百分率表示，采用中国新九分法、手掌法估算；深度按热力损伤组织的层次分为 I°、浅 II°、深 II°、III°烧伤，即三度四分法，其中 I°、浅 II°烧伤属浅度烧伤，深 II°、III°烧伤属深度烧伤。

（2）烧伤严重程度：按烧伤总面积和深度判断严重程度。

①轻度烧伤：II°烧伤面积 10% 以下；

②中度烧伤：II°烧伤面积 11% ~ 30% 或 III°烧伤面积不足 10%；

③重度烧伤：总面积 31% ~ 50% 或 III°烧伤面积 11% ~ 20%；或总面积、III°烧伤面积虽未达上述百分比，但已发生休克、合并吸入性损伤或有较重的复合伤；

④特重烧伤，总面积 50% 以上，或 III°烧伤 20% 以

上，或已有严重并发症。

（3）全身情况：评估病人生命体征、有无口渴、脉搏细速、血压下降、面色苍白、或发绀、皮肤湿冷、尿量减少、烦躁不安或意识障碍等血容量不足的表现；有无寒战、高热或体温不升、创面感染、中性粒细胞升高等全身感染征象。

（4）特殊部位：了解有无头面部、呼吸道、会阴部位等特殊部位烧伤，评估有无声音嘶哑、呼吸困难、咳炭末样痰、肺部哮鸣音等吸入性损伤的表现。

3. 心理社会状况

（1）评估病人和家属对突受打击的心理承受程度，面对烧伤引起瘢痕、畸形、功能障碍时的心理变化和反应。

（2）病人和家属的心理变化，对治疗和康复过程的知晓情况认知，费用承受能力等。

【常见护理诊断/问题】

1. 体液不足　与烧伤创面大量体液渗出、血容量减少有关。

2. 皮肤完整性受损　与烧伤导致组织破坏、失去皮肤屏障功能有关。

3. 有窒息的危险　与头面部或呼吸道等部位烧伤有关。

4. 有感染的危险　与皮肤屏障功能丧失、机体免疫功能低下及炎症介质释放有关。

5. 恐惧、悲伤　与精神受烧伤场面刺激，特殊部位烧伤，或预见的畸形、肢残、功能障碍有关。

【护理目标】

1. 病人生命体征平稳，血容量恢复。

2. 病人烧伤创面得到妥善处理，逐渐愈合。

3. 病人呼吸道通畅，呼吸平稳，未发生窒息。

4. 病人未发生感染，或感染得以有效防治。

5. 病人情绪稳定，能配合治疗及护理。

【护理措施】

(一) 现场急救

1. 迅速脱离现场、创面冷敷　烧伤现场首先应救人，一旦脱离热源，立即予以大量冷水冲淋或湿敷，以阻止高温继续向深部组织渗透，并减轻创面疼痛。手、足部烧伤者可持续冷敷。

2. 抢救生命　严重病人最初多意识清醒并且合作，若发现其反应迟钝，应考虑合并颅脑损伤或休克，应立即抢救。对呼吸窘迫的病人，必要时安置通气道或气管插管，保持呼吸道通畅。

3. 妥善处理严重复合伤　简单而有效地处理严重的复合外伤，如止血、骨折脱位的外固定、开放性气胸的闭合、伤口的包扎等，能减轻疼痛，制止严重的生理功能紊乱。

4. 保护创面和保温　贴身衣物剪开脱下时，应防止撕破粘贴的创面皮肤。暴露的体表和创面应尽快用无菌敷料或清洁干布覆盖，减少细菌污染的机会。协助病人调整体位，避免创面受压。寒冷季节用冷水处理创面易引起寒战反应，应增加被盖，防止体温散失。

5. 稳定情绪、镇静止痛　安慰病人，对严重惊恐、烦躁者可予以麻醉止痛剂，如哌替啶、吗啡等。

6. 尽快转送医院　尽快就近将病人转送到医院，如系严重烧伤，估计医院路程超过 1 小时者，应予以输液，清醒病人可大量饮水，预防休克。尽快建立静脉通道，保持病人情绪稳定，疼痛剧烈者酌情使用镇静止痛药物，安全转运。

注意:

口渴者可适量口服淡盐水，避免过多的饮水，以免发生呕吐及水中毒。不可强行剥脱伤处的衣裤，防止加重局部损伤。

(二) 液体疗法，恢复有效循环血量

采用液体疗法是防治休克的主要措施。

1. 补液的量和补液方法　按病人烧伤面积和体重

计算补液量，按烧伤早期体液渗出规律决定补液方法。

（1）伤后第 1 个 24 小时补液量为每 1% 烧伤面积（Ⅱ°、Ⅲ°）每千克体重补充胶体液和电解质液共 1.5ml/kg（儿童 1.8ml/kg，婴儿 2ml/kg），另加生理需要量 2000ml（儿童 60~80ml/kg，婴儿 100ml/kg）；遵循先快后慢、先晶后胶、先盐后糖交替输入的补液原则，总量的 1/2 在伤后 8 小时内输入，尽早恢复有效循环血量；

（2）伤后第 2 个 24 小时补液量，胶体液和电解质液为第 1 个 24 小时的 1/2，再加每日生理需要量 2000ml；

（3）第 3 日起可减少静脉补液量，或仅用口服烧伤饮料（每 1000ml 含氯化钠 3g、碳酸氢钠 1.5g 及适量糖、香料等）。

2. 补液的种类　胶体液和电解质液的比例按 1:2，大面积深度烧伤与小儿烧伤其比例改为 1:1。胶体液首选血浆，以补充渗出丢失的血浆蛋白，也可用低分子量的血浆代用品；电解质液首选平衡盐液，并适当补充碳酸氢钠溶液。生理需要量一般选用 5%~10% 葡萄糖溶液。

3. 合理安排输液种类与速度　按"先晶后胶，先盐后糖，先快后慢"输液原则。补液期间的监测：注意合理安排输液的种类和量。

4. 液体复苏效果监测与评价：输液期间应注意观察病人的尿量、心率、末梢循环、精神状态及中心静脉压，以判断液体复苏效果，据此调整输液方案。液体复苏有效的指标是：

（1）尿量：成人应维持在 30~50ml/h，小儿 20ml/h，吸入性烧伤或合并颅脑伤者，每小时尿量应维持在 20ml 左右。根据尿量随时调整输液速度；如为血红蛋白尿或肌红蛋白尿，应输入 5% 碳酸氢钠溶液，防止肾小管堵塞而致急性肾衰。

（2）生命体征和神志：若病人烦躁、口渴等提示补液量不足，需加快输液速度。

（3）中心静脉压（CVP）：正常值为 $0.49 \sim 1.18kPa$（$5 \sim 12cmH_2O$）。小于 $0.49kPa$ 表示血容量不足，大于 $1.47 \sim 1.96kPa$（$15 \sim 20cmH_2O$）表示右心功能不良。

（三）处理创面，促进愈合

1. 早期清创　控制休克之后尽早进行创面的清洗、消毒及清理坏死组织，目的是清洁、保护创面、防治感染、促进愈合，最大限度地恢复功能。浅Ⅱ°创面的小水疱可不予处理，大水疱可用无菌注射器抽吸，疱皮破裂应剪除；深Ⅱ°创面的水疱及Ⅲ°创面的坏死表皮应去除。根据烧伤部位、面积及医疗条件选择包扎疗法或暴露疗法。

2. 包扎疗法护理　包扎有利于保护创面、减轻疼痛，及时引流渗液，适用于面积小或四肢的浅Ⅱ°烧伤。

要点：

（1）用油性敷料覆盖创面，再用多层吸水性强的干纱布包裹，包扎厚度为 2~3cm，范围应超过创缘 5cm，松紧适应，压力均匀，指（趾）间分开包扎，避免粘连；

（2）抬高肢体并保持各关节功能位，保持敷料清洁干燥；及时更换潮湿或松脱的敷料，每次换药前先给予镇痛剂，减少换药引起的疼痛；

（3）密切观察创面，及时发现、伤口异味、疼痛加剧、渗出液颜色改变等感染征象；

（4）观察肢体末梢血液循环情况，如肢端动脉搏动、颜色及温度。

3. 暴露疗法护理　将烧伤创面暴露于清洁、温暖、干燥的空气中，使创面渗液和坏死组织干燥成痂，以暂时保护创面。适用于头面部、会阴部烧伤、大面积烧伤或创面严重感染者。

要点：

（1）安排隔离病室，定时消毒病室空气，室温维持在 30~32℃，相对湿度 40% 左右；

（2）接触病人前洗手、戴手套，接触病人的床单、治疗巾的所有用物均需消毒，并保持床单位干燥清洁，防止交叉感染；

（3）保持创面干燥，痂皮形成前后注意其深部有无感染迹象；

（4）定时翻身或使用翻身床，避免创面长时间受压；

（5）注意创面不宜涂抹有色药物或中药粉末，以免妨碍创面观察。

4. **感染创面的护理** 局部应用抗菌药液及收敛性强的中草药制剂，已成痂的创面保持干燥完整。选用湿敷、半暴露（薄层药液纱布覆盖）、局部浸泡或全身浸浴等方法充分引流脓性分泌物，去除坏死组织，待感染基本控制，肉芽组织生长良好，及时植皮促使创面愈合。

5. **手术治疗的护理** 深度烧伤创面愈合缓慢，且瘢痕增生挛缩可造成畸形，尽早手术切痂或削痂，并植皮覆盖，使创面早日愈合。小面积深度烧伤可采用自体游离皮片移植、皮瓣移植等，大面积烧伤者可采用自体微粒植皮、大张异体皮开洞嵌植自体皮等方法。

要点：

（1）做好供皮区皮肤准备，避免皮肤损伤，用碘附消毒；

（2）皮瓣移植后保护植皮区肉芽创面，抬高供、受区肢体并制动，防止皮瓣受压或牵拉而影响移植物血供，包扎敷料妥善固定，松紧适宜；

（3）注意创面渗出，有无水肿，严密观察皮瓣的温度、颜色、毛细血管充盈等情况，判断皮瓣生长成活情况，防止感染；

（4）减少病人疼痛刺激，预防血管痉挛。

（四）防治感染

全身性感染是当前大面积烧伤死亡的主要原因，常见病菌有金黄色葡萄球菌、铜绿假单胞菌和大肠埃希菌等，近年来真菌感染逐渐增多。

1. 积极处理创面、切除坏死组织　创面污染较重或浅Ⅱ°烧伤面积 5% 以上者，进行破伤风抗毒素预防注射；

2. 遵医嘱尽早应用抗菌药物，再根据创面细菌培养和药物敏感试验结果进行调整，并注意监测病人的肝、肾功能；

3. 观察全身情况及创面变化，及时发现创面感染、全身性感染及感染性休克的发生；

4. 加强全身支持治疗，维持水电解质代谢和酸碱平衡，进行肠内、肠外营养支持，补充精氨酸、谷氨酰胺、支链氨基酸以改善机体免疫功能。

（五）预防各器官并发症

严重烧伤伤情重、病程长，并发症几乎包括各个系统，常见且威胁较大的有：肺部感染和急性呼吸衰竭、肾功能不全、应激性溃疡、脑水肿、心功能不全等。预防的关键在于及时纠正低血容量、迅速逆转休克及预防和减轻感染。同时根据病情着重维护和监测这些器官的功能，加强巡视，留置导尿管观察尿量、利尿、碱化尿液，定时翻身叩背、吸痰，给氧和改善通气等。

（六）特殊烧伤部位的护理

1. 眼部烧伤　及时用无菌棉签清除眼部分泌物，用烧伤膏纱布覆盖，保持局部湿润；

2. 耳部烧伤　及时清理流出的分泌物，外耳道入口处放置无菌干棉球并经常更换；耳周部烧伤用无菌纱布铺垫，尽量避免侧卧，以免耳郭受压；

3. 鼻烧伤　及时清理鼻腔内分泌物及痂皮，鼻黏膜表面涂烧伤膏以保持湿润；合并感染者用抗菌药液滴鼻；

4. 呼吸道烧伤　及时清除呼吸道分泌物，鼓励病人深呼吸、咳嗽、咳痰，保持呼吸道通畅，必要时吸痰或气管切开；鼻导管或面罩给氧，氧浓度 40% 左右，氧流量 4～5L/min；

5. 会阴部烧伤　及时清理创面分泌物，保持创面清洁，预防尿路感染。

（七）心理支持

加强沟通交流，安慰病人，稳定其情绪，耐心解释，说明各项治疗的必要性和安全性，消除疑虑和恐惧，鼓励其树立信心，配合治疗。采用心理疏导的方法，指导病人正确对待伤残。

【健康教育】

1. 急救知识宣教　普及防火、灭火、自救常识，预防烧伤事件的发生。

2. 康复锻炼　向病人强调瘢痕增生对机体的影响，充分调动病人的积极性，制订康复计划，加强肢体的功能锻炼。

（1）在烧伤早期：即注意维持各部位的功能位置，如颈部烧伤应取后伸位，四肢烧伤应伸直位，手部固定在半握拳的姿势且指间垫油纱以防粘连。

（2）创面愈合后：尽早下床活动，逐渐进行肢体和关节的锻炼，指导生活自理能力训练，最大限度恢复机体的生理功能。

（3）出院后：继续坚持康复锻炼以及自我照顾的训练，并鼓励参与一定的家庭、社会活动和工作，促进心理康复。指导病人调整心理以适应容貌、肢体残疾及功能障碍。

3. 出院日常指导

（1）皮肤清洁：指导其保护皮肤，清洗时，避免使用刺激性肥皂；水温不宜过高，勿搔抓，避免对瘢痕组织的机械刺激等。

（2）指导病人预防感染的方法，包括伤口保护、保持环境清洁等。

（3）防止色素沉着：烧伤部位 1 年内避免曝晒，防止紫外线、红外线的照射。

【护理评价】
1. 病人生命体征是否平稳，血容量有否恢复。
2. 病人烧伤创面是否妥善处理，愈合情况如何。
3. 病人呼吸道是否通畅，呼吸是否平稳。
4. 病人有无发生感染或感染是否得到有效防治。
5. 病人情绪是否稳定，能否配合治疗及护理。

关键点

1. 烧伤现场急救的关键是迅速抢救危及生命的损伤，如窒息，大出血、开放性气胸、中毒等。
2. 抗休克、抗感染与创面处理是烧伤处理的主要举措。
3. 严重烧伤特别是大面积烧伤病人，防治休克至关重要。液体疗法是防治休克的主要措施。
4. 烧伤康复期尽早进行运动与康复训练，以防止瘢痕与挛缩。

第三节　冷　伤

　　冷伤或称冻伤是机体遭受低温侵袭引起的局部或全身性损伤，分为非冻结性与冻结性两类。非冻结性冻伤是由 $10℃$ 以下至冰点以上的低温，多兼有潮湿条件所造成，最常见是冻疮，好发部位在肢体末端和暴露部位，如耳郭、面部、手背、足趾等处。因冷刺激导致血管功能障碍、体液渗出，甚至水疱形成、皮肤坏死。主要表现为紫红色斑、变凉、肿胀，可有结节；暖环境下有灼热、痒感或胀痛；随病情进展可出现水疱、糜烂，或继发感染。因冷刺激导致血管功能障碍、体液渗出，甚至水疱形成、皮肤坏死。冻结性冻伤是由冰点以下的低温所致，分局部冻伤（冷伤）和全身性冻伤（冻僵）。全身性冻伤局部发生强烈的血管收缩反应，严重者可在细胞内外液形成冰晶，致坏死及炎症反应；全身受袭可使心血管、脑和其他器官受损，如不及时抢救可直接致死。处理原则：伤后处理上应尽快脱离寒冷环境、进行全身或局部复温，妥善处理创面。

【常见护理诊断/问题】

1. 体温过低 与机体遭受低温侵袭有关。

2. 组织完整性受损 与低温致体液渗出、组织坏死有关。

3. 疼痛 与组织冻伤有关。

4. 潜在并发症：休克，多器官功能衰竭。

【护理措施】

1. 复温护理 将受冻部位置于40~42℃的温水中复温，时间20~30分钟；全身性冻伤较重者，可置于30℃左右的暖室中，温液胃管内灌洗或灌肠，静脉输液的液体加温至37℃，全身性冻僵复温至肛温32℃时即可；轻者置于一般室温下，加盖被服保暖；能进食者给予热饮料，但不可饮酒，以免增加散热。

2. 创面护理 复温后的创面开始起水疱或血疱，不能剪破，在伤后48小时，将疱皮低位剪破并复位；对于已分离的污染疱皮应剪除，用无菌纱布吸净创面的渗出液、分泌物。创面清洁后予半暴露疗法，或外加敷料包扎，抬高患肢，观察创面及敷料情况。

3. 减轻疼痛 复温过程中及复温后，病人冻伤肢体会出现剧烈的疼痛，评估疼痛的性状与严重程度，遵医嘱给予镇痛药物。

4. 防治并发症 冻伤病人尤其是冻结性冻伤可并发休克、多器官功能衰竭等，护理中应注意：

（1）保持呼吸道通畅、吸氧。

（2）维持水、电解质、酸碱平衡。

（3）遵医嘱采用抗凝、扩血管、改善微循环等治疗。

（4）必要时应用抗菌药物、破伤风抗毒素血清或气性坏疽抗毒血清防治感染，并观察药物不良反应。

【健康教育】

1. 防冻知识宣传　在寒冷环境中尤其注意防寒、防湿，避免冻伤；一旦发生冻伤，尽快脱离危险环境，积极采取复温措施，如无复温条件，可将伤肢放于救护者怀中复温，切忌用火烤、雪搓或拍打。

2. 加强营养　给予冻伤病人高蛋白、高能量、高维生素（尤其是维生素 C）饮食，促进损伤细胞修复。

7

关键点

1. 一旦发生冻伤后，首先要脱离寒冷环境；积极采取正确复温措施，切忌用火炉烘烤、用雪搓或拍打，以免加重组织损伤。

2. 冻伤发生时，血管收缩、局部麻木，甚至知觉丧失；而复温解冻后，局部充血、水肿，可出现剧烈疼痛，护理过程中应予以重视和加以预防。

第四节　咬　伤

一、犬咬伤

被病犬咬伤后，其唾液中携有的致病病毒，可经唾液-伤口途径进入人体，引发狂犬病。狂犬病又称恐水症，是由狂犬病病毒引起的一种人畜共患的中枢神经系统急性传染病。感染病毒后是否发病与潜伏期长短、咬伤部位、入侵病毒数量、毒力及机体抵抗力有关。潜伏期短者 10 日，多数 1～2 个月，咬伤越深、越接近头面部，其潜伏期越短、发病率越高。起病初期无伤口周围麻木、疼痛；有无发热、烦躁、乏力、恐水、怕风、咽喉痉挛等，严重者出现昏迷、循环衰竭甚至死亡。处理原则：咬伤后迅速彻底清洗伤口极为重要，同时注射狂犬病疫苗，常规使用破伤风抗毒素，必要时使用抗菌药物。

【常见护理诊断/问题】

1. 有感染的危险　与伤口污染有关。

2. 体液不足　与水分摄入不足及丢失过多有关。

3. 有窒息的危险　与咽喉痉挛有关。

【护理措施】

1. 受伤后处理

（1）伤口处理：咬伤后迅速彻底清洗伤口，伤口较浅者，常规消毒后包扎；伤口较深时，立即彻底清创，用大量生理盐水、3%过氧化氢溶液反复冲洗伤口，不予缝合或包扎，以利引流通畅。

（2）免疫治疗：伤后第 1、3、7、14、28 日各注射 1 次狂犬病疫苗；严重咬伤经彻底清创后，还应在伤口底部及其周围注射狂犬病免疫球蛋白。

2. 预防和控制痉挛　保持病室安静，避免声、光、风、水的刺激，各种检查、治疗及护理尽量集中进行，或安排在应用镇静药后。一旦发生痉挛，立即遵医嘱使用镇静药物。及时清除口腔及呼吸道分泌物，保持呼吸道通畅，做好气管插管或气管切开的准备。

3. 补液和营养支持　遵医嘱静脉输液，补充能量，维持水电解质及酸碱平衡。可采用鼻饲饮食，在痉挛发作间歇或应用镇静剂后缓慢注入。

4. 防治感染　应用抗菌药物并观察用药反应。严格执行接触性隔离制度，接触病人时穿隔离衣、戴口罩和手套。

【健康教育】

1. 宣传预防措施　加强对犬的管理，教育儿童不要接近、挑逗猫、犬等动物，以防发生意外。

2. 宣教妥善处理伤口　指导受伤后正确处理伤口的方法和重要性。若被犬抓伤、咬伤，或被犬舔有破损的皮肤，或与病犬密切接触者，应尽早进行伤口处理及注射狂犬病疫苗。

关键点

1. 被病犬舔有破损的皮肤，或与病犬密切接触，也可引发狂犬病，应加以重视和预防。

2. 咬伤后迅速彻底清洗伤口极为重要，加强伤口护理，早期患肢下垂，保持伤口清洁和引流通畅。

二、毒蛇咬伤

毒蛇咬伤后，蛇毒注入人体内，引起严重全身中毒症状，甚至危及生命。南方多见，多发生于夏、秋两季。蛇毒有神经毒素、血液毒素及混合毒素 3 类。

毒蛇咬伤后伤口局部常有一对较深齿痕，蛇毒注入体内，神经毒素对中枢神经和神经肌肉节点有选择性毒性作用，引起肌肉麻痹和呼吸麻痹，可危及生命。局部伤口疼痛、肿胀蔓延迅速，甚至局部组织坏死。全身虚弱、口周感觉异常、肌肉震颤，或发热恶寒、烦躁不安、头晕目眩、言语不清，恶心呕吐、吞咽困难，肢体软瘫甚至呼吸抑制，最后可出现呼吸循环衰竭，肾功能不全、多器官功能衰竭等。

【常见护理诊断/问题】

1. 皮肤完整性受损　与蛇咬伤、组织结构破坏有关。

2. 潜在并发症：出血、休克、感染、肾功能不全等。

【护理措施】

1. 受伤后处理　伤口上方近心端处绑扎，伤肢制动、放置低位，以阻断毒素吸收，绑扎的松紧以能阻断淋巴、静脉回流为宜；伤口局部抽吸、消毒，并用大量清水或 3% 过氧化氢反复冲洗、清创；伤口较深者，可用三棱针平刺皮肤层，再抽吸促使毒液流出；伤口周围用胰蛋白酶局部环形封闭，以降解破坏蛇毒；局部冷敷，可减轻疼痛，减慢毒素吸收，降低毒素中酶的活性。将伤肢浸入 4~7℃冷水中，改用冰袋，持续冷敷 24~36 小时。

2. 伤口护理 保持创面清洁、伤口引流通畅。注意观察伤口有无渗血、渗液及情况，有无坏死或脓性分泌物。彻底清创后，伤口可用1:5000 高锰酸钾或高渗盐水冲洗溶液、湿敷，利于消肿。

3. 抗毒排毒 迅速建立静脉通道，遵医嘱尽早使用抗蛇毒血清、利尿剂、快速大量输液，解蛇毒中成药口服或局部敷贴等，以中和毒素、加快蛇毒排出。

（1）用抗蛇毒血清前，做过敏试验，阳性者采用脱敏注射；使用时密切观察病人有无畏寒、发热、胸闷、气促、腹痛、皮疹等过敏症状。

（2）加强病情观察，监测病人生命体征、意识、面色、尿量等，若病人出现血红蛋白尿，遵医嘱予以 5% 碳酸氢钠静脉输入，碱化尿液。

（3）大量补液时尤其注意心肺功能监测，预防肺水肿的发生。

【健康教育】

1. 预防咬伤 宣传预防知识，强化自我防范意识。

2. 自我防护 野外作业时，着长衣长裤，尽量减少肢体部位暴露；随身携带蛇药片；一旦发生蛇咬伤后忌奔跑，立即处理伤口排毒。

关键点

野外作业时，加强自身防护措施，携带蛇药片以备急用；一旦发生蛇咬伤，切勿惊慌，立即处理伤口，促使毒素排出。

（许 勤）

第八章 ••••

肿瘤病人的护理

　　肿瘤是机体正常细胞在不同始动与促进因素长期作用下产生的增生与异常分化所形成的新生物。根据肿瘤的生物学行为可分为良性肿瘤、恶性肿瘤、交界性肿瘤。恶性肿瘤已成为人类最常见的死亡原因之一，其病因可与职业因素（如接触沥青、煤烟等）、生物因素（病毒、细菌等）、生活方式（吸烟，高脂、低维生素、低纤维饮食、摄入过多亚硝酸盐等）、医源性因素（如放射性、药物）等有关。恶性肿瘤的发生和发展可分为癌前病变、原位癌及浸润癌三个阶段，可通过直接蔓延、淋巴、血行、种植等途径发生转移。根据国际抗癌联盟提出的 TNM 分期，分为 0 ~ Ⅳ 期。肿瘤的局部表现为肿块、疼痛、溃疡、出血、梗阻、浸润与转移症状；恶性肿瘤早期多无明显的全身症状，随着肿瘤进展，可有贫血、低热、消瘦、乏力等全身症状，晚期可出现恶病质。辅助检查包括实验室检查、影像学检查、内镜检查等，病理学诊断为目前确定肿瘤直接而可靠的依据。恶性肿瘤治疗的主要方法有手术治疗、化学治疗、放射治疗、生物治疗、内分泌治疗及中医中药等。良性肿瘤临床常分为脏器良性肿瘤和常见体表良性肿瘤，肿瘤的来源和发生部位不同，其病理生理和临床表现各异。诊断明确后以手术治疗为主。

【护理评估】

（一）治疗前评估

1. 健康史

（1）个人情况：病人的年龄、性别、婚姻和职业、民族、宗教信仰、教育程度、医疗费用来源，饮食习惯、饮酒史、吸烟史。

（2）既往史：包括家族史，女性病人月经史、生育史、哺乳史，相关疾病病史，职业因素有关的接触或暴露史等。

2. 身体状况

（1）局部：肿瘤的部位、大小、外形、质地及活动度；疼痛的部位、性质、持续时间及其他伴随症状；有无肿瘤坏死、溃疡、出血及体腔梗阻等并发症状。

（2）全身：有无肿瘤所致器官功能改变，有无消瘦、乏力、体重下降、低热、贫血等全身症状及晚期恶病质症状。

（3）辅助检查：包括定性、定位诊断性检查及有关内脏器官功能的检查。了解各项检查结果（实验室检查、X线、心电图、超声成像、介入影像、放射性核素、CT、MRI、PET-CT、病理组织细胞学检查等），评估病人全身器官功能。

3. 心理社会状况

（1）病人和家属对肿瘤的心理反应，是否存在焦虑、抑郁、恐惧、愤怒等情绪，是否担心肿瘤的预后。

（2）是否了解肿瘤的治疗方法。

（3）病人的家属及社会的支持系统如何，对各种治疗的经济承受能力如何。

（二）治疗后评估

1. 术后评估　了解麻醉、手术方式，伤口及引流管情况，肿瘤病理及预后，术后并发症，术后康复等。

2. 化疗后评估　评估和判断病人是否出现化疗药物的不良反应，常见有：

（1）静脉炎、静脉栓塞或药物外渗引起的皮肤软组织损伤；

（2）消化道反应、口腔黏膜及皮肤反应；

（3）骨髓抑制；

（4）心、肺、肝、肾功能损害及神经系统毒性；

（5）其他，如脱发、色素沉着、过敏反应等。

3. 放疗后评估　有无放疗毒副作用出现，包括骨髓抑制、照射野皮肤黏膜改变和胃肠道反应等。

【常见护理诊断/问题】

1. 焦虑、恐惧　与担心疾病预后和手术、化疗、放疗等带来的家庭经济负担有关。

2. 营养失调：低于机体需要量　与肿瘤所致高分解代谢、放化疗导致的消化道反应，消化吸收障碍有关。

3. 疼痛　与肿瘤生长侵及神经、肿瘤压迫及手术创伤有关。

4. 潜在并发症：感染、出血、皮肤和黏膜受损、静脉炎、静脉血栓栓塞症及脏器功能障碍。

【护理目标】

1. 病人焦虑、恐惧程度减轻。

2. 病人营养状况得以维持或改善。

3. 病人疼痛得到有效控制，病人自述舒适感增加。

4. 病人未发生并发症或并发症得到及时发现与处理。

【护理措施】

（一）手术治疗的护理

1. 术前护理

（1）心理护理：在获悉自己患上癌症后，大多数人都会有不同的情绪反应，如震惊、抗拒、焦虑、愤怒、委屈怨恨、恐惧、失落伤心、失望挣扎、麻木否认、沮丧消沉、抑郁等，程度和持续时间因人而异。医护人员应对病人进行心理状况的动态评估，给予病人精神支持，帮助病人宣泄负性的情绪，适当使用放松训练等技巧。动员病人的社会支持系统，帮助其以积极、主动的态度来面对疾病，主动参与疾病的治疗和康复。心理问题比较突出者，及时报告主管医生，有条件的医院可请心理医生会诊。心理护理应贯穿疾病诊治、康复全过程。

（2）纠正营养不良：对营养不良者，及时予以纠正；鼓励病人摄入高蛋白质、高维生素、易消化的食物；对口服摄入不足者，通过肠内、肠外营养支持。

2. 术后护理

（1）饮食和营养支持：鼓励病人尽早经口进食；消化道功能尚未恢复之前，可经肠外途径供给所需营养与能量，以利创伤修复；也可经管饲途径提供肠内营养，促进胃肠功能恢复。

（2）预防术后并发症：肿瘤病人全身营养状况欠佳，根治性手术创伤大、病人手术耐受性差，术后易发生各种并发症。为减少并发症的发生，应采取以下措施：

①术后严密观察生命体征的变化；

②加强引流管护理：妥善固定，保持引流管通畅，观察引流液的颜色、量和性质；

③观察伤口渗血、渗液情况；

④加强皮肤和口腔护理；

⑤鼓励病人多翻身、深呼吸、有效咳嗽、咳痰；

⑥早期下床活动可促进肠蠕动、减轻腹胀、预防肠粘连，增进食欲、促进血液循环及切口愈合；

⑦及早发现呼吸道感染、泌尿系统感染、切口或腹腔内感染、出血、深静脉血栓形成等并发症。

3. 镇痛护理　肿瘤浸润神经和压迫邻近组织器官可引起疼痛，肿瘤晚期所致疼痛更为突出，难以忍受，全面影响病人的身心。术后切口疼痛也会影响病人的身心康复。

（1）创造舒适安全的环境，采取适当的放松疗法以分散病人的注意力，与病人、家属共同制订控制疼痛计划。

（2）三级镇痛法：遵医嘱及时予以镇痛治疗。晚期肿瘤疼痛难以控制者，按 WHO 三级阶梯镇痛方案处理。一级镇痛法：适用于疼痛较轻者，予阿司匹林等非甾体类药物；二级镇痛法：适用于中度持续性疼痛者，用可待因等弱阿片类药物；三级镇痛法：适用于重度疼痛或严重疼痛，改用强阿片类药物。

注意：镇痛药物应个体化给药，剂量根据病人的疼痛程度和需要由小到大增加直至疼痛消失为止，应定时定量，口服为主。

（二）化疗不良反应的护理

1. 恶心、呕吐　是化疗药物引起的最常见的不良反应之一。

（1）医护人员应向病人做好解释，减轻顾虑，提供心理支持。

（2）及时准确地给予止吐药物，保持病房干净整洁无异味。

（3）根据病人的口味，提供清淡易消化饮食，少量多餐，鼓励进食。严重时，可酌情肠内或肠外营养支持治疗。

2. 口腔黏膜炎

（1）观察病人的口腔黏膜有无红、肿、痛、破溃和出血。

（2）注意口腔清洁卫生，每日饭前后漱口，睡前及晨起使用软毛刷仔细清洁口腔，预防感染和溃疡的发生。

3. 静脉炎、静脉栓塞

（1）正确评估血管，选择合适的输液工具。

（2）静脉给药时，观察注射局部有无药液外渗，若有可疑外渗或发生外渗应即刻停止输液，并按药物外渗流程正确处理。

4. 脏器功能障碍

（1）了解化疗方案，熟悉化疗药物剂量、作用、给药方法及毒副作用，准确按时用药。

（2）化疗过程中监测心、肝、肾功能，鼓励多饮水、准确记录出入量。

（3）采用水化疗法，碱化尿液，以减轻化疗所致的毒副作用。

5. 骨髓抑制

（1）监测：每周复查 2 到 3 次血常规，白细胞计数低于 $3.5 \times 10^9/L$，血小板低于 $80 \times 10^9/L$ 者，应遵医嘱停药或减量。

（2）预防感染：白细胞特别是粒细胞下降时，感染的概率增加，白细胞低于 $1.0 \times 10^9/L$，或粒细胞低于 $0.5 \times 10^9/L$ 时应做好保护性隔离，减少探视，预防交叉感染；对大剂量强化化疗者实施严密保护性隔离或置于层流室，必要时给予支持治疗和对症治疗，如应用升白细胞药等。

（3）贫血与出血的护理

①贫血护理：贫血者自觉疲乏，应多休息，必要时可给予吸氧；血红蛋白低于 8g/dl 时，可考虑输血治疗，如输红细胞，或给予促红细胞生成素皮下注射。

②出血护理：当血小板低于 $50 \times 10^9/L$ 时有出血的危险，低于 $20 \times 10^9/L$ 时，容易发生中枢神经系统、胃肠道以及呼吸道出血。血小板降低时，应注意预防出血，协助做好生活护理。叮嘱病人少活动、慢活动，避免磕碰和深部肌内注射。注意有无皮肤瘀斑、齿龈出血、血尿、血便等全身出血倾向。若病人出现头痛、恶心等症状，应警惕颅内出血，及时协助医生处理。

6. 脱发　部分化疗药物不同程度地损伤头发，可致头发干且脆而引起脱落，个别病人会因此而不愿接受或坚持化疗。

（1）化疗前给病人进行心理疏导，减轻由紧张失眠而导致的脱发加重情况。

（2）告知病人头发可以再生，在治疗结束后 3 个月或 4 个月可达到正常的长度。做好头发护理，使用温和刺激性小的洗发液。

（3）梳理头发时动作要轻柔，避免卷发、辫辫子或头发缠结，尽量保持短发。

（4）输注化疗药物时可采用冰帽头皮降温，使头皮血管收缩，防止药物进入损害细胞而引起脱发。

（5）建议选用假发、围巾和帽子，以保护头皮，改善形象。

（6）饮食中补充蛋白质、维生素 B 和适量硒、锌、钙等矿物质。

7. 过敏反应 许多化疗药物可导致过敏反应，轻度过敏反应常见症状为面色潮红、皮疹、皮肤瘙痒、血压轻度升高；严重过敏反应表现为呼吸困难、支气管痉挛、低血压、休克甚至出现血管神经性水肿等。

（1）护士必须熟悉引起过敏反应的相关药物的知识，用药前严格执行配制与处理程序，详细询问病人的过敏史，备好急救用物、药物和心电监护。

（2）输注开始 30 分钟内应在床边守护，每 15 分钟记录一次血压、心率、呼吸，如病人出现心悸、头晕、胸前区不适等早期反应立即报告医生，给予氧气吸入、减慢输液速度或停药等处理。

（3）如严重过敏反应者必须停药，并按医嘱给予肾上腺素、异丙嗪、地塞米松等药物治疗。

（三）放疗不良反应的护理

1. 防止皮肤、黏膜损伤 放疗期间可能出现皮肤的干性反应和湿性反应。干性反应：皮肤红斑、有烧灼和刺痒感，继而出现脱皮；湿性反应：皮肤高度充血、水肿、水疱、有渗出液。放疗期间注意：

（1）照射野皮肤忌摩擦及搔抓；

（2）保持清洁干燥，洗澡禁用肥皂、粗毛巾搓擦；

（3）穿着衣裤要柔软；

（4）局部皮肤出现红斑时禁用碘酊、酒精涂擦；

（5）照射野皮肤有脱皮现象时禁用手撕脱，应让其自然脱落；

（6）外出避免阳光直晒。

2. 感染的预防

（1）每周查 1 次血常规；

（2）严格执行无菌操作；

（3）病人做好个人卫生，如口腔清洁等；

（4）外出时注意保暖，防止感冒诱发肺部感染；

（5）鼓励病人多进食，增加营养，提高免疫力。

3. 照射器官功能障碍的预防和护理 肿瘤所在器官或照射野的正常组织受射线影响可产生一系列反应，如膀胱照射后可产生血尿等。放疗期间加强照射器官功能状态的监测，对症护理，有严重不良反应时报告医生，暂停放疗。

（四）靶向治疗病人的护理

靶向药物的出现提高了抗癌疗效，降低了毒性。靶向药物耐受性好，通常不良反应呈轻度或中度，但仍能够发生严重的甚至危及生命的不良反应。因此，做好靶向治疗病人的护理管理至关重要。

1. 药物管理

（1）口服制剂在常温下保存，注射液储存在 2～8℃ 的冰箱内，可在 28 天内多次使用。

（2）配制时双人双重核对，剩余的药液在瓶签上注明病人姓名、配制日期、时间及剩余剂量，瓶盖用多层无菌纱布覆盖。

2. 准确用药

（1）记录病人身高、体重，准确计算用药量。

（2）合理配制：如赫赛汀不能使用 5% 葡萄糖溶液溶解，因其可使蛋白质聚集，致使药物失效，配制好的药品应为无色或淡黄色的透明液体，无混浊沉淀。

（3）现配现用，正确输注：一旦输注液配好应立即使用，严格按照药物的使用注意事项输注，首次静脉输注时如果出现反应，立即停止输注，将药物保存于 2～8℃冰箱内，如症状消失，24 小时内可继续输注。

（4）输注前与输注后均用 100ml 生理盐水溶液冲管，保证剂量准确。

（5）药物不良反应及并发症的预防和观察：表皮毒性，包括皮疹、脱屑、手足综合征、腹泻、恶心以及乏力；水肿，常见部位为眼眶；高血压；出血、伤口愈合延迟、肠穿孔；心脏毒性反应、肾毒性等。

护理要点：

①观察病人的症状和体征，尤其在开始使用时需严密观察病人的反应，以便及时处理；

②对症护理，应用润肤霜、手足部护理产品及止痛药物治疗；

③由靶向药物引起的高血压需要早期应用药物控制，降压药物应遵循个体化治疗原则，当病人出现高血压危象时应及时停用；

④每次靶向药物输注前评估心脏功能，使用时给予心电监护；如果出现了肾损伤或者肾病综合征，必须停用抗血管生成药物，同时进行积极的对症治疗。

【健康教育】

1. 保持心情舒畅　各种精神刺激、情绪波动可促进肿瘤的发生及发展。保持良好的心态，避免情绪刺激和波动。

2. 做好三级预防　一级预防（病因预防）；二级预防（早期发现、早期诊断、早期治疗）；三级预防（对症治疗），以改善病人生存质量或延长生存时间。

3. 运动与功能锻炼　适量活动能改善体质，增加机体抵抗力，促进身心健康。

4. 坚持治疗　恶性肿瘤的治疗时间长，多在半年以上。鼓励病人积极配合治疗，勇敢克服治疗带来的身体不适，坚持完成各项治疗。

5. 预防感染　放、化疗间歇期居家休息，加强营养，注意饮食卫生；减少外出，外出期间注意保暖，避免呼吸道感染；监测病人有无感染症状及体征，每周复查 1 次血常规。

6. 随访　肿瘤病人终身随访。在手术治疗后最初 2 年内至少每 3 个月随访 1 次，继之每半年 1 次，5 年后每年复查 1 次，早期发现复发及转移征象。

【护理评价】

1. 病人焦虑、恐惧程度是否减轻，情绪是否平稳。

2. 病人是否摄入足够的营养，各项营养测量指数是否趋好。

　　3. 病人疼痛程度是否减轻。

　　4. 病人是否出现并发症，若发生后是否得到及时发现和处理。

关键点

　　1. 早期发现　高危人群定期进行普查；及时治疗癌前病变；积极治疗早期恶性肿瘤。

　　2. 规范治疗　恶性肿瘤多采用综合治疗方法，根据肿瘤性质、肿瘤分期和全身状态而选择。

　　3. 定时随访　评估疗效，早期发现复发及转移征象。

（陈肖敏）

第九章

颅内压增高病人的护理

第一节　颅内压增高

颅内压增高是指颅脑疾病致颅腔内容物体积增加或颅腔容积缩小，超过颅腔可代偿容量，导致颅内压持续升高，成人在 200mmH$_2$O（2.0kPa）、儿童在 100mmH$_2$O（1.0kPa）以上，并出现头痛、呕吐及视盘水肿"三主征"者。其原因可分为三类，一是颅腔内容物体积增加，如脑体积增加、脑脊液增多及脑血流量增加等；二是颅内占位性病变，如颅内肿瘤、颅内出血和血肿等；三是颅内空间或颅腔容积缩小，如先天性畸形和大片凹陷性骨折。颅内压增高的临床表现除"三主征"外，还有意识障碍、生命体征变化、复视及猝倒等。婴幼儿还可见头皮静脉怒张、前囟饱满、颅缝增宽及头颅叩诊呈"破壶音"等。此外，还可出现胃肠功能紊乱、消化道出血及神经源性肺水肿等并发症。颅内压增高的处理原则：对症治疗和处理原发病，后者是治疗的根本方法。颅内占位性病变需行病变切除术、脑积水行脑脊液分流术、颅内血肿行血肿清除术、颅内脓肿应用抗菌药物和清除脓肿等。

【护理评估】

（一）术前评估

1. 健康史

（1）个人情况：病人的年龄、性别、性格及职业等；

（2）既往史

①既往有无颅脑损伤、脑肿瘤、脑脓肿、颅内血肿、颅内炎症、脑积水、狭颅症及颅底凹陷症等疾病；

②有无呼吸道梗阻、癫痫发作、用力排便、剧烈咳嗽、情绪激动及发热等诱因；有无高血压病、高血脂、动脉粥样硬化、糖尿病、冠心病、房颤、尿毒症、毒血症及酸碱平衡失调等病史；是否吸烟、饮酒；

③病人是否接受过治疗以及治疗效果等。

（3）用药史：病人有无长期服用抗血小板的药物。

2. 身体状况

（1）头痛的部位、性质、程度、持续时间、疼痛规律、诱因及加重因素；

（2）呕吐的性质、程度、诱因及伴随症状；

（3）有无视力、视野障碍，瞳孔大小、形状，对光反射有无改变；

（4）生命体征的变化特点；有无意识障碍、偏瘫及失语；

（5）有无水电解质紊乱、营养不良、呕血、黑便、呼吸困难及高热等并发症；

（6）婴幼儿是否出现头皮静脉怒张、囟门饱满、颅缝变宽及头颅叩诊呈"破壶音"等；

（7）实验室和影像学检查有哪些异常发现。

3. 心理社会状况

（1）有无烦躁不安、焦虑等心理反应，是否担心颅内压增高的预后；

（2）病人和家属是否知晓颅内压增高的治疗方法。

（二）术后评估

1. 麻醉、手术类型，术中情况；

2. 病人的生命体征、瞳孔、意识状态、神经系统症状和体征、伤口及引流情况，判断颅内压变化情况；

3. 有无颅内出血、脑疝等并发症的发生。

【常见护理诊断/问题】

1. 疼痛 与颅内压增高有关。

2. 有脑组织灌注无效的危险 与颅内压增高导致的脑灌流量下降有关。

3. 有体液不足的危险 与颅内压增高引起的剧烈呕吐及应用脱水剂有关。

4. 潜在并发症：脑疝。

【护理目标】

1. 病人主诉头痛减轻，舒适感增强。

2. 脑组织血流灌流正常，未因颅内压增高造成脑组织进一步损害。

3. 体液维持平衡，无脱水的症状和体征。

4. 未发生脑疝，或出现脑疝征象时能被及时发现与处理。

【护理措施】

（一）非手术治疗的护理

1. 体位 抬高床头 15°～30°，以利于颅内静脉血回流，减轻脑水肿；昏迷病人侧卧位，便于排出呼吸道分泌物。

2. 吸氧 持续或间断给氧，改善脑缺氧状况，降低 $PaCO_2$，收缩脑血管，降低脑血流量以降低颅内压。

3. 饮食与补液 意识清醒者给予普通饮食，但应限制钠盐摄入，每日不超过 5g 为宜；禁食者行静脉补液，成人补液量每天控制在 1500～2000ml，保持 24 小时尿量不少于 600ml。

4. 病情观察

（1）意识状态：根据意识障碍程度、持续时间及演变过程分析病情变化。目前临床对意识障碍程度的分级常用方法有 3 种：

①传统方法：将意识状态分为清醒、模糊、浅昏迷、昏迷及深昏迷 5 级（表9-1）；

表9-1　意识状态的分级

意识状态	语言刺激反应	痛刺激反应	生理反应	大小便能否自理	配合检查
清醒	灵敏	灵敏	正常	能	能
模糊	迟钝	不灵敏	正常	有时不能	尚能
浅昏迷	无	迟钝	正常	不能	不能
昏迷	无	无防御	减弱	不能	不能
深昏迷	无	无	无	不能	不能

②格拉斯哥昏迷评分法：评定病人的睁眼反应、语言反应及运动反应，用三者得分之和来判断意识状态。最高15分，表示意识清醒，8分以下为昏迷，最低3分，分数越低，表明意识障碍越严重（表9-2）；

表9-2　格拉斯哥昏迷评分法

睁眼反应	语言反应	运动反应
自动睁眼 4	回答正确 5	遵命动作 6
呼唤睁眼 3	回答错误 4	*定痛动作 5
痛时睁眼 2	吐词不清 3	*肢体回缩 4
不能睁眼 1	有音无语 2	*异常屈曲 3
	不能发音 1	*异常伸直 2
		*无动作 1

注：*指痛刺激时的肢体运动反应

本表适用于≥4岁的病人。<4岁的儿童，睁眼反应和运动反应评分同成人，语言评分如下：对声音有定向能力、微笑或能交谈为5分；哭闹但听从哄慰或交谈，词不达意为4分；哭闹时不能听从哄慰或呜咽声为3分；烦躁不安为2分；无语言为1分

③机体反应水平分级（Reaction Level Scale，RLS）：

根据病人是否具有四项功能之一（言语应答、眼球定向运动、遵嘱运动、去除疼痛），迅速判断病人的意识水平，区分为有意识反应和昏迷两个档次。RLS 共分为 8 级：RLS 1～3 级属有意识反应，RLS 4～8 级属昏迷状态（表9-3）。

表9-3　机体反应水平分级

分级	内容
RLS 1 级	清醒：神志清楚，没有反应的延迟，没有嗜睡，定向准确
RLS 2 级	嗜睡：病人处于嗜睡状态，表现有反应的延迟
RLS 3 级	意识模糊：病人被唤醒后，在回答下列 3 个问题时至少有一个错误：①您叫什么名字？②您在什么地方？③现在是哪年哪月？若病人无反应，给予*强刺激能去除疼痛
RLS 4 级	强刺激能定位疼痛
RLS 5 级	强刺激能躲避疼痛
RLS 6 级	强刺激肢体屈曲
RLS 7 级	强刺激肢体背伸
RLS 8 级	无反应

注：*强刺激指按压乳突根部大于 5 秒或按压指甲超过 5 秒

（2）生命体征：注意呼吸节律和深度、脉搏快慢和强弱及血压与脉压的变化。血压上升、脉搏缓慢有力、呼吸深而慢，同时进行性意识障碍，是颅内压增高所致的代偿性改变。

注意：若出现库欣反应，即血压升高、心跳和脉搏缓慢、呼吸节律减慢，提示颅内压升高。

（3）瞳孔变化：正常情况下双侧瞳孔等大、等圆，在自然光线下直径 2～4mm，直接、间接对光反射灵敏。若先出现一侧瞳孔变小，对光反射迟钝，同侧瞳孔逐渐散大，直接和间接对光反射消失，双侧瞳孔散大固定，对光反射消失，提示病人出现小脑幕切迹疝。

（4）观察"三主征"：观察头痛的部位、性质、程度、持续时间、疼痛规律、避免诱因及加重因素；呕吐的量、颜色、性质、诱因及伴随症状；视盘水肿的程度。

（5）监测颅内压：成人的正常颅内压为 70 ~ 200mmH$_2$O，儿童为 50 ~ 100mmH$_2$O。常用监测方法分为有创和无创两大类型。有创颅内压监测可通过颅骨钻孔脑室穿刺置管，导管的另一端与体外传感器和监护仪连接，描记颅内压力曲线。无创颅内压监测是通过视网膜静脉压监测颅内压，或闪光视觉诱发，或经颅多普勒超声检查监测颅内压力。无创颅内压监测尚处于临床试用阶段，其精确度和稳定性仍然无法判断，故临床不推荐使用。

注意：行有创颅内压监测时应严格遵守无菌原则，预防感染，监护时间不宜超过两周。躁动者适当使用镇静药，保证监测结果的准确性。

5. 脱水治疗的护理　定时、定量给予脱水剂。

适用于颅内压增高但暂时尚未查明原因，或虽已查明原因，但仍需要非手术治疗者。若病人意识清楚，颅内压增高较轻，先选用口服药物。若有意识障碍或颅内压增高较重者，则选用静脉或肌内注射药物。

（1）口服药物：氢氯噻嗪 25 ~ 50mg，每日 3 次；乙酰唑胺 250mg，每日 3 次；氨苯蝶啶 50mg，每日 3 次；呋塞米 20 ~ 40mg，每日 3 次；50% 甘油盐水溶液 60ml，每日 2 ~ 4 次。

（2）注射制剂：

① 20% 甘露醇快速滴注：滴注后血浆渗透压迅速提高，可使脑组织和脑脊液的部分水分进入血液，达到降低颅内压的目的。成人每次 250ml，15 ~ 30 分钟内快速输完，滴注后 10 ~ 20 分钟颅内压开始下降，约维持 4 ~ 6 小时，每日 2 ~ 4 次。快速静脉滴注甘露醇时应警惕出现急性左心衰，特别是儿童、老人及心功能不全者。

②甘油果糖注射液 250ml，每天 1 ~ 2 次。

③呋塞米 20 ~ 40mg，静脉注射或肌内注射，每日

1~2次，临床上同时使用20%甘露醇和呋塞米时，应交替使用。

④人血白蛋白50ml，每天1~2次。

注意：水、电解质紊乱是脱水治疗后最常见的并发症，应观察病人有无脱水征象，监测电解质浓度，记录病人24小时出入量。停药前应逐渐减量或延长给药间隔，防止颅内压反跳现象。

6. 激素治疗的护理 糖皮质激素可以改善毛细血管通透性，减少血管内电解质、胶体的外渗，以减轻脑水肿。遵医嘱给予糖皮质激素，常用地塞米松5~10mg静脉或肌内注射，每日2~3次。用药期间应观察有无应激性溃疡、继发感染等不良反应。

7. 过度换气的护理 过度换气能排除体内的CO_2，减少脑血流量。$PaCO_2$每下降1mmHg，脑血流量将递减2%，从而降低颅内压。过度换气治疗期间定时进行动脉血气分析，维持病人PaO_2于90~100mmHg（12~13.33kPa）、$PaCO_2$于25~30mmHg（3.33~4.0kPa）水平。过度换气的时间不超过24小时，避免脑血流量减少，加重脑缺氧。

8. 防止颅内压骤然升高 情绪激动、呼吸道梗阻、剧烈咳嗽、便秘、癫痫发作等均可使颅内压增高，诱发脑疝，应加以预防。

（1）保持安静：卧床休息，安心休养，坐起时勿用力过猛。尽量减少搬运病人，急需搬运时动作要轻，头部相对固定。限制病人家属探视，避免情绪激动，以免颅内压骤然升高。

（2）保持呼吸道通畅：安置适当卧位，防止颈部过屈、过伸或扭曲；及时清除呼吸道分泌物和呕吐物；有舌根后坠者可托起下颌或放置口咽通气管，口咽通气管必须使用边带固定，定时清洗；意识不清或咳痰困难者，配合医生尽早行气管切开；定时为病人翻身拍背，防止肺部并发症发生。

（3）避免剧烈咳嗽：预防和及时治疗呼吸道感染。

（4）**防止便秘**：鼓励病人多食蔬菜和水果，促进肠蠕动；已发生便秘者切勿用力屏气排便，可用开塞露、缓泻剂或行低压小剂量灌肠，但禁忌高压灌肠。

（5）**控制癫痫**：任何部位的脑损伤均可引起癫痫，以大脑皮层运动区受损多见。早期癫痫发作的原因是颅内血肿、脑挫裂伤及蛛网膜下腔出血等，晚期癫痫发作主要由脑内瘢痕、脑萎缩、异物及感染等引起。

①观察先兆：观察是否有癫痫发作的先兆，及时通知医生处理。

②处理发作：癫痫发作时将病人头偏向一侧，迅速解开衣扣，以软物垫塞在上下齿之间，以防咬伤舌，遵医嘱立即给予地西泮缓慢静脉注射，并注意观察病人呼吸，防止呼吸抑制。吸氧并保持呼吸道通畅。

注意：肢体抽搐时保护大关节，切忌强行按压肢体，以防脱臼和骨折。使用床栏保护病人，防止坠床。

③预防：指导病人按时、按量服用抗癫痫药物；保持病房安静，减少对病人的刺激。

④病情记录：详细记录发作过程，意识、瞳孔的变化，以及抽搐部位、持续和间隔时间等。

（6）**躁动的处理**：积极寻找引起躁动的原因，避免盲目使用镇静药。不可强制约束，以免病人挣扎使颅内压增高。

（二）手术治疗的护理

1. **术前准备** 协助做好术前检查；术前 1 日备皮、配血，术前晚常规禁食禁水；急诊手术者应即刻禁饮、禁食；协助术前手术部位定位。

2. **术后护理**

（1）**体位**

①全麻清醒前，去枕仰卧，头偏向一侧。意识清醒、血压平稳后抬高床头 15°~30°；

②幕上开颅者应卧向健侧，避免切口受压；

③幕下开颅者早期头下垫一软枕，保持头、枕、肩在一条水平线上，防止颈部扭曲；

④经口鼻蝶窦入路者取半卧位；后组脑神经受损、吞咽功能障碍者取侧卧位；

⑤体积较大的肿瘤切除术后，因颅腔留有较大空隙，24～48小时内手术部位应保持高位，以免突然翻动病人致大脑上静脉撕裂、硬脑膜下出血或脑干功能衰竭。

注意：搬动病人或翻身时，应有人扶持头部，使头颈成一直线，防止头颈部过度扭曲或震动。

（2）病情观察：持续多功能心电监测，密切观察病人的意识，生命体征，瞳孔变化及四肢的肌力。观察要点见本节非手术治疗的护理中的病情观察。

（3）保持呼吸道通畅：及时清除呼吸道分泌物并给予氧气吸入，定时协助病人翻身、拍背，防止呕吐物误吸引起窒息和呼吸道感染。痰液黏稠不易排出者给予雾化吸入，必要时协助医生行支气管镜吸痰或气管切开，并做好气管切开的护理。

（4）补液与营养：意识清醒者术后无恶心、呕吐，可进流质饮食，进食前进行病人吞咽功能评估，第2、3日给半流质饮食，逐步过渡到普通饮食。有恶心、呕吐或消化道出血时，术后可禁食1～2日，给予静脉补液，成人补液量每天应控制在1500～2000ml。术后长期昏迷者，应做胃或空肠造瘘行肠内营养，必要时肠外营养辅助。

（5）引流管的护理：术后留置各种引流管，如脑室引流管、创腔引流管、硬脑膜外引流管、硬脑膜下引流管及脓腔引流管等。

脑室引流管的护理：

①安置引流管：妥善固定引流管和引流瓶（袋），使引流管开口高于侧脑室平面10～15cm，搬动病人时将引流管暂时夹闭，防止脑脊液逆流引起颅内感染。若引流管不慎脱出，不能自行安置，应立即通知医生处理。

②控制引流速度和量：正常脑脊液每日分泌400～500ml，故早期应适当抬高引流瓶（袋）的位置，以减慢流速，每日引流量以不超过500ml为宜，待颅内压力平衡后再降低引流瓶（袋）。颅内感染病人脑脊液分泌

增多，引流量增加。

③保持引流通畅：引流管不可折叠和受压，适当限制病人头部活动范围，头部活动和翻身时避免牵拉引流管。若引流管内不断有脑脊液流出、管内的液面随病人呼吸、脉搏上下波动，表明引流管通畅；若引流管内无脑脊液流出，应查明原因。引流不畅的原因有：引流管过细，被凝血块、破碎脑组织堵塞；引流管放置过深，盘旋于创腔内；引流管的侧孔贴附于脑组织；或者脑组织水肿、颅内血肿，压迫包裹引流管或颅内压过低，应针对以上原因配合医生对症处理。

④观察并记录脑脊液的颜色、量及性状：正常脑脊液无色、透明、无沉渣。术后 1～2 日脑脊液可略呈血性，以后转为橙黄色。若脑脊液中有大量血液、颜色逐渐加深，常提示脑室内出血；若脑脊液混浊呈毛玻璃状或有絮状物，提示有颅内感染。

⑤拔管：一般放置 3～4 日，应尽早拔管。拔管前行 CT 检查，并试行抬高引流瓶（袋）或夹闭引流管 24 小时，若出现颅内压增高的临床表现，立即放低引流瓶（袋）或开放夹闭的引流管，并告知医生。拔管时应先夹闭引流管，以免管内液体逆流进入脑室内引起感染。

创腔引流管的护理：颅内肿瘤术后，在残留创腔内放置引流管，引流手术残腔内的血性液体和气体，使残腔逐步闭合，减少局部积液或形成假性囊肿。

①安置引流管，控制引流速度和量：术后早期引流瓶（袋）的高度与头部创腔保持一致，即可保证创腔内有一定压力，避免脑组织移位，并且创腔内暂时积聚的液体也可稀释渗血，防止形成血肿。术后 48 小时内不可随意放低引流瓶（袋），48 小时后略放低引流袋，加快引流出创腔内的液体，使脑组织膨出，避免形成局部残腔。

②保持引流通畅，观察并记录引流液的颜色、量及性状；

③拔管：3～4 日待血性脑脊液转清即可拔除引流管。

硬脑膜外引流管的护理：开颅术后在颅骨与硬脑膜之间放置引流管，引流血性液体，防止形成硬脑膜外血肿。

①安置引流管：引流管的高度与血肿腔处于同一水平或低于切口。

②保持引流通畅，并观察、记录引流液的颜色、量及性状：硬脑膜外引流排液通常在术后 6～12 小时停止。

③拔管：术后 24～48 小时可拔管。

硬脑膜下引流管的护理：慢性硬脑膜下血肿行颅骨钻孔冲洗引流术，术后放置硬脑膜下引流管，利于冲洗和引流。

①安置引流管：妥善固定引流管和引流瓶（袋），引流瓶（袋）应低于创腔 30cm。

②保持引流通畅，观察并记录引流液的颜色、量及性状：

③拔管：术后 3 日行 CT 检查，证实血肿消失后拔管。

脓腔引流管的护理：脑脓肿行脓肿穿刺术后放置脓腔引流管可引流脓液、腔内注药冲洗。

①安置引流管：妥善固定引流管和引流瓶（袋），引流管的开口放置在脓腔中心，引流瓶（袋）低于脓腔 30cm。

②保持引流通畅，观察并记录引流液的颜色、量及性状；

③拔管：CT 检查证实脓腔闭合后可拔管。

（6）头痛护理：切口疼痛多发生于术后 24 小时内，给予一般止痛药物即可；颅内压增高引起头痛多发生在术后 2～4 日脑水肿高峰期，常为搏动性头痛，严重时有呕吐、烦躁不安、意识障碍、生命体征改变及肢体肌力下降。应遵医嘱给予脱水药、糖皮质激素等降低颅内压；血性脑脊液刺激脑膜引起头痛，应配合医生行腰椎穿刺引流血性脑脊液。头痛者可给予镇痛药，但应忌用吗啡或哌替啶等药物，以防止抑制呼吸中枢。

（三）术后并发症的观察与护理

1. 颅内出血

观察：出血是术后最危险的并发症，多发生在术后 24～48 小时内。大脑半球术后出血常有幕上血肿或小脑幕切迹疝的表现；颅后窝术后出血具有幕下血肿的特点，常有呼吸抑制甚至枕骨大孔疝征象；脑室内出血可有高热、抽搐、昏迷及生命体征紊乱。

护理：一旦发现病人有颅内出血迹象，应配合医生行 CT 检查，若幕上血肿量 >20ml，幕下血肿量 >10ml，应做好再次手术的准备。

2. 感染

观察：包括切口感染、肺部感染、脑膜脑炎及泌尿系感染等。表现为术后 3～4 日外科热消退后再次出现高热，或术后体温持续升高，伴头痛、呕吐、意识障碍，甚至出现谵妄和抽搐，脑膜刺激征阳性。

护理：预防感染的护理措施是严格遵循无菌原则，加强营养和基础护理，一旦出现感染，应遵医嘱使用抗菌药物。

3. 上消化道出血

观察：手术可引起应激性胃黏膜糜烂、溃疡、出血。

护理：一旦发生，应遵医嘱给予禁食、持续胃肠减压、输液、输血、静脉注射止血药，必要时胃内注入止血药物。

4. 中枢性高热

观察：下丘脑、脑干及上颈髓病变和损害致体温调节中枢功能紊乱，出现高热达 40℃ 以上，偶有体温过低，多出现于术后 12～48 小时。

护理：一般物理降温效果差，可持续使用冰毯和冰帽降温，持续监测病人腋温；病人体温 38℃ 以下，停止使用冰毯和冰帽降温。

5. 癫痫发作

观察：多发生在术后 2～4 日脑水肿高峰期，当脑水肿消退、脑循环改善后，癫痫常可自愈。

护理：对皮层运动区及其附近区域手术的病人，术前术后常规给予抗癫痫药物预防。癫痫发作时的护理见本节非手术治疗的护理的相关内容。

【健康教育】

1. 知识宣教　向病人和家属讲解颅内压增高的相关知识、原因及症状，指导病人避免颅内压增高因素，如便秘、剧烈咳嗽、发热、呼吸道梗阻及癫痫发作等。

2. 功能锻炼　术后遵医嘱坚持功能锻炼，以减少或减轻并发症和后遗症。

3. 预防癫痫　遵医嘱规律服用抗癫痫药物，不可随意停药或改变药物剂量。遵医嘱定期监测血药浓度，在医生指导下调整药物。

4. 按时复诊　遵医嘱按时复诊，行 CT 或 MRI 检查，若再次出现颅内压增高的症状或原有症状加重，应立即复诊。

【护理评价】

1. 病人头痛是否减轻，舒适感有无增强。

2. 病人脑组织是否获得正常血流灌流、未发生脑死亡。

3. 病人生命体征是否平稳，未出现脱水的症状和体征。

4. 病人是否发生脑疝，出现脑疝征象时能否被及时发现和处理。

关键点

1. 第三脑室、中脑导水管、颅后窝及颅内大静脉窦附近的占位性病变，容易阻塞脑脊液循环通路而发生梗阻性脑积水，颅内压增高症状可早期出现而且严重，病情变化快，护士应警惕。

2. 避免诱发颅内压增高的因素，如便秘、剧烈咳嗽、血压升高、情绪激动、躁动等。

3. 对语言功能障碍、气管插管、气管切开者，不宜使用格拉斯哥昏迷评分法评定病人意识，应使用机体反应水平分级法。

第二节　脑　疝

当颅腔内某分腔有占位性病变时，该分腔的压力大于邻近分腔，脑组织由高压力区向低压力区移位，致脑组织、血管及脑神经等结构受压或移位，出现相应的临床表现，称为脑疝。脑疝是颅内压增高的危象和死亡的主要原因。根据移位的脑组织及其通过的硬脑膜间隙和孔道，可将脑疝分为以下三类，一是小脑幕切迹疝，又称颞叶钩回疝，是颞叶的海马回、钩回通过小脑幕切迹被推移至幕下；二是枕骨大孔疝，又称小脑扁桃体疝，是小脑扁桃体和延髓经枕骨大孔推挤向椎管内；三是大脑镰下疝，又称扣带回疝，是一侧半球的扣带回经镰下孔被挤入对侧分腔。治疗脑疝的关键在于及时发现和处理。处理原则包括快速降低颅内压和手术去除病因。

【常见护理诊断/问题】

1. 有脑组织灌注无效的危险　与颅内压增高、脑疝有关。

2. 潜在并发症：呼吸、心搏骤停。

【护理措施】

脑疝确诊后应立即采取降低颅内压的措施，为紧急手术争取时间。

1. 快速降低颅内压　一旦出现脑疝，应立即给予脱水治疗，以缓解病情，争取时间。遵医嘱快速静脉输注甘露醇、甘油果糖、呋塞米、地塞米松等药物，并观察脱水治疗的效果。

2. 保持呼吸道通畅　立即给予氧气吸入，并保持呼吸道通畅。对呼吸功能障碍者，配合医生行气管插管和人工气囊辅助呼吸。

3. 观察病情　密切观察意识、生命体征、瞳孔及肢体活动等变化。

4. 紧急术前准备　协助医生尽快完善有关术前检查，做好急诊手术准备，尽快手术去除原发病。

（1）若难以确诊或虽确诊但病变无法切除，可通过脑脊液分流术、侧脑室外引流术或病变侧颞肌下、枕肌下减压术等降低颅内压，挽救生命。

（2）对于呼吸骤停的枕骨大孔疝，应立即做好钻颅术准备，进行脑室穿刺，缓慢放出脑脊液，使颅内压慢慢降低，然后行脑室引流，同时静脉滴注高渗脱水剂，以达到迅速降低颅内压的目的。

5. 心搏骤停的急救　若病情恶化并出现心搏骤停时，应即刻心肺复苏。

其他护理措施见本章第一节颅内压增高的相关内容。

【健康教育】

指导病人避免颅内压增高的因素，如情绪剧烈波动、便秘、剧烈咳嗽、发热、呼吸道梗阻及癫痫发作。

9

关键点

1. 密切观察病人的生命体征、瞳孔、意识状态、神经系统症状和体征是早期发现脑疝的关键护理措施。

2. 颅内压增高者禁忌高压灌肠，避免诱发脑疝。

3. 有明显颅内压增高者，禁做腰椎穿刺，避免引发脑疝。

（罗艳芳）

第十章
颅脑损伤病人的护理

第一节　头皮损伤

头皮损伤是直接外力作用后出现的头皮血肿、头皮裂伤及头皮撕脱伤。头皮血肿为头皮受钝性打击或碰撞后，造成头皮血管破裂，形成血肿，头皮仍保持完整。按血肿出现的层次分为皮下血肿、帽状腱膜下血肿及骨膜下血肿。皮下血肿一般体积小、张力高、压痛明显；帽状腱膜下血肿出血易蔓延；骨膜下血肿常以骨缝为界局限于某一颅骨范围内，张力高，波动不明显。头皮裂伤多因锐器或钝器造成，出血较多，可出现失血性休克。头皮撕脱伤多因发辫受机械力牵拉，使大块头皮自帽状腱膜下层或连同骨膜一起被撕脱所致，可出现失血性或疼痛性休克。辅助检查以 CT 常用。头皮损伤的处理原则包括局部止血、抗感染、清创缝合、头皮再植等。

【常见护理诊断/问题】

1. 急性疼痛　与头皮血肿有关。

2. 潜在并发症：感染、失血性休克。

【护理措施】

（一）现场急救

1. 加压包扎止血　头皮裂伤和头皮撕脱者，现场需用无菌敷料或清洁布单或衣物加压包扎止血。

2. 妥善保护撕脱下来的头皮　用无菌敷料或清洁布单包裹，装入塑料袋内，隔水放置于有冰块的容器中，随病人一起送往医院，争取清创后行头皮再植。

（二）术前护理

1. 头皮血肿的护理　早期冷敷，减轻出血和疼痛；24～48小时后改用热敷，以促进血肿吸收。较大血肿难以吸收，协助医生行血肿穿刺抽吸和加压包扎。

注意：嘱病人勿用力搓揉，避免出血加重。伴有颅骨骨折的骨膜下血肿不宜强力加压包扎，防止血液从骨折缝流入颅内，引起硬脑膜外血肿。

2. 预防感染　遵医嘱常规使用抗菌药物和破伤风抗毒素。

3. 病情观察

（1）硬脑膜外血肿征象：密切观察病人的生命体征、瞳孔、意识状况以及神经系统症状和体征，及早发现颅骨骨折和脑损伤。若病人出现意识障碍加重、一侧瞳孔散大、对侧肢体瘫痪等，提示有硬脑膜外血肿发生，应立即通知医生，及时行CT检查确诊。

（2）感染征象：观察伤口有无渗血、渗液及红肿热痛等感染征象，如有，早期留取伤口分泌物标本，送细菌培养加药物敏感试验。

（3）休克征象：观察病人有无面色苍白、皮肤湿冷、脉搏细速及血压下降等休克症状。一旦发生，及时做好抗休克护理。

（4）争取24小时内清创缝合，遵医嘱使用抗菌药物和破伤风抗毒素，并观察有无颅骨骨折或脑损伤。

（三）术后护理

1. 伤口护理　保持伤口敷料干燥、固定，如有渗出或污染，及时更换。

2. 病情观察　密切观察病人的生命体征、意识、瞳孔及神经系统症状和体征。

【健康教育】

1. 注意休息，避免过度劳累。

2. 限制烟酒和辛辣刺激的食物。

3. 遵医嘱继续服用抗菌药物、止血药及止痛药物。

4. 如头痛剧烈、频繁呕吐或原有症状加重，应及时就诊。

5. 形象受损者，可暂时戴帽子或假发修饰，必要时行美容手术。

关键点

1. 头皮血供丰富，受伤后极易失血，血肿24小时内需冷敷。

2. 头皮损伤若发生感染，有向深部蔓延引起颅骨骨髓炎和颅内感染的可能，应加以预防。

3. 头皮损伤时应警惕颅骨骨折和脑损伤。

第二节　颅骨损伤

颅骨受暴力作用后出现结构改变称为颅骨损伤，即颅骨骨折。按部位分为颅盖骨折和颅底骨折；按形态分为线形骨折和凹陷骨折。颅盖骨折以线形骨折多见，表现为局部压痛和肿胀，常伴局部骨膜下血肿。颅底骨折多为颅盖骨折延伸到颅底，或由强烈的间接暴力作用于颅底所致，常为线形骨折。颅底骨折按发生部位分为颅前窝、颅中窝及颅后窝骨折，主要表现为皮下或黏膜下瘀斑、脑脊液外漏及神经损伤。辅助检查以 CT 常用。颅盖单纯线形骨折或较轻的凹陷骨折，不需要特殊处理；凹陷骨折合并脑损伤或引起相应神经功能障碍时，应手术治疗；若骨折压迫视神经，应尽早手术减压。治疗颅底骨折的重点是预防颅内感染。

【常见护理诊断/问题】

1. 有感染的危险　与脑脊液外漏有关。

2. 潜在并发症：颅内出血、颅内压增高。

【护理措施】

（一）现场急救

1. 病情判断　迅速判断病人是否合并其他损伤，如头皮损伤、骨折等。

2. 转运病人　凡怀疑有脊柱、颈髓损伤者，搬运前先固定。保持呼吸道通畅，头部两侧应用物品固定，防止头部摇动。转运时要密切观察病情。

（二）非手术治疗的护理

1. 病情观察　密切观察病人的意识、生命体征、瞳孔及肢体活动情况等；观察有无感染征象。

2. 脑脊液外漏的护理

（1）脑脊液漏的判断：若病人鼻腔、外耳道流出淡红色液体，应考虑脑脊液漏。

①将液体滴于白色滤纸上，若血迹外周有月晕样淡红色浸渍圈，则为脑脊液漏；

②鼻孔流出的脑脊液糖定量检测在 1.9mmol/L 以上者；

③脑脊液干后不结痂；

④嘱病人低头、屏气或双侧颈静脉加压使颅内压升高，可见液体流出加速；

⑤有时脑脊液可经耳咽管流至咽部被病人咽下，因此，要询问病人是否经常有腥味液体流至咽部。

（2）体位：颅底骨折合并脑脊液漏者，抬高床头30°，取患侧卧位，维持至脑脊液漏停止后 3～5 日。若脑脊液外漏多，应取平卧位，头稍抬高，防止颅内压过低。出现颅内低压综合征应卧位，尽量少站位。

（3）观察：在鼻前庭或外耳道口放置干棉球吸附漏出的脑脊液，棉球渗湿后随时更换，记录 24 小时浸湿的棉球数，估计脑脊液外漏量。

（4）预防颅内感染

①保持外耳道、鼻腔及口腔的清洁，每日清洁、消毒 2 次。清洁时棉球不可过湿，也不可堵塞外耳道，避免液体逆流进颅内。劝告病人不要挖耳和抠鼻。

②告知病人避免用力咳嗽、打喷嚏、擤鼻涕及用力排便，以免颅内压骤然升降导致气颅或脑脊液逆流。

③禁止向耳或鼻腔内滴药、冲洗及填塞；脑脊液鼻漏者不可经鼻腔吸痰、放置鼻胃管及经鼻导管给氧等。急性期禁忌腰穿。

④遵医嘱应用抗菌药物和破伤风抗毒素。

绝大多数脑脊液漏，漏口会在伤后 1~2 周内自行愈合，如超过 1 个月仍未停止，应配合医生行手术修补硬脑膜。

3. 并发症的观察与护理　颅骨骨折者可合并脑挫裂伤和颅内血肿，也可因继发性脑水肿导致颅内压增高，因此，应密切观察病人的意识、生命体征、瞳孔及肢体活动情况等，有利于及时发现颅内压增高和脑疝的早期征象。

4. 合并脑神经损伤的护理

（1）视神经损伤：卧床休息，勿单独活动；加强训练，促进视力和视野的改善；勿用手揉眼和按压眼球；尽量不看书、不写字，使双眼得到充分休息；定期到医院检查视力、视野；家属应细心照顾病人。

（2）面神经损伤：患侧眼睛无法闭合或闭合不全，白天应戴太阳镜或眼罩保护，夜间睡觉可用干净湿纱布覆盖；不用手揉眼睛，感觉眼睛干燥时，白天用眼药水，晚间用眼药膏；吞咽功能障碍者，要避免误吸，进食后应清除口腔内残留物，保持口腔清洁。

（3）嗅神经损伤：一般不会影响日常工作和学习，积极进行原发病治疗和康复。

5. 颅内低压综合征的观察及处理　若脑脊液外漏过多，可引起颅内压过低而致颅内血管扩张，出现剧烈头痛、呕吐、眩晕、厌食、脉搏细弱、血压偏低及反应迟钝等表现。头痛在立位时加重，卧位时缓解。应遵医嘱补充大量水分以缓解症状。

（三）手术治疗的护理

1. 术前护理　协助术前检查；术前 1 日备皮、配血，术前晚常规禁食禁水；急诊手术立即禁饮、禁食。

2. 术后护理

（1）伤口观察和护理：观察伤口有无渗血、渗液，若有应及时通知医生更换敷料。

（2）病情观察：密切观察病人的意识、生命体征、瞳孔及肢体活动情况等，有利于及时发现颅内压增高及脑疝的早期迹象。视神经减压术后应观察病人的视力、视野，观察有无视物模糊、视力下降及视野缺损的表现。

3. 并发症的观察与护理　术后并发症颅内出血、感染及癫痫的护理见第九章第一节颅内压增高的相关内容。

【健康教育】

1. 尽量减少引起颅内压骤然升高的因素，如剧烈咳嗽、便秘、情绪激动等。

2. 颅骨缺损者应避免碰撞缺损部位，以免损伤脑组织。嘱咐病人伤后半年行颅骨缺损修补术。

10

关键点

1. 线形骨折本身不需要处理，但若骨折线通过脑膜血管沟或静脉窦时，应警惕发生硬脑膜外血肿可能。

2. 出现脑脊液漏即为开放性损伤，须预防颅内感染。

3. 伴有颅骨骨折的骨膜下血肿不宜强力加压包扎。

第三节　脑损伤

脑损伤指脑膜、脑组织、脑血管及脑神经的损伤。可分为原发性和继发性两类。前者指外力直接作用于头部时立即出现的脑损伤，病变不再继续加重，有脑震荡、脑挫裂伤及原发性脑干损伤等；后者指头部受伤一段时间后出现的脑损伤，主要有脑水肿和颅内血肿。颅内血肿是脑损伤中最多见、最严重、却又是可逆的继发性病变。根据血肿的来源和部位分为硬脑膜外血肿、硬脑膜下血肿及脑内血肿。根据血肿引起颅内压增高和早期脑疝症状所需时间分为急性、亚急性及慢性型。脑损伤的主要临床表现有意识障碍、局灶症状和体征、颅内压增高及脑疝等。辅助检查以 CT 为主。主要处理原则包括非手术治疗、脑挫裂伤灶清除术、减压术及血肿清除术。

【护理评估】

（一）术前评估

1. 受伤史　了解受伤过程，如暴力大小、方向、性质、速度。初步判断是颅伤、脑伤或复合损伤；同时应了解现场急救、转送情况及病人既往健康状况。

2. 身体状况

（1）有无颅内压增高和脑疝症状；

（2）有无意识障碍，程度如何，持续时间多长；

（3）生命体征变化特点，是否出现库欣反应，即血压升高、心跳和脉搏缓慢、呼吸节律紊乱及体温升高的变化；

（4）神经系统体征的变化特点；

（5）影像学检查提示有无脑损伤及其程度。

3. 心理社会状况

（1）观察病人和家属的心理反应，有无焦虑、绝望等，是否担心脑损伤的预后；

（2）家庭社会支持如何。

（二）术后评估

1. 评估病人的生命体征、瞳孔、意识状态、神经系统症状和体征、伤口及引流情况；

2. 有无颅内出血、颅内压增高、脑疝、蛛网膜下腔出血及癫痫等并发症发生。

【常见护理诊断/问题】

1. 意识障碍　与脑损伤、颅内压增高有关。

2. 清理呼吸道无效　与脑损伤后意识障碍有关。

3. 有失用综合征的危险　与意识障碍、肢体瘫痪、长期卧床等有关。

4. 潜在并发症：颅内压增高、脑疝、蛛网膜下腔出血及癫痫发作等。

【护理目标】

1. 病人意识逐渐恢复，意识障碍期间生理需求得到满足。

2. 病人呼吸道通畅，呼吸平稳，未发生缺氧和误吸。

3. 病人未发生或发生最低限度的失用综合征。

4. 病人未发生并发症，或并发症被及时发现和处理。

【护理措施】

（一）现场急救

1. 加压包扎止血　伴有头皮裂伤者，现场应使用无菌敷料或清洁布单或衣物加压包扎止血。

2. 保护外露脑组织　开放性脑损伤，脑组织从伤口膨出时，外露的脑组织用消毒纱布卷保护，再用纱布架空包扎，避免脑组织受压。对插入颅腔的致伤物不可贸然触动或拔除，以免引起颅内大出血。

（二）非手术治疗的护理

脑震荡不需要特殊处理，脑挫裂伤及原发性脑损伤以非手术治疗为主。

1. 判断脑损伤类型　意识障碍的程度可反映脑损伤的类型和程度。

（1）脑震荡：伤后立即出现短暂意识障碍，一般不超过 30 分钟，清醒后大多不能回忆受伤时乃至伤前一段时间的情况，临床上称为逆行性遗忘。

（2）脑挫裂伤：病人伤后立即出现昏迷，绝大多数超过半小时，持续数小时、数日不等，严重者可长期持续昏迷。

（3）原发性脑干损伤：常出现持续昏迷。

（4）硬脑膜外血肿：一是损伤较轻，伤后无原发昏迷，颅内血肿形成后，颅内压增高，导致脑疝，出现意识障碍；二是损伤略重者，出现典型的"中间清醒期"，即伤后有短暂的意识障碍，随后完全清醒，随后因血肿形成，颅内压增高，导致脑疝，出现意识障碍；三是损伤较重者，伤后持续昏迷，随硬膜外血肿的形成，昏迷进行性加重。

（5）急性和亚急性硬脑膜下血肿：症状类似硬脑膜外血肿，脑实质损伤较重，原发性昏迷时间长，少有"中间清醒期"。

（6）脑内血肿以进行性加重的意识障碍为主。

2. 保持呼吸道通畅

（1）体位：意识清醒者床头抬高 15°~30°，以利于颅内静脉血回流。昏迷或吞咽功能障碍者取侧卧位。

（2）床旁备吸引器，及时清除呼吸道分泌物和呕吐物。呕吐时头转向一侧，避免误吸。

（3）呼吸道管理：深昏迷者应托起下颌或放置口咽通气管，以防舌后坠阻碍呼吸；必要时行气管插管或气管切开，使用呼吸机辅助呼吸。保持室内适宜的温度和湿度，湿化气道，利于排痰。

（4）预防感染：遵医嘱使用抗菌药物和破伤风抗毒素。

3. 营养支持　早期行肠外营养；肠蠕动恢复良好、无消化道出血者可行肠内营养；昏迷病人采取鼻胃管或鼻肠管进食。

注意：病人肌张力增高或癫痫发作时，应预防肠内营养液反流引起误吸。

4. 病情观察

（1）意识：见第九章第一节颅内压增高的相关内容。

（2）体温：伤后早期可出现中等程度发热，为吸收热；若脑干或间脑损伤致体温调节紊乱，可出现体温不升或中枢性高热；伤后高热多系视丘下部或脑干损伤；

伤后数日体温升高，提示有继发性感染。

（3）脉搏、呼吸、血压：若伤后出现库欣反应，则提示急性颅内压增高，应警惕颅内血肿或脑疝；若病人突然发生呼吸心跳停止，应怀疑枕骨大孔疝；若闭合性脑损伤出现休克者，应考虑有无内脏出血等。

（4）瞳孔变化：伤后立即出现一侧瞳孔散大，考虑原发性动眼神经损伤；伤后一侧瞳孔先缩小，继之进行性散大，同时对侧肢体瘫痪和意识障碍，提示中脑受压和小脑幕切迹上疝；双侧瞳孔散大、对光反射消失、眼球固定伴深昏迷或去脑强直，多为原发性脑干损伤或枕骨大孔疝或临终表现；双侧瞳孔大小形状多变、对光反射消失，伴眼球分离或异位，多为中脑损伤所致；眼球不能外展且有复视者，多为展神经受损；眼球震颤常见于小脑或脑干损伤。

注意：观察瞳孔时应注意某些药物的副作用。

（5）锥体束征：伤后立即出现一侧上下肢运动障碍，多为对侧大脑皮质运动区损伤所致。伤后一段时间出现的一侧肢体运动障碍且进行性加重，同时伴有意识障碍和瞳孔变化，多为幕上血肿引起的小脑幕切迹疝使中脑受压、锥体束受损所致。

（6）其他：观察有无颅内压增高的表现以及脑脊液漏。

5. 症状护理 躁动病人应适当约束，同时应积极查找原因，如膀胱过度充盈、排便反射、颅内压增高、缺氧、冷、热及饥饿等均可引起躁动。不可盲目使用镇静剂，以免掩盖病情，也不可强制性约束，以免病人挣扎导致颅内压进一步增高。病人躁动情况改变常提示病情有变化。高热者给予降温护理。昏迷者按昏迷病人护理。

6. 并发症的观察与护理

（1）颅内压增高和脑疝：见第九章第一节颅内压增高的相关内容。

（2）暴露性角膜炎：眼睑闭合不全者，角膜涂眼药膏保护；对不需要随时观察瞳孔者，可用纱布遮盖上眼睑，必要时行眼睑缝合术。

（3）失用综合征：保持病人肢体于功能位，防止足下垂。每日进行 2～3 次四肢关节的被动活动和肌肉按摩，以防止或减轻关节挛缩和肌肉萎缩。

（4）蛛网膜下腔出血：因血性脑脊液刺激，病人可出现头痛、发热及颈项强直等表现。应遵医嘱给予解热镇痛药物对症处理。必要时可行腰椎穿刺放出脑脊液，减轻血性脑脊液的刺激，缓解临床症状。有明显颅内压增高者禁忌做腰椎穿刺，以免诱发脑疝。

（5）外伤性癫痫：见第九章第一节颅内压增高的相关内容。

（三）手术治疗的护理

10

脑挫裂伤、原发性脑干损伤，当非手术治疗无效、颅内压持续增高并出现脑疝迹象时，应行脑减压术或局部病灶清除术。各种急性颅内血肿，一经确诊，应立即行开颅血肿清除术并彻底止血。慢性硬脑膜下血肿，多采用颅骨钻孔术，术中置管冲洗清除血肿。开放性脑损伤争取在 6～8 小时内行清创术。

1. 术前准备　按常规准备，紧急手术者快速作好术前准备。

2. 术后护理

（1）伤口观察及护理：观察伤口有无渗血、渗液，若有应及时通知医生更换敷料。

（2）病情观察：密切观察病人的意识、生命体征、瞳孔及肢体活动情况等，有利于及时发现颅内压增高及脑疝的早期迹象。

（3）引流管的护理：见第九章第一节颅内压增高的相关内容。

3. 术后并发症的观察与护理　术后并发症颅内出血、感染及癫痫的护理见第九章第一节颅内压增高的相关内容。

【健康教育】

1. 树立信心　轻型脑损伤者应鼓励其尽早自理生活

和恢复活动。

2. **功能锻炼** 脑损伤遗留的语言、运动或智力障碍在伤后1~2年内有可能部分恢复，应与病人及家属及时沟通，给予适当的解释和安慰，鼓励病人保持乐观情绪，提高病人的自信心，主动参与社交活动。同时制订康复计划，进行功能训练，以改善生活自理能力和社会适应能力。

3. **癫痫的自我护理** 有癫痫并发症者外出活动时要避免刺激，保持情绪稳定。癫痫发作较频繁者，外出活动时最好有家属陪伴，随身携带抗癫痫药物，家属有处理发作的能力，以保证安全。遵医嘱长期服用抗癫痫药物，不能随意停药或减药。长期服用抗癫痫药物者，应定期监测血药浓度，以便及时调整抗癫痫药物的剂量，预防药物中毒。当癫痫发作消除或脑电图好转时，由医生指导停药或减药。应避免重体力劳动或用脑过度，避免高空作业及驾驶车辆。3~6个月复查肝功能，必要时辅以保肝药物，避免抗癫痫药物损伤肝脏。长期服用抗癫痫药物者，必须注意观察病人的心理状态。

4. **双眼的护理** 眼睑闭合不全者，遵医嘱按时滴眼药水，外出时戴墨镜或眼罩保护；夜间睡觉时可用干净湿手帕覆盖或涂眼膏，以免眼睛干燥。

5. **按时复诊** 遵医嘱定时复诊，行CT检查。若原有症状加重，应及时就诊。

【护理评价】

1. 病人意识是否恢复，意识障碍期间生理需求是否得到满足。

2. 病人呼吸道是否通畅，呼吸是否平稳，有无缺氧和误吸的征象。

3. 病人是否发生失用综合征。

4. 病人是否出现并发症，或出现并发症时能否被及时发现和处理。

关键点

1. 有脑脊液漏者即为开放性损伤，应警惕颅内感染。

2. 原发性脑损伤引起的临床表现在受伤当时已出现，且不再继续加重。若病人出现进行性意识障碍、颅内压增高及脑疝表现，应警惕继发性脑损伤。

3. 对插入颅腔的致伤物不可贸然撼动或拔除，以免引起颅内大出血。

（罗艳芳）

10

第十章

常见颅脑疾病病人的护理

第一节　颅内肿瘤

颅内肿瘤又称脑瘤，包括胶质瘤、脑膜瘤、听神经瘤、原发中枢神经系统淋巴瘤、生殖细胞肿瘤、颅咽管瘤、垂体腺瘤、表皮样囊肿及转移性肿瘤等。分为原发性和继发性两类。原发性颅内肿瘤指发生于神经上皮、脑膜及垂体等颅内组织的肿瘤，其中近半数是恶性肿瘤；继发性颅内肿瘤多来自肺、乳腺、甲状腺及消化道等部位。颅内肿瘤的病因尚不清楚，其临床表现因肿瘤的组织生物学特性和原发部位不同而异，主要表现为颅内压增高和局灶症状，如意识障碍、癫痫及进行性运动和感觉障碍等。CT 或 MRI 检查是诊断颅内肿瘤的首选方法。治疗原则主要以手术切除肿瘤为主，辅以放疗和化疗。

【护理评估】

（一）术前评估

1. 健康史

（1）个人情况：病人的年龄、性别、性格，是否有吸烟和饮酒等不良生活习惯。

（2）既往史：既往有无颅脑损伤和病毒感染史；是否有电离辐射和非电离辐射的暴露史；有无恶性肿瘤家族史。

2. 身体状况

（1）有无颅内压增高和脑疝的临床表现。

（2）有无癫痫发作、肌肉抽搐、偏瘫、失语及感觉障碍等。

（3）有无视力和视野改变、原发性视神经萎缩及内分泌功能紊乱等。

（4）有无眩晕、耳鸣、进行性听力减退及平衡障碍等。

（5）影像学检查有哪些异常发现，实验室检查是否提示激素分泌异常。

3. 心理社会状况

（1）病人和家属是否了解颅内肿瘤的治疗方法，是否担心颅内肿瘤的预后。

11

（2）病人的家庭社会支持情况如何。

（二）术后评估

1. 麻醉、手术方式，术中情况；

2. 评估病人的生命体征、瞳孔、意识状态、神经系统症状和体征、伤口及引流情况；

3. 有无颅内出血、颅内压增高、脑疝、尿崩症、电解质紊乱及视力视野障碍等并发症的发生。

【常见护理诊断/问题】

1. 自理缺陷 与视力减退、视野缺损、肢体功能障碍、颅内压增高有关。

2. 潜在并发症：颅内出血、颅内压增高、脑疝、尿崩症、电解质紊乱及视力视野障碍等。

【护理目标】

1. 病人自理能力逐渐恢复，或自理能力缺失得到满足。

2. 病人未发生并发症，或并发症被及时发现与处理。

【护理措施】

（一）术前护理

1. 安全护理

（1）有精神症状、癫痫大发作、视野缺损、视力减退、肌张力下降、共济失调及幻觉者，术前应留陪护并根据病人情况采取恰当的安全措施，如使用床栏、保持地面干燥、物品放在病人容易取到的位置等。

（2）偏瘫和感觉障碍者，常规给予床栏保护，必要时约束四肢，避免病人发生坠床、跌倒、压疮及烫伤等不良事件。

2. 术前准备　协助做好术前检查和术前手术部位定位。若行经鼻蝶入路蝶鞍区肿瘤切除术，术前应练习张口呼吸，术前3天起，用氯霉素（泰利必妥）滴鼻液滴鼻，预防感染，术前1日剪鼻毛。

（二）术后护理

1. 病情观察

（1）密切观察病人的生命体征、意识状态、瞳孔及四肢肌力等。

（2）观察病人有无感觉障碍、运动障碍、精神障碍、癫痫发作、失语、视力下降及视野缺损等。

（3）经鼻蝶入路蝶鞍区肿瘤切除，术后应注意观察病人鼻腔填塞纱条位置，若脱出，不可自行塞回，应通知医生处理；观察纱条渗血、渗液情况，及早发现有无脑脊液鼻漏。

2. 体位

（1）全麻清醒前，取去枕仰卧位，头偏向一侧。意识清醒、血压平稳后抬高床头15°~30°；

（2）幕上开颅者应健侧卧位，避免切口受压；

（3）幕下开颅者早期头部可枕水垫；

（4）经口鼻蝶窦入路术后取平卧位，若无脑脊液漏，2~3天可取半卧位；

（5）后组脑神经受损、吞咽功能障碍者取侧卧位；

（6）体积较大的肿瘤切除，术后24~48小时内手术部位应保持高位，避免突然翻动病人致大脑上静脉撕裂、硬脑膜下出血或脑干功能衰竭。

注意：搬动病人或翻身时，应有人扶持头部，使头颈成一直线，防止头颈部过度扭曲或振动。

3. 饮食与补液

（1）意识清醒者，术后第 1 日可进流质饮食，第 2、3 日给半流质饮食，逐步过渡到普通饮食；进食前需进行吞咽功能评估；

（2）术后有恶心、呕吐或消化道出血时，可禁食 1 ~ 2 日，给予静脉补液，成人补液量每天应控制在 1500 ~ 2000ml；

（3）术后若无后组脑神经损伤，可分次少量缓慢进食流质，无呛咳后再逐渐过渡到普食；

（4）术后若有后组脑神经损伤，应给予鼻饲流质；

（5）术后长期昏迷者，应做胃或空肠造瘘行肠内营养，必要时肠外营养辅助。

4. 引流管的护理 见第九章第一节颅内压增高的相关内容。

（三）术后并发症的观察与护理

1. 颅内出血 是术后最危险的并发症，多发生在术后 24 ~ 48 小时内。

观察：大脑半球术后出血常有幕上血肿或颞叶钩回疝的表现，早期病人出现颅内压增高的表现，意识障碍程度加深，由清醒变为模糊，脑疝侧瞳孔先缩小，对光反射迟钝，同时出现对侧肢体肌力减弱，病理征阳性；颅后窝术后出血具有幕下血肿的特点，常有呼吸抑制甚至枕骨大孔疝征象；脑室内出血可有高热、抽搐、昏迷及生命体征紊乱。

护理：一旦发现病人有颅内出血迹象，应及时通知医生，行 CT 检查，若幕上血肿量 >20ml，幕下血肿量 >10ml，应做好再次手术准备。

2. 颅内压增高和脑疝 术后 2 ~ 4 天是脑水肿的高发期。

观察：若病人出现头痛、呕吐及视盘水肿"三主征"，血压升高、心跳和脉搏缓慢、呼吸节律紊乱及体温升高库欣反应，意识状态和瞳孔出现变化时，须警惕出现颅内压增高甚至脑疝。

护理：一旦发生颅内压增高和脑疝，应及时通知医生，遵医嘱进行脱水和激素治疗，并给予抬高床头15°~30°、吸氧等处理。

3. 尿崩症 多发生于鞍上手术后，如垂体瘤和颅咽管瘤。

观察：严密观察尿量、尿比重，准确记录24小时出入量和每小时尿量。若病人每小时尿量大于250ml或24小时尿量大于4000ml，尿比重低于1.005，排入进食、进饮、使用脱水药物，则提示病人出现尿崩。

护理：若出现尿崩症，遵医嘱给予垂体后叶素皮下注射，或去氨加压素口服或静脉注射；保证病人出入量的平衡，同时监测血电解质浓度。

4. 电解质紊乱 常见低钠、低钾、低氯、高钠、高钾及高氯，多发生于鞍区手术后，如垂体瘤和颅咽管瘤。

观察：密切观察电解质紊乱的临床表现。警惕有无因尿钠、氯排出过多导致的"脑性耗盐综合征"。

护理：高钠者鼓励其多饮白开水以促进钠离子排出，输液中尽量不用含钠溶媒；低钠者，进食含钠高的食物，按医嘱及时补充高渗氯化钠；水分过度潴留必须严格限制水的摄入。

5. 脑脊液漏

观察：伤口、鼻及外耳道等处敷料是否干燥，有无脑脊液漏。

护理：经鼻蝶入路蝶鞍区肿瘤切除术后，应避免剧烈咳嗽，以防脑脊液漏；若出现脑脊液漏，应做好相应护理。

6. 垂体功能低下 多发生于鞍区手术后，如垂体瘤和颅咽管瘤。

观察：术后应密切观察病人有无乏力、倦怠、精神萎靡等垂体功能低下的表现。病情严重者甚至会出现垂体危象，表现为严重虚弱无力、恶心及呕吐，高热（体温>40℃）、低温（体温<30℃）、低血糖、低血压及水中毒等。

护理：严密观察病情，发现异常及时通知医生，遵

11

医嘱行激素替代治疗。出现垂体危象时，立即遵医嘱静脉输入 50% 的葡萄糖溶液 40 ~ 60ml，抢救低血糖和失水，继而静脉滴注氢化可的松 100 ~ 200mg 加入 5% 葡萄糖盐水 100 ~ 250ml，输注 4 ~ 6 小时，输液速度不宜过快，同时观察病人有无心悸、心跳加快、出冷汗等症状。有循环衰竭者，按休克护理，有水中毒者加强利尿。

7. 视力、视野障碍　垂体腺瘤和颅咽管瘤术后常见的并发症。

观察：表现为双眼视力障碍或视野缩小。

护理：找出视力障碍的原因，住院期间专人陪护，使用床栏防护，防止坠床；保持病房地面干燥、清洁，防止滑倒和摔伤。

8. 脑神经损伤　颅后窝肿瘤术后常见并发症，如听神经瘤、三叉神经瘤等。

观察：患侧眼睑闭合程度、面部感觉、口角是否歪斜、吞咽功能评估。

护理：眼睑闭合不全者，给予眼药水滴眼及眼药膏外涂交替使用，并使用无菌眼部敷料包扎；吞咽功能障碍者吸痰用物放置床边备用，病人进食速度宜慢，呛咳严重者停留胃管鼻饲食物；同时保证病人口腔清洁。

9. 脑积水　术后早期出现脑积水，提示脑室被肿瘤阻塞未得到解决或出血造成脑室系统梗阻；术后晚期出现脑积水，多因脑室系统肿瘤复发或继发性蛛网膜炎致脑脊液吸收障碍。

观察：术后早期病人表现为头痛、呕吐、精神淡漠及反应迟钝等，以上症状多为隐匿性，且缓慢加重。侧脑室穿刺颅内压正常或轻度升高。

护理：重视病人和家属的主诉，结合病人的综合情况，如腰椎穿刺颅内压结果，分析病情变化。做好脑室穿刺外引流术、或脑室腹腔分流术前准备。

10. 切口或颅内感染　也是颅后窝肿瘤术后常见的并发症。

观察：观察病人的体温、头部伤口皮肤及敷料情况。

护理：发热病人每天至少监测体温 4 次，排除其他管道感染，结合脑脊液检查结果、头部伤口敷料渗液情况及切口周围是否有压痛、积液等情况，分析病人发热原因。

【健康教育】

1. 心理指导　鼓励病人保持积极向上、乐观的心态。

2. 休息与活动　适当休息，注意劳逸结合，出院后可进行适当的体育锻炼，如太极拳、瑜伽及慢走等。

3. 合理饮食　多摄取高热量、高蛋白、低脂及富含纤维素和维生素饮食，如牛肉、鱼肉、香菇、木耳及紫菜等。限制烟酒、浓茶、咖啡及辛辣刺激性食物。

4. 用药指导　遵医嘱用药，不可自行停药、改换药物及增减药量，尤其是抗癫痫、抗感染、脱水及激素药物，以免加重病情。

5. 疾病康复指导　加强肢体功能锻炼，并注意安全护理，避免意外伤害。

①肢体瘫痪：应保持肢体功能位，防止足下垂，瘫痪肢体各关节做被动运动，练习行走，防止肌肉萎缩；

②感觉障碍：禁用热水袋以防烫伤；

③听力障碍：尽量不单独外出，必要时配备助听器，随身携带纸笔；

④视力障碍：注意防止跌倒、坠床；

⑤后组脑神经受损者：避免食用过硬、不易嚼碎或易致误吸的食物；不要用吸管进食或饮水，以免误入气管引起呛咳和窒息；进食时取坐位或半坐位，出现呛咳时，病人应弯曲颈、腰，身体前倾，下颌抵向前胸，以防止残渣侵入气管；食物的温度应低于40℃；

⑥神经功能缺损或肢体功能障碍者，进行高压氧、针灸、理疗及按摩等辅助治疗；

⑦癫痫和眼睑闭合不全：见第十章第三节脑损伤的相关内容。

6. 自我监测　如出现头痛、呕吐、抽搐、不明原因持续高热、肢体乏力及视力下降等症状加重时应及时就诊。

7. 按时复诊 遵医嘱按时复诊，行 CT 或 MRI 检查，垂体腺瘤和颅咽管瘤术后应遵医嘱复查电解质浓度。

【护理评价】

1. 病人自理能力是否逐渐恢复，自理能力缺失者需求是否得到满足。

2. 病人有无发生并发症或并发症是否被及时发现和处理。

11

> **关键点**
>
> 1. 颅内出血多发生在术后 24 ~ 48 小时，是颅脑手术最危险的并发症。密切观察病人意识状态是早期发现颅内出血的有效措施。
>
> 2. 术后 2 ~ 4 日脑水肿高发期，采取降低颅内压治疗，缓解头痛。
>
> 3. 吗啡和哌替啶可抑制呼吸，缩小瞳孔，影响病情观察，因此，颅脑手术后各种原因引起的头痛均不可使用。

第二节 脑血管病

脑血管病指脑部血管或与脑部血管相关的颈部血管发生病变，引起颅内血液循环障碍、脑组织受损的一组疾病，具有发病率高、致残率高、死亡率高及复发率高的特点。脑血管病按性质可分为缺血性脑血管病和出血性脑血管病，前者约占 85%，主要原因是动脉粥样硬化，临床可表现为短暂性脑缺血发作、可逆性缺血性神经功能障碍、进展性卒中或完全卒中；后者由于血管破裂，血液溢出，压迫脑组织，病人常表现出颅内压增高和意识障碍，常见的疾病有颅内动脉瘤、颅内动静脉畸形及高血压脑出血。脑血管病的辅助检查包括脑血管造影、CT、CTA 及 MRI 等；处理原则包括非手术治疗、动脉瘤夹闭术、动静脉畸形切除术、血肿清除术及介入栓塞术等。

【常见护理诊断/问题】

1. 意识障碍　与颅内血液循环障碍、脑组织受损有关。

2. 潜在并发症：脑血管痉挛、脑梗死、脑神经损伤等。

【护理措施】

(一) 非手术治疗的护理

1. 病情观察

(1) 密切监测生命体征，观察意识和瞳孔、肌力和肌张力变化情况。

(2) 血压监测是高血压脑出血病人的护理重点，血压在 180/100mmHg 以内，原则上不行药物降压处理。

(3) 有高血压病史者，血压下降幅度应控制在基础血压的 15% ~ 20% 以内。进行药物降压应避免血压下降过快过低，引起脑灌注不足。

(4) 颅内动脉瘤破裂出血者，预防再出血，保持血压在 120 ~ 130/70 ~ 80mmHg 范围或降至原血压基础的 20% ~ 30% 为宜，观察是否有脑缺血症状。

2. 卧位与休息

(1) 根据病人肢体瘫痪情况，选取健肢卧位。

(2) 抬高床头 15° ~ 30°，以利于颅内静脉血回流，减轻脑水肿。

(3) 颅内动脉瘤的病人须绝对卧床休息 4 周，避免各种不良刺激引起再出血，如用力排便、咳嗽及情绪激动。

(4) 昏迷病人头偏向健侧，利于排出呼吸道分泌物。

3. 保持呼吸道通畅　吸氧，协助病人翻身、拍背，及时清除呼吸道分泌物，痰液黏稠不易排出者给予雾化吸入。

4. 安全护理 感觉障碍者忌用热水袋，防止烫伤；行走不稳的病人，使用适当的助行器，教会病人正确移动躯体的方法；躁动者使用床栏保护，必要时给予保护性约束，防止坠床受伤。

（二）手术治疗的护理

1. 术前准备 协助完善术前检查；协助术前手术部位定位；介入手术前 1～2 天让病人练习在床上大小便；术前记录病人肌力和足背动脉搏动情况，作为术后观察对照，便于早期判断并发症的发生。

2. 术后护理

（1）动脉瘤夹闭术

①病情观察：密切观察生命体征、神经系统症状及对侧肢体活动情况。

②控制高血压：围术期控制血压是为了防止术后发生高灌注综合征，长期降压治疗是为了防止卒中。术后 24～48 小时血压常有波动，收缩压保持在 120～160mmHg，舒张压保持在 60～90mmHg。

③控制高血糖：定时测量血糖值，血糖超过 11mmol/L 时，遵医嘱给予胰岛素治疗。

（2）介入手术

①病情观察及护理：密切观察双侧足背动脉搏动、皮肤温度、颜色，询问病人有无下肢疼痛和麻木的现象。

②伤口护理：动脉鞘管拔出后，局部伤口加压包扎 8～10 小时，穿刺侧肢体伸直，24 小时制动，不可弯曲。严密观察穿刺部位有无渗血、瘀斑及血肿。

③用药护理：术后遵医嘱使用抗凝药物，用药期间观察手术切口、注射部位、牙龈及消化道有无出血。

（三）术后并发症的观察与护理

1. 脑神经损伤

观察：出现口角下垂、流涎、吞咽困难、声音嘶哑及咳嗽困难时，应考虑脑神经损伤。

护理：术后严格禁食禁饮，观察无呛咳或吞咽困难后再给予流质饮食、半流质饮食。

2. 脑血管痉挛

观察： 手术刺激脑血管易诱发脑血管痉挛，表现为一过性神经功能障碍，如头痛、短暂意识障碍、肢体麻木、瘫痪及失语等。

护理： 术后常用尼莫地平预防和治疗脑血管痉挛。尼莫地平为酒精溶媒，使用前要询问病人有无酒精过敏史，输入时应控制速度，观察血压变化，防止出现低血压引起脑组织灌注不足，用药时建议经中心静脉导管输入，避光使用。

3. 脑梗死　因术后血栓形成或血管栓塞引起。

观察： 若病人出现一侧肢体无力、偏瘫、失语甚至意识障碍，应考虑有脑梗死。

护理： 嘱病人绝对卧床休息，遵医嘱给予扩血管、扩容、溶栓治疗。常用肝素预防脑梗死。

11

【健康教育】

1. 活动与休息　指导病人注意休息，避免情绪激动和剧烈运动，防止再次出血。

2. 饮食　多食蔬菜、水果，保持大便通畅。高血压脑出血者应进低盐（低于 5g/d）、低脂肪、低热量、低胆固醇的食物。吞咽功能障碍者进食时应抬高床头，进食速度应慢，防止呛咳或误吸。

3. 药物指导　高血压病病人应根据医嘱按时服药，将血压控制在适当水平，切忌突然停药，忌血压忽高忽低。如有头痛、低钾血症及心动过缓等不良反应时，及时就医。服用降血脂药物者，定期监测血脂水平。

4. 功能锻炼　早期进行康复训练，教会病人自我护理，尽早、最大限度恢复其生活自理和工作能力，早日回归社会；肢体瘫痪者，保持肢体的良肢位，由被动锻炼到主动锻炼；失语者，教病人锻炼发声，从简单到复杂，由字到词组，再到句子；认知功能障碍者，应进行记忆力、注意力、感知力的训练。

5. 日常生活能力训练　指导和训练病人的日常生活能力，包括起居、穿衣、进食、洗漱等能力的训练。指导偏瘫病人穿衣时先穿患侧，后穿健侧；脱衣时先脱健侧，后脱患侧。

6. 按时复诊 遵医嘱定期复查，行数字减影血管造影、经颅多普勒及颈部血管 B 超检查。

> **关键点**
>
> 1. 颅内动脉瘤再次出血多发生在第一次出血后 2 周内，应避免血压升高、便秘、剧烈咳嗽及情绪激动等一切可引起病人再出血的诱因。
>
> 2. 脑血管痉挛和脑梗死是脑血管疾病术后严重并发症，护士要密切观察病情变化，及早发现并处理。
>
> 3. 良肢位的摆放可以有效地预防脑血管病后肩关节半脱位的发生。

第三节　先天性脑积水

先天性脑积水又称婴儿脑积水，指婴幼儿时期脑室或蛛网膜下腔积聚大量脑脊液，导致脑室系统或蛛网膜下腔异常扩大，出现颅内压增高和脑功能障碍。常见病因有产伤引起的颅内出血、脑膜炎、先天性颅脑畸形及肿瘤等。临床表现包括头围进行性增大、头皮变薄、静脉怒张、颅缝变宽、囟门增大、隆起且张力增高；颅骨叩诊呈"破壶音"、双眼下视呈"落日征"；生长发育迟缓、智力障碍、癫痫及瘫痪等。辅助检查包括 CT 和 MRI 检查。先天性脑积水大多需手术治疗，常用的有侧脑室—腹腔分流术、第三脑室造瘘术等；少数患儿经利尿、脱水可暂时缓解症状。

【常见护理诊断/问题】

1. 有受伤的危险 与颅内压增高有关。

2. 潜在并发症：分流管堵塞、分流管感染及腹部并发症等。

【护理措施】

（一）术前护理

1. 术前准备 协助完善术前检查；术前 1 日配血、备皮，脑室腹腔分流术术前备皮范围包括头、颈、胸及腹部；术前晚禁食禁饮。

2. 病情观察 密切观察患儿生命体征、意识状况、瞳孔变化、肌力及肌张力情况。如果患儿前囟膨隆、张力高，频繁呕吐呈喷射状，四肢肌张力高，是颅内压急剧升高的表现。

3. 用药护理 遵医嘱使用利尿剂和脱水剂，观察用药效果和副作用。

4. 安全护理 使用床栏保护，避免发生坠床。

（二）术后护理

1. 饮食 婴幼儿代谢高于成人，术后需及时指导合理喂养，防止营养不良。

（1）行脑室穿刺外引流或颅后窝减压术的患儿，麻醉清醒后 4～6 小时即可试进少量温开水，观察半小时，如无恶心、呕吐等症状，则可母乳喂养，但仍需加强观察。

（2）行脑室腹腔分流术者，术后进半流质，鼓励患儿进食高蛋白、高维生素、易消化的饮食，避免辛辣、刺激性食物。

（3）若母乳不足或已断母乳者，可喂养配方奶粉、米粉及果汁等。

2. 引流管护理

（1）分流管的护理

①术后定时按压分流泵；

②评估神经系统症状和体征；

③警惕分流过度引起颅内低压和分流不足引起颅内压增高。

（2）脑室引流管护理：见第九章第一节颅内压增高的相关内容。

11

（三）术后并发症的观察和护理

1. 分流管堵塞　最常见并发症，常发生于术后 6 个月，与脑脊液蛋白量过高、脑室内出血及周围组织粘连包裹引流管有关。

观察：术后早期应注意囟门张力的大小，以估计分流管的流量是否合适。若分流过度，患儿可出现体位性头痛，即立位时加重卧位时缓解；一旦发生阻塞，患儿有颅内压增高的表现，术后 CT 检查已缩小的脑室再次扩大，按压分流泵有阻力、切口有皮下积液。

护理：嘱患儿家属避免患儿头部剧烈活动，防止牵拉使腹腔端自分流泵处脱离或断裂，致皮下积液。定时按压分流泵，促进脑脊液引流通畅。若出现分流管堵塞，应及时联系医生处理。

2. 分流管感染　多发生在分流术后 2 个月内。

观察：病人有无头痛、发热、意识障碍及脑膜刺激征阳性等表现。

护理：单纯依靠抗菌药物治疗通常无效，应协助医生取出分流管并对症处理。

3. 腹部并发症　腹腔端分流管可造成腹腔脏器损伤、腹腔感染及腹腔脓肿等。

观察：观察患儿有无食欲下降、恶心、呕吐、腹胀或腹痛等症状腹部情况，有无压痛、反跳痛、腹肌紧张等腹膜刺激征及腹部包块。

护理：症状轻者不需要特殊处理；若出现腹膜刺激征应及时通知医生处理。

4. 过度引流

观察：可出现颅内低压综合征、硬脑膜下积液及硬脑膜下出血的表现。观察病人有无体位性头痛或颅内压增高的表现。

护理：术后嘱病人平卧，每 3 小时按压分流泵 5~6 次，每次按压 4~6 次。必要时配合医生行 CT 检查。

【健康教育】

1. 关爱患儿　目前无很好的方法防治此病，家长要

11

正视现实，关爱患儿。

2. 饮食指导　按时添加辅食，提供高蛋白、高维生素，富含营养的食物，如鱼肉、牛肉及羊肉等，加强营养以满足生长发育需求。

3. 康复指导　如有智力发育障碍者，按时进行康复训练，循序渐进，由简单到复杂，提高生活自理能力和社会适应能力。

4. 引流管自我护理　由于患儿需要终生带脑室腹腔分流管，应指导患儿家属适当按压分流泵，保持分流管通畅，按压时无阻力说明分流系统远端通畅，松开时复位良好说明脑室端通畅，按下时感阻力增加、难以按下或按下后不易回复，则有可能分流管阻塞，应及时就诊。注意保护引流管，防止抓伤和引起皮肤感染。活动时不可用力过猛，以免扭曲拉断分流管。

5. 复诊　定期到医院复查，如原有颅内压增高症状加重，应及时就诊。

11

关键点

1. 皮下隧道积液是分流管堵塞的早期表现，护士应密切观察，早期发现。

2. 患儿需终生带管，指导患儿和家属作好自我护理，早晚定时按压分流泵，保持分流管通畅，避免颅内高压或颅内低压。

（罗艳芳）

第十二章

颈部疾病病人的护理

第一节 甲状腺功能亢进

甲状腺功能亢进简称甲亢，是各种原因引起循环中甲状腺素分泌过多而出现以全身代谢亢进为主要特征的疾病。甲亢按病因分为原发性甲亢（最常见）、继发性甲亢（较少见）和高功能腺瘤（罕见）。目前认为原发性甲亢是一种自身免疫性疾病，而继发性甲亢和高功能腺瘤的发病原因不明。甲亢的临床表现轻重不一，典型表现有多食、消瘦、畏热、多汗、心悸、激动等高代谢症候群，神经和血管兴奋性增强，以及不同程度的甲状腺肿大、眼突及手颤等。常见的辅助检查为基础代谢率测定、血清 T_3、T_4 含量测定、甲状腺摄 ^{131}I 率测定及甲状腺 B 超等。目前普遍采用的 3 种疗法：抗甲状腺药物治疗、放射性碘治疗和手术治疗。甲状腺部分切除术是治疗中度以上、合并甲状腺结节或伴压迫症状的甲亢最有效的方法。

【护理评估】

（一）术前评估

1. 健康史

（1）个人情况：病人年龄、性别、职业、居住地、饮食习惯等；

（2）既往史：病人甲亢的类型和病程长短，有无结节性甲状腺肿、甲状腺腺瘤或者其他自身免疫性疾病，有无放射性治疗史或手术史；

（3）其他：有无甲状腺疾病的治疗用药史。

2. 身体状况

（1）甲状腺有无肿块，是否伴有触痛、震颤及血管杂音；

（2）是否有高代谢综合征的表现；

（3）是否有眼球突出、眼裂增宽等眼征；

（4）是否并发肌无力的症状；

（5）实验室检查是否提示代谢异常，影像学检查有无异常。

3. 心理社会状况

（1）病人及家属对甲状腺功能亢进和手术的认知程度；

（2）家庭社会支持程度；

（3）是否有突眼或颈部肿块造成的自我形象紊乱。

（二）术后评估

1. 麻醉和手术方式，术中出血、补液、输血情况；

2. 评估病人生命体征；

3. 评估病人发声、吞咽情况；

4. 有无发生切口内出血、呼吸困难和窒息、喉返喉上神经损伤、手足抽搐及甲状腺危象等并发症。

【常见护理诊断/问题】

1. 清理呼吸道无效　与切口内出血压迫气管、咽喉部及气管受刺激、分泌物增多、气管塌陷、双侧喉返神经损伤有关。

2. 营养失调：低于机体需要量　与甲亢所致代谢需求显著增高有关。

3. 有受伤害的危险　与突眼致眼睑不能闭合导致角膜损伤、感染甚至失明，手足抽搐有关。

4. 潜在并发症：切口内出血、呼吸困难和窒息、喉返神经损伤、喉上神经损伤、手足抽搐、甲状腺危象等。

【护理目标】

1. 病人能有效清除呼吸道分泌物，呼吸道保持通畅。

2. 病人营养状况稳定，体重得以维持。

3. 病人未发生意外伤害，角膜未出现损伤和感染。

4. 病人未发生并发症或并发症被及时发现与处理。

【护理措施】

（一）术前护理

1. 休息与安全　保持病房安静，指导病人减少活动，适当卧床，以免体力消耗；告知病人保持情绪稳定，避免激动、精神过度紧张，失眠者适当应用镇静剂或安眠药物；有肌无力症状病人，嘱卧床休息，观察病人呼吸及活动情况，协助生活护理，保障病人安全，加强看护，防止受伤。

2. 测定基础代谢率　在清晨、病人空腹、静卧时测定，计算公式：基础代谢率% =（脉率 + 脉压）－ 111。正常值为 ±10%，+20% ～ +30% 为轻度甲亢，+30% ～ +60% 为中度甲亢，+60% 以上为重度甲亢。

3. 术前用药护理

（1）单用碘剂

①作用：碘剂抑制蛋白水解酶，减少甲状腺球蛋白的分解，逐渐抑制甲状腺素释放，避免术后甲状腺危象发生。

②用法：术前使用抗甲状腺药物者，需先停药，再使用该法。常用复方碘化钾溶液即卢戈碘溶液（每滴含8mg 碘）口服，将其混入水中或滴入面包、馒头等固体食物中以减少消化道刺激。

递增法：每日 3 次，第 1 日每次 3 滴，第二日每次 4 滴，依次逐日每次增加 1 滴至每次 16 滴止，然后维持此剂量至甲亢症状得到控制，以 2 周为宜。术日晨继续服用一次 16 滴，术后停用碘剂。

常量法：5 ～ 7 滴（0.25 ～ 0.35ml），每日 3 次，术前 10 日开始服用，直至甲亢症状控制，术日晨继续服用一次，术后停用碘剂。

注意：由于碘剂不能抑制甲状腺素合成，一旦停服，储存于甲状腺滤泡内的甲状腺球蛋白大量分解，将使甲状腺症状重新出现，甚至加重。因此不准备手术的病人，不可服用碘剂。

（2）硫脲类药物加用碘剂：适用于甲状腺功能不稳定而准备手术的甲亢病人。遵医嘱先用硫脲类药物，待甲亢基本控制后停药，再按单用碘剂方法服用碘剂 1～2 周后再行手术。

注意：由于硫脲类药物能使甲状腺肿大充血，手术时极易发生出血，增加手术的困难和风险。碘剂可减少甲状腺血流量及腺体充血，使腺体缩小变硬。因此使用硫脲类药物后必须加用碘剂。

（3）普萘洛尔单用或合用碘剂：适用于紧急行甲状腺切除术或病人对抗甲状腺药物过敏、不能耐受或无反应的病人

注意：由于普萘洛尔半衰期不到 8 小时，故最末 1 次须在术前 1～2 小时服用，术后继续口服 4～7 日。术前禁用阿托品，以免引起心动过速。

观察疗效：观察病人用药后术前甲亢症状是否得到控制，其表现为：病人情绪稳定，睡眠好转，体重增加，脉率稳定在 90 次/分以下，脉压恢复正常，基础代谢率 +20% 以下。

4. 饮食

（1）甲亢病人应给予高热量、高蛋白、富含维生素和矿物质丰富的饮食，可以增加奶类、蛋类、瘦肉类等优质蛋白，多摄取新鲜蔬菜水果。

（2）术前避免食用大量富含粗纤维的食物，以免增加肠蠕动而导致腹泻。

（3）术前禁用对中枢神经有兴奋作用的浓茶、咖啡等刺激性饮料，戒烟、酒。

（4）给予足够的液体摄入，以补充出汗所致的水分丢失。但有心脏疾病的病人应控制液体摄入。

5. 突眼护理　突眼者注意保护眼睛，采取保护性措施。

（1）日常滴眼药水，保持角膜湿润；

（2）外出戴墨镜或眼罩以免强光、风沙及灰尘刺激；

（3）平卧时头部垫高，以减轻眼部肿胀；

（4）睡前用抗菌药物眼膏敷眼，眼睑不能闭合者戴眼罩或以油纱布覆盖双眼，以免角膜过度暴露后干燥受损，发生角膜溃疡。

6. 术前准备　协助做好术前检查，术前常规准备。术前教会病人头低肩高体位，可用软枕垫于肩下，体位练习每日 2 ~ 3 次，以适应术中颈过伸的体位，防止术后头痛。床旁备气管切开包72小时。

（二）术后护理

1. 体位　全麻清醒、血压平稳后取半坐卧位，以利于颈部手术病人的呼吸和引流。指导病人在变换体位、起身、咳嗽时可用手掌呈弧形固定颈部伤口，以减少振动，减轻疼痛。

2. 保持呼吸道通畅　注意避免切口内出血及引流管阻塞导致颈部积血、形成血肿压迫气管而引起呼吸不畅。鼓励和协助病人进行深呼吸和有效咳嗽，给予疼痛管理，避免因病人切口疼痛而不敢或不愿咳嗽导致痰液积聚。

3. 饮食　术后清醒病人，给予少量温水或凉水，若无呛咳、误咽等不适，可逐步给予温凉流质饮食，术后48 小时内禁忌过热饮食。有轻微呛咳者，指导进半流质或固体食物。

4. 特殊药物的应用　术后继续服用复方碘化钾溶液，每日 3 次，以每次 16 滴开始，逐日每次减少 1 滴，直到病情平稳。年轻病人术后常需口服甲状腺素，每日 30 ~ 60mg，连服 6 ~ 12 个月，抑制促甲状腺激素的分泌和预防病情复发。

（三）术后并发症的观察与护理

1. 切口内出血　出血是甲状腺术后严重的并发症

之一。

观察：观察切口敷料有无渗血、颈部有无肿胀，病人有无呼吸困难和窒息感。

护理：指导病人避免咳嗽、打喷嚏等引起颈内压增高的动作，如不能避免时应张开手掌呈弧形按压颈部保护。一旦发现出血，及时告知医生，床旁清除血肿止血；遵医嘱应用止血药物、切口处加压止血，必要时手术止血。

2. 呼吸困难和窒息 是术后最危急的并发症，多发生于术后 48 小时内。

观察：进行性呼吸困难、烦躁、发绀、窒息；颈部肿胀，引流管内有鲜红色血液引出，切口渗出鲜血等；血氧饱和度下降。

护理：

（1）对于活动性出血或血肿压迫所致呼吸困难和窒息，须立即进行床边抢救，剪开缝线，敞开伤口，迅速除去血肿，结扎出血的血管；

（2）若呼吸仍无改善则行气管切开或行气管插管给氧，待病情好转，再送手术室作进一步检查、止血和其他处理；

（3）喉头水肿者立即遵医嘱应用大剂量激素，严重喉头水肿导致窒息者，立即行环甲膜穿刺术或气管切开。

3. 喉返神经损伤

观察：病人有无声嘶、失声、呼吸困难，甚至窒息。

护理：声嘶者一般不需要特殊处理，可行 3~6 个月理疗等，一般可逐渐恢复。窒息者需立即作环甲膜穿刺或气管切开，解除窒息。

4. 喉上神经损伤

观察：病人有无声调降低，病人进食特别是进流质时，有无反射性咳嗽、误咽或呛咳。

护理：一般不需要特殊处理。病人发生呛咳，指导进固体或半固体食物，少食多餐。

5. 手足抽搐 多发生于术后 24~48 小时。

观察：面部、口唇或手足部有无针刺感、麻木感或强直感；是否出现面肌和手足伴有疼痛的持续性痉挛，严重者可发生喉和膈肌痉挛，引起窒息死亡。

护理：一旦发生抽搐，症状无论轻重，应适当限制肉类、乳品和蛋类等食品。症状轻者口服葡萄糖酸钙或乳酸钙 2~4g，每日 3 次；症状较重或长期不能恢复者可加服维生素 D_3，每日 5 万~10 万 U，或口服双氢速甾醇（双氢速变固醇）油剂，以促进钙在肠道内的吸收。抽搐发作不能缓解时，立即遵医嘱静脉缓慢注射 10% 葡萄糖酸钙 10~20ml。

6. **甲状腺危象**　好发于术后 12~36 小时，是甲亢术后的严重并发症之一。

观察：病人有无高热（>39℃）、脉快而弱（>120次/分）、大汗、烦躁不安、谵妄，是否伴有呕吐、腹泻、虚脱、休克、昏迷等症状。

护理：术后早期加强巡视和病情观察，一旦发生上述危象之一，立即汇报医生，综合治疗处理。

（1）病人绝对卧床休息，立即给予吸氧，病情监测，密切观察生命体征和神志变化；

（2）静脉输入大量葡萄糖溶液，补充能量；

（3）碘剂：为降低血中甲状腺素水平，使用复方碘化钾溶液 3~5ml 口服；病人急性发作时，使用 10% 碘化钠 5~10ml 加入 10% 葡萄糖 500ml 中静脉滴注；

（4）激素治疗：用以拮抗应激反应，遵医嘱使用氢化可的松，每日 200~400mg 分次静脉滴注；

（5）肾上腺素能阻滞剂：以降低周围组织对甲状腺素的反应，临床上常使用利血平肌内注射，每日 1~2mg；或使用普萘洛尔 5mg 加入葡萄糖溶液 100ml 中静脉滴注；

（6）降温：体温过高者用冰敷、酒精擦浴或冬眠药物等综合措施，保持病人体温在 37℃ 左右；

（7）准备好抢救药品，如镇静剂、强心剂等。

【健康教育】

1. 康复指导

(1) 饮食：指导病人合理安排饮食，避免进食含碘丰富的食物，忌食海带、紫菜等海产品，慎食卷心菜、甘蓝等易致甲状腺肿食物。

(2) 休息与活动：保持情绪稳定，避免精神紧张和情绪激动，注意劳逸结合，进行适当锻炼，如散步、慢跑。

2. 复诊　嘱咐病人出院后定期至门诊复查，严格遵医嘱监测血清 T_3、T_4 及血清 TSH，以了解甲状腺的功能，出现心悸、手足震颤、抽搐、腹泻等不良反应情况及时就诊。

【护理评价】

1. 病人术后能否保持呼吸道通畅，有效清理痰液。

2. 病人营养需求能否得到满足。

3. 有突眼症状的病人是否出现角膜损伤或感染。

4. 病人有无发生并发症，若出现是否得到及时发现与处理。

12

> **关键点**
>
> 1. 甲亢基础代谢率的监测与术前药物充分准备是决定能否实施手术治疗的关键。
>
> 2. 切口出血可引起呼吸困难，甚至窒息，应重点预防，及时发现与处理。
>
> 3. 甲状腺危象是术后严重并发症，充分的术前准备是预防该并发症发生的关键。

第二节　甲状腺肿瘤

甲状腺肿瘤是最常见的甲状腺良性肿瘤，可诱发甲亢（20%），10% 有恶变可能。本病多见于 40 岁以下女性，多无不适症状，仅为颈部出现单发无痛性圆形或椭圆形结节，表面光滑，边界清楚，可随吞咽上下移动。甲状腺癌是常见的甲状腺恶性肿瘤，约占全身恶性肿瘤的 1%。初期多无明显症状，随着病程进展，肿块逐渐增大，质硬、表面粗糙、吞咽时肿块移动度逐渐减小。甲状腺肿瘤首选的辅助检查是 B 超，其他还包括放射性核素扫描等。处理原则：甲状腺瘤以瘤瘤侧甲状腺次全切除术为主。甲状腺癌行甲状腺全切术、颈部淋巴结清扫术，病人需终身服用甲状腺片，以预防甲状腺功能减退及抑制 TSH，剂量以保持 TSH 低水平但不引起甲亢为原则。放射治疗主要用于未分化型甲状腺癌。

【常见护理诊断/问题】

1. 焦虑、恐惧　与颈部肿块性质不明、担心预后有关。

2. 清理呼吸道无效　与切口内出血压迫气管、咽喉部及气管受刺激、分泌物增多、双侧喉返神经损伤有关。

3. 潜在并发症：呼吸困难和窒息，喉返神经、喉上神经损伤及手足抽搐等。

4. 知识缺乏：缺乏使用甲状腺素制剂的相关知识。

【护理措施】

（一）术前护理

1. 病情观察　观察病人颈部肿块变化，特别关注有无短期内肿大，呼吸不畅等压迫症状。甲状腺腺瘤病人若颈部肿块短期内增大明显，应考虑囊内出血，一旦发生，立即汇报医生处理，应用止血药物，必要时急诊手术。若病人出现血肿压迫气管导致呼吸困难、发绀、窒息，立即床旁行环甲膜穿刺或气管切开。

2. 心理护理　告知病人疾病相关知识，说明手术的必要性、手术方法、术后恢复过程及预后情况，消除病人和家属顾虑和恐惧心理。

3. 术前准备　协助做好术前检查，术前常规准备。

（二）术后护理

1. 功能锻炼　颈淋巴结清扫术者，斜方肌不同程度受损，切口愈合后应开始肩关节和颈部的功能锻炼，随时注意保持患肢高于健侧，纠正肩下垂。

2. 用药护理　甲状腺全切除者，早期给予足量甲状腺素制剂，抑制促甲状腺激素的分泌，预防肿瘤复发。并指导病人正确服药。

注意：出现心慌、多汗、急躁或畏寒、乏力、食欲减退等症状应调整剂量，不可随意停药或更改剂量。

3. 术后体位、病情观察、饮食护理、伤口及引流的护理、并发症观察与护理见本章第一节相关内容。

【健康教育】

1. 用药指导　继续服用甲状腺制剂。

（1）指导病人正确服药：应在清晨、空腹状态服用，用药后半小时再进餐。

（2）向病人和家属宣教服药的重要性，需坚持服药，不可随意停药或更改剂量。

2. 定期复诊　教会病人自查，定期复诊，若发现结节、肿块，及时治疗。

3. 功能锻炼　至少持续至出院后 3 个月。

4. 放疗指导　遵医嘱按时行放疗，女性甲状腺癌病人，在 ^{133}I 治疗结束后 6～12 个月内避免妊娠。

第三节　甲状旁腺功能亢进

原发性甲状旁腺功能亢进是由于甲状旁腺腺瘤、腺癌或增生导致循环中甲状旁腺素（PTH）分泌过多而引起的，以骨关节痛、肾结石、高钙血症、低磷血症、高尿钙及高尿磷为主要临床表现的病理综合征。临床少见，病人多以血钙测定增高发现。辅助检查主要有甲状腺 B 超、血电解质、甲状旁腺素测定。处理原则：主要行甲状旁腺切除术。

【护理措施】

1. 病人减少活动，防止受伤导致病理性骨折。

2. 有肾功能损害病人，注意观察尿量变化。

3. 术后 24～48 小时内病人血钙明显下降，护士注意观察病人有无面部口唇麻木、四肢有无抽搐，并及时给予处理。

4. 其他术前、后护理措施　见本章第一节相关内容。

（宋瑰琦）

12

第十二章

乳腺疾病病人的护理

第一节　急性乳腺炎

急性乳腺炎是乳腺的急性化脓性感染，多见于产后哺乳期妇女，以初产妇多见，好发于产后 3～4 周。发病与产后抵抗力下降、乳汁淤积、细菌入侵有关。致病菌主要为金黄色葡萄球菌，少数为链球菌。局部表现为乳房红、肿、热、痛，常伴有患侧腋窝淋巴结肿大和触痛，可出现寒战、高热及脉搏加快等全身表现。脓肿形成时诊断性穿刺可抽出脓液。处理原则包括控制感染，排空乳汁。脓肿形成前应用抗菌药物抗感染，也可以采取热敷，配合中药治疗；脓肿形成后需及时行脓肿切开引流。

【护理评估】

（一）术前评估

1. 健康史

（1）个人情况：病人的年龄、生活习惯、居住环境、月经史、婚育史、哺乳情况；

（2）既往史：病人既往有无免疫缺陷性疾病，有无乳房手术史等。

2. 身体状况

（1）乳房外形、大小、皮肤色泽有无异常，乳头是否内陷、有无破损；

（2）乳房局部有无红肿、发热及压痛性肿块；

（3）有无寒战、高热、脉搏加快等脓毒血症症状；

（4）实验室检查是否提示白细胞计数、中性粒细胞计数异常，脓液细菌培养是否为阳性，超声检查有无异常发现等。

3. 心理社会状况

（1）病人是否了解乳腺炎的治疗方法；

（2）病人和家属是否知晓乳腺炎的预防方法。

（二）术后评估

1. 伤口引流是否通畅，引流液的量、颜色及性质；

2. 局部红、肿、热、痛有无减轻。

【常见护理诊断/问题】

1. 急性疼痛　与乳腺炎症、肿胀、乳汁淤积有关。

2. 体温过高　与乳腺炎症有关。

【护理目标】

1. 病人淤积的乳汁能够有效排出，乳房肿胀减轻，疼痛得到缓解。

2. 乳腺炎得到控制，体温恢复正常。

【护理措施】

1. 缓解疼痛

（1）防止乳汁淤积：患乳暂停哺乳，定时用吸乳器吸净乳汁；

（2）按摩、热敷：每天定时给予手法按摩、辅助热敷物理治疗，疏通阻塞的乳腺管，刺激乳窦，使乳汁流畅，淤积的硬块消散，预防乳腺脓肿发生；

（3）托起乳房：用三角巾或宽松胸罩托起患侧乳房，减轻疼痛和肿胀。

2. 控制体温和感染

（1）控制感染：遵医嘱抽血培养和药物敏感试验，使用抗菌药物并观察疗效；

（2）病情观察：定时测量体温、脉搏、呼吸，监测白细胞、中性粒细胞变化；

（3）高热护理：发热期间予温水擦浴、冰袋降温等物理降温，必要时遵医嘱予药物降温；伴有畏寒、发抖等症状者，注意保暖；保持口腔和皮肤清洁。

3. 脓肿切开引流术后护理 保持引流通畅，观察引流液的量、性状、颜色及气味变化，及时更换敷料。

【健康教育】

1. 纠正乳头内陷 乳头平坦或凹陷者，在妊娠期或哺乳期采用提拉、挤捏或乳头伸展练习等方法进行矫正。必要时在妊娠 7 个月起可佩戴乳头罩，通过对乳头周围组织的恒定、柔和压力使内陷乳头外翻。

2. 注意哺乳卫生 每次哺乳前洗净双手，每次哺乳前、后用温水洗净乳头和乳晕。

3. 避免乳汁淤积 让婴儿早吸吮、勤吸吮，避免乳房过度充盈。按需哺乳，每次哺乳应尽量使乳汁排空，如有乳汁淤积，用吸奶器或手法按摩排空乳汁。

4. 正确哺乳 保持良好的哺乳姿势，不让婴儿含乳头睡觉。

注意：哺乳前，将乳头放于小嘴旁，刺激其张大嘴含接，以便将乳头乳晕一起送入婴儿口中；停止哺乳时，用示指轻轻按压婴儿下颏，温和地中断吸吮，不能用力拉出。

5. 保持婴儿口腔卫生，及时治疗婴儿口腔炎症。

6. 及时处理乳头破损 乳头皲裂者应暂停哺乳，局部涂抗菌药物软膏，症状严重者及时就诊。

【护理评价】

1. 病人疼痛是否减轻。

2. 炎症是否得到控制，体温是否恢复正常。

> **关键点**
>
> 1. 急性乳腺炎一旦发生，应及时、正确进行局部及全身治疗，以避免脓毒血症等全身感染的发生。
>
> 2. 正确哺乳、及时排空乳汁是预防乳腺炎的有效护理措施。

13

第二节 乳腺囊性增生病

乳腺囊性增生病是乳腺组织的良性增生，常见于中年妇女。本病的发生与内分泌失调有关。主要表现为周期性乳房胀痛和肿块。主要以观察和药物治疗为主；病理检查证实有不典型上皮增生，则可结合其他因素决定手术治疗。

【常见护理诊断/问题】

慢性疼痛 与内分泌失调致乳腺实质过度增生有关。

【护理措施】

1. 减轻疼痛

（1）心理护理：解释疼痛发生的原因，消除病人的思想顾虑，保持心情舒畅。

（2）用宽松乳罩托起乳房。

（3）按医嘱服用中药调理或其他对症治疗药物。

2. 定期复查和乳房自我检查，以便及时发现恶性变。

第三节 乳房良性肿瘤

临床上最常见的乳房良性肿瘤是乳腺纤维腺瘤，其次为乳管内乳头状瘤。雌激素是乳腺纤维腺瘤的刺激因子，临床表现主要为乳房肿块，好发于乳房外上象限，约75%为单发。肿块质似硬橡皮球的弹性感，表面光滑，易推动，增长缓慢。乳管内乳头状瘤多见于经产妇，40～50岁多见。乳头溢液为主要临床表现。常用辅助检查有乳腺B超、乳管内镜检查、乳腺导管造影等。乳房良性肿瘤有6%～8%的恶变率，确诊后手术治疗为主。由于妊娠可使肿块迅速增大，妊娠前、后发现的乳腺纤维腺瘤一般都应行手术切除。手术切除的肿块必须常规作病理学检查。

【常见护理诊断/问题】

1. 知识缺乏：缺乏乳腺纤维腺瘤、乳管内乳头状

13

诊治的相关知识。

2. 焦虑　与担心乳腺纤维腺瘤、乳管内乳头状瘤可能恶变有关。

【护理措施】

1. 告知病人乳腺纤维腺瘤、乳管内乳头状瘤的病因、预防、治疗及预后相关知识，解除顾虑。

2. 未行手术者，告知乳房自检的方法和时机，门诊随访，定期复查；肿块明显增大者及时就诊，及时治疗。

3. 行手术切除术者，保持伤口敷料清洁干燥，促进伤口愈合良好。

关键点

1. 乳房良性肿瘤病人定期随访，以便早期发现、早期诊断、早期治疗。

2. 若出现乳头溢液，尤其为血性液体，或者肿块迅速增大者，及时就诊。

13

第四节　乳　癌

乳癌是女性发病率最高的恶性肿瘤之一。病因尚不清楚，目前认为与激素（雌酮、雌二醇）、家族史、月经史、婚育史、乳腺良性疾病、饮食、营养、环境、生活方式等有关。早期表现为患侧乳房无痛、单发小肿块、质硬、表面不光滑、边界不清；随着肿瘤增大，累及乳房 Cooper 韧带、乳腺淋巴管及乳管时，可出现"酒窝征""橘皮征"、乳头内陷等。晚期癌肿可侵入胸筋膜、胸肌，肿块固定，出现卫星结节、铠甲胸，癌肿处皮肤破溃形成溃疡，伴有恶臭。常用辅助检查包括钼靶 X 线、B 超、磁共振等。活组织病理学检查是明确乳癌诊断的主要方法。处理原则：乳癌的治疗以手术为主，辅以化疗、放疗、内分泌及生物靶向治疗等。

【护理评估】

（一）术前评估

1. 健康史

（1）个人情况：病人的年龄、职业、居住地、月经史、婚育史、哺乳史、饮食习惯、生活环境等；

（2）既往史：病人既往有无乳腺良性肿瘤史；

（3）其他：病人有无乳癌家族遗传史，有无肥胖或营养过剩等。

2. 身体状况

（1）乳房外形和外表：双侧乳房的形状、大小是否对称，乳房皮肤有无红、肿、隆起或凹陷、有无橘皮样改变，有无乳头乳晕糜烂；

（2）乳房肿块：肿块大小、质地、活动度，边界是否清楚；

（3）锁骨上或下、腋窝及全身淋巴结有无肿大，有无肺、骨和肝转移征象；

（4）全身营养情况及心、肺、肝、肾等重要脏器的功能状态；

（5）影像学和其他检查有无异常。

3. 心理社会状况

（1）病人因乳癌产生的各种不良心理反应；

（2）病人是否了解乳癌的各种治疗方法；

（3）病人及家属的心理承受能力，是否担心手术治疗效果及疾病预后。

（二）术后评估

1. 麻醉及手术方式；

2. 术后伤口和皮瓣愈合情况，肢端血运循环情况；

3. 有无皮下积液、皮瓣坏死、上肢淋巴水肿等并发症发生；

4. 患肢功能锻炼计划实施情况及患肢功能的恢复情况。

【常见护理诊断/问题】

1. 自我形象紊乱　与术前乳房外形改变，术后乳房缺失和瘢痕形成有关。

2. 有组织完整性受损的危险　与留置引流管、患侧上肢淋巴液引流不畅、头静脉、腋静脉被结扎、静脉栓塞或感染有关。

3. 知识缺乏：缺乏有关术后功能锻炼的知识。

【护理目标】

1. 病人能够主动应对自我形象的改变。

2. 病人手术创面愈合良好，患侧上肢肿胀减轻或消失。

3. 病人知晓患肢功能锻炼相关知识并能正确进行功能锻炼。

【护理措施】

(一) 手术治疗病人护理

1. 术前护理

(1) 心理护理：病人面对恶性肿瘤的威胁、不确定的疾病预后、乳房外形的改变、担心形象改变影响夫妻生活等问题，承受着巨大的心理压力，易出现不同程度的焦虑、恐惧、抑郁等心理状况。因此，对不同年龄、性格和文化程度的病人，给予相应的心理辅导；鼓励病人表达内心的感受，针对性的做好心理疏导；讲解手术的重要性和必要性，并邀请术后疗效较好者讲解亲身经历，促使进一步认识治疗的重要性，帮助病人度过心理调适期；告知病人乳房重建相关知识，增加恢复信心。同时做好家属的沟通工作，并取得丈夫的理解、支持及关心，帮助丈夫接受妻子术后乳房外形改变的事实。

(2) 终止妊娠或哺乳：妊娠期及哺乳期乳癌病人应立即停止妊娠或哺乳。

(3) 术前准备：除常规准备外，乳头内陷者注意局部清洁；乳房皮肤溃疡者，每日换药至创面好转；需植皮者做好供皮区皮肤准备。

2. 术后护理

(1) 病情观察：监测生命体征变化，观察伤口敷料渗血、渗液情况，并做好记录。

(2) 体位与活动：术后麻醉清醒，生命体征平稳后

13

予半卧位，有利于呼吸和引流。鼓励病人早期下床活动。

（3）伤口护理

①有效包扎：手术部位予弹力绷带加压包扎，使皮瓣紧贴胸壁，防止积气积液。包扎松紧度一般以能容纳一指、不影响病人呼吸及局部血运为宜。包扎期间告知病人不能自行松解绷带，若绷带脱落，及时重新包扎；瘙痒时不能将手指伸入敷料抓挠。包扎一般维持7~10日。

②密切观察患肢远端的血液循环：若发现病人手指麻木、皮肤发绀、皮温降低，动脉搏动不能扪及等情况，提示腋窝血管受压、血运受阻，应及时调整绷带松紧度。

（4）引流管护理：乳癌根治术后，皮瓣下常规放置引流管并接负压引流，以便及时、有效地吸出残腔内的积血、积液，以利皮瓣愈合。

要点：

①保持有效负压：观察连接管是否连接紧密，保持负压吸引的压力大小适宜。若负压过低，不能有效引流，易引起皮下积血、积液；负压过高，引流管瘪陷，引流不畅。

②妥善固定引流管：引流管长度适宜，卧床时固定在床旁，起床活动时固定于上衣，防止导管滑脱。

③保持引流管通畅：防止其受压、扭曲和脱出。定时由近心端向远心端挤压引流管，防止积血、积液堵塞引流管。

④观察引流液的量、颜色及性状：术后1~2日，引流出血性液体约50~200ml，之后颜色逐渐变淡，引流量逐渐变少。

⑤拔管：术后4~5日，若引流液转为淡黄色、引流量每日少于10~15ml，创面与皮肤贴合紧密，手指按压伤口周围皮肤无空虚感，则可考虑拔管。

（5）患肢功能锻炼：由于乳癌根治术切除了胸肌、筋膜、皮肤，并作腋窝淋巴结清扫、淋巴管结扎，术后患侧肩关节活动明显受限制，易发生冰冻肩、肢体活动功能障碍以及患侧上肢水肿等并发症。合理的功能锻炼可增强肌肉力量，最大限度的恢复病人肩关节活动幅度。

13

术后应鼓励并协助病人进行早期肢体功能锻炼。

要点：

①术后 24 小时内：活动手指及腕部，作伸指、握拳、屈腕等锻炼。

②术后 1~3 日：进行上肢肌肉等长收缩，利用肌肉泵作用促进血液及淋巴液的回流；可用健侧手臂或在他人协助下进行患肢屈肘、伸臂等锻炼，逐步过渡到肩关节小范围前屈、后伸运动（前屈小于 30°，后伸小于 15°）。

③术后 4~7 日：练习患侧手触摸对侧肩和同侧耳郭等锻炼。鼓励病人坐起，用患侧手洗脸、刷牙及进食等。

④术后 1~2 周：术后 1 周病人无皮瓣积液、伤口愈合良好的情况下，做肩关节活动，以肩部为中心，前后摆臂。术后 10 日左右皮瓣与胸壁黏附牢固，循序渐进地抬高患肢（将患侧肘关节伸屈、手掌置于对侧肩，直至患侧肘关节与肩平）、手指爬墙（每日标记高度，逐渐增加幅度，直至病人手能高举过头）、摇绳、梳头等运动。

注意：指导病人作患肢功能锻炼时应注意锻炼的内容和活动量应根据病人的实际情况而定，一般每日 3~4 次，每次 10~20 分钟为宜；应循序渐进、逐渐增加活动量；术后 7~10 日内不外展肩关节，不以患侧肢体支持身体，以防皮瓣移动而影响创面愈合。

3. 并发症的观察和护理

（1）皮下积液和皮瓣坏死

观察：皮瓣血运循环情况，包括皮瓣颜色、温度、毛细血管充盈度，并做好记录。正常皮瓣皮温较健侧略低，颜色红润，与胸部紧贴。若皮瓣颜色变成青紫、暗红、发黑或苍白等，考虑血液循环障碍；若皮瓣触及波动感考虑皮下积液。

护理：一旦发生，安慰病人，及时报告医生，并协助处理。

（2）患侧上肢淋巴水肿

观察：术后密切观察病人患侧肢体的臂围、活动度等，及早发现上肢淋巴水肿的发生。

注意：重视病人的主观感受，病人出现肢体肿胀、疼痛、麻木、发沉、发紧的感觉、肢体活动受限、衣服和首饰舒适性改变时要警惕有无淋巴水肿的发生。

护理：

①饮食指导：进食低盐、高蛋白、易消化饮食，保持理想体重，避免吸烟饮酒。

②保护患肢：保持局部皮肤清洁干燥；避免患侧上肢受压及长时间下垂；避免对患肢盲目用力按摩或过热、过冷的外敷刺激；不用患肢提重物或进行过度的推、拉等动作；平卧时患侧上肢下方垫软枕抬高 10°～15°，肘关节轻度屈曲，半卧位时屈肘 90°，放于胸腹部，下床活动时用健侧手将患侧上肢抬高于胸前，以促进患侧上肢静脉和淋巴回流。

③避免损伤：禁止在患肢抽血、静脉注射、输血、输液、测血压；避免佩戴过紧的首饰、手表；避免外伤、蚊虫叮咬，局部有感染者，及时应用抗菌药物。

④促进肿胀消退：病人出现患肢肿胀时，抬高患肢，可佩戴弹力袖套或予弹力绷带包扎，以减轻淋巴水肿。

（二）内分泌治疗的护理

乳癌是与雌激素关系密切的肿瘤，内分泌治疗已成为乳癌治疗的重要组成部分，可以显著提高雌激素受体阳性病人的无病生存率和总体生存率。服药周期为5～10年。治疗期间应做好药物相关副作用的观察及护理。

1. 提高服药依从性　向病人讲解内分泌治疗的目的及意义，强调坚持服药的重要性，避免间歇服药。

2. 药物副作用的观察与护理

（1）肌肉和关节疼痛：此症状出现的时间不等、轻重不等。做好解释工作，必要时可适当予以非甾体类药物（如西乐葆等）对症治疗。

（2）骨质疏松：雌激素降低可引起骨质疏松。用药期间定期检测骨密度，指导病人适当地摄取钙质和维生素 D，规律运动如散步、骑自行车等。

（3）雌激素降低相关症状：表现为潮红、潮热、性欲下降、阴道干燥等。潮红与潮热同时出现，多在黄昏或夜间，活动、进食等热量增加的情况下或情绪激动时容易发生；个别病人还会出现情绪的变化。告知病人这是药物反应，停药后反应消失，消除顾虑。

（4）子宫内膜增厚：定期检查子宫内膜情况。内膜增厚者或出现不规则阴道流血者必须行诊断性刮宫，了解子宫内膜有无病变。

【健康教育】

1. 伤口保护　保持伤口清洁、干燥，特别是夏季，避免大量出汗。伤口愈合后局部会出现痒，切忌抓捏。沐浴时应注意水温，防止烫伤或冻伤。

2. 保护患肢　避免患肢提重物或过度的推、拉等动作，继续进行患肢功能锻炼。

3. 避孕　术后5年内避免妊娠，防止乳癌复发。

4. 义乳　在专业人士的指导下佩戴义乳。出院后早期佩戴无重量义乳，有重量义乳在伤口一期愈合后佩戴。义乳的外形与重量选择要接近健侧乳房。

5. 坚持放疗、化疗　放疗期间注意保护照射野皮肤，出现放射性皮炎应及时就诊。化疗期间定期复查血常规、肝、肾功能。放化疗期间，机体抵抗力下降，避免到公共场所，减少感染机会。

6. 乳房修复重建术后自我护理

（1）佩戴运动型胸衣（无钢托）为宜，起塑形作用，避免肌瓣因重力作用下垂和固定缝线松脱；

（2）术后1周根据乳房伤口愈合情况，按摩重建乳房和周围皮肤。以乳头为中心，用指腹从近端向远端轻轻按摩移植乳房；

（3）腹直肌重建术后病人术后3个月内用腹部运动腹带，避免做增加腹内压的运动，保持前倾姿势，以防止腹疝形成。

7. 乳房自我检查　定期做自我检查有助于早期发现乳房病变，20岁以上的妇女，特别是高危人群应每月进行自我检查。乳癌术后病人也应每月自查1次。检查时间在月经周期 7～10 日，或月经结束后 2～3 日，绝经后的病人每月固定 1 日进行自我检查。40 岁以上女性或乳癌术后病人每年进行 1 次乳腺钼钯或乳房 B 超检查。乳房自查方法：

（1）视诊：站在镜前取各种姿势，观察乳房大小是否对称，外形有无改变，有无局部隆起、凹陷及橘皮样改变；乳头有无凹陷、回缩及抬高等。

（2）触诊：取仰卧位或侧卧位，肩下垫软薄枕或将手臂置于头下，用示指、中指及环指指腹对乳房进行环形触诊，触诊从乳房外上、外下、内上、内下象限依次进行，然后触诊乳头、乳晕，最后检查腋窝有无肿块，发现异常，及时就诊。

8. 随访 2 年内每 3 个月随访一次，2 年后每半年随访一次，5 年后每年随访一次直至终生。

【护理评价】

1. 病人焦虑、恐惧是否缓解，情绪是否稳定，病人及家属是否能够接受手术所致的乳房外形改变。

2. 病人创面愈合情况，是否出现感染征象，患肢是否肿胀，肢体功能是否障碍。

3. 病人是否知晓术后患肢功能锻炼的知识与方法。

关键点

1. 定期乳房检查（乳房自查，乳腺钼钯或乳房 B 超检查）有助于早期发现乳房病变。

2. 术后伤口引流管护理恰当，可有效避免皮下积液、皮瓣坏死等并发症发生。

3. 乳癌根治术后，早期、长期进行患肢功能功能锻炼，可有效预防患肢淋巴水肿、冰冻肩、肢体活动功能障碍等并发症发生。

4. 妊娠可能导致乳癌复发和转移，尤其是高危复发风险者，应在医生指导下计划妊娠。

（陈肖敏）

第十四章

胸部损伤病人的护理

第一节　肋骨骨折

　　肋骨骨折是指暴力直接或间接作用于肋骨，使肋骨的完整性和连续性中断，是最常见的胸部损伤。其中第4～7肋骨长而薄，最易折断。多数肋骨骨折常因外来暴力所致，部分肋骨骨折见于恶性肿瘤发生肋骨转移的病人或严重骨质疏松者。主要临床表现为骨折部位疼痛，当深呼吸、咳嗽或转动体位时疼痛加剧；部分病人可因肋骨骨折出现咯血，并可有不同程度的呼吸困难、发绀或休克等；体查：受伤胸壁肿胀，局部明显压痛，甚至有骨摩擦音；多根多处肋骨骨折者，伤处可见反常呼吸。胸部X线和CT检查可显示肋骨骨折断裂线和断端错位。肋骨骨折的处理原则：固定胸廓、处理反常呼吸、有效镇痛、建立人工气道、预防感染、处理并发症等；开放性肋骨骨折还需及时清创、固定，胸腔闭式引流术等。

　　【常见护理诊断/问题】

　　1. 气体交换障碍　与肋骨骨折导致的疼痛、胸廓运动受限、反常呼吸运动有关。

　　2. 急性疼痛　与胸部组织损伤有关。

　　3. 潜在并发症：肺部感染和胸腔感染。

【护理措施】

（一）现场急救

对于严重肋骨骨折，胸壁软化范围大，出现反常呼吸且危及生命的病人，应协助医生采取紧急措施给予急救，促进患侧肺复张。

原则：维持呼吸道通畅，有效镇痛，并迅速转运。

要点：

1. 胸部有开放性伤口者：即用干净的棉布或毛巾盖住伤口，并加压包扎、固定肋骨骨折断端。

2. 多根多处肋骨骨折者：用厚棉垫加压包扎，以减轻或消除反常呼吸。

应用宽布或宽胶带围绕胸腔半径包扎固定，防止再受到伤害，并迅速请医生处理。

3. 合并气胸、血胸者：应急救处理后立即转运。

（二）非手术治疗的护理

1. 保持呼吸道通畅

（1）及时清理呼吸道分泌物：指导与鼓励病人深呼吸，有效咳嗽、咳痰；鼓励病人咳出分泌物和血性痰，必要时给予雾化吸入。

（2）咳痰无力、不能有效排痰者，予以电动吸痰或纤维支气管吸痰；如出现呼吸衰竭，应实施气管插管或切开。

（3）根据病情给予吸氧。

2. 减轻疼痛

（1）继续应用胸带妥善固定胸部：根据病人情况选择胸带的型号；将胸带围绕胸部固定于骨折处，减少肋骨骨折，减轻疼痛。松紧度以病人能耐受为宜。

（2）药物止痛：评估疼痛程度，根据具体情况进行药物阶梯镇痛。

（3）保护患侧胸壁：协助或指导病人咳嗽、咳痰时用双手按压患侧胸壁，以减轻疼痛。

3. 病情观察　密切观察生命体征、神志、呼吸型态及频率，胸腹部活动情况，监测血氧饱和度；观察病人有无皮下气肿、咯血等情况，若有异常，及时报告医生并协助处理。

4. 心理护理　耐心向病人讲解肋骨骨折有关知识及治疗措施，消除病人的紧张、焦虑心理，使病人有安全感，树立信心，主动配合治疗。

5. 活动锻炼　骨折初期应避免频繁的翻身及起床活动，防止血气胸的发生；避免患侧翻身；随着骨折的愈合可逐步增加活动量，先床上活动，再床边活动，下床活动。

注意：下床活动时动作轻柔，并使用胸带固定胸部骨折部位。

（三）手术治疗的护理

1. 术前护理　协助做好术前检查，术前常规准备。

2. 术后护理

（1）病情观察

①密切观察呼吸、血压、脉搏及血氧饱和度的变化，观察胸部活动情况，及时发现有无呼吸困难或反常呼吸；

②观察切口敷料是否整洁，有无渗出，如有异常及时通知医生并协助处理；

③观察伤口引流液的颜色、量和性状。

（2）感染的观察与预防

①肺部感染

观察：监测体温、呼吸情况，痰液的量及性状。

护理：协助并鼓励病人深呼吸，有效咳嗽、咳痰，以减少肺部并发症；保持敷料清洁干燥。

②胸腔感染：密切观察体温，若体温超过 38.5℃ 且持续不退，遵医嘱合理应用抗菌药物，保持胸腔闭式引流管通畅。

【健康教育】

1. 饮食指导

（1）骨折初期病人食欲及胃肠功能降低，饮食应以清淡开胃、易消化、易吸收食物为主，如蔬菜、蛋类、豆制品、鱼汤、瘦肉等，避免油炸、辛辣、油腻的食物；

14

（2）骨折愈合期，病人可进食高营养，并富含钙、磷、铁等矿物质的食物；

（3）忌食辛辣、生冷食物，以防助湿生痰；禁烟酒。

2. 活动　出院后3个月内不可进行剧烈的活动，不可提重物，避免频繁向患侧翻身及对抗性运动。

3. 服药　遵医嘱按时用药，服药时徐徐咽下，避免剧烈呛咳，影响骨折处愈合。

4. 定期复查　3个月后行胸部 X 线检查，观察骨折愈合情况；如有不适，随时就诊。

关键点

1. 保持呼吸道通畅和有效镇痛可有效预防肺部感染的发生。

2. 病人应避免卧向患侧，活动时使用胸带固定，防止肋骨断端移位刺破肺组织。

3. 多根多处肋骨骨折者，控制反常呼吸非常重要。

第二节　气　胸

胸膜腔内积气称为气胸。根据气胸的性质，可分为闭合性气胸、开放性气胸和张力性气胸。气胸的形成多由于肺组织、气管、支气管、食管破裂，空气逸入胸膜腔，或因胸壁伤口穿破胸膜，外界空气进入胸膜腔所致。闭合性气胸临床表现为轻者胸闷、胸痛，重者出现呼吸困难；开放性气胸主要表现为明显的呼吸困难、口唇发绀、鼻翼扇动，重者伴休克症状；张力性气胸主要为严重或极度呼吸困难、烦躁、意识障碍、大汗淋漓、发绀、休克，甚至窒息。主要辅助检查为胸部 X 线，显示胸腔积气，肺萎陷纵隔移位等表现。处理原则：气胸以抢救生命为首要原则。处理措施主要包括非手术治疗（封闭胸壁开放性伤口，胸腔穿刺术或胸腔闭式引流术、防治感染等），及手术和手术治疗（胸腔镜下肺修补术或开胸手术）。

【护理评估】

（一）术前评估

1. 健康史

（1）个人情况：病人的年龄、性别、职业、居住地、生活习惯、经济状况、社会文化背景等。

（2）受伤史：了解受伤经过与时间、受伤部位、暴力大小，有无恶心、呕吐、昏迷等；是否接受过处理。

（3）其他：既往有无外伤史、胸部手术史、用药史、过敏史等。

2. 身体状况

（1）受伤的部位、性质，有无肋骨骨折；

（2）有无开放性伤口；

（3）有无反常呼吸，气管位置是否偏移；

（4）有无口唇发绀、颈静脉怒张及皮下气肿；

（5）呼吸困难的程度，是否伴有活动后加重；

（6）有无意识障碍或休克；

（7）影像学检查有哪些异常发现。

3. 心理社会状况

（1）病人与家属是否焦虑与恐惧，是否担心气胸的预后。

（2）病人及家属是否了解气胸的治疗方法。

（二）术后评估

1. 麻醉及手术方式，术中出血、补液、输血情况；

2. 生命体征是否平稳；

3. 胸腔闭式引流管的通畅情况，引流液的颜色、性质及量；

4. 有无出血、感染等并发症发生。

【常见护理诊断/问题】

1. 气体交换障碍　与胸部损伤、疼痛、胸廓活动受限或肺萎陷有关。

2. 疼痛　与组织损伤有关。

3. 潜在并发症：出血、切口感染，胸腔感染，肺部感染。

【护理目标】

1. 病人能维持正常的呼吸功能，呼吸平稳。

2. 病人疼痛得到有效控制，自述疼痛减轻。

3. 病人未发生并发症或并发症被及时发现与处理。

【护理措施】

（一）紧急救治

1. 闭合性气胸　小量气胸不需要处理，但应注意观察其发展变化；中大量气胸，应行胸膜腔穿刺抽尽积气以减轻肺萎陷。必要时行胸腔闭式引流术，排出积气。

2. 开放性气胸　封闭胸壁伤口，使之成为闭合性气胸，阻止气体继续进入胸腔。使用无菌敷料如纱布、棉垫或因地制宜利用身边清洁器材如衣物、塑料袋等在病人呼气末封盖伤口，加压包扎，并迅速转送至医院。

3. 张力性气胸　迅速排气减压。立即协助医生迅速在患侧锁骨中线与第 2 肋间连线处，用粗针头行胸腔穿刺排气减压或胸腔闭式引流术。

（二）非手术治疗的护理

1. 保持呼吸道通畅　病人病情平稳给予半卧位，以利于呼吸；协助和鼓励病人有效咳嗽、咳痰，及时清理口腔及呼吸道分泌物，保持呼吸道通畅。

注意：对于痰多黏稠、咳痰无力者，遵医嘱给予祛痰药物、超声雾化吸入，以稀释痰液利于排出，必要时鼻导管吸痰。对于不能有效排痰或呼吸衰竭者，应给予气管插管或气管切开给氧、吸痰，或用呼吸机辅助呼吸。

2. 减轻疼痛　协助或指导病人咳嗽、咳痰时，用双手按压患侧胸壁，以减轻伤口震动产生疼痛；必要时遵医嘱应用止痛药。

3. 病情观察　观察生命体征及意识变化；观察病人呼吸型态、频率和幅度；有无呼吸困难和缺氧等症状；

14

有无气管移位或皮下气肿情况；是否发生低血容量性休克等。

4. 预防感染 对于开放性损伤者，遵医嘱应用破伤风抗毒素及抗菌药物；保持引流管的密闭，严格执行无菌操作技术。

（三）手术治疗的护理

1. 术前护理

（1）解释：向病人及家属解释胸腔闭式引流的方法、效果及配合要求。

（2）输液管理：病情危重，有胸腔内器官、血管损伤出血或呼吸困难不能缓解的病人除做好手术准备外，还要遵医嘱输血、补液并详细记录液体出入量，避免输液过快、过量而导致肺水肿的发生。

（3）术前准备：按术前常规。急诊手术者迅速作好备皮、配血等准备。

2. 术后护理

（1）病情观察：密切观察病人生命体征，给予心电监测并详细记录。

（2）呼吸道管理：及时清除呼吸道分泌物，保持呼吸道通畅。

要点：

①协助病人坐起叩背，有效咳嗽咳痰；

②鼓励病人做深呼吸运动，促使肺扩张，预防肺不张或肺部感染等并发症的发生；

③实施气管插管或气管切开呼吸机辅助呼吸者，作好呼吸道管理，包括湿化气道、吸痰及保持管道通畅，以维持有效气体交换。

（3）胸腔闭式引流护理：术后留置胸腔闭式引流管，主要是排出胸腔内积气和积液。

要点：

①保持管道密闭性：引流管周围应用油纱布严密包盖；随时检查引流装置是否密闭及引流管有无脱落；水封瓶长玻璃管没入水中 3~4cm，并始终保持直立。

14

注意：若引流管从胸腔滑脱，立即用手捏闭伤口处皮肤，若引流瓶损坏或引流管连接处脱落，立即用双钳夹闭胸壁引流导管，并更换引流装置；更换引流瓶或搬动病人时，用止血钳双向夹闭引流管，防止空气进入胸膜腔，放松止血钳时，先将引流瓶安置低于胸壁引流口平面的位置；病人平卧时引流瓶低于胸壁引流口平面60～100cm，下床活动时引流瓶低于膝关节以下，防止瓶内液体逆流入胸膜腔。

②严格无菌技术操作，防止逆行感染：保持引流装置无菌，定时更换引流装置，并严格遵守无菌技术操作原则。胸壁引流口处敷料清洁、干燥，一旦渗湿，及时更换。

③维持引流通畅：定时挤压引流管，防止受压、扭曲、打折或阻塞；密切观察水封瓶长玻璃管中水柱波动幅度情况，以判断引流是否通畅，正常水柱波动范围为4～6cm。若水柱波动过大，提示可能存在肺不张；若水柱无波动，提示引流管不通畅或肺已经完全扩张。

注意：若病人出现气促、胸闷、气管向健侧偏移等肺受压症状，提示血块阻塞引流管，积极采取措施，通过捏挤或使用负压间断抽吸引流瓶中的短玻璃管，促使其通畅，并立即通知医生处理。

④观察并记录引流液的颜色、量及性状。

⑤拔管：一般置管48～72小时后，引流瓶内无气体逸出或引流液颜色变浅、24小时引流液量＜50ml、脓液＜10ml、胸部 X 线显示肺复张良好，病人无呼吸困难或气促，可考虑拔管。

拔管方法：协助医生拔管，嘱病人先深吸一口气，在吸气末迅速拔管，并立即用凡士林纱布和厚敷料封闭胸壁伤口，包扎固定。

拔管后观察：拔管后24小时内，应注意观察病人是否有胸闷、呼吸困难、发绀、切口漏气、渗液、出血和皮下气肿等。

（4）肺功能锻炼：目的是让肺叶充分复张，以增加肺活量，提高肺功能。方法：用均衡而持续的力量做深呼吸达到最大吸气量时，再慢慢均匀呼出（如吹气球训练）。每日 4～5 次。锻炼应早期进行并循序渐进，避免过度劳累。

（四）术后并发症的观察与护理

1. 切口感染

观察：切口有无红、肿、热、痛等炎症表现及引流口处有无渗出液。

护理：保持切口敷料完整、清洁、干燥；如有渗血渗液，及时更换；切口感染者，及时报告医生并协助处理。

2. 肺部感染和胸腔内感染

观察：观察体温、局部伤口、全身情况变化及痰液性状。如病人出现畏寒、高热或咳脓痰等感染征象，应警惕感染可能。

护理：遵医嘱合理使用抗菌药物，并保持引流通畅。

【健康教育】

1. 应戒烟酒。

2. 少食刺激性食物，增加营养，保持适量水分摄入。

3. 避免着凉、感冒，尽量少去公共场所。

4. 活动　坚持肺功能锻炼；避免剧烈咳嗽、打喷嚏或大笑；3 个月内避免剧烈活动或重体力劳动，特别是需要屏气的活动，如提重物、打球、跑步、游泳、潜水等。

5. 复查　定期行胸部 X 线检查。如有胸闷、气短、胸痛，及时就诊。

【护理评价】

1. 病人呼吸功能是否恢复正常，是否有呼吸困难、气促、发绀等。

2. 病人疼痛是否减轻或消失。

3. 病人并发症是否得到有效预防或处理。

14

关键点

1. 保持胸腔闭式引流管的通畅，及时排出胸腔内积气及积液，可有效预防肺不张。

2. 保持胸腔闭式引流管道的密闭性，在更换引流瓶及搬动病人时应用双钳夹闭引流导管并妥善固定。

第三节　血　胸

血胸是指胸膜腔积血。血胸与气胸可同时存在，称为血气胸。血胸多由胸部损伤所致，肋骨断端或利器损伤胸部均可能刺破肺、心脏、血管而导致胸膜腔积血。血胸的临床表现与出血量、速度和个人体质有关。小量血胸（成人≤0.5L）可无明显症状；中量（0.5～1.0L）和大量（>1.0L）血胸，特别是急性出血时，可出现低血容量性休克表现，同时伴有呼吸急促、肋间隙饱满、气管健侧移位、呼吸音减低或消失等胸腔积液的表现。胸部 X 线检查，小量血胸仅显示肋膈角消失；大量血胸时，显示胸膜腔大片阴影，纵隔移向健侧；胸膜腔穿刺抽出血性液体可明确诊断。主要处理原则包括胸腔穿刺抽除积血、胸腔闭式引流；进行性血胸者，需立即开胸探查、止血等。

【常见护理诊断/问题】

1. 外周组织灌注无效　与失血引起的血容量不足有关。

2. 气体交换障碍　与肺组织受压有关。

3. 潜在并发症：感染。

【护理措施】

（一）现场急救

胸部有较大异物者，不宜立即拔除，以免出血不止。

14

（二）术前护理

1. 病情观察

（1）严密监测生命体征，尤其注意呼吸形态、频率及呼吸音变化，有无缺氧征象；有伤口者，观察有无渗血，有无气体进出伤口；

（2）观察胸腔闭式引流液颜色、量及性状。

注意：若每小时引流量超过200ml并持续3个小时以上、引流出的血液很快凝固，持续脉搏加快，血压降低，补充血容量后血压仍持续下降，则提示有活动性出血的可能，应积极做好开胸手术的术前准备。

2. 维持有效循环血量和组织灌注量：建立静脉通路，积极补充血容量和抗休克；根据血压及心肺功能等控制补液速度。

3. 促进气体交换　观察呼吸型态、频率、呼吸音变化，有无缺氧征象；协助病人翻身、拍背、坐起、咳嗽、咳痰、指导其做深呼吸运动，有效清除呼吸道分泌物。

4. 抗感染　遵医嘱合理应用抗菌药物。

（三）术后护理

1. 病情观察监测生命体征及引流变化，若发现有活动性出血的征象，应立即报告医生并协助处理。

2. 维持呼吸功能

（1）根据病情给予鼻导管或面罩吸氧，观察血氧饱和度变化；

（2）若生命体征平稳，可取半卧位，以利呼吸；

（3）协助病人叩背、咳痰，有效清除呼吸道分泌物，保持呼吸道通畅，必要时给予吸痰；

（4）指导病人有效呼吸和深呼吸；

（5）因胸部伤口疼痛影响呼吸者，遵医嘱给予止痛药物镇痛。

3. 防治感染　密切观察体温、局部伤口和全身情况的变化。若发现感染征象，应遵医嘱合理应用抗菌药物，并鼓励病人深呼吸及有效咳嗽咳痰，预防肺部并发症；严格无菌技术操作，保持引流通畅，以防胸部继发感染。

14

【健康教育】

1. 活动与营养 指导病人合理休息，加强体育锻炼，增加机体免疫力和肺活量。加强营养，少食刺激性食物，保证水分的摄入，禁烟酒。

2. 预防呼吸道感染 注意保暖，避免着凉、感冒，尽可能少去公共场所；指导病人有效咳嗽咳痰，保持呼吸道通畅。

3. 复查 定期行胸部 X 线或 B 超检查，观察胸腔内积血排出及肺复张情况。如出现呼吸困难、高热等不适时随时就诊。

关键点

1. 胸腔闭式引流管引出血性液体每小时超过 200ml、持续 3 小时以上，并持续脉搏加快、血压下降，提示进行性血胸发生。

2. 补液时注意控制输液速度及输液量，防止发生急性肺水肿。

第四节 心脏损伤

心脏损伤分为钝性心脏损伤与穿透性心脏损伤。钝性心脏损伤多由胸前区撞击、减速、挤压、高处坠落、冲击等暴力所致。穿透性心脏损伤多由锐器或火器等穿透胸壁所致。钝性心脏损伤多发生于右心室。轻者无明显症状，中、重度挫伤可能出现胸痛、心悸、气促，甚至心绞痛等；穿透性心脏损伤的临床表现取决于心包、心脏损伤程度和心包引流情况。心脏破裂者，很快出现低血容量性休克，甚至死亡；病人出现心律失常、心力衰竭；因心脏压塞表现为 Beck 三联征［即静脉压增高，>15cmH$_2$O（1.47kPa），颈静脉怒张；心音遥远、脉搏微弱；脉压小，动脉压降低，甚至难以测出］。X 线检查有助于诊断，超声心动图检查可显示心脏结构和功能改变。钝性心脏损伤的处理原则为卧床休息、严密监护、补充血容量、吸氧、有效镇痛等；穿透性心脏损伤应立刻抗休克和手术抢救。

【常见护理诊断/问题】

1. 外周组织灌注无效　与心脏破裂和心脏及胸腔内出血、心律失常和心力衰竭有关。

2. 急性疼痛　与组织损伤有关。

3. 潜在并发症：胸膜腔与肺部感染。

【护理措施】

（一）急救

1. 疑有心脏压塞或失血性休克者，应协助医生立即行心包穿刺减压；

2. 快速输血、补液；

3. 尽快作好剖胸探查术前准备。

（二）术前护理

1. 补充血容量　迅速建立 2 条及以上静脉通路；在监测中心静脉压的前提下补充有效血容量；维持水、电解质及酸碱平衡。

2. 吸氧，保持呼吸道通畅。

3. 病情观察　严密监测生命体征、中心静脉压、尿量和血氧饱和度的变化；观察有无心脏压塞，Beck 三联征等表现。若病人血流动力学不稳定、心电图异常或实验室检查心肌标志物异常，宜转入 ICU 监护治疗。

注意：出现胸腔内活动性出血者，立即做好剖胸探查止血的准备。

4. 缓解疼痛　卧床休息；积极处理、包扎胸部伤口；遵医嘱给予麻醉镇痛药。

5. 抗感染　遵医嘱合理、足量、有效应用抗菌药物。

6. 术前准备　准备急救药品、物品；病人送往手术室途中应密切观察病情变化。

（三）术后护理与健康教育

见本章第二节气胸的相关内容。

14

关键点

1. 心脏损伤易致心脏压塞，应严密观察。一旦发生，应立即施行开胸手术。

2. 穿透性心脏损伤经抢救存活者，应重视对出院后病人的随访，及时发现和处理心脏内的残余病变，如创伤性室间隔缺损、心律失常等。

（李皎伦）

14

第十五章

脓胸病人的护理

脓胸是指脓性渗出液积聚于胸膜腔内的化脓性感染。按病理进程可分为急性脓胸和慢性脓胸。急性脓胸多为继发性感染，最主要的原发病灶在肺部；慢性脓胸多为急性脓胸诊治延误、处理不当转变而来。急性脓胸临床表现常有高热、脉搏增快、呼吸急促、食欲差、胸痛、乏力等，积脓较多者有胸闷、咳嗽、咳痰症状。慢性脓胸临床表现常有长期低热、食欲减退、消瘦、贫血、低蛋白血症等慢性全身中毒症状，有时可伴有气促、咳嗽、咳脓痰等症状。急性脓胸病人有白细胞计数和中性粒细胞比例升高，胸部 X 线显示肋膈角模糊或消失，胸腔穿刺抽出脓性液体即可确诊。急性脓胸的治疗原则为抗感染，支持治疗，排净胸膜腔积脓，促进肺复张，常用方法包括胸腔穿刺、胸腔闭式引流、脓胸廓清术；慢性脓胸的治疗原则为改善全身情况、消除病因、恢复肺功能等，多需手术治疗，目的是清除异物，消灭脓腔，尽可能保存肺功能。

【护理评估】

（一）术前评估

1. 健康史

（1）个人情况：病人的年龄、性别、职业、生活方式、吸烟和饮酒史等。

（2）既往史：既往有无呼吸道感染性疾病史、发病经过及诊治过程；有无高血压、糖尿病等。

2. 身体状况

（1）有无发热、胸痛、呼吸急促；

（2）有无咳嗽咳痰，痰量、颜色及性状；

（3）呼吸音是否减弱或消失，患侧胸部叩诊有无浊音；

（4）有无全身乏力、食欲减退、贫血、低蛋白血症等；

（5）血常规、胸部 X 线及脓液细菌培养有无异常发现。

3. 心理社会状况

（1）病人和家属对脓胸的认识、心理承受程度；

（2）病人有无焦虑、恐惧等异常情绪和心理反应。

（二）术后评估

1. 病人手术及麻醉方式、术中出血、补液、输血情况；

2. 病人生命体征、血氧饱和度是否平稳；

3. 有无发热、胸闷、呼吸浅快、发绀及肺部痰鸣音；

4. 胸腔引流管是否通畅，引流液及胸腔冲洗液的量、颜色与性状；

5. 有无出血、肺炎、肺不张、感染扩散等并发症发生。

【常见护理诊断/问题】

1. 气体交换受损　与脓液压迫组织、胸壁活动受限有关。

2. 急性疼痛　与炎症刺激有关。

3. 体温过高　与感染有关。

4. 营养失调：低于机体需要量　与营养摄入不足、代谢、消耗增加有关。

【护理目标】

1. 病人气体交换功能正常。

2. 病人自述疼痛减轻或消失。

3. 病人体温恢复正常。

4. 病人营养状况改善。

【护理措施】

（一）非手术治疗的护理

1. 饮食护理　给予牛奶、鸡蛋、瘦肉、豆制品、新鲜的蔬菜水果等高热量、高蛋白、富含维生素及易消化饮食，必要时给予静脉高营养治疗，静脉输注新鲜血、血浆或白蛋白。

2. 高热护理

（1）鼓励病人卧床休息，多饮水；

（2）保持口腔清洁及床单位、衣裤干燥整洁；

（3）必要时给予冰敷、乙醇擦浴等物理降温措施；

（4）遵医嘱应用退热及抗菌药物等。

3. 疼痛护理　评估病人疼痛程度，必要时遵医嘱给予镇静、镇痛处理。

4. 改善呼吸功能

（1）体位：取半卧位，有利于呼吸及引流；有支气管胸膜瘘的病人应取患侧卧位，避免脓液流向健侧。

（2）吸氧：根据病情选择吸氧方式及氧流量，一般为 2～4L/min。

（3）呼吸道管理

①指导病人深呼吸及有效咳嗽、咳痰；

②通过吹气球、使用呼吸功能训练器，促使肺充分膨胀；

③保持呼吸道通畅：痰液黏稠时给予雾化吸入；痰液较多者，协助病人排痰或体位引流；咳痰困难者，指压病人胸骨切迹上方气管刺激咳嗽咳痰，必要时进行电动吸痰或纤维支气管镜吸痰。

5. 心理护理　及时给予心理疏导，使病人保持良好心态。

（二）手术治疗的护理

1. 术前护理　协助做好术前检查，术前常规准备。

2. 术后护理

（1）病情观察：严密观察病人的体温、心率、呼

15

吸、血压及神志变化；注意观察病人的呼吸频率，有无呼吸困难及发绀等征象。

（2）防止反常呼吸：慢性脓胸行胸廓成形术后病人，术中切除与脓胸相应的数根肋骨，易造成胸壁软化部分塌陷。

①病人宜取术侧向下卧位，并用厚棉垫、胸带等加压包扎，包扎要松紧适度并随时检查和调整；

②根据肋骨切除范围，在胸廓下垫一硬枕或用 1 ~ 3kg 砂袋压迫防止反常呼吸。

（3）胸腔闭式引流术后护理

①保持引流通畅：因脓液黏稠易堵塞管道，宜选择直径较粗的引流管；引流管插入位置应在脓腔最低点，以利于脓液排出。若引流不畅、捏挤引流管无效时，可用温生理盐水加敏感抗菌药物进行冲洗，冲洗时保持速度、压力适当，并密切观察病人反应；

②密切观察引流液的颜色、量及性状；

③保持局部清洁，及时更换敷料；

④行胸膜纤维板剥脱术的病人术后易发生渗血，应及时发现活动性出血并处理。

（4）康复训练：胸廓成形术后病人易发生脊柱侧弯及术侧肩关节的活动障碍，故康复训练尤为重要。具体做法：取直立姿势，练习头部前后左右回转运动，练习上半身的前屈运动及左右弯曲运动等。

（三）术后并发症的观察与护理

1. 出血

观察：术后 2 ~ 3 小时胸腔引流量大于 100 ~ 200ml/h 且呈鲜红色，或病人出现血压下降、心率增快、尿量减少、烦躁不安且贫血貌，须警惕为出血。

护理：立即通知医生，遵医嘱应用止血药物，快速输血输液。必要时做好再次手术准备。

2. 肺炎、肺不张

观察：病人出现烦躁、胸闷、呼吸困难、不能平卧、体温升高、发绀等症状。

15

护理：术后早期鼓励病人咳嗽、咳痰，若有不适立即通知医生并协助处理，必要时吸痰或行气管切开吸痰。

3. 感染扩散

观察：病人出现持续高热，剧烈咳嗽，白细胞升高或出现全身中毒症状。

护理：做好高热护理；根据胸腔液或血培养结果和药敏试验结果，选择有效的抗菌药物控制感染，遵医嘱保证药物严格按时、按量应用。

【健康教育】

1. 疾病预防

（1）预防感染：劝导戒烟；注意口腔卫生；告知病人及时添加衣物，注意保暖，防止肺部感染。

（2）加强营养：给予新鲜蔬菜水果、瘦肉、鱼肉、蛋、奶等营养丰富饮食，增强机体抵抗力。

2. 活动锻炼 出院后1个月内避免剧烈运动，避免抬、举重物，避免屏气；保证充足睡眠，避免劳累；指导病人康复运动，进行力所能及的有氧锻炼，如太极拳、散步等。

3. 遵医嘱按时服药、复诊 定期复查肺功能，若有发热、胸痛等不适立即就医。

【护理评价】

1. 病人呼吸功能是否改善。

2. 病人疼痛是否减轻或消失。

3. 病人体温是否恢复正常。

4. 病人营养状况是否改善。

15

关键点

1. 积极排净胸腔积脓，保存与恢复肺功能是脓胸处理的关键。

2. 保持胸腔引流通畅是排净胸腔脓液、治愈脓胸的关键措施。

（周 敏）

第十六章

肺癌病人的护理

肺癌又称原发性支气管肺癌，指的是源于支气管黏膜上皮的恶性肿瘤。好发年龄大多在 40 岁以上，以男性多见。本病病因尚不明确，可能与吸烟、化学物质、空气污染、人体内在因素（如免疫状态、代谢活动、遗传）等有关。根据肺癌的起源部分可分为中心型和周围型。按病理类型，临床最常见的肺癌有小细胞癌和非小细胞癌。病人早期多无症状，随着肿瘤的增长，临床症状为咳嗽、血痰、胸痛、胸闷、发热等，最常见的症状为咳嗽，为刺激性干咳或少量黏液痰；晚期肿瘤病人除发热、体重减轻、食欲减退、乏力等全身症状外，还可出现癌肿压迫、侵犯邻近组织器官或远处转移的征象。主要辅助检查包括痰细胞学检查、影像学检查、纤维支气管镜检查等。处理原则：一般非小细胞癌以手术治疗为主，辅以化学治疗和放射治疗；小细胞癌则以化学治疗和放射治疗为主。手术方式主要有：肺楔形及局部切除术、肺段切除术、肺叶切除术、支气管（肺动脉）袖状成型肺叶切除术、气管隆嵴切除重建术和全肺切除术。

【护理评估】

（一）术前评估

1. 健康史

（1）个人情况：病人的性别、年龄、职业、婚姻状况，有无吸烟或被动吸烟史，吸烟的时间和数量等；

（2）既往史：病人既往有无其他部位肿瘤病史或手术治疗史；有无传染病病史；有无其他伴随疾病，如慢性支气管炎、肺心病、冠心病、糖尿病、高血压等；

（3）家族史：家庭中有无患肺部疾病、肺癌或其他肿瘤病人。

2. 身体状况

（1）有无刺激性咳嗽，有无咳痰，有无痰中带血或咯血，咯血的量、次数；

（2）有无呼吸困难、发绀、杵状指（趾）；

（3）有无疼痛、疼痛的部位和性质；

（4）营养状况如何，有无贫血、低蛋白血症；

（5）X线胸片、胸部 CT、各种内镜及实验室检查等有无异常发现。

3. 心理社会状况

（1）病人和家属对肺癌的知晓程度，有无焦虑、恐惧等异常情绪和心理反应；

（2）家属对病人的关心、支持程度，家庭对疾病治疗的经济承受能力。

（二）术后评估

1. 手术及麻醉方式、术中出血、补液、输血情况；

2. 病人是否清醒，生命体征、血氧饱和度是否平稳，有无胸痛、胸闷、呼吸浅快、发绀及肺部痰鸣音，有无咳嗽、咳痰及痰的性状；

3. 病人的活动能力、进食情况及有无贫血、低蛋白血症；

4. 伤口有无渗血、渗液，各引流管是否通畅，周围有无皮下气肿，引流量、颜色与性状等；

5. 病人呼吸功能训练情况，是否配合康复训练和早期活动；

6. 有无血胸、气胸、肺炎、肺不张、心律失常、支气管胸膜瘘、肺水肿等并发症的发生。

【常见护理诊断/问题】

1. 气体交换障碍　与手术、麻醉、肿瘤阻塞支气

16

管、肺膨胀不全、痰液潴留、肺换气功能不足等因素有关。

2. 营养失调：低于机体需要量　与肿瘤引起机体代谢增加、手术创伤等有关。

3. 焦虑、恐惧　与担心手术、疼痛、预后等因素有关。

4. 潜在并发症：血胸、气胸、肺炎、肺不张、心律失常、支气管胸膜瘘、肺水肿等。

【护理目标】

1. 病人气体交换功能正常。

2. 病人营养状况改善。

3. 病人自述焦虑、恐惧等情绪减轻或消失。

4. 病人未发生并发症或并发症被及时发现与处理。

【护理措施】

（一）术前护理

1. 饮食与营养支持　指导病人进食牛奶、鸡蛋、瘦肉、豆制品、新鲜的蔬菜水果等高蛋白、高热量、高维生素饮食。术前伴营养不良者，给予肠内或肠外营养，必要时输血、补充白蛋白。

2. 保证休息　咳嗽频繁及疼痛难忍者给予镇咳剂、止痛剂，以保证睡眠。

3. 呼吸道管理

（1）术前应禁烟2周以上。

（2）指导病人练习腹式深呼吸、有效咳嗽，练习使用呼吸训练器。

（3）痰液黏稠者给予雾化吸入或祛痰药物，支气管分泌物较多者，行体位引流。

（4）预防、控制感染：注意口腔卫生；合并感染者遵医嘱给予抗菌药物。

4. 大咯血的处理　发生大咯血时，确保呼吸道通畅，及时吸出积聚在口腔和呼吸道的血液，遵医嘱给予止血药、镇静剂等。

5. 心理护理　多与病人沟通，指导病人正确对待疾病，保持良好心态，减轻焦虑，增强战胜疾病的信心，尤其是大咯血病人加强心理支持，解除病人紧张情绪和恐惧心理。

（二）术后护理

1. 病情观察

（1）严密观察生命体征。应用心电监护监测生命体征，直至病情平稳。

（2）注意循环功能变化：严密观察肢端温度，甲床、口唇及皮肤色泽、末梢循环等。

（3）严密观察呼吸频率、幅度及氧饱和度。病人有无呼吸急促、发绀等缺氧症状。

2. 体位

（1）病人麻醉未醒取平卧位，头偏向一侧，以免呕吐物、分泌物吸入而窒息或并发吸入性肺炎。

（2）病人麻醉清醒、血压稳定后，逐渐改为半坐卧位，以利于呼吸和引流。

（3）一侧肺叶切除病人，若病情轻者，可取健侧卧位，以利于手术残余肺组织扩张；若病情较重、呼吸功能较差者，则取平卧位，禁止健侧卧位，避免肺组织受压而加重病情。

16

（4）肺段切除术或楔形切除术病人，应避免手术侧卧位，最好选择健侧卧位，以促进患侧肺组织扩张。

（5）全肺切除术病人，应避免过度侧卧，可采取半卧位或1/4侧卧位，以预防纵隔移位和压迫健侧肺而导致呼吸循环功能障碍。

（6）若有血痰或支气管瘘管，应取患侧卧位。

注意：避免采用头低足高仰卧位，以防因横膈上升而妨碍通气。若有休克现象，可抬高下肢或穿弹力袜，以促进下肢静脉血液回流。

3. 维持呼吸道通畅

（1）鼓励病人深呼吸及有效咳嗽、咳痰，每1~2小时1次。咳嗽时协助病人用手轻按手术切口，鼓励病人克服疼痛。

（2）痰液黏稠不易咳出者给予叩背、雾化吸入等措施，遵医嘱使用祛痰药物。

（3）吸痰：咳痰困难者，采取指压胸骨切迹上方气管刺激咳嗽咳痰，必要时吸痰。

注意：全肺切除术病人，因其支气管残端缝合处在隆凸下方，行深部吸痰时极易刺破，故操作时吸痰管进入长度以不超过气管的1/2为宜。

（4）常规给予吸氧，氧流量2～4L/min。

4. **维持体液平衡**　准确记录出入液量，严格掌握输液量和速度。特别是全肺切除病人更应控制钠盐摄入量，24小时补液量控制在2000ml以内，速度以20～30滴/分为宜。

注意：因肺组织可储存大量的血液，切除部分肺组织后会使得心脏前负荷增加，因此输液速度不宜过快，防止前负荷过重而导致急性肺水肿。

5. **维持胸腔引流管通畅**

（1）观察引流液量、颜色和性状：一般术后24小时内引流量小于500ml，颜色较深；之后引流量会每天减少，颜色变浅。

（2）观察水柱波动情况：水柱波动范围一般在4～6cm以内，若波动范围过大，要警惕肺不张；若水柱无波动，应警惕管道阻塞或受压。随着肺复张，水柱波动在术后2～3日会逐渐停止，属于正常现象。

（3）全肺切除病人的观察：保证胸腔引流管持续夹闭，密切观察病人的气管是否居中，有无呼吸或循环功能障碍，若移位立即通知医生。若气管明显向健侧移位，应间断开放引流管，缓慢引出适量液体，再及时夹闭。

注意：一侧全肺切除病人因两侧胸膜腔内压力不平衡，纵隔易向患侧移位，夹闭胸腔引流管可保证患侧胸膜腔有一定渗液，避免纵隔摆动、移位。

（4）肺上叶切除病人的观察：除常规闭式引流外，在患侧锁骨中线第二肋间放置一闭式引流，以引流气体为主，注意观察引流管中气体逸出情况。

（5）拔管：术后病人病情平稳，暗红色血性引流液逐渐变淡、无气体及液体引出，经胸片证实肺复张良好，且病人未出现胸闷、气促等症状，可拔除胸腔引流管。

6. 活动与康复功能锻炼

（1）鼓励病人早期活动，术后第 1 日，生命体征平稳后，鼓励及协助病人在床上坐起，坐在床边、双腿下垂或在床旁站立移步。

（2）术后第 2 日起，根据病人情况逐渐增加活动量，协助病人病区内活动，活动期间，应妥善保护病人的引流管，严密观察病人病情变化，出现头晕、气促、心动过速、心悸和出汗等症状时，立即停止活动。一般术后 3 日内蹲便易引起体位性低血压，应协助病人在床上使用便器或坐位排便。

（3）肺功能康复训练：嘱病人进行腹式深呼吸和有效咳嗽，练习吹气球和使用呼吸训练器，以促进肺膨胀。

（4）肢体功能锻炼：嘱病人坚持进行肩臂运动，如：抬臂、抬肩、手搭对侧肩部、举手过头或拉床带活动。活动和锻炼应循序渐进，避免过度疲劳。呼吸急促或胸痛时应立即停止，休息后若无缓解请及时通知医生。

（三）术后并发症的观察与护理

1. 血胸

观察：术后密切观察病人的生命体征，定时检查伤口敷料和引流管周围渗血情况，胸腔引流液的量、颜色及性状。当引流液突然增多（100～200ml/h）、呈鲜红色、有凝血块，病人出现烦躁、心率增快、血压下降、尿少等表现时，应考虑有活动性出血。

护理：立即通知医生，加快补液速度，尽快给予输血；遵医嘱给予止血药，保持胸腔引流管通畅，必要时做好开胸探查止血的准备。

2. 肺炎、肺不张　术后常见并发症，主要是由于术后无力、疼痛、不能有效咳嗽排痰，导致痰液滞留堵塞支气管引起。

观察：表现为烦躁、胸闷、不能平卧、心率增快、

16

体温升高、发绀等症状。

护理：肺炎与肺不张重在预防。术后早期鼓励病人深呼吸和咳嗽，协助排痰，痰液黏稠者予以雾化吸入，必要时行鼻导管深部吸痰，严重时可行气管切开，确保呼吸道通畅。

3. 气胸

观察：密切观察病人的呼吸变化及胸腔引流管气体逸出情况。术后气胸表现为胸闷、气促出现或突然加重，听诊肺泡呼吸音消失，胸腔引流管有气体逸出。

护理：保持胸腔引流通畅，及时将气体排出。

4. 心律失常 多与低氧血症、出血、水电解质酸碱失衡有关，特别是术前合并心血管疾病和行全肺切除术的病人更易并发心律失常。常见类型有心动过速、心房纤颤、室性或室上性期前收缩等。

观察：术后持续心电监护，密切观察心率、心律变化。观察病人是否出现心动过速、心房纤颤、室性或室上性期前收缩等表现。

护理：如有异常，立即通知医生，遵医嘱应用抗心律失常药物，观察药物疗效及不良反应，控制静脉输液量和速度。

5. 支气管胸膜瘘

观察：多发生于术后1周，表现为胸腔引流管持续引出大量气体，病人出现发热、刺激性咳嗽、咳出大量胸腔积液性质样痰液，瘘口较大可出现呼吸困难。可用亚甲蓝注入胸膜腔，病人咳出带有亚甲蓝的痰液即可确诊。可引起张力性气胸、皮下气肿、脓胸等，如从瘘孔吸入大量胸腔积液则会引发窒息。

护理：一旦发生，立即通知医生；嘱病人取患侧卧位，防止漏液流向健侧；应用抗菌药物以预防感染；保持胸腔引流管通畅。

6. 急性肺水肿

观察：临床表现为胸闷、呼吸困难、不能平卧、发绀、心动过速、咳粉红色泡沫样痰等。

护理：一旦发生，立即减慢输液速度，控制液体入量，滴速<20~30滴/分；给予50%乙醇湿化氧气吸入；保持呼吸道通畅；遵医嘱给予心电监护、强心、利尿、镇静及激素治疗，给予心理安慰，缓解病人的紧张情绪。

预防：严格维持体液平衡，控制液体速度和输入量。

【健康教育】

1. 加强营养　维持正常饮食，少食多餐，食物丰富多样、清淡、易消化、富有营养，以肉粥、鱼粥等各种粥类、汤类为主，配合水果、新鲜蔬菜，不吃或少吃辣椒等辛辣刺激性以及油炸、腥腻的食物，鼓励病人多饮水，使呼吸道黏膜湿润易于咳痰。

2. 重视呼吸道保养

(1) 戒烟：吸烟会增加支气管分泌物，引起或加重呼吸道炎症，是肺癌术后发生并发症的危险因素。嘱病人坚持戒烟、戒酒，避免吸入二手烟。

(2) 远离呼吸道刺激物：尽量远离烟、雾、烟尘与严重的空气污染，以免影响残肺肺功能。

(3) 预防感染：注意气候冷暖变化，避免感冒；少去人多的公共场所，防止交叉感染；注意口腔卫生，及时治疗牙周感染或口腔疾患。如果发生上呼吸道感染，应及时就医用药，彻底治疗，以免发生肺炎。

(4) 肺部手术后，支气管残端在愈合过程中可能会引起刺激性咳嗽，要及时将痰咳出。若咳嗽较为严重，影响休息，遵医嘱服用镇咳药物。

3. 遵医嘱按时服药、复诊

(1) 需进行放射治疗、化学治疗的病人，告知其治疗的重要性，指导其坚持完成治疗疗程，并告知注意事项。

(2) 定期返院复查；若有病情变化，如发热，严重的胸痛、胸闷等不适，及时到医院就诊。

【护理评价】

1. 病人呼吸功能是否改善。

2. 病人营养状况是否改善。

16

3. 病人焦虑、恐惧是否减轻或消失。

4. 病人有无发生并发症或并发症是否被及时发现与处理。

关键点

1. 有效咳嗽、咳痰，维持胸腔引流通畅是确保肺癌术后病人顺利恢复的关键。

2. 严格控制输液速度和输液量，避免全肺切除术后急性肺水肿的发生。

3. 支气管胸膜瘘是肺癌术后最严重的并发症之一，应严密观察病人有无发热、呼吸音低、咳出多量血性痰等表现。

(周 敏)

16

第十七章

食管癌病人的护理

食管癌是一种常见的上消化道恶性肿瘤。食管癌的发病男性高于女性，发病年龄多在40岁以上。病因尚不明确，但吸烟与重度饮酒已证明是其主要原因。病理类型分为食管鳞状细胞癌和食管腺癌，95%以上为鳞状上皮癌。中胸段食管癌最多，其次为下胸段及上胸段。其临床表现为进行性吞咽困难，胸骨后闷胀不适或烧灼感。主要辅助检查包括食管吞钡造影、内镜及超声内镜检查、实验室检查、CT等。本病的主要治疗方法有手术治疗、放射治疗、化学治疗、免疫及中医中药治疗。其中手术治疗是治疗食管癌的首选方法，手术方式有内镜下原位癌切除术、非开胸和开胸食管癌切除术。

【护理评估】

（一）术前评估

1. 健康史

（1）个人情况：病人的年龄、性别、婚姻、职业、居住地和饮食习惯，有无吸烟和被动吸烟史、酗酒史。

（2）既往史：有无进行性肌营养不良、吞咽困难等病史；有无食管慢性炎症、黏膜损伤、贲门失弛缓症及反流性食管炎等病史；有无糖尿病、冠心病、高血压等病史。

（3）有无肿瘤家族史。

2. 身体状况

（1）有无进食梗噎感、吞咽困难、呕吐；

（2）有无胸骨后烧灼样、针刺样或牵拉摩擦样疼痛及疼痛程度；

（3）营养状况，有无消瘦、贫血、脱水或衰弱；

（4）有无锁骨上淋巴结肿大和肝肿块，有无腹水、胸腔积液等；

（5）食管吞钡造影、内镜及超声内镜检查、CT 等有无异常表现，肿瘤的位置、有无扩散或转移。

3. 心理社会状况

（1）病人及家属对食管癌的认知程度，是否保密治疗；

（2）有无紧张、焦虑及恐惧等心理问题和异常情绪；

（3）病人家属及亲友对病人的关心程度、支持力度和家庭经济承受能力等。

（二）术后评估

1. 手术方式、麻醉方式，术中出血、补液、输血情况；

2. 病人的生命体征、血氧饱和度是否平稳；

3. 有无呼吸浅快、发绀、呼吸音减弱等；

4. 病人胸管周围有无皮下气肿，各导管引流是否通畅，置管深度、引流量、性质与颜色等；

5. 有无出血、吻合口瘘、乳糜胸、肺炎、肺不张等并发症发生。

【常见护理诊断/问题】

1. 营养失调：低于机体需要量　与进食量减少或不能进食、肿瘤消耗增加等有关。

2. 体液不足　与吞咽困难、水分摄入不足有关。

3. 恐惧、焦虑　与对疾病的恐惧和担心预后等有关。

4. 潜在并发症：出血、吻合口瘘、乳糜胸、肺炎、肺不张等。

【护理目标】

1. 病人营养情况改善。

2. 病人的水、电解质维持平衡。

3. 病人自述焦虑、恐惧减轻或消失。

4. 病人未发生并发症，或并发症得到及时发现和处理。

【护理措施】

（一）术前护理

1. 营养支持

（1）由于病人吞咽困难，指导病人进食易消化、高蛋白、高热量、高维生素的流质或半流质饮食，如牛奶、瘦肉、鱼虾、豆制品和新鲜蔬菜、水果等。

（2）若病人不能进食或少量进食不能保证营养供给，遵医嘱置鼻饲管给予肠内营养，或静脉输注营养液、电解质等；必要时输血、补充白蛋白。

2. 呼吸道管理

（1）戒烟；

（2）指导病人腹式深呼吸及有效咳嗽，练习使用深呼吸训练器；

（3）痰液黏稠者给予雾化吸入；

（4）预防、控制感染，保持口腔清洁，及时处理口腔慢性感染和溃疡。

3. 心理护理　本病多发生在 40 岁以上男性，他们多是社会栋梁和家庭的支柱，对所患疾病不易接受，心理负担重。要体贴关心病人，帮助病人正确认识疾病及预后，给予心理上的支持，以增强战胜疾病的信心。

4. 术前准备

（1）协助做好术前检查，术前常规准备；

（2）消化道准备：

①饮食：术前 3 日改流质饮食，术前 12 小时禁食、禁水；

②肠道准备：结肠代食管者，术前 3 日开始进无渣流质饮食，口服肠道抗菌药物，应用缓泻剂，术前晚、术日晨清洁灌肠。

（二）术后护理

1. 病情观察　监测生命体征，观察呼吸型态、频率和节律。

2. 饮食护理

（1）禁饮禁食期：术后早期吻合口处于充血水肿期，病人胃肠蠕动尚未恢复正常，禁饮禁食 3～4 日。禁食期间持续胃肠减压，经静脉补充营养，必要时输血或白蛋白。

（2）全流质饮食期：术后 5～6 日胃肠功能开始恢复，可夹闭胃管观察 24 小时，若无呼吸困难、发热、胸内剧痛等吻合口瘘症状，可进少量温开水，观察 24 小时无不适，可拔出胃管；进全清流质，每 2 小时给 100ml，每日 6 次。

（3）半流质饮食期：前两个阶段若无不适，约从第 9 日开始可进食易消化、少渣食物，如大米粥、面条、炖菜等，每日 5～7 餐，切忌大量进食，防止发生吻合口瘘。

（4）软食：一般食管癌切除术后 3 周，若无不适，可逐渐过渡到软食，如软米饭、发糕和各种青菜等。注意少食多餐，细嚼慢咽，进食不宜过多、过快。避免生、冷、硬的食物。

（5）留置鼻胃肠营养管者：自术后第 3～4 日起，肠蠕动恢复后即可遵医嘱管饲营养液或流质饮食。进食期间注意观察有无腹痛、腹胀、腹泻等不适，若出现异常应减量或停止进食，查找原因并进行处理。管饲期间定时用温水冲洗管腔，防止阻塞。

3. 保持呼吸道通畅　食管癌切除术创伤较大，术后病人易发生呼吸困难、缺氧，并发肺不张、肺炎，甚至呼吸衰竭。

（1）吸氧：根据血气分析结果及血氧饱和度来调整吸氧浓度与氧流量；

（2）协助咳嗽咳痰：鼓励病人进行深呼吸、吹气球、使用深呼吸训练器进行呼吸功能锻炼，促使肺膨胀；

鼓励病人咳嗽、咳痰，对于痰液黏稠不易咳出者，应给予雾化吸入 3~4 次/日，以稀释痰液利于咳出；咳痰困难者，给予叩背，采取指压胸骨切迹上方气管的方法，刺激咳嗽咳痰，必要时行吸痰。

4. 管道护理

（1）胃肠减压护理：食管癌术后留置胃肠减压目的是预防术后腹胀、吻合口水肿和吻合口瘘等并发症。

要点：

①妥善固定：妥善固定胃管，防止脱出，并记录内置长度。胃肠减压引流装置每日更换 1 次，长期留置胃管应每月更换胃管 1 次，从另一侧鼻孔插入；

注意：若不慎胃管脱出，应严密观察病情，不应盲目再插入，以免戳穿吻合口，造成吻合口瘘。

②保持通畅：定时用生理盐水 20ml 冲洗胃管，注意避免冲洗压力过大和冲洗液过多；

③观察记录：观察并记录 24 小时引流液颜色、性质、量，若引流液呈鲜红色且量较多，应停止负压引流，通知医生及时处理；

④拔管：颈部吻合术后胃肠减压 3~4 日，胸内吻合术后胃肠减压 1 周后，待肠蠕动恢复排气、胃肠减压引流量减少，夹闭胃管 48 小时观察无腹胀、腹痛、呕吐等不良反应，根据病人病情可考虑拔除胃管。

（2）鼻胃肠营养管的护理：术中同时置入鼻胃肠营养管，术后尽早给予肠内营养。

要点：

①妥善固定：妥善固定鼻胃肠营养管非常重要，加强护理与观察，防止脱出、回缩。

②鼻饲过程中，抬高床头 20°~30°。

③每次营养液输注前先回抽胃残余，检查胃内潴留量，如胃残余量≥150ml 暂停鼻饲。

④营养液滴速的控制：用肠内营养专用输注泵调节滴速，按照病人病情逐渐增加滴入速度，一般以 50ml/h 滴速滴入，用输液恒温器加热，以免营养液输入过快、

17

过冷引起病人腹泻。

注意：输注过程中要定时巡视，询问病人有无恶心、呕吐、腹泻、腹胀及腹痛等症状，如有上述症状应减慢滴速，反应严重者暂停肠内营养。

⑤保持管道通畅：鼻胃肠营养管发生堵塞的主要原因为膳食残渣或药片粉碎不全等黏附于管壁表面。阻塞后可用温水进行冲洗，必要时用导丝疏通管腔。尽量选用无渣食物，药物要碾碎，每次输注食物前后均用20～30ml温水冲洗管道。

注意：温水冲洗空肠造瘘管，注水后返折管口夹紧造瘘管近皮肤端，以防胃肠内容物反流。

⑥保护管口皮肤：每日可用温水或生理盐水清洁，待干后更换固定鼻胃肠营养管的胶布，保持胶布清洁、干燥。如为空肠造瘘管，每日在瘘口周围涂氧化锌软膏或置凡士林纱布保护皮肤。若造瘘口周围已经发生溃烂，用生理盐水清洁皮肤后，外撒护肤粉，或贴水胶体敷料；造瘘口周围渗液较多，可用泡沫或藻酸盐敷料，必要时用造口袋收集渗出液，有利于造口周围皮肤的保护。

（3）胸腔引流管的护理：见第十四章第二节气胸。

5. 口腔护理　每日给予口腔护理两次；经常观察口腔黏膜变化，若发生口腔溃疡，应用0.1%醋酸溶液漱口，每日4～6次。

注意：食管癌切除术后病人因留置胃管禁食、禁水时间较长，加之术前营养缺乏，口腔易发生溃疡，应加强观察。

（三）术后并发症的观察和护理

1. 出血

观察：观察生命体征并记录引流液的性状、量。若引流量持续2小时都超过4ml/（kg·h），同时伴心率增快、烦躁不安、血压下降等低血容量表现，应考虑有活动性出血。

护理：立即通知医生，加快输血、输液速度，遵医嘱应用止血药物，必要时再次开胸止血。

2. 吻合口瘘　多发生在术后 5 ~ 10 日，是食管癌术后最严重的并发症之一。

观察：临床表现为胸腔引流管引流出混浊液体或食物残渣、持续高热可达 38.5℃ ~ 39.5℃、胸闷、呼吸困难及全身中毒等症状，实验室检查见白细胞升高。

护理：立即通知医生，并协助行口服亚甲蓝、吻合口碘油造影等检查，以尽快确诊。确诊后积极配合医生处理，包括：

①嘱病人立即禁食；

②协助行胸腔闭式引流术并做好相应护理；

③遵医嘱予以抗感染治疗及营养支持；

④严密观察生命体征，若出现休克症状，积极抗休克治疗；

⑤需再次手术者，积极配合医生完善术前准备。

3. 乳糜胸　较严重的并发症，常发生于食管癌术后病人进食后。

观察：术后早期禁食期间，乳糜液含脂肪甚少，胸腔闭式引流可为淡红色或黄色体。恢复期进食后，乳糜液可呈乳白色，乳糜试验阳性。

护理：若 24 小时胸腔引流管引流出乳糜液小于 500ml，可禁食、低脂肠外营养，观察 2 ~ 3 天；若胸腔每日引流乳糜液大于 1000ml 以上时，需积极行胸导管结扎术。

4. 肺炎、肺不张　是开胸术后常见并发症，鼓励咳嗽咳痰，协助叩背、吸痰，必要时纤维支气管镜吸痰，以确保呼吸道通畅。

【健康教育】

1. 疾病预防　避免接触引起癌变的因素。应用维生素等预防药物，积极治疗食管上皮增生，避免过烫、过硬饮食等，高危人群应定期体检；加大防癌宣传教育，在高发区人群中做普查和筛检。

2. 饮食指导

（1）改变不良饮食习惯，避免进食过热、辛辣刺激的食物及碳酸饮料。避免进食过快、过量，应少量多餐，

17

循序渐进，由流质饮食逐渐过渡到普通饮食。

（2）术后半年内避免进食硬质食物，硬质的药片可碾碎后服用，避免进食带骨刺的食物，以免导致吻合口瘘。

（3）术后容易导致胃肠功能紊乱，可出现腹泻症状。除了注意食物要清洁以外，应避免进食油腻、高纤维食物，以免加重腹泻症状。

3. 预防胃肠内的食物和胃液反流　多发生于食管胃吻合术后，尤其是颈部吻合的病人。

（1）少食多餐，避免进食过快过量。

（2）进食时坐位或站位，进食后活动30分钟~1小时，进食后2小时内勿平卧。

（3）睡眠时将枕头垫高。

4. 活动与休息　保证充足睡眠，劳逸结合，逐渐增加活动量。术后早期不宜下蹲大小便，以免引起体位性低血压或发生意外。

5. 功能锻炼　嘱病人出院回家后数周内坚持深呼吸及肩臂运动，如肩臂主动运动、内收或前屈上肢及内收肩胛骨，活动和锻炼应避免过度疲乏，呼吸急促或胸痛时应立即停止，休息后若无缓解请及时就诊。

6. 加强自我观察

（1）由于手术时切断了胸壁神经，手术伤口会出现针刺样疼痛、紧绷感和麻木感，数月后症状可得到缓解。

（2）若术后3~4周再次出现吞咽困难，可能为吻合口狭窄，应及时就诊。

7. 遵医嘱复诊　定期复查，坚持后续治疗。

【护理评价】

1. 病人的营养状况是否改善。

2. 病人水、电解质是否维持平衡。

3. 病人焦虑、恐惧是否减轻或缓解。

4. 病人有无发生并发症或并发症是否被及时发现和处理。

关键点

1. 剧烈胸痛及高热是吻合口瘘的主要体征，应严密观察。

2. 术后严格按照饮食护理进食（流质饮食→半流质饮食→软食），可防止术后吻合口瘘的发生。

（周　敏）

17

第十八章

心脏疾病病人的护理

第一节　先天性心脏病

先天性心脏病简称先心病，是胎儿心脏及大血管在母体内发育异常所造成的先天畸形，是小儿最常见的心脏病。引起胎儿心脏发育畸形的主要原因是胎儿发育的宫内环境、母体情况和遗传基因等。根据体循环和肺循环之间有无分流可分为左向右分流型（潜伏青紫型）、右向左分流型（青紫型）和无分流型（无青紫型）。左向右分流型最常见的为动脉导管未闭、房间隔缺损和室间隔缺损，当缺损少、分流量小时一般无明显症状，缺损大、分流量大时可表现为心悸、气促、乏力，严重时出现心力衰竭和肺动脉高压，甚至艾森曼格综合征。右向左分流型最常见的为法洛四联症，主要表现为发绀、喜爱蹲踞和缺氧发作。先心病的主要辅助检查包括超声心动图、心导管检查、心电图、胸部 X 线和实验室检查。部分先心病可自愈，轻症者可在病人成年后才发现并予以治疗，对心功能影响大者应在学龄前予以治疗。先心病的主要处理原则为介入治疗（如动脉导管封堵术和房/室间隔缺损介入封堵术）和外科手术治疗（如动脉导管结扎术、房/室间隔缺损修补术、法洛四联症的姑息手术和根治手术）。

【护理评估】

（一）术前评估

1. 健康史

（1）个人情况：病人的年龄、性别、种族、身高、体重、居住地、生活习惯及饮食特点等。

（2）既往史：病人既往有无反复肺部感染，有无出血性疾病和出凝血系统的异常，有无颅脑外伤史，是否合并其他先天畸形或其他伴随疾病。

（3）其他：家族史、母亲孕期用药史、过敏史、传染病史和是否接触放射线等。

2. 身体状况

（1）心脏疾病的类型和特征，心脏杂音的性质及程度；

（2）意识状态、生命体征和心肺功能状态；

（3）有无心悸、缺氧和蹲踞等表现；

（4）是否并发心力衰竭和肺动脉高压；

（5）生长发育情况；

（6）活动耐力和自理能力；

（7）影像学检查和实验室检查结果。

3. 心理社会状况

（1）病人及家属是否了解先心病的治疗方法；

（2）病人及家属是否担心先心病的预后；

（3）病人及家属是否存在焦虑、恐惧等心理反应；

（4）患儿社会行为的发展是否延迟，家长是否因疾病而忽视患儿的社会行为发展。

（二）术后评估

1. 手术及麻醉方式：是否实施体外循环（术中循环阻断时间、回血情况和心脏复跳情况）；术中出血、补液和输血情况；

2. 意识恢复情况，生命体征是否平稳；

3. 心功能恢复情况，是否应用辅助装置；

4. 呼吸功能、肾功能、神经功能、消化功能恢复情况；

18

5. 外周血管循环情况；

6. 伤口及引流情况；

7. 血气分析和其他实验室检查结果；

8. 有无心脏压塞、急性左心衰竭、心律失常、灌注肺等并发症发生。

【常见护理诊断/问题】

1. 活动无耐力　与缺氧、心功能不全、营养不良有关。

2. 心输出量减少　与心脏疾病、心功能减退、血容量不足、心律失常、水电解质失衡有关。

3. 低效性呼吸型态　与缺氧、麻醉、手术、应用呼吸机、体外循环、术后伤口疼痛有关。

4. 潜在并发症：感染、心脏压塞、急性左心衰竭、心律失常、灌注肺等。

【护理目标】

1. 病人活动耐力增加，逐步增加活动量。

2. 病人心功能改善，恢复全身有效循环。

3. 病人呼吸功能改善，呼吸频率、节律、幅度正常。

4. 病人未发生并发症或并发症得到及时发现与处理。

【护理措施】

（一）术前护理

1. 心理护理　引导病人熟悉环境；与病人及家属建立良好护患关系；增强病人与家属对手术治疗的信心；帮助家庭建立有效沟通；安抚患儿。

2. 病情监测　观察病人意识并监测生命体征，如出现呼吸困难、心慌气短、四肢厥冷，患儿出现异常啼哭、烦躁不安等表现时，及时报告医师并遵医嘱给予处理。

3. 循环系统护理

要点：

①监测和记录24小时液体出入量；

②指导病人注意休息，适当减少活动；

③心律失常的病人，遵医嘱给予心电监护并药物治疗；

④心力衰竭的病人，应协助病人卧床休息，控制水钠摄入，遵医嘱应用强心利尿剂和降低心脏前后负荷药物。

4. 呼吸系统护理

要点：

①呼吸困难的病人，应给予吸氧，如呼吸困难不缓解，给予呼吸机辅助通气；

②反复呼吸道感染的病人，应遵医嘱应用抗生素，并加强呼吸道护理，如定时拍背，鼓励咳嗽，必要时吸痰；

③肺动脉高压的病人，应遵医嘱应用强心利尿剂及间断吸氧，以降低肺动脉压力。对患儿进行操作，尤其是有创性操作时，应向家属解释操作的目的和注意事项，安抚患儿，必要时镇静，防止哭闹诱发急性缺氧。

注意：法洛四联症病人易缺氧发作导致晕厥、抽搐甚至死亡。预防措施：适当限制病人活动；必要时遵医嘱应用改善微循环药物；嘱病人适当增加饮水，以防血液黏稠度高诱发缺氧。

5. 改善营养状况　指导病人进食高蛋白、高热量及富含维生素饮食；心功能差的病人，给予低盐饮食；进食少的病人，提供适合病人口味的饮食，必要时给予静脉营养支持；低蛋白血症和贫血的病人，遵医嘱给予清蛋白和新鲜血输入。

6. 预防感染　注意保暖，防止呼吸道感染；保持口腔和皮肤卫生，避免皮肤和黏膜损伤；有感染灶积极治疗，防止术后心内膜炎。

7. 术前指导　协助病人完善术前检查；常规术前准备；指导病人深呼吸和有效咳嗽；训练床上大小便和床上下肢肌肉锻炼。

（二）术后病情监测

术后 48 小时内每 15 分钟监测并记录生命体征，待

18

平稳后改为 30 分钟一次。

1. 循环系统的监测　严密监测生命体征和中心静脉压的变化，必要时监测左心房压、右心房压、肺动脉和肺动脉楔压；监测心电图的动态变化；监测每小时出入液量；观察循环末梢皮温和色泽，口唇、甲床、毛细血管和静脉充盈情况。

2. 呼吸系统的监测　监测呼吸频率、节律和幅度，双肺呼吸音情况，有无发绀、鼻翼扇动、点头呼吸或张口呼吸，并监测动脉血气。呼吸机辅助通气期间还应监测呼吸机的工作状态和各项参数是否正常，气管插管的插入长度和套囊压力，病人呼吸是否与呼吸机同步；拔出气管插管后观察有无喉头水肿和支气管痉挛。

3. 肾功能的监测　监测尿液的量和性质，尿 pH 值、尿比重、血清钾、血清肌酐和尿素氮等指标的变化。

4. 神经系统的监测　监测病人苏醒时间；观察苏醒后意识、瞳孔、肢体活动情况；有无意识状态改变、呕吐、头痛、躁动、癫痫发作、偏瘫和失语等。

5. 消化系统的监测　观察病人有无恶心、呕吐、腹胀、肠鸣音亢进或减弱，有无咖啡色胃液和黑便等；如留置胃管，观察胃液的颜色、量及性质。

6. 引流的监测　观察引流液的量和性质，引流是否通畅，切口和引流管处是否有渗血、渗液和感染。拔出引流管后，观察病人有无胸闷、气促、呼吸困难、局部渗液、出血和皮下气肿等。

（三）术后护理措施

1. 循环系统的护理

要点：

①维持成人心率 60～100 次/分，儿童心率 80～140 次/分；维持成人收缩压 90～140mmHg，舒张压 60～90mmHg，儿童收缩压 70～90mmHg，舒张压 40～60mmHg；并根据医嘱、病人年龄、病情和病人术前心率、血压值调整病人心率和血压在合适范围；维持中心静脉压在 5～12cmH$_2$O；

②及时发现心律失常，并通知医生给予处理；

③遵医嘱补液或利尿，根据每小时出入液量总结和记录24小时出入液量，术后早期如病情允许应限制液体入量，维持液体负平衡，告知病人减少饮水的必要性，取得病人配合；

④控制输液速度和输液量，应用血管活性药物时应用输液泵或注射泵；

⑤低温麻醉术后病人体温低，应做好保暖；如病人体温 >38℃，遵医嘱应用物理降温或药物降温，必要时应用降温毯，防止心率增快加重心脏负担。

2. 呼吸系统的护理　体外循环术后病人常规应用呼吸机辅助通气。

要点：

①呼吸机辅助通气期间：妥善固定气管插管；根据动脉血气及时调整呼吸机参数；保持呼吸道通畅；吸痰前后要充分给氧；吸痰时注意观察痰液颜色、性质、量以及病人心率、心律、血压和血氧饱和度；每次吸痰时间不超过15秒；痰多黏稠时可滴糜蛋白酶；幼儿易发生肺部感染或肺不张等，应加强呼吸道护理；

注意：术后早期及病情变化时，每1~2小时留取动脉血气标本，根据医嘱调整呼吸机参数并及时纠正酸碱平衡和电解质紊乱，病情平稳后可每3~6小时监测血气变化。

注意：吸痰后应清洁口腔和鼻腔内分泌物，防止分泌物积存继发感染。

②病人病情稳定后根据医嘱及早撤除呼吸机以防止呼吸机并发症，如机械通气相关肺炎和呼吸机肺损伤等；

③气管插管拔除后的护理：协助病人取半坐卧位；吸氧；注意胸部物理治疗，给予雾化、翻身、拍背以促进排痰，防止肺不张；如出现喉头水肿和支气管痉挛，立即遵医嘱给予喉头喷雾或静脉注射地塞米松。

注意：房/室间隔缺损封堵术后早期切勿叩背和剧烈咳嗽，以防封堵伞脱落，可应用悬挂床头提示卡等方法

18

提示护士和病人家属。

④肺动脉高压的护理：注意肺动脉高压的护理，防止术后早期出现肺动脉高压危象。密切监测肺功能；适当延长呼吸机辅助时间，且要充分供氧；保持气道通畅；应用呼气末正压（peep），常规设定 peep 为 $4cmH_2O$；给予过度通气，维持碱血症以降低肺血管阻力；早期应深度镇静，避免刺激病人。

3. 消化系统的护理

要点：

①呼吸机辅助通气病人留置胃管者，定时抽吸胃液，记录胃残余量；

②术后 2 日不能停止呼吸机辅助通气的病人，应尽早给予鼻饲，以补充营养并促进胃肠功能恢复；

③病人拔出气管插管后如无恶心、呕吐可分次少量饮水，过程中防止误吸；

④术后 24 小时肠鸣音恢复并无腹胀者可以进流食，逐步过渡到半流食及普食，患儿可根据年龄或月龄选择喂养种类和量；

⑤术后消化功能尚未恢复的病人，可给予静脉营养并给予促进消化药物；

⑥警惕应激性溃疡，当胃管引出的胃液和粪便的颜色和性状出现改变时，及时通知医师并遵医嘱应用抑制胃酸分泌药物和止血药。

4. 导管和引流护理　术后常规留置动脉测压管、中心静脉导管、心包纵隔引流管和尿管，必要时留置胃管、左/右胸引流管、透析管、经外周静脉植入中心静脉导管（PICC）、左房测压管和漂浮导管等。

要点：

①动脉测压管的护理：注意观察穿刺部位有无出血、肿胀以及远端皮肤颜色和温度是否正常；严格无菌操作；严防空气进入导致栓塞；持续生理盐水或肝素盐水以 300mmHg 的压力加压冲洗管路；紧密连接测压管路的各个接头，避免脱开后引起大量出血；测压前调整零点；

当动脉波形出现异常时，应先确认动脉穿刺针是否有打折或阻塞；每日消毒穿刺部位并更换敷料，同时观察局部情况；置管 7～10 天后应拔除测压管，更换部位重新穿刺；拔出动脉穿刺针后应局部压迫 10 分钟，以防动脉出血。

②中心静脉导管的护理：保持中心静脉管路通畅；严格无菌操作；严防空气栓塞；测压时调整零点；每日观察穿刺点及周围皮肤的完整性，无菌透明敷料应至少每 7 天更换一次，无菌纱布敷料应每 2 天更换一次；若穿刺部位发生渗液、渗血时应及时更换敷料；穿刺部位的敷料发生松动、污染等完整性受损时应立即更换。

注意：应在病人平稳状态下测量中心静脉压力，如病人咳嗽、呕吐、躁动、寒战、抽搐或用力时，应安静 10～15 分钟后测量。

③引流管的护理：妥善固定引流管；确保引流通畅，可间断挤压引流管，必要时负压吸引。

注意：如动脉导管未闭病人术后出现乳白色乳糜样胸液，可能为术中损伤胸导管引起的乳糜胸，及时通知医生给予对症处理，必要时手术结扎胸导管。

④注意其他导管的固定，防止脱落；保持管路通畅；注意无菌操作；按照相应护理常规进行护理。

注意：病人清醒前应固定好肢体，以防其躁动拔除气管插管、输液管和引流管等。

5. 体位

①全麻未清醒病人取平卧位，头偏向一侧；②有气管插管的病人，头颈保持平直位，以防气管插管扭曲影响通气；③循环不稳定病人，可根据病情给予相应体位；④病情稳定病人给予半卧位以利呼吸和引流。

（四）术后并发症的观察与护理

1. 心脏压塞

观察：引流液的量及性质，引流量是否突然由多变少；有无 Beck 三联症，即静脉压升高，心音遥远、脉搏

18

微弱和脉压小、动脉压低等表现。

护理：保持引流通畅；维持中心静脉压在 5 ～ 12cmH$_2$O；发现异常立即通知医师，行心包穿刺减压或开胸减压。

注意：法洛四联症病人因自身凝血机制差，侧支循环丰富，而且手术复杂，体外循环时间长，凝血因子和血小板破坏多，故术后极易出现出血及心脏压塞。

2. 肾功能不全

观察：尿液的量和性质，尿 pH 值、尿比重、血清钾、血清肌酐和尿素氮等指标的变化。

护理：留置尿管，每小时测尿量，保持成人尿量在 1ml/(kg·h)；每4小时测尿 pH 值和尿比重；血红蛋白尿者给予高渗性利尿或静滴 5% 碳酸氢钠碱化尿液；协助医师找出少尿原因；停用肾毒性药物；限制水电解质摄入；必要时透析治疗。

3. 神经功能障碍

观察：病人有无意识、瞳孔和肢体活动异常，有无神经系统阳性体征，应用镇静药物期间应间歇唤醒以评价病人意识情况。

护理：协助医师行相关检查；脑部降温；充分供氧并维持循环功能稳定；遵医嘱给予脱水和营养神经药物；营养支持；必要时镇静并给予约束以防拔管或坠床；颅内压异常增高的病人可给予持续脑脊液引流。

4. 高血压　左向右分流解除后体循环血量增加，易发生高血压。

观察：严密观察血压变化，并观察病人有无烦躁、头痛和呕吐等高血压脑病表现。

护理：遵医嘱应用降压药，逐渐增加药物剂量，平稳降压，防止血压波动；观察药物作用和有无副作用发生；必要时给予镇静、镇痛药。

5. 急性左心衰　大量左向右分流解除导致左心容量加大，输液过多、速度过快均易诱发急性左心衰。

观察：病人有无呼吸困难、咳嗽、咳痰和咯血等

18

表现。

护理：积极预防急性左心衰的发生，持续监测病人心功能，必要时监测左房压；严格控制输液量和输液速度，以 1ml/（kg·h）为宜，并注意控制左房压不高于中心静脉压；控制 24 小时出入液量；若病人出现左心衰竭，立即通知医生，给予吸氧，遵医嘱应用吗啡、强心剂、利尿剂和血管扩张剂，并及时清理气道分泌物，应用呼吸机辅助通气者，采用呼气末正压通气。

6. **心律失常**　心脏手术后易并发心律失常，尤其易发于房/室间隔缺损修补术后。

观察：严密监测病人心率和心律。

护理：协助医师查找原因，并及时纠正电解质紊乱和酸碱失衡；维持静脉输液通路，遵医嘱及时给予抗心律失常药物，应用输液泵静脉泵入，并观察药物的作用和有无副作用发生；心率慢者应用临时或永久起搏器，并做好维护；备好抢救仪器和药物，做好抢救准备。

7. **灌注肺**　法洛四联症病人由于肺动脉发育差、体-肺侧支多或术后输液过快，易出现灌注肺。

观察：病人有无急性进行性呼吸困难、发绀、血痰（喷射性血痰或血水样痰）和难以纠正的低氧血症。

护理：密切监测呼吸机的各项参数，特别注意气道压力的变化；应用呼气末正压通气；保持呼吸道通畅，及时清理呼吸道分泌物，吸痰次数不要过频，吸痰过程中充分镇静防止躁动；严格限制入量，根据血浆渗透压的变化，遵医嘱补充血浆及清蛋白。

8. **喉返神经损伤**　动脉导管未闭病人术中易损伤喉返神经。

观察：病人有无声音嘶哑和饮食呛咳。

护理：嘱病人卧床休息、禁声，遵医嘱应用激素和营养神经药物。

【健康教育】

1. **预防感染**　注意个人和家庭卫生，减少细菌和病

18

毒入侵；注意天气变化，预防呼吸道感染；如出现皮肤感染、外伤感染、牙周炎、感冒等，及时治疗。

2. 合理饮食 给予高蛋白、高维生素和易消化食物，保证充足营养。

3. 休息和活动 出院后注意休息，养成良好的起居习惯。根据心功能恢复情况逐步增加活动量，避免劳累。鼓励患儿与正常儿童一起生活和学习，但要防止剧烈活动。

4. 遵医嘱服药 严格遵医嘱服用强心、利尿、补钾药物，注意用药反应及效果。

①洋地黄类强心药：观察心率变化，如心率低于60次/分，或出现恶心、呕吐、黄绿视、心悸等表现时应停用药物并及时就医；

②利尿药：应尽量白天使用，病人自我观察水肿消退和心衰缓解情况，每日监测尿量及体重变化以保证出入量基本平衡；

③补钾药：应定期监测血清钾离子浓度，防止电解质失衡。

5. 定期复查、随诊 出院后按期复查超声心动图、心电图、X线胸片和水电解质情况，如出现心悸、呼吸困难、发绀、恶心、呕吐、尿少、水肿等症状，应立即到医院就诊。

18

6. 加强孕期保健 妊娠早期应积极补充叶酸，预防风疹、流感等病毒性疾病，避免与发病有关的因素接触，并保持健康的生活方式。

【护理评价】

1. 病人活动耐力是否增加。

2. 病人心功能是否改善，是否能维持有效循环。

3. 病人呼吸功能是否改善，呼吸频率、节律、幅度是否正常。

4. 病人是否出现并发症，若出现是否得到及时发现和处理。

关键点

1. 左向右分流解除后，预防高血压和左心衰竭是关键。

2. 对心包纵隔引流、血压和中心静脉压的密切观察，是早期发现心脏压塞，挽救病人生命的关键。

第二节　后天性心脏病

后天性心脏病是指出生后由于各种原因导致的心脏疾病，主要包括后天性心脏瓣膜病和冠状动脉硬化性心脏病等。

一、心脏瓣膜病

心脏瓣膜病是多种原因引起的瓣叶、腱索、乳头肌的解剖结构或功能异常，导致单个或多个瓣膜急性或慢性狭窄和（或）关闭不全，血流动力学显著变化的一类临床疾病。风湿热是最常见的病因。本病最常累及二尖瓣，其次为主动脉瓣，较少累及三尖瓣和肺动脉瓣。心脏瓣膜病早期没有明显症状，病变严重时，单纯二尖瓣狭窄可表现为呼吸困难、咯血和咳嗽；二尖瓣关闭不全表现为疲乏无力和呼吸困难；主动脉瓣狭窄表现为呼吸困难、心绞痛和晕厥；主动脉瓣关闭不全表现为心悸、头晕、头部动脉搏动感和呼吸困难等，当心脏瓣膜病发展至晚期常导致右心衰竭。主要的辅助检查包括超声心动图、心导管检查、心电图和胸部 X 线。心脏瓣膜病的处理原则包括内科治疗、介入治疗（经皮球囊瓣膜成形术）和外科瓣膜手术（瓣膜修复和瓣膜置换术）。

【护理评估】

（一）术前评估

1. 健康史

（1）个人情况：病人的年龄、性别、职业、居住

18

地、生活习惯、饮食特点和营养状况等。

（2）既往史：病人既往有无风湿病史，有无心脏手术史，有无颅脑外伤或其他伴随疾病等。

2. 身体状况

（1）瓣膜病变的部位和程度，心脏杂音的性质及程度；

（2）意识状态、生命体征和心肺功能状态；

（3）有无呼吸困难、咯血、心绞痛和晕厥等表现；

（4）是否并发心力衰竭和肺动脉高压；

（5）活动耐力和自理能力；

（6）影像学检查和实验室检查结果。

3. 心理社会状况

（1）病人及家属是否了解心脏瓣膜病的治疗方法；

（2）病人及家属是否担心心脏瓣膜病的预后；

（3）病人及家属是否存在焦虑、恐惧等心理反应；

（4）家庭社会支持程度等。

（二）术后评估

1. 手术及麻醉方式；是否实施体外循环（术中循环阻断时间、回血情况和心脏复跳情况）；术中出血、补液和输血情况；

2. 意识恢复情况，生命体征是否平稳；

3. 瓣膜运行情况；

4. 心功能恢复情况，是否应用辅助装置；

5. 呼吸功能、肾功能、神经功能、消化功能恢复情况；

6. 外周血流灌注/组织灌注情况；

7. 术后抗凝情况；

8. 伤口及引流情况；

9. 血气分析和其他实验室检查结果；

10. 有无出血、动脉栓塞、瓣周漏、机械瓣膜失灵等并发症发生。

【常见护理诊断/问题】

1. 体温过高　与风湿活动或并发感染有关。

2. 低效性呼吸型态　与缺氧、手术、麻醉、应用呼吸机、体外循环、术后伤口疼痛有关。

3. 潜在并发症：心力衰竭、出血和动脉栓塞等。

【护理措施】

（一）术前护理

1. 改善循环功能，防止心衰　部分瓣膜病病人心功能较差，应注意防止心衰，可适当限制病人活动量；给予吸氧；限制液体入量；遵医嘱给予强心、利尿、补钾药物和血管扩张药物，并观察药物效果和有无副作用的发生。

2. 预防感染　采取严格措施预防上呼吸道和肺部感染。

3. 改善营养状况，提高机体抵抗力。

4. 注意病人安全，防止颅脑外伤　评估病人易跌倒的危险因素：高龄、长期卧床、应用镇静安眠药、扩血管药、降压药，有晕厥史、心绞痛史、糖尿病病史等；对病人做好宣教，加强巡视，嘱家属陪同。

注意：主动脉瓣狭窄病人易发生心绞痛和晕厥，应尤其关注，防止病人跌倒、坠床。

5. 术前指导

6. 心理护理

（二）术后护理

1. 改善心功能，维持循环功能稳定

（1）严密监测心功能情况；

（2）遵医嘱给予强心、利尿和补钾药物，观察药物作用和有无副作用发生；

（3）控制输液量和输液速度；

（4）维持有效循环血量，术后 24 小时液体基本负平衡；

（5）心脏瓣膜病病人易发生各种心律失常，应加强观察和护理。

注意：术前伴有房颤的病人，部分有脑栓塞或肢体动脉栓塞史，纠正心律失常的同时应注意观察肢体活动

18

并功能锻炼。

2. **呼吸道管理** 部分病人术前反复肺部感染，术后应注意加强呼吸道管理；部分病人术前并发肺动脉高压者，术后护理内容见本章第一节。

3. **抗凝治疗的护理** 遵医嘱于术后 24 ~ 48 小时开始给予华法林抗凝，并监测凝血酶原时间活动度国际标准比值（INR），根据 INR 调整华法林用量，维持 INR 在 2.0 ~ 2.5，房颤病人应适当增加抗凝强度。

4. **维持电解质平衡** 瓣膜病病人因术前长期营养不良、应用利尿剂和术后尿多等原因，术后易发生电解质紊乱，故应严密监测血清离子情况并及时调整离子浓度，维持术后血清钾在 4 ~ 5mmol/L，补钾同时适当补镁。

（三）并发症的观察与护理

1. 出血

观察：密切观察引流液的量和性质，有无心脏压塞，有无皮肤和黏膜出血，有无脑出血等。

护理：定期复查凝血情况，遵医嘱减少或暂停抗凝药，必要时给予维生素 K 肌内注射，并给予对症处理。如引流液较多，遵医嘱给予止血药物，必要时根据活化凝血酶时间（ACT）给予鱼精蛋白，并补充成分血。若引流量持续 2 小时超过 4ml/（kg·h），伴引流液鲜红、有较多的凝血块、血压下降、脉搏增快、病人躁动和出冷汗等低血容量的表现，考虑有活动性出血，及时通知医师，做好再次开胸止血的准备。

2. 动脉栓塞

观察：病人是否出现脑及四肢动脉栓塞表现。

护理：定期复查凝血情况，遵医嘱增加抗凝药剂量。

3. 瓣周漏

观察：病人有无血流动力学持续不稳定、突发急性肺水肿、心衰进行性加重和血尿等表现。

处理：确诊后尽快二次手术。

4. 机械瓣膜失灵

观察：病人有无一过性或持续性意识丧失、晕厥、

18

发绀和呼吸困难等。

护理：如确认机械瓣膜失灵，立即叩击心前区并心肺复苏，同时准备急诊手术。

5. 其他术后并发症的观察与护理，见本章第一节中相关内容。

【健康教育】

1. 预防感染　注意个人和家庭卫生；注意天气变化，预防呼吸道感染；如出现皮肤感染、外伤感染、牙周炎、感冒等，应及时治疗，以防止感染性心内膜炎。

2. 饮食指导　病人宜进食高蛋白、丰富维生素、低脂肪的易消化饮食，少食多餐。

3. 休息与活动　出院后注意休息，术后 3~6 个月后可根据自身耐受程度，适当进行户外活动。为促进胸骨愈合，应避免做牵拉胸骨的动作，如举重、抱重物等。每天做上肢水平上抬练习，避免肩部僵硬。

4. 遵医嘱服药　按医嘱准确服用强心、利尿、补钾及抗凝药物。

5. 抗凝剂用药指导

（1）服药时间和剂量：生物瓣抗凝 3~6 个月，机械瓣终身抗凝。严格按照医嘱用药，不能擅自增加或减少剂量。术后半年内，每月复查凝血情况，遵医嘱调整用药剂量，更换机械瓣病人半年后可每 6 个月复查一次。

（2）预防抗凝过量：苯巴比妥、阿司匹林、双嘧达莫、吲哚美辛等药物能增加抗凝作用，用药时需咨询医师；如病人出现牙龈出血，口腔黏膜、鼻腔出血，皮肤青紫、瘀斑、出血、血尿等皮肤黏膜出血表现，或头晕、头痛、呕吐、意识障碍、运动、语言障碍等脑出血表现，应及时就诊并做相应处理。

（3）预防抗凝不足：维生素 K 等止血药能降低抗凝作用，用药时需咨询医师；少吃或不吃富含维生素 K 的食物，如菠菜、白菜、菜花、胡萝卜、西红柿、蛋、猪肝等，以免降低药物的抗凝作用；如出现四肢活动障碍、皮肤厥冷、疼痛、皮肤苍白等动脉栓塞表现，或晕厥、

18

偏瘫等脑栓塞表现，应及时就诊并做相应处理。

（4）及时咨询：如需要做其他手术，应咨询医师，术后 36 ~ 72 小时重新开始抗凝治疗。

6. 婚姻与妊娠　术后不妨碍结婚和性生活，但应该在术后 1 ~ 2 年后心功能完全恢复为宜。女性病人婚后一般应避孕，如坚持生育，应详细咨询医师取得保健指导。

7. 定期复查与随诊　出院后按期复查超声心动图、心电图、X 线胸片和凝血功能、水电解质情况，如出院后出现心悸、呼吸困难、发绀、尿少、水肿等症状，应及时就诊。

关键点

1. 严格遵医嘱应用抗凝药并定期复查凝血情况是防止出血和栓塞，维持瓣膜功能的关键措施。

2. 维持心脏瓣膜手术后病人电解质平衡非常重要。

二、冠状动脉粥样硬化性心脏病

冠状动脉粥样硬化性心脏病简称冠心病，是由于冠状动脉粥样硬化使管腔狭窄或阻塞，引起冠状动脉供血不足，导致心肌缺血、缺氧或坏死的一种心脏病。多见于中年以上人群，男性多于女性。冠心病的发生与高脂血症、高血压、吸烟与糖尿病等危险因素有关。冠心病的临床表现与冠状动脉狭窄的程度及受累血管的支数密切相关，主要表现为心绞痛、心肌梗死。常用辅助检查包括心电图、心肌损伤标记物检查、冠状动脉造影术和超声心动图等。处理原则包括药物治疗、介入治疗和手术治疗（冠状动脉旁路移植术）。

【常见护理诊断/问题】

1. 活动无耐力　与心功能不全和心绞痛有关。

2. 疼痛　与心绞痛或心肌梗死有关。

3. 有心排出量减少的危险　与术后低心排综合征有关。

18

4. 潜在并发症：围术期心肌梗死、出血等。

【护理措施】

（一）术前护理

1. 减轻心脏负荷　适当安排病人的活动与休息，避免情绪激动；充分氧疗，间断或持续氧气吸入；预防便秘，遵医嘱给予缓泻剂或开塞露肛门注射；术前戒烟，预防呼吸道感染。

注意：病人突发心绞痛或急性心肌梗死时，立即通知医师，协助病人卧床休息；给予氧气吸入；心电血压血氧监测；遵医嘱给予镇痛药、溶栓药和扩张冠状动脉药物；做好抢救准备；必要时应用经皮主动脉内球囊反搏（IABP）。

2. 用药护理　遵医嘱于术前一周停用阿司匹林和华法林，必要时改用肝素抗凝，术前 24 小时停用低分子肝素；长期应用利尿药者于术前数日停用；术前 12 小时停用降糖药并监测血糖，必要时应用胰岛素；不停用降压药。

注意：保持下肢血管的完整，预防创伤，严禁下肢静脉穿刺。

3. 做好心导管及造影等特殊检查的护理。

4. 饮食指导　指导病人进食高维生素、粗纤维、低脂饮食。

5. 术前指导

6. 心理护理　术前详细了解病人的性格、爱好和习惯等，尤其是冠心病的发病诱因，有针对性地对病人进行心理护理。

（二）术后护理

1. 维持循环功能稳定

要点：

①加强心功能监测，必要时监测心输出量、心排指数、体循环阻力和肺循环阻力；

②心率最好控制在 60~80 次/分，心功能不全时控制在 100 次/分为宜；

18

③保持血压稳定，血压最好控制在 90 ~ 140/60 ~ 90mmHg，高血压病病人适当提高血压；

④冠心病病人易发生各种心律失常，应加强观察和护理；

⑤观察体温变化，术后早期积极复温，注意保暖，促进末梢循环尽早恢复；

⑥低心排综合征的护理：严密监测血流动力学指标，观察病人有无低血压、心率快、多汗和末梢湿冷的表现；补充血容量，纠正水电解质及酸碱平衡紊乱和低氧血症；遵医嘱应用正性肌力药物；如以上处理效果均不佳或反复发作心律失常，可应用 IABP；如应用 IABP 后仍难以维持循环，可应用心室辅助或体外循环膜式氧和器（ECMO）。

2. 保持血糖稳定　由于手术应激和术前糖尿病等原因，冠心病术后病人易并发高血糖。应加强术后血糖监测，停用呼吸机前可 1 ~ 2 小时监测一次，遵医嘱应用 1:1 胰岛素控制血糖，并随时调整胰岛素用量；拔出气管插管后，可每天早、中、晚餐后常规监测，并改为口服降糖药或皮下注射胰岛素，逐渐减、停胰岛素的泵入。

3. 术后抗凝　术后遵医嘱应用阿司匹林或肝素等抗凝治疗，以防桥血管梗死。

4. 患肢的护理　观察足背动脉搏动情况和足趾的温度、肤色和水肿情况，抬高患肢 15° ~ 30°，术后 6 小时松解弹力绷带。

5. 功能锻炼　术后 2 小时后即可行患肢、脚掌、趾的被动功能锻炼；坐位时，注意抬高患肢，避免足下垂；根据病情及心功能情况，术后 24 小时后可鼓励病人逐渐下床活动，但站立时间不宜过长。

（三）并发症的观察与护理

1. 围术期心肌梗死

观察：病人胸痛症状、心电图变化和实验室检查结果。

护理：术后 3 天内，每天做全导联心电图，注意与之前心电图对比；加强休息，必要时镇静，避免各种原因引起的心肌耗氧增加；维持充分有效循环血量；遵医嘱应用扩张冠状动脉药物和钙离子拮抗剂；必要时行溶栓治疗或再次手术行心肌血管重建。

2. 出血　因术后抗凝治疗，有发生局部及全身出血的可能，护士应注意观察。

3. 肾衰竭、神经功能障碍和呼吸功能障碍　本病易发老年人，各器官功能储备差，而且动脉粥样硬化、高血压和糖尿病均可累及肾动脉和脑动脉，故应注意维护肾脏、脑和肺等多器官功能。

【健康教育】

1. 保持健康的生活方式，防止再次发病

（1）指导病人进食高维生素、粗纤维、低脂饮食，切忌暴饮暴食，保持大便通畅；高血压者限制钠盐摄入；糖尿病者给予糖尿病饮食；

（2）适当参加体育锻炼，肥胖者减肥；

（3）保持心情愉快，积极应对压力，学会放松；

（4）养成良好的生活习惯，戒烟、少量饮酒、不熬夜。

2. 保护胸骨切口　为促进胸骨愈合，术后 3 个月内应避免做牵拉胸骨的动作，如举重、抱重物等。每天做上肢水平上抬练习，避免肩部僵硬。

3. 促进腿部血液循环　术后 4～6 周内，离开床时穿上弹力袜，床上休息时应脱去护袜并抬高下肢。

4. 遵医嘱服药　按医嘱准确服用抗血小板药物（如阿司匹林、双嘧达莫等）、血管扩张剂（如硝酸甘油、合贝爽等）、洋地黄类强心药（如地高辛等）、利尿剂（如呋塞米等）和控制高血压、糖尿病药物，注意用药效果及不良反应；积极治疗高血压、糖尿病等疾病。

5. 定期复查、随诊　出院后按期行心电图、X 线胸片、超声心动图和冠状动脉造影检查，出现心绞痛发作或心悸、呼吸困难、发绀和水肿等表现时随时就诊。

18

关键点

1. 病因处理、药物治疗和应用辅助装置是处理低心排综合征的主要措施。

2. 长期坚持健康的生活方式是防止再次发病的关键。

第三节　胸主动脉瘤

各种病因导致主动脉壁扩张或膨出，达到正常管径 1.5 倍以上，即称为主动脉瘤。胸主动脉各部包括升主动脉、主动脉弓、降主动脉均可发生主动脉瘤，称为胸主动脉瘤。常见病因为动脉粥样硬化、主动脉中层囊性坏死、创伤和感染等。病人早期多无症状，当胸主动脉瘤瘤体增大到一定程度，压迫或侵犯邻近器官和组织时出现胸痛、压迫症状、侵蚀症状和主动脉瘤破裂的表现。主要的辅助检查包括 CT、MRI、主动脉造影、超声心动图和胸部 X 线等。处理原则包括外科手术（主动脉瘤切除、人工血管重建或替换）、介入手术（置入支撑性人工血管）和杂交手术等。根据县级医院的实际需要，本章节中仅介绍胸主动脉瘤的术前护理。

【常见护理诊断/问题】

1. **急性疼痛**　与肋骨、胸骨、脊椎受动脉瘤侵蚀以及脊神经受压迫有关。

2. **恐惧**　与病情凶险和对疾病预后的不确定有关。

3. **潜在并发症**：出血、感染、动脉瘤破裂等。

【护理措施】

1. **病情监测**　严密监测病人意识状态和生命体征；观察胸痛的发作情况；有无失血性休克和心脏压塞；有无呼吸困难和急性左心衰；有无肢体瘫痪；有无急腹症；有无少尿或无尿；有无气管、支气管、喉返神经、交感神经和膈肌等受压表现，如出现异常情况立即通知医师。

注意： 因胸主动脉瘤随时有破裂的可能，应备好抢救器械和药品，加强巡视。

2. **控制血压和心率** 降血压至能维持心、脑、肾功能的最低水平，控制心率，以防止心率过快及波动过大加重病情。

3. **疼痛管理** 评估疼痛的位置、性质、持续时间和诱因，减少环境刺激，遵医嘱应用镇痛药物，观察病人疼痛缓解情况。嘱病人应用深呼吸、肌肉松弛、沉思和听音乐等技巧放松身心。

4. **保持安静状态** 嘱病人绝对卧床休息，避免情绪激动，避免用力排便和剧烈咳嗽，必要时应用镇静剂。

5. **饮食** 嘱病人进食高蛋白、高维生素和易消化食物，保持排便通畅。

6. **安全转移** 尽早转移到有条件的医院进行手术治疗。

要点：

①转运过程需医务人员全程陪同，严密观察病情变化；

②病人制动，由医务人员进行搬运；

③嘱病人情绪平稳；

④保持血管活性药物通畅；

⑤随时做好抢救准备；

⑥到达目的地后与接诊医务人员详细交代病情。

7. **心理护理** 本病发病急，手术风险大，应加强与病人沟通，使病人积极面对手术。

18

关键点

1. 控制血压和心率、积极止痛治疗及保持安静状态是控制胸主动脉瘤进展的主要措施。

2. 病人极易发生动脉瘤破裂而猝死，应尽早转移到有条件的医院进行手术治疗。

（孟　鑫）

第十九章

腹外疝病人的护理

　　腹腔内脏器或组织离开原来的部位，经腹壁薄弱点或缺损向体表突出，称为腹外疝。常见的腹外疝有腹股沟疝（腹股沟斜疝和直疝）、股疝、脐疝、切口疝及腹白线疝，其中以腹股沟斜疝最为常见。腹壁缺损（先天性和后天性）和腹内压增高是腹外疝发病的两个主要原因。其临床类型主要有易复性疝、难复性疝、嵌顿性疝及绞窄性疝四种。腹股沟疝的主要临床表现为腹股沟区肿块，伴下坠或轻度酸胀感；若发生嵌顿，块状物突出且不可回纳，伴下腹疼痛并进行性加重、恶心、呕吐、停止排气、排便等肠梗阻症状。婴幼儿、年老体弱者可用非手术治疗，即应用棉线束带法或医用疝带压住腹股沟深环，防止疝块突出。腹外疝最有效的治疗方法是手术修补（传统的疝修补术，无张力疝修补术，腹腔镜疝修补术）；股疝极易发生嵌顿、绞窄，一旦确诊，应及时手术。

　　【护理评估】

　　（一）术前评估

　　1. 健康史

　　（1）个人情况：病人的年龄、性别、职业、饮食习惯、生育史等。

　　（2）既往史：有无长期便秘、慢性咳嗽、腹水等腹内压增高的情况；有无腹部外伤、手术、切口感染等病史。

2. 身体状况

（1）腹股沟区疝块大小、部位、质地、能否回纳、有无压痛；

（2）腹部有无绞痛、恶心、呕吐、肛门停止排气排便等；

（3）是否有腹膜刺激征；

（4）是否有感染征象；

（5）是否有电解质紊乱征象；

（6）透光试验，实验室检查，影像学检查是否有异常。

3. 心理社会状况

（1）是否了解腹外疝的治疗方法；

（2）是否担心腹外疝的预后；

（3）病人和家属是否知晓腹外疝的预防方法。

（二）术后评估

1. 手术方式、麻醉方式，术中情况

2. 术后伤口愈合情况，有无红肿等感染迹象；

3. 是否存在腹内压升高的因素；

4. 有无阴囊水肿、伤口感染、人工气腹并发症等并发症发生。

【常见护理诊断/问题】

1. 疼痛　与疝块嵌顿、绞窄有关。

2. 潜在并发症：术后阴囊水肿、伤口感染、人工气腹并发症。

3. 知识缺乏：缺乏腹外疝发生的原因、预防腹内压升高的有关知识。

【护理目标】

1. 病人自述疼痛缓解，舒适感增强。

2. 病人未发生并发症或并发症被及时的发现与处理。

3. 病人了解腹外疝发生的原因，并能够说出预防腹内压升高的相关知识。

19

【护理措施】

（一）非手术治疗的护理

1. 消除引起腹内压升高的因素

（1）积极治疗原发病：有长期便秘、排尿困难、慢性咳嗽、腹水、妊娠等致腹内压升高的因素而暂不进行手术者，应当积极治疗原发病，控制症状。

（2）合理饮食：进食富含粗纤维的蔬菜、水果及食物，多饮水，保持排便通畅。

（3）保暖，预防呼吸道感染，指导病人戒烟。

2. 嵌顿性/绞窄性疝病人的护理

（1）预防疝嵌顿：疝块较大者应多卧床休息，尽量减少活动。离床活动时使用疝带压住疝环口，以避免腹腔内容物脱出而造成疝嵌顿。

（2）病情观察：当病人出现腹部绞痛、恶心、呕吐、肛门排气排便停止、腹胀等肠梗阻表现时，应首先考虑疝嵌顿、绞窄的发生，即刻报告医生，并配合相应的处理。

（3）疝嵌顿的护理

①禁食、胃肠减压，输液、纠正水电解质和酸碱失衡，必要时备血。

②手法复位及护理

适应证：嵌顿时间在 3~4 小时内，腹痛与腹膜刺激征不明显者。

复位方法：让病人取头低足高卧位，注射吗啡等解痉止痛药物，松弛腹肌，然后托起阴囊，持续缓慢地将疝块还纳回腹腔。手法必须轻柔，切忌粗暴导致肠管损伤。

手法复位前：可遵医嘱注射吗啡或盐酸哌替啶注射液，以缓解疼痛、镇静并松弛腹肌，提高手法复位的成功率。

手法复位后：24 小时内严密观察病人生命体征与腹部情况。若出现腹痛、腹胀、肛门排气/排便停止等腹膜炎或肠梗阻的表现，积极协助医生做好急诊手术探查的准备。

（二）手术治疗的护理

1. 术前准备

（1）解释：向病人和家属解释手术相关护理问题及配合要求；指导病人术前 1~2 周戒烟，练习腹式呼吸和胸式咳嗽，练习床上使用便器，以降低术后腹内压升高的危险性；指导长期口服阿司匹林、华法林等抗凝药物者，术前应遵医嘱停药或使用拮抗药物。

（2）排空膀胱：进手术室前排空膀胱，必要时留置导尿。

（3）检查：协助做好术前检查，术前 1 日备皮。

2. 术后护理

（1）病情观察：观察病人生命体征，切口有无红、肿、疼痛，阴囊有无出血、水肿。

（2）卧位：术后当日取仰卧位，膝下垫一软枕，使膝关节、髋关节微屈，以松弛腹股沟区切口的张力，减小腹腔内压力，有利于伤口愈合和减轻切口疼痛。次日可改为半卧位。

（3）活动：针对不同病人确定下床活动时间

①行传统疝修补术者，术后 3~5 天可下床活动；

②行无张力疝修补术者，次日即可下床活动；

③行切口疝修补术者，术后 1~2 天卧床休息，第 3 天可下床活动；

④卧床期间鼓励病人床上勤翻身，以促进肠功能恢复、预防压疮发生。年老体弱、巨大疝、疝术后复发再次手术者，可适当推迟下床活动时间。

（4）饮食

①因嵌顿疝/绞窄疝致肠管坏死行肠切除-肠吻合术者，术后应按肠切除术护理常规进食；

②行疝修补术者，术后 6 小时若无恶心、呕吐等，即可进流质饮食，次日可进软食或普食；

③指导病人术后多进食易消化、富含纤维素的新鲜蔬菜水果，保持大便通畅。

19

（5）预防切口出血：术后切口可放置沙袋（盐袋）压迫 6～8 小时，以防止切口出血而导致继发感染。

（6）防止腹内压升高：避免受凉感冒而引起咳嗽。如有剧烈咳嗽，指导病人在咳嗽时用手掌按压、保护切口，以减轻对切口的牵拉；保持排便通畅；因麻醉或手术引起尿潴留者，可留置尿管。

（三）术后并发症的观察与护理

1. 切口感染

观察：若病人出现体温升高、脉搏频速、白细胞计数增高，切口局部有红、肿、热、痛等，应警惕切口感染。

护理：保持切口敷料清洁干燥，一旦被粪、尿污染或敷料脱落，应立即通知医生及时予以更换。绞窄性疝行肠切除、肠吻合术后，易发生切口感染，术后须合理应用抗菌药物。

2. 阴囊水肿

观察：由于阴囊比较松弛且位置低，因此渗血、渗液易积聚于此。术后密切观察阴囊肿胀情况。

护理：术后使用棉垫托起阴囊，既可避免渗血、渗液的积聚，也可促进淋巴回流，起到预防阴囊水肿的作用。

3. 人工气腹并发症

观察：行腹腔镜疝修补术者应注意观察：①皮下气肿：多发生于胸腹、阴囊等部位，触之局部有捻发感；②疼痛：残留的 CO_2 可引起病人背部、肩部、胸部、腹部等部位胀痛；③高碳酸血症：可由 CO_2 弥散入血而引发，病人可出现呼吸浅慢，血二氧化碳分压升高。

护理：一旦出现高碳酸血症，应及时遵医嘱给予低流量（1～2L/min）氧气吸入 3～4 小时，以提高血氧饱和度，促进腹腔内 CO_2 气体尽快排出；做好病人的心理护理，缓解疼痛；密切观察皮下气肿吸收消散情况并记录，若出现异常，及时报告医生进行处理。

【健康教育】

1. 日常保健　注意保暖，天气变化时及时增减衣物，预防呼吸道感染；指导病人戒烟；妊娠妇女在活动时可使用疝带压住疝环口。

2. 防止便秘　饮食规律，尽量避免辛辣刺激的食物；多饮水，进食富含纤维素的新鲜蔬菜水果，保持大便通畅；养成定时排便习惯，注意切勿用力排便。

3. 休息与活动　生活规律，注意休息，活动适当有度；术后3个月内，应避免剧烈运动、提举重物及参加重体力劳动等。

4. 切口的自我护理　保持切口周围皮肤清洁、干燥，术后1个月内尽量避免使用肥皂水擦洗切口。注意观察切口情况，若切口出现红、肿、热、痛，须及时联系医护人员。

5. 复查　定期复诊，若出现腹痛、腹胀、恶心、呕吐、排便异常等不适症状及时就诊。

【护理评价】

1. 病人疼痛程度是否减轻。

2. 病人是否出现并发症，若出现是否得到及时发现和处理。

3. 病人是否了解腹外疝发生的原因和诱发因素，能否说出引起腹内压升高的因素。

19

> **关键点**
>
> 1. 嵌顿性疝与绞窄性疝是腹外疝的急症，需及时发现与处理。
>
> 2. 腹内压增高是腹外疝复发的主要因素，应采取措施进行预防。
>
> 3. 术后3个月内避免剧烈运动、提重物、重体力劳动，防止疝复发。

（豆欣蔓）

第二十章

急性化脓性腹膜炎病人的护理

急性化脓性腹膜炎是由化脓性细菌引起的腹膜急性炎症，是常见的外科急腹症，分为原发性和继发性，继发性更为多见。主要病因为腹腔脏器穿孔引起的腹壁或内脏破裂，以急性阑尾炎坏疽穿孔最多见，胃、十二指肠溃疡急性穿孔次之。临床表现为腹痛、恶心、呕吐、体温升高、脉搏加速及感染中毒症状等。辅助检查包括实验室检查、影像学检查、诊断性腹腔穿刺或腹腔灌洗等。处理原则包括积极处理原发病灶、消除病因、控制炎症、清理或引流腹腔渗液，脓肿形成者给予脓腔引流。

【护理评估】

（一）术前评估

1. 健康史

（1）个人情况：病人的性别、年龄、职业及文化程度等；

（2）既往史：既往有无慢性阑尾炎，胃、十二指肠溃疡，腹部手术、外伤，泌尿道感染，营养不良或其他导致抵抗力下降的情况。

2. 身体状况

（1）腹痛发生的时间、部位、性质、程度、范围及伴随症状；

（2）有无恶心、呕吐，呕吐持续时间、呕吐物性状；

（3）有无腹膜刺激征；

（4）有无肠鸣音减弱或消失、移动性浊音；

（5）有无寒战、高热、脉速、呼吸浅快、血压下降、面色苍白、肢端发凉、神志恍惚或不清等重度缺水、代谢性酸中毒及感染性休克表现；

（6）血常规、腹部 X 线、B 超、CT、诊断性腹腔穿刺或腹腔灌洗等检查有无异常。

3. 心理社会状况

（1）病人对急性化脓性腹膜炎的认知程度；

（2）病人是否担心急性化脓性腹膜炎的预后；

（3）家属对病人的关心程度及经济承受能力。

（二）术后评估

1. 麻醉方式、手术类型，术中出血、补液、输血情况；

2. 原发病变类型；

3. 病人的生命体征、意识、尿量、营养状况及皮肤情况；

4. 引流情况，包括腹腔引流管的位置，引流液颜色、性质及量；

5. 伤口敷料及切口愈合情况；

6. 有无切口感染、盆腔脓肿、膈下脓肿等并发症发生。

【常见护理诊断/问题】

1. 急性疼痛　与壁腹膜受炎症刺激有关。

2. 体温过高　与腹膜炎毒素吸收有关。

3. 体液不足　与腹腔内大量渗出、高热或体液丢失过多有关。

4. 潜在并发症：切口感染、盆腔脓肿、膈下脓肿。

【护理目标】

1. 病人自述腹痛程度减轻或缓解。

2. 病人炎症得以控制，体温逐渐降至正常范围。

3. 病人维持水、电解质及酸碱平衡，生命体征平稳。

20

4. 病人未发生并发症或并发症被及时发现和处理。

【护理措施】

（一）非手术治疗的护理

1. **病情观察**　观察病人腹痛、恶心、呕吐、腹膜刺激征、肠鸣音等局部症状、体征的变化；观察病人的生命体征、中心静脉压、出入量、神志、面色等情况，及早发现有无感染性休克表现。

2. **体位**　协助病人取半卧位，休克病人给予平卧位或休克卧位（头、躯干和下肢均抬高约 20°）。尽量减少搬动，以减轻疼痛。

注意： 半卧位能促使腹腔内渗出液流向盆腔，以利引流，促进炎症局限，减少毒素吸收，减轻中毒症状；同时促使腹内脏器下移、松弛腹肌、减轻因腹胀挤压膈肌影响呼吸和循环。平卧位或休克卧位能够促进血液回流，保证重要脏器的血液供应。

3. **禁食、胃肠减压**　胃肠道穿孔病人需禁食、持续胃肠减压，以减轻胃肠道积气，减少胃肠道内容物继续进入腹腔，改善胃肠壁血运，促进炎症局限和吸收，促进胃肠道蠕动恢复。

4. **控制感染、体温**　继发性腹膜炎多为混合感染，致病菌主要为大肠埃希菌、肠球菌及厌氧菌。选择抗菌药物时，应考虑致病菌的种类，或根据细菌培养及药敏结果合理选用抗菌药物。出现高热时，遵医嘱给予药物或物理降温。

5. **纠正休克、电解质紊乱**　由于禁食、胃肠减压、腹腔内大量渗液，病人易出现水和电解质紊乱、低蛋白血症，应积极给予纠正。

（1）根据病人的液体丢失量、生理需要量、心率、血压、中心静脉压、尿量、电解质、蛋白等监测指标，及时补充液体和电解质，必要时输注血浆或白蛋白；

（2）根据监测指标，及时调整各类液体的输注顺序及速度；

（3）出现休克时，遵医嘱应用血管活性药，维持病

20

人的血压和有效组织灌注；必要时，遵医嘱应用激素减轻中毒症状。

6. **营养支持**　急性腹膜炎病人分解代谢增强，代谢率为正常人的140%，热量补充不足时，体内大量蛋白首先被消耗，导致病人抵抗力和愈合能力下降。应尽早给予肠外营养，以提高机体的防御和修复能力。

7. **镇静、镇痛**　遵医嘱给予镇静药物，以减轻病人痛苦和恐惧心理。诊断明确者可使用止痛药物，否则禁用止痛药物，以免掩盖病情。

8. **心理护理**　向病人及其家属介绍腹膜炎相关知识，告知相关检查、治疗、护理的目的及配合方法。关心病人、加强交流，指导其正确认识疾病的发展过程，减轻焦虑和恐惧心理。

（二）手术治疗的护理

1. **术前护理**　协助做好术前检查，术前常规准备，必要时进行肠道清洁。

2. **术后护理**

（1）体位：全麻未清醒病人取平卧位并将头偏向一侧，注意呕吐情况，保持呼吸道通畅。全麻清醒或硬膜外麻醉病人术后平卧6小时，生命体征平稳后改为半卧位，鼓励病人早期活动。

（2）禁食、胃肠减压：术后继续禁食、胃肠减压。肠蠕动恢复后可拔除胃管，逐步恢复至经口进食。禁食期间做好口腔护理。

（3）观察病情变化：观察心率、血压、中心静脉压变化；观察肠蠕动恢复情况和腹部体征变化，及时发现病人有无膈下脓肿、盆腔脓肿等表现；观察引流、伤口愈合情况；观察尿量、肌酐、血尿素氮、出入量变化。

（4）维持体液平衡和生命体征平稳：遵医嘱补充液体及电解质，必要时输注血浆、白蛋白或血管活性药物。

（5）控制感染及体温：抗菌药物应用及降温措施同非手术治疗的护理。术后留置中心静脉导管、尿管、气管插管、引流管的病人，做好相应导管的护理，预防导

20

管相关性感染。

（6）营养支持：应根据病人的病情和肠蠕动恢复情况，尽早由肠外营养过渡至肠内营养，并逐步恢复经口进食。留置空肠营养管者，肠蠕动恢复后可实施肠内营养治疗。

（7）疼痛护理：每日进行疼痛评分，数字评分法≥4分时，及时通知医生给予处理，并观察处理效果、有无药物不良反应。应用自控镇痛泵的病人，指导其使用方法。

（8）腹腔引流管护理：术后常放置腹腔引流管，充分引流腹腔内的残留液体和继续产生的渗液。

要点：

①妥善固定引流管；

②预防感染；

③保持引流管通畅，防止管路受压或打折，行负压引流者应根据引流液抽吸情况及时调整负压，维持有效引流；

④观察记录引流液的颜色、性状及量，若发现引流液量突然减少，病人出现腹胀、发热时，及时检查管腔有无堵塞或引流管是否滑脱；

⑤拔管：一般当引流量小于10ml/d、引流液非脓性、病人无发热、腹胀、白细胞计数正常时，可考虑拔除引流管。

（三）术后并发症的观察与护理

1. 切口感染

观察：密切观察切口敷料是否清洁、干燥；观察缝线有无松脱；观察伤口愈合情况，有无红、肿、热、痛、积脓、积液、异味等切口感染征象；放置切口引流的病人，观察引流物有无移位。

护理：保持切口敷料清洁、干燥；有渗血、渗液时及时通知医生换药；发现切口感染征象及时通知医生处理；维持腹带包扎稳固，以保护手术切口。

2. 盆腔脓肿

观察：观察盆腔引流液的颜色、性质及量；观察病人有无里急后重、大便频而量少、黏液便、尿频、排尿困难等直肠、膀胱刺激症状。

护理：协助病人取半卧位。遵医嘱静脉应用抗菌药物，进行腹部热敷、温热盐水灌肠、物理透热等治疗。经阴道或直肠放置盆腔引流者，协助病人床上翻身或活动时，注意防止引流管滑脱。

3. 膈下脓肿

观察：观察病人有无脓肿部位持续性钝痛、患侧胸部下方呼吸音减弱或消失；有无呃逆等脓肿刺激膈肌表现；有无咳嗽、胸痛等膈下感染表现；有无发热、脉率增快、乏力、盗汗、厌食、消瘦等全身中毒症状。

护理：协助病人取半卧位。遵医嘱进行抗炎、补液、输血、营养等支持治疗。当膈下脓肿较大，经非手术治疗也不能被吸收时，需协助医生进行经皮穿刺置管引流术或切开引流术。

【健康教育】

1. 疾病知识指导　告知病人和家属有关急性化脓性腹膜炎及原发疾病的知识，使之能更好地配合术后长期治疗和自我管理。

2. 运动指导　指导病人出院后注意劳逸结合，避免过于疲劳。

（1）根据病情和体力恢复情况，逐渐参加散步等低强度运动；

（2）避免进行快跑、登山、打球等剧烈活动；

（3）术后 1 个月内避免提重物，以免发生切口疝；

3. 饮食指导　根据病人肠道功能恢复情况，指导病人少量多餐，由流质、半流质、软食逐渐过渡到普食。

（1）进食鸡肉、鱼肉、兔肉等高蛋白的食物，及新鲜蔬菜、水果等高维生素食物，促进机体恢复；

（2）避免进食油条、肥肉、炸鸡等油腻食物，防止引起消化不良；

（3）避免进食粗硬食物，以免加重吻合口水肿或炎症，导致肠梗阻；

20

（4）避免进食牛奶、豆浆或高糖等易产气的食物，防止发生腹胀。

4. 复查　指导病人术后 2 周至 1 个月于门诊复查，若出现腹痛、腹胀、恶心、呕吐、停止排气或排便等不适症状或原有消化系统症状加重，应及时就诊。

【护理评价】

1. 病人腹痛是否减轻或缓解。

2. 病人炎症是否得以控制，体温是否降至正常。

3. 病人是否出现水、电解质、酸解失衡或休克表现。

4. 病人是否发生并发症，若出现是否得到及时发现和处理。

关键点

1. 术后取半卧位是促进炎症局限和引流、减轻腹胀及中毒症状的重要措施。

2. 积极进行液体复苏、应用血管活性药物和激素是纠正感染性休克的重要措施。

（胥小芳）

第二十一章

腹部损伤病人的护理

　　腹部损伤是指由各种原因所致的腹壁和（或）腹腔内器官损伤。根据是否穿透腹壁、腹腔是否与外界相通，可分为开放性腹部损伤（常因刀刃、枪弹、弹片等利器引起）和闭合性腹部损伤（常因坠落、碰撞、冲击、挤压、拳打脚踢等钝性暴力引起）；根据损伤腹内器官的性质，可分为实质性脏器损伤（肝、脾、胰、肾等或大血管损伤）和空腔脏器损伤（胃肠道、胆道、膀胱等损伤）。实质性脏器损伤以出血为主要表现，空腔脏器损伤以弥漫性腹膜炎、感染性休克为主要表现。常用辅助检查包括血、尿常规，血、尿及腹水淀粉酶，影像学检查，诊断性腹腔穿刺或腹腔灌洗等。主要处理原则包括急救处理、非手术治疗和手术治疗。

【护理评估】

（一）术前评估

1. 健康史

　　（1）个人情况：病人的年龄、性别、婚姻、职业及饮食情况；女病人有无不规则阴道流血。

　　（2）受伤史：受伤的原因、时间、地点、致伤条件，暴力作用于腹部的强度、速度、着力部位和作用方向，伤情以及伤情变化，就诊前的急救处理及效果。伤者因意识障碍或其他情况不能回答问话时，应向现场目击者和护送者询问受伤史。

（3）既往史：既往有无腹部手术史、药物过敏史、贫血史。

2. 身体状况

（1）有无腹壁伤口，其部位、大小、有无脏器自腹壁伤口脱出；有无腹部以外的伤口；

（2）有无腹痛，腹痛的特点、部位、持续时间、伴随症状，有无放射痛和进行性加重；

（3）有无腹膜刺激征，有无肠鸣音减弱或消失；

（4）有无面色苍白、脉搏细速、血压不稳、尿量减少等休克征象；

（5）有无全身中毒症状；

（6）血尿常规、血尿淀粉酶、影像学检查、诊断性腹穿等检查有无异常。

3. 心理社会状况

（1）是否了解腹部损伤的程度；

（2）是否能够承受突发腹部损伤，以及出血、内脏脱出等刺激；是否担心疾病的预后；

（3）家属对病人的关心程度及经济承受能力。

（二）术后评估

1. 麻醉方式、手术类型，损伤脏器，术中出血、补液、输血情况；

2. 生命体征情况；

3. 引流管的放置部位，引流液的颜色、性质、量；

4. 有无损伤器官再出血、腹腔脓肿等并发症发生。

【常见护理诊断/问题】

1. 体液不足　与损伤致腹腔内出血、腹膜炎、呕吐、禁食等有关。

2. 疼痛　与腹腔内器官破裂及消化液刺激腹膜有关。

3. 潜在并发症：损伤器官再出血、腹腔脓肿。

【护理目标】

1. 病人能够维持体液平衡及重要脏器的有效灌注。

2. 病人腹痛缓解。

21

3. 病人未发生并发症或并发症被及时发现与处理。

【护理措施】

（一）现场急救

腹部损伤可合并多发性损伤，在急救时应分清轻重缓急，首先处理危及生命的情况。根据病人的具体情况，可行以下措施：

1. 心肺复苏；

2. 配合医生处理明显外出血、开放性气胸或张力性气胸；

3. 紧急进行血常规、生化、交叉配血等检查；

4. 迅速建立 2 条以上静脉通路，快速输血、输液补充血容量，使用止血药物；

5. 开放性腹部损伤者，妥善处理伤口；

注意：腹内脏器或组织自腹壁伤口突出者，可用消毒碗覆盖保护，切忌强行还纳，以免加重腹腔感染。

6. 密切观察病情变化。

（二）非手术治疗的护理

1. 休息与体位　诊断未明确时应绝对卧床休息，观察期间不随便搬动病人，以免加重病情；待病情稳定，可根据受伤部位、程度采取不同卧位。

2. "四禁"　诊断未明确之前应绝对禁食、禁饮、禁灌肠、禁止痛药，必要时持续胃肠减压。

注意：腹部损伤病人可能存在胃肠道穿孔，进食或灌肠可能导致肠内容物漏入腹腔，从而加重感染。因此，诊断未明确的病人应禁食、禁饮、禁灌肠。疑有空腔脏器破裂或明显腹胀时，应及早进行胃肠减压，减少胃肠内容物漏出，减轻腹痛。

21

3. 病情观察

（1）每 15～30 分钟测量一次脉搏、呼吸、血压，必要时观察神志、瞳孔的变化。检查腹部体征及测量腹围，注意腹膜刺激征的程度和范围变化。

（2）动态了解红细胞计数、白细胞计数、血红蛋白、血细胞比容的变化，判断有无腹腔内活动性出血。

（3）监测中心静脉压、尿量，准确记录24小时出入量。

4. 维持液体平衡和预防感染　遵医嘱补充液体、电解质，防治水、电解质及酸碱平衡失调，维持有效循环血量。对于空腔脏器破裂者，应遵医嘱使用足量抗菌药物。

5. 镇静、镇痛　诊断明确者，可根据病情遵医嘱给予镇静、镇痛或解痉药物。可通过分散病人的注意力，改变体位等来缓解疼痛；空腔脏器损伤者可进行胃肠减压以缓解疼痛。

（三）手术治疗的护理

1. 术前护理　一旦决定手术，应争取时间完善术前各项检查，尽快进行术前准备。

2. 术后护理

（1）病情观察：严密监测病人的心率、血压、呼吸等变化，注意腹部体征的变化，及早发现腹腔脓肿等并发症。危重病人加强呼吸、循环及肾功能的监测和维护。

（2）体位与活动：按照麻醉要求安置体位；无特殊禁忌可予半卧位，以利于腹腔引流，减轻腹痛，改善呼吸循环功能。如病情许可，术后早期即可协助病人翻身、床上活动，鼓励病人尽早下床活动，促进肠蠕动恢复，防止肠道粘连。

（3）饮食与营养：术后早期禁食、胃肠减压，以减轻腹胀及腹痛。必要时给予肠外营养治疗，以满足机体高代谢及修复的需要，提高机体抵抗力；待肠蠕动恢复后，逐渐过渡到普食。

（4）腹腔/盆腔引流管护理：腹部损伤常留置腹腔引流管或盆腔引流管，护理要点见第二十章急性化脓性腹膜炎病人的护理的相关内容。

（四）术后并发症的观察与护理

1. 受损器官再出血

观察：

（1）密切观察病人的生命体征、面色、神志、末梢循环及腹痛情况，有无腹痛缓解后又突然加重，同时出现烦躁、面色苍白、肢端温度下降、呼吸及脉搏增快、血压不稳或下降等休克表现；

（2）观察腹腔/盆腔引流，是否出现引流管间断或持续引流出鲜红色血液；

（3）观察血常规结果，是否出现血红蛋白或血细胞比容降低。

护理：

（1）禁止随意搬动病人，以免诱发或加重出血；

（2）若出现腹腔内活动性出血表现，立即通知医生，迅速建立静脉通路，遵医嘱快速输血、输液，必要时留置中心静脉导管，监测中心静脉压力，并输注血管活性药物；

（3）补液时注意观察尿量、肌酐、血尿素氮、出入平衡的变化，注意肾功能的监测与维护；

（4）同时做好腹部急症手术准备，必要时在抗休克的同时进行手术止血。

2. 腹腔脓肿　可发生膈下脓肿或盆腔脓肿。观察与护理要点见第二十章急性化脓性腹膜炎病人的护理的相关内容。

【健康教育】

1. 疾病知识指导　根据病人腹部损伤部位告知病人及家属相关知识，使之能更好地配合术后自我管理。加强对劳动保护、安全生产、安全行车、遵守交通规则知识的宣传，避免意外发生。讲解急救知识，指导病人在发生意外时能进行简单的急救或自救；指导病人在发生腹部外伤时，无论有无伤口或出血，都应及时就医，以免延误诊治。

2. 运动指导、饮食指导、复查　见第二十章急性化脓性腹膜炎病人的护理的相关内容。

【护理评价】

1. 病人体液平衡是否得到有效维持，重要脏器得到有效灌注。

21

2. 病人腹痛是否缓解或减轻。

3. 病人是否发生并发症，若出现是否得到及时发现和有效处理。

关键点

1. 急救时首先处理危及生命的情况，如窒息、心搏骤停、大出血等。

2. 诊断未明确之前应绝对禁食、禁饮、禁灌肠，避免加重腹腔感染。

3. 诊断不明确时，禁用或慎用止痛药，以免掩盖病情。

4. 术后密切观察生命体征、引流及全身情况，警惕发生受损器官再出血。

（胥小芳）

21

第二十二章

胃十二指肠疾病病人的护理

第一节　胃十二指肠溃疡疾病的外科治疗

胃十二指肠溃疡是指发生于胃、十二指肠的局限性圆形或椭圆形全层黏膜缺损，与胃酸分泌过多、幽门螺杆菌感染、黏膜防御机制减弱等有关。主要临床表现为慢性、周期性、节律性发作的腹痛，溃疡活动期可有上腹部局限性轻压痛；合并急性穿孔时，可出现突发性上腹部刀割样疼痛，并迅速波及全腹，伴恶心、呕吐等；合并大出血时，可出现呕血、黑便，甚至休克；合并瘢痕性幽门梗阻时，可出现进食后上腹饱胀不适、阵发性胃痉挛性疼痛、嗳气、恶心、反复呕吐、营养不良等表现。纤维胃镜、X线钡餐检查为确诊胃十二指肠溃疡的主要方法。无严重并发症的胃十二指肠溃疡一般采取内科治疗，外科手术治疗主要用于急性穿孔、出血、幽门梗阻、药物治疗无效的溃疡以及恶变者。

【护理评估】

（一）术前评估

1. 健康史

（1）个人情况：病人的性别、年龄、职业、生活习惯、性格特征、心理压力、吸烟史、饮食习惯等。

（2）既往史：既往用药情况，特别是有无非甾体抗炎药物和皮质类固醇等药物服用史。

2. 身体状况

（1）有无腹痛，疼痛的规律、加重及缓解因素；

（2）有无恶心、呕吐，呕吐物的颜色、性质、量及气味；

（3）有无便血或黑便；

（4）有无腹膜刺激征、肠鸣音亢进、减弱或消失；

（5）有无循环系统代偿表现，有无休克；

（6）有无营养不良、低蛋白血症；

（7）纤维胃镜、X线钡餐、腹部 X线、胃酸测定、血常规、诊断性腹腔穿刺、血管造影等检查有无异常。

3. 心理社会状况

（1）病人对胃十二指肠溃疡的了解程度；

（2）病人有对手术有无顾虑及心理负担，是否担心胃十二指肠溃疡的预后；

（3）家属对病人的关心程度和经济承受能力；

（4）病人和家属是否知晓胃十二指肠溃疡的预防方法。

（二）术后评估

1. 麻醉和手术方式，术中出血、补液、输血情况；

2. 病人的生命体征；

3. 胃肠减压和腹腔引流液的颜色、性质及量；

4. 肠蠕动恢复情况；

5. 有无出血、胃瘫、吻合口破裂或吻合口瘘、十二指肠残端破裂、肠梗阻、倾倒综合征等并发症发生。

【常见护理诊断/问题】

1. 急性疼痛　与胃十二指肠黏膜受侵蚀、手术创伤有关。

2. 体液不足　与溃疡急性穿孔后消化液大量丢失，溃疡大出血致血容量降低，大量呕吐、胃肠减压等引起水、电解质的丢失等有关。

3. 营养失调：低于机体需要量　与营养摄入不足、

22

消耗增加有关。

4. 潜在并发症：出血、胃瘫、吻合口破裂或吻合口瘘、十二指肠残端破裂、肠梗阻及倾倒综合征。

【护理目标】

1. 病人自述疼痛减轻或缓解。

2. 病人能够维持体液平衡及重要脏器的有效灌注。

3. 病人的营养状况得以维持或改善。

4. 病人未发生并发症或并发症被及时发现与处理。

【护理措施】

（一）术前护理

1. 胃大部切除术　协助做好术前检查，术前常规准备，术前 1 日进流质饮食，术前 8 小时禁食、禁饮，必要时留置胃管。

2. 胃十二指肠溃疡急性穿孔

（1）病情观察：观察病人生命体征、腹膜刺激征、肠鸣音的变化，若病情加重，应做好急诊手术准备。

（2）体位：伴有休克的病人应取休克卧位（仰卧中凹位），即上身及下肢各抬高 20°，生命体征平稳后改为半卧位，减少毒素吸收，降低腹壁张力，减轻疼痛。

（3）禁食、胃肠减压：保持引流通畅和有效负压，减少胃肠内容物继续外漏，注意观察引流液的颜色、性质及量。

（4）输液：遵医嘱静脉补液，应用抑酸药物，维持水、电解质及酸碱平衡。同时记录出入液量。

（5）预防和控制感染：遵医嘱合理使用抗菌药物。

3. 胃十二指肠溃疡大出血

（1）病情观察：严密观察血压、脉搏、尿量、中心静脉压、周围循环状况；观察胃管引流液和红细胞计数变化，判断有无活动性出血以及止血效果。若出血仍在继续，及时报告医生，做好急诊手术的术前准备。

（2）体位：取平卧位，呕血者头偏向一侧。

（3）禁食、留置胃管：用生理盐水冲洗胃管，清除凝血块，直至胃液变清。可经胃管注入 200ml 含 8mg 去

22

甲肾上腺素的冰生理盐水溶液，每4~6小时一次。

（4）补充血容量：建立多条输液通路，必要时放置中心静脉导管，快速输液、输血。

（5）应用止血、抑酸药物：遵医嘱静脉或肌内注射止血药物；静脉给予 H_2 受体拮抗剂、质子泵抑制剂、或生长抑素等。

（6）胃镜下止血：协助医生行胃镜下止血。

4. **胃十二指肠溃疡瘢痕性幽门梗阻**

（1）**胃肠减压**：留置胃管，进行胃肠减压和引流。

（2）**饮食指导**：完全梗阻者需禁食，非完全梗阻者可给予无渣半流质。

（3）**洗胃**：完全梗阻者，术前用温生理盐水洗胃，清除胃内宿食，减轻胃壁水肿和炎症，同时利于术后吻合口愈合。

（4）**支持治疗**：遵医嘱静脉输液，补充液体、电解质、肠外营养液、血制品等，维持水、电解质及酸碱平衡，纠正营养不良、贫血及低蛋白血症。

5. **心理护理**　了解病人心理状态，鼓励病人表达自身感受，根据病人个体情况向其提供信息，帮助其消除不良心理，增强治疗信心。鼓励家属和亲友给予病人关心及支持，使其能够积极配合治疗和护理。

（二）术后护理

1. **病情观察**　严密监测生命体征变化，观察病人的尿量、伤口有无渗血、渗液以及引流液的情况。

2. **体位**　平卧位，待血压、脉搏平稳后改为摇高床头30°，以减轻腹部切口张力及疼痛，利于呼吸及循环。

3. **管道护理**

（1）**禁食、胃肠减压**：术后早期给予病人禁食、持续胃肠减压，引出胃内液体、积血及气体，减轻吻合口张力。

胃肠减压护理要点：

①妥善固定胃管并记录胃管插入长度，避免胃管脱出，一旦脱出切忌不能自行插回，以免造成吻合口瘘；

②保持引流管通畅，维持适当的负压，防止管路受压、扭曲、折叠；

③观察并记录引流液的颜色、性状及量，术后24小时内可由胃管引流出少量暗红色或咖啡样液体，一般不超过100~300ml。若有较多鲜血，应及时联系医生并配合处理；

④拔管：术后胃肠减压量减少，肠蠕动恢复、肛门排气后，可拔除胃管。

（2）腹腔引流管的观察：腹腔引流管可预防血液、消化液、渗出液等在腹腔内或手术野内积聚，排出腹腔脓液和坏死组织，防止感染扩散，促使手术野死腔缩小或闭合，保证伤口良好愈合。

腹腔引流管护理要点：

①妥善固定引流管和引流袋，防止病人在变换体位时压迫、扭曲引流管，或引流管被牵拉而脱出。另外，还可避免或减少因引流管的牵拉而引起疼痛。

②保持引流通畅，若发现引流量突然减少，病人感到腹胀、伴发热，应检查引流管腔有无堵塞或引流管是否脱落。

③注意观察引流液的颜色、量、气味及有无残渣等，准确记录24小时引流量。一般情况下，病人术后体温逐日趋于正常，腹腔引流液逐日减少、变清。若术后数日腹腔引流液仍不减，伴有黄绿色胆汁或脓性、带臭味，伴腹痛，体温再次上升，应警惕发生吻合口瘘的可能；须及时告知医生，协助处理。

④注意观察引流管周围皮肤有无红肿、皮肤损伤等情况。

⑤疼痛观察：引流口处疼痛，常由于引流液刺激周围皮肤，或引流管过紧地压迫局部组织引起继发感染或迁移性肿胀所致，局部固定点疼痛一般是病变所在处。剧烈腹痛突然减轻，应高度怀疑脓腔或脏器破裂，注意观察腹部体征。

4. 补液　遵医嘱静脉输液，必要时遵医嘱输注血制

22

品，记录 24 小时出入量，监测血电解质，避免发生水、电解质、酸碱平衡紊乱。

5. 活动　鼓励病人早期活动，促进肠蠕动恢复，防止术后发生肠粘连和下肢深静脉血栓。除年老体弱或病情较重者，鼓励并协助病人术后第 1 日坐起轻微活动，第 2 日协助病人于床边活动，第 3 日可在病室内活动。

6. 营养支持　改善病人的营养状态，能够促进吻合口和切口愈合。

（1）禁食期间：遵医嘱输注肠外营养液；

（2）拔除胃管后当日：可饮少量水或米汤；

（3）如无不适，拔管后第 2 日进半量流质饮食，每次 50～80ml；

（4）拔管后第 3 日进全量流质饮食，每次 100～150ml；

（5）进食后无不适，第 4 日可进半流质饮食。

注意：食物宜温、软、易于消化，少量多餐。开始时每日 5～6 餐，逐渐减少进餐次数并增加每次进餐量，逐步恢复正常饮食。

7. 疼痛护理　每日进行疼痛评分，使用数字评分法≥3分时，及时通知医生给予处理，并观察处理效果、有无药物不良反应。应用自控镇痛泵者，指导其使用方法。

（三）术后并发症的观察与护理

1. 出血　主要包括胃或十二指肠残端出血、吻合口出血及腹腔出血。

观察：术后早期易发生。若术后短时间内胃管或腹腔引流管内引流出大量鲜红色血液，24 小时后仍未停止，须警惕胃出血。

护理：观察病人的神志、生命体征、尿量、体温的变化；观察胃管、腹腔引流管引流液的颜色、性质及量；观察血红蛋白、血细胞比容的变化。遵医嘱应用止血药物、输血或用冰盐水洗胃；必要时协助医生通过内镜检查出血部位并止血。经非手术治疗不

22

能有效止血或出血量 > 500ml/h 时，积极完善术前准备。

2. **胃瘫**　是胃手术后以胃排空障碍为主的综合征，发病机制尚未明确，常发生于术后数日停止胃肠减压、进食流质，或由流质饮食改为半流质饮食后。

观察：观察病人在停止胃肠减压或进食后，有无上腹饱胀、恶心、呕吐、顽固性呃逆。

护理：严格禁食、禁水，持续胃肠减压；遵医嘱补液，维持水、电解质及酸碱平衡；给予肠外营养支持，改善机体营养状态，纠正低蛋白血症。使用 3% 温盐水洗胃，减轻吻合口水肿。遵医嘱应用胃动力促进剂或中药治疗。向病人解释术后胃瘫多能经非手术治疗治愈，消除其紧张、恐惧心理。病人胃动力的恢复常突然发生，于 1～2 天内胃引流量明显减少，腹胀、恶心迅速缓解，即可拔除胃管，指导病人逐渐恢复饮食。

3. **吻合口破裂或吻合口瘘**　多发生在术后 1 周内，与缝合不当、吻合口张力过大、组织供血不足、贫血、低蛋白血症、组织水肿等有关。

观察：观察病人有无高热、脉速，腹部压痛、反跳痛、腹肌紧张，或腹腔引流管内引流出含肠内容物的混浊液体。

护理：给予病人禁食、胃肠减压。遵医嘱应用肠外营养支持，纠正水、电解质及酸碱失衡，合理应用抗菌药物。形成局部脓肿、外瘘或无弥漫性腹膜炎者，行局部引流，注意及时清洁瘘口周围皮肤并保持干燥，局部使用氧化锌软膏、皮肤保护粉/膜，避免皮肤破损继发感染。

注意：出现弥漫性腹膜炎的吻合口破裂病人必须立即手术，做好急诊术前准备。

4. **十二指肠残端破裂**　多发生在术后 24～48 小时，见于十二指肠残端处理不当或毕Ⅱ式输入袢梗阻。

观察：观察病人有无突发上腹部剧痛、腹膜刺激征、发热、白细胞计数增加、腹腔穿刺抽出胆汁样

22

液体。

护理：一旦确诊应立即手术，积极完善术前准备，术后护理同吻合口破裂或吻合口瘘。

5. 肠梗阻 根据梗阻部位分为输入袢梗阻、输出袢梗阻及吻合口梗阻。

（1）输入袢梗阻：见于毕Ⅱ式胃大部分切除术后。

①急性完全性输入袢梗阻：与输入袢受压或穿入输出袢与横结肠系膜的间隙孔形成内疝所致。临床表现为突发上腹部剧烈疼痛、频繁呕吐、量少、多不含胆汁、呕吐后症状不缓解，且上腹部有压痛性肿块，病情进展快，很快出现休克表现。由于易发生肠绞窄，应紧急手术治疗。

②慢性不完全性输入袢梗阻：由于输入袢在吻合口处形成锐角，输入袢内消化液排空不畅所致。表现为进食后上腹胀痛或绞痛，随即突然喷射性呕吐出大量不含食物的胆汁，呕吐后症状缓解。应给予禁食、胃肠减压、肠外营养支持治疗，非手术治疗症状仍不能缓解者，需再次手术。

（2）输出袢梗阻：见于毕Ⅱ式胃大部分切除术后，因术后肠粘连、大网膜水肿、炎性肿块压迫所致。表现为上腹饱胀不适，严重时有呕吐，呕吐物含胆汁。若非手术治疗无效，应手术解除梗阻。

（3）吻合口梗阻：见于吻合口过小或吻合时内翻过多，加上术后吻合口水肿所致。表现为进食后上腹饱胀感和溢出性呕吐，呕吐物含不含胆汁。非手术治疗措施同胃瘫；若非手术治疗无效，需手术解除梗阻。

6. 倾倒综合征 胃大部分切除术后，由于失去幽门的节制功能，导致胃排空过快，产生一系列临床症状，称为倾倒综合征。根据进食后出现症状的时间分为早期和晚期两种类型。

（1）早期倾倒综合征：多发生在进食后半小时内，与大量高渗性食物快速进入肠道导致肠道内分泌细胞大量分泌肠源性血管活性物质，及渗透压作用使细胞外液

22

大量移入肠腔有关。

观察：密切观察病人有无心悸、出冷汗、乏力、面色苍白、头晕等循环系统症状，以及腹部饱胀不适或绞痛、恶心、呕吐、腹泻等胃肠道症状。

护理：指导病人调整饮食，少量多餐；进食低碳水化合物、高蛋白饮食；用餐时限制饮水喝汤；避免进食过甜、过咸、过浓的流质饮食；进餐后平卧20分钟。多数病人经饮食调整后，症状可减轻或消失，半年到1年内能逐渐自愈；严重者需使用生长抑素或手术治疗。

（2）晚期倾倒综合征：发生于餐后2~4小时，与食物进入肠道后刺激胰岛素大量分泌，继而导致反应性低血糖有关，故又称为低血糖综合征。

观察：观察病人有无心悸、出冷汗、乏力、面色苍白、手颤、虚脱等表现。

护理：指导病人出现症状时稍进饮食，尤其是糖类。指导病人少食多餐，减少碳水化合物的摄入，增加蛋白质比例。

【健康教育】

1. 疾病知识指导　告知病人及家属有关胃十二指肠溃疡的知识，使之能更好地配合术后长期治疗和自我管理。

2. 运动指导、饮食指导、复查　见第二十章急性化脓性腹膜炎病人的护理的相关内容。

3. 药物指导　指导病人服药的时间、剂量、方式，说明药物副作用，避免服用对胃黏膜有损害的药物，如阿司匹林、吲哚美辛、皮质类固醇等。

22

【护理评价】

1. 病人疼痛是否减轻或缓解。

2. 病人是否维持体液平衡及重要脏器的有效灌注。

3. 病人的营养状况是否得以维持或改善。

4. 病人有无发生并发症或并发症是否被及时发现与处理。

关键点

1. 急性穿孔、大出血是胃十二指肠溃疡的急症,需及早处理。

2. 胃十二指肠溃疡病人行胃大部分切除术后,预防与及早发现各种术后并发症是术后护理的关键。

3. 正确指导病人饮食,是防止术后倾倒综合征的关键。

4. 规律饮食和良好的生活习惯是预防胃十二指肠疾病的有效方法。

第二节 胃 癌

胃癌是我国常见的恶性肿瘤之一。胃癌病因不明,可能与地域环境、饮食及生活因素、幽门螺杆菌感染、癌前病变、遗传因素有关。早期胃癌多无明显表现,随病情进展可有上腹疼痛加重、食欲下降、乏力、消瘦、体重减轻;贲门底胃癌可有胸骨后疼痛及进行性梗阻感,幽门附近胃癌可出现呕吐宿食,肿瘤破溃出血可出现呕血和黑便,晚期病人可触及上腹部肿块,出现贫血、腹水、黄疸、营养不良甚至恶病质表现。用于诊断胃癌的主要检查包括纤维胃镜、X线钡餐和螺旋CT。外科手术是胃癌的主要治疗手段,分为根治性手术和姑息性手术两类;化疗可用于根治性手术的术前、术中及术后,以延长病人生存期。

【常见护理诊断/问题】

1. 焦虑、恐惧、悲伤 与病人对癌症的恐惧、担心手术效果及预后有关。

2. 营养失调:低于机体需要量 与长期食欲减退、消化吸收不良及癌肿导致的消耗增加有关。

3. 潜在并发症:出血、胃瘫、吻合口破裂或吻合口瘘、十二指肠残端破裂、肠梗阻、倾倒综合征。

22

【护理措施】

（一）术前护理

1. 营养支持　给予高蛋白、高热量、高维生素、低脂肪、易消化、少渣食物；对不能进食者遵医嘱静脉补充足够热量，必要时输血浆或全血，改善病人的营养状况。

2. 肠道准备　术前一天口服泻剂或进行灌肠；手术当天或术中留置胃管，进行胃肠减压和引流；有幽门梗阻者，在禁食的基础上，术前用温生理盐水洗胃，清除胃内宿食，减轻胃壁水肿和炎症。

3. 心理护理　了解病人心理状态，鼓励病人表达自身感受，根据病人个体情况向其提供信息，帮助其消除不良心理，增强治疗信心。鼓励家属及亲友给予病人关心及支持，使其能够积极配合治疗及护理。

（二）术后护理

1. 病情观察、体位、禁食、胃肠减压、补液、活动等，见本章第一节。

2. 营养支持

（1）肠外营养支持：术后及时为病人输注肠外营养液，改善病人的营养状况，促进切口愈合。经中心静脉输注时，注意观察有无气胸、血胸、皮下气肿、神经或血管损伤等置管操作相关并发症，预防并观察有无导管堵塞、空气栓塞、导管感染。经外周静脉输注时，需改变或稀释营养液配方，每天更换静脉穿刺部位，并观察滴注部位是否出现红、肿、热、痛或触及静脉呈条索状感觉。此外，还需监测病人的电解质、血糖变化，及早发现代谢紊乱，并配合医生进行有效处理。

（2）肠内营养支持：术中放置鼻肠管或空肠喂养管者，术后应根据病人的个体情况，早期经喂养管输注肠内营养液。

①妥善固定喂养管，防止管路滑脱。

②保持管路通畅：避免管路扭曲、受压，每次输注营养液前后用生理盐水或温开水 20～30ml 冲管，输注过

22

程中每4小时冲管一次。

③温度：输入营养液的温度以38~40℃为宜，避免由于温度过低导致肠痉挛，引起腹痛或腹泻，或由于温度过高灼烧肠道黏膜，引起溃疡或出血。

④浓度与速度：控制输入营养液的浓度和速度，避免引起恶心、呕吐、腹痛、腹胀、腹泻和倾倒综合征。

⑤体位：输注肠内营养时将床头抬高30°，防止病人发生误吸；一旦发生误吸应立即停止肠内营养，促进病人气道内的液体与食物微粒排出，必要时通过纤维支气管镜吸出。

⑥观察：观察病人有无恶心、呕吐、腹痛、腹胀、腹泻和水、电解质紊乱等并发症，如有异常及时通知医生进行对因及对症处理。观察病人的血糖，出现异常时及时报告医生进行处理。

（3）饮食护理：指导病人术后逐渐恢复饮食，开始时少量多餐，以后逐渐减少进食次数并增加每次进食量，少食产气食物，禁忌生、冷、硬和刺激性食物。全胃切除术后，肠管代胃容量较小，开始全流质饮食时宜量少、清淡，每次饮食后需观察病人有无腹部不适。

（三）术后并发症的观察与护理

出血、胃瘫、吻合口破裂或吻合口瘘、十二指肠残端破裂、肠梗阻及倾倒综合征等并发症的观察与护理，见本章第一节。

【健康教育】

1. 疾病知识指导　告知病人及家属有关胃癌、术后化疗的知识，使之能更好地配合术后长期治疗和自我管理。

2. 运动指导、饮食指导、复查　见第二十章急性化脓性腹膜炎病人的护理的相关内容。

3. 复查　指导病人术后2周至1个月于门诊复查，定期检查肝功能、血常规等；若出现腹痛、腹胀、恶心、呕吐、停止排气或排便等不适症状，原有消化系统症状加重，或出现肝区肿胀、锁骨上淋巴结肿大等表现时，

22

应及时就诊。

关键点

1. 早期发现、早期诊断和早期治疗是提高胃癌疗效、提高病人生存质量的关键。

2. 术后营养支持，是促进病人恢复、提高化疗耐受力的重要措施。

3. 肠外营养支持时，警惕发生中心静脉导管并发症、外周静脉炎或代谢并发症。

4. 肠内营养支持时，注意监测误吸、消化道耐受及血糖情况。

（胥小芳）

22

第二十三章

小肠疾病病人的护理

第一节 肠梗阻

任何原因引起的肠内容物通过障碍统称肠梗阻，是常见的外科急腹症。以粘连性肠梗阻最为常见，多见于有腹部手术、损伤、炎症史以及嵌顿性或绞窄性疝的病人。新生儿多因肠道先天性畸形所致，2岁以内小儿多为肠套叠，儿童可因蛔虫团所致，老年人则以肿瘤和粪块堵塞为常见原因。

肠梗阻除引起肠管壁在解剖和功能上的改变外，还可导致严重的全身性生理紊乱，其典型症状为腹痛、腹胀、呕吐及肛门停止排气排便。治疗原则为解除梗阻，纠正肠梗阻所致的内环境紊乱。治疗方法需根据肠梗阻的病因、性质、部位、全身情况及病情严重程度决定，包括基础疗法和解除梗阻。基础治疗主要包括禁食、胃肠减压、纠正水、电解质及酸碱失衡、防治感染和中毒、酌情使用解痉剂、镇静剂等。解除梗阻的主要方法包括手术治疗、口服或胃肠道灌注植物油、针刺疗法、腹部按摩等。

【护理评估】

（一）术前评估

1. 健康史

（1）个人情况：病人年龄、发病前有无体位不当、饮食不当或饱餐后剧烈运动等诱因及个人卫生情况等；

（2）既往史：既往有无腹部手术、外伤史或炎症史，有无急慢性肠道疾病史。

2. 身体状况

（1）腹痛、腹胀的程度、性质，有无进行性加重；

（2）肠鸣音情况；

（3）呕吐物、排泄物与胃肠减压液的量及性状；

（4）有无腹膜刺激征；

（5）有无水、电解质及酸碱失衡；

（6）X线片、血常规、血生化检查有无异常。

3. 心理社会状况

（1）是否了解疾病相关知识；

（2）有无恐惧或焦虑等不良情绪反应；

（3）病人的家庭、社会支持情况。

（二）术后评估

1. 麻醉、手术方式，术中出血、补液、输血情况；

2. 生命体征是否稳定；

3. 有无切口疼痛、腹胀、恶心呕吐等；

4. 引流是否通畅有效，引流液的颜色、量及性状；

5. 有无肠粘连、腹腔感染、肠瘘等并发症发生。

【常见护理诊断/问题】

1. 疼痛　与肠壁缺血或肠蠕动增强有关。

2. 体液不足　与频繁呕吐、腹腔及肠腔积液和胃肠减压等有关。

3. 潜在并发症：术后肠粘连、腹腔感染、肠瘘。

【护理目标】

1. 病人腹痛减轻，舒适感增强。

2. 病人体液能维持平衡，保证重要器官、脏器的有效灌注。

3. 病人未发生并发症或并发症被及时发现与处理。

【护理措施】

（一）非手术治疗的护理

1. 缓解腹痛和腹胀

（1）胃肠减压：是治疗肠梗阻的主要措施之一，多

23

采用鼻胃管置入并持续低负压吸引，将积聚于胃肠道内的气体和液体吸出，降低胃肠道内的压力和张力，改善胃肠壁血液循环，有利于局限炎症；并可改善因膈肌抬高所致的呼吸与循环障碍。胃肠减压期间应保持鼻胃管的通畅和减压装置的有效负压，观察并记录引流液的颜色、量及性质，以协助判断梗阻的部位、程度。

（2）体位：取半卧位，降低腹肌张力、减轻疼痛，以利呼吸。

（3）应用解痉剂：若无肠绞窄，可给予山莨菪碱、阿托品等抗胆碱类药物，以抑制胃肠道腺体分泌，解除胃肠道平滑肌痉挛，缓解腹痛。

（4）使用生长抑素，抑制胃肠道腺体分泌，减轻水肿，有利于肠功能恢复。

（5）低压灌肠：采用肥皂水灌肠，刺激肠道排出大便，使肠道减压。但应注意压力过大可引起肠穿孔。

2. 腹痛的护理　遵医嘱使用解痉止痛药物，确定无肠绞窄或肠麻痹后，可使用阿托品类解痉药解除胃肠道平滑肌痉挛，以缓解腹痛。还可热敷腹部、针灸双侧足三里穴。

注意：禁用吗啡类止痛药物，以免掩盖病情而延误治疗。

3. 呕吐的护理　病人呕吐时应将头转向一侧或坐起，以防呕吐物吸入气管，导致窒息或吸入性肺炎。呕吐后及时清除呕吐物，协助其漱口，保持口腔清洁。观察并记录呕吐物的颜色、性状、量及呕吐的时间、次数等。

4. 维持体液与营养平衡

（1）输液、维持水电解质酸碱平衡：根据病情、年龄以及出量的多少、性状并结合血气分析和血清电解质的结果补充液体及电解质，以维持水、电解质及酸碱平衡。

（2）饮食：肠梗阻病人一般禁食、补液，待病情好

23

转，梗阻缓解（病人恢复排气及排便，腹痛、腹胀消失）后方可试进少量流食，忌甜食和牛奶（以免引起肠胀气），逐步过渡到半流食和恢复正常饮食。

5. 防治感染　遵医嘱正确、按时使用抗菌药物以防治细菌感染，减少毒素吸收，减轻中毒症状。

6. 观察病情，及早发现绞窄性肠梗阻

（1）病情观察的内容

①严密观察病人的生命体征及腹痛、腹胀、呕吐等变化，是否存在口渴、尿少等脱水表现以及有无呼吸急促、烦躁不安、面色苍白、脉率增快、脉压减小等休克前期症状；

②密切观察并准确记录出入液量，包括胃肠减压量、呕吐物量、尿量以及输液总量；

③监测血常规、血清电解质及血气分析结果；

④观察病人腹部体征变化。

（2）及早发现绞窄性肠梗阻。病情观察期间如出现以下情况，应考虑绞窄性肠梗阻可能：

①腹痛发作急骤，开始即表现为持续性剧痛，或持续性疼痛伴阵发性加剧；

②腹部有局限性隆起或触痛性肿块；

③呕吐出现早、剧烈而频繁；

④呕吐物、胃肠减压液、肛门排出液或腹腔穿刺均为血性液体；

⑤有腹膜炎表现，肠鸣音可由亢进转弱甚至消失；

⑥体温升高、脉率增快、白细胞计数升高；

⑦病情发展迅速，早期即出现休克，抗休克治疗效果不明显；

⑧经积极非手术治疗但症状体征无明显改善。

此类病人病情危重，应在抗休克、抗感染的同时，积极做好术前准备。

23

（二）手术治疗的护理

1. 术前护理

（1）协助做好术前检查，行术前常规准备。慢性不完全性肠梗阻需行肠切除者，需遵医嘱做好肠道准备。肠道准备尽量不口服导泻剂，应予清洁灌肠。

（2）心理护理：加强护患沟通，关心、体贴病人，详细向病人和家属解释疾病发生、发展、治疗方法及预后等，消除其心理顾虑，树立战胜疾病的信心。

2. 术后护理

（1）病情观察：监测生命体征，如有异常及时报告、处理。

（2）饮食：禁食期间予以静脉输液；肠蠕动恢复后可进少量流质饮食；进食后如无不适，逐渐过渡至半流质饮食。

（3）体位与活动：平卧位头偏向一侧；术后 6 小时后如血压、心率平稳，可取半卧位，如病情允许可鼓励早期下床活动。

（4）管道护理：妥善固定各引流管并保持通畅，防止管道受压、打折、扭曲或脱出；观察并记录引流液的颜色、性状及量；更换引流装置时注意无菌操作。

（三）术后并发症的观察与护理

1. 肠梗阻

观察：观察有无腹痛、腹胀、呕吐、停止排气排便等。

护理：一旦发生，积极配合医生采取非手术治疗措施。鼓励病人术后早期活动，可有效促进胃肠蠕动和机体功能恢复，防止肠粘连。

2. 切口和腹腔感染

观察：监测生命体征和切口情况。如术后 3～5 日出现体温升高、切口红肿、剧痛应考虑切口感染。如术后出现腹膜炎表现，需警惕腹腔内感染可能。

护理：根据医嘱进行积极的全身营养支持和抗感染治疗。

3. 肠瘘

观察：腹腔引流管周围流出液体有粪臭味时，应考虑肠瘘。

护理：发生肠瘘后应温水擦净瘘口周围污物，涂氧化锌软膏保护局部皮肤，防止发生皮炎，并保持瘘口周围皮肤清洁干燥。遵医嘱进行全身营养支持和抗感染治疗，局部双套管负压冲洗引流，保持引流通畅。引流不畅或感染不能局限者需再次手术。

【健康教育】

1. **饮食指导**　进食高蛋白、高维生素、易消化食物，少食辛辣食物；避免暴饮暴食；饱餐后勿剧烈活动，特别是弯腰、打滚、连续下蹲和起立等动作，防止发生肠扭转。

2. **保持大便通畅**　老年便秘者可通过调整饮食、腹部按摩、适量活动等方法保持大便通畅，视情况适当给予缓泻剂；避免用力排便。

3. **自我观察**　指导病人和家属监测病情，如出现腹痛、呕吐、腹胀及肛门停止排气排便等，应及时就诊。

【护理评价】

1. 病人腹痛程度是否减轻。

2. 病人水、电解质及酸碱平衡是否得到维持。

3. 病人有无发生并发症或并发症是否被及时发现处理。

关键点

1. 有效胃肠减压是治疗肠梗阻的主要措施之一。

2. 水、电解质紊乱及酸碱失衡是急性肠梗阻最突出的生理紊乱，应及早予以纠正。

3. 绞窄性肠梗阻是最严重的肠梗阻类型，需及早发现与处理。

4. 早期下床活动可有效预防粘连性肠梗阻的发生。

23

第二节　肠　瘘

肠瘘是指肠管与其他脏器、体腔或体表之间出现病理性通道，造成肠内容物流出肠腔，进入其他脏器、体腔或体外，引起严重感染、体液丢失、营养不良及器官功能障碍等一系列病理生理改变，是腹部外科常见的重症疾病之一。肠瘘的常见原因有腹部手术、创伤、腹腔或肠道感染及腹腔内脏器或肠道的恶性病变等，临床表现可因瘘管的部位及其所处的病理阶段不同而有所差异。处理原则：非手术治疗包括纠正水、电解质紊乱和酸碱失衡、营养支持、控制感染，穿刺置管引流、封堵瘘管等。手术治疗适用于管状瘘已上皮化或瘢痕化、唇状瘘伴有肠梗阻、多个瘘存在、特异性病变。手术方式包括肠瘘局部楔形切除缝合术、肠段部分切除吻合术、肠瘘旷置术、小肠浆膜补片覆盖修补术等。

【常见护理诊断/问题】

1. 体液不足　与禁食、消化液大量漏出有关。

2. 营养失调：低于机体需要量　与消化液大量丢失、炎症或创伤引起的机体高消耗状态有关。

3. 皮肤完整性受损　与消化液腐蚀瘘口周围皮肤有关。

4. 潜在并发症：出血、腹腔感染、粘连性肠梗阻。

【护理措施】

（一）非手术治疗的护理

1. 维持体液及营养平衡

（1）补液：根据病人生命体征、精神状态、皮肤弹性、出入量、血电解质及血气分析结果，及时调整输液量、电解质种类及补充量。

（2）营养支持：发病初期停止经口进食，可通过中心静脉置管给予全胃肠外营养。待漏出液减少、肠功能恢复，逐渐恢复肠内营养，可通过鼻肠管或空肠营养管给予要素饮食，但应注意逐渐增加灌注量及速度。

2. 控制感染

（1）体位：取低半坐卧位，可使漏出液积聚于盆腔，减少毒素吸收，有利于引流及呼吸。

（2）遵医嘱合理应用抗菌药物。

3. 腹腔冲洗的护理　行腹腔冲洗并持续负压吸引者，应注意以下几个方面。

（1）引流管的放置：引流管的顶端应放置在肠壁内口附近，但不可放入肠腔内，妥善固定并覆盖引流管。

（2）正确调节负压：一般情况下负压保持在 75～150mmHg（10～20kPa），且应根据肠液黏稠度，每日排出量调整，避免负压过大致肠黏膜吸附于管壁引起损伤、出血，或负压过小导致引流不充分。

（3）调节灌洗液的量和速度：灌洗液常用等渗盐水，温度宜保持在 30～40℃。灌洗量取决于引流液的量和性状，一般每日灌洗量为 2000～4000ml 左右，速度为 40～60 滴/分。如引流量多且较黏稠，可适当加大灌洗液的量和速度；当瘘管形成，肠液漏出减少后，灌洗量可相应减少。

（4）保持引流通畅：妥善固定引流管，避免管道受压、打折、扭曲或脱落；及时清除双套管内凝血块、坏死组织等，并定时挤压引流管，防止堵塞。

（5）观察和记录：观察并记录引流液的颜色、性质及量，并减去灌洗量，以计算每日肠液排出量；灌洗过程中密切观察病人有无畏寒、心慌、气急、面色苍白等，如出现应立即停止灌洗并及时处理。

注意：若冲洗量大于引流量，常提示吸引不畅。

4. 堵塞瘘管的护理

（1）外堵法：适用于经过充分引流、冲洗，已形成完整且管径较直的瘘管。可用有盲端的橡胶管或塑料管、医用粘合胶和水压等方法将瘘管堵塞，使肠液不外溢，瘘口自行愈合。使用外堵法后，护士应注意观察外堵物是否合适，肠液是否继续外溢，瘘口周围组织有无红肿、病人有无主诉局部疼痛以及生命体征有无变化等。

23

（2）内堵法：适用于须手术才能治愈的唇状瘘和瘘管短且口径大的瘘。可用乳胶片或硅胶片放入肠腔内等方法将瘘口堵住，使肠液不外溢，瘘口自行愈合。使用内堵法后，应注意观察有无因堵片损伤周围组织而致炎症；堵片位置、质地、弹性是否合适，肠液是否继续外溢；瘘口周围组织有无红肿；听取病人的主诉并观察腹部体征，如有腹部疼痛、恶心呕吐、腹胀、肠鸣音亢进等，需怀疑是否因堵片位置不合适引起机械性肠梗阻，应及时予以处理。

5. 瘘口周围皮肤护理　由于漏出的肠液具有较强的腐蚀性，常导致瘘口周围皮肤糜烂、出血，故须保持有效、充分的腹腔引流，以减少肠液漏出。此外还应及时清除漏出的肠液，清洁皮肤后可涂抹复方氧化锌软膏、皮肤保护粉等保护瘘口周围皮肤，保持清洁干燥。如局部皮肤糜烂，可用红外线或超短波理疗。

6. 心理护理　肠瘘多发生于术后，病程较长，且初期全身和局部症状严重，病人易产生焦虑或悲观情绪。应加强护患沟通，关心、体贴病人，详细向病人及家属解释疾病发生、发展、治疗方法及预后等。并可向其介绍愈合良好的康复病人，通过经验交流，消除其心理顾虑，树立战胜疾病的信心。

（二）手术治疗的护理

1. 术前护理　协助做好术前检查和准备，同时还应做好以下工作：

（1）肠道准备：术前2日进食少渣半流质饮食，术前1日进无渣流质饮食；术前3日起每日生理盐水灌洗瘘口1次，术晨从肛门或瘘管清洁灌肠。

（2）皮肤准备：清除瘘口周围皮肤的污垢及油膏残迹，保持皮肤清洁。

（3）口腔护理：观察口腔黏膜情况，每日生理盐水或漱口液漱口2次。

2. 术后护理

（1）病情观察：密切观察病人的生命体征、伤口敷料及引流液情况；观察伤口局部有无红、肿、痛等感染征象；观察有无持续高热、腹痛、恶心呕吐、腹胀、腹部压痛、腹肌紧张等腹腔内感染的征象；有无因肠道远端不通畅、功能失调、胃肠减压不充分或营养状况欠佳等发生再次瘘，临床可能有"先胀后瘘"的表现。

（2）体位：术后 6 小时若血压、心率平稳，可取半卧位。

（3）管道护理：肠瘘术后留置多根引流管道，如胃管、导尿管、腹腔负压引流管等，应分别标识清楚、妥善固定，防止管道受压、打折或扭曲，避免脱出；更换引流装置时注意无菌操作，保证连接紧密；负压引流管根据引流情况及时调整负压大小；观察并记录引流液的颜色、性状及量。

（4）饮食：为避免再次发生肠瘘，可适当延长禁食时间，禁食期间给予全胃肠外营养。

（三）术后并发症观察及护理

1. 术后出血

观察：严密监测生命体征，观察切口渗液、渗血情况以及引流液的颜色、性状及量。如短时间内引流管引出大量鲜红色液体或切口渗血，应警惕出血可能。

护理：如有出血及时通知医生，遵医嘱补液、应用止血药物、输血等。

2. 腹腔感染

观察：密切观察有无腹部疼痛、腹胀、恶心呕吐等不适，腹部有无压痛、反跳痛、腹肌紧张等腹膜刺激征表现以及生命体征变化，及早发现感染征象。

护理：一旦发现，积极配合医生处理。包括应用抗菌药物，保持引流通畅等。

3. 粘连性肠梗阻

见本章第一节肠梗阻的相关内容。

【健康教育】

1. 饮食指导　恢复进食时宜给予低脂、适量蛋白质、高碳水化合物饮食，随着肠道代偿功能的建立，可

23

逐步增加蛋白质及脂肪的摄入。食物应细、烂、清淡少渣，逐渐增加摄入量。

2. 保持皮肤清洁干燥　肠液漏出应及时清除，清洁皮肤后可涂抹复方氧化锌软膏、皮肤保护粉等保护瘘口周围皮肤。

3. 自我观察　指导病人和家属监测病情，定期门诊随访，如出现腹痛、呕吐、腹胀及停止排气排便等，应及时就诊。

关键点

1. 肠瘘导致大量消化液的丢失，须警惕水、电解质失衡。

2. 做好瘘口周围皮肤护理，预防皮肤糜烂、出血、感染。适合使用造口袋者，可用造口袋收集肠液。

（刘　娟）

23

第二十四章

阑尾炎病人的护理

急性阑尾炎是外科最常见的急腹症，阑尾管腔阻塞为急性阑尾炎最常见的病因，此外，细菌入侵、阑尾先天畸形等也可导致阑尾炎发生。慢性阑尾炎多由急性阑尾炎转变而来，也可开始即呈慢性过程。急性阑尾炎根据其临床过程和病理解剖学变化，分为急性单纯性阑尾炎、急性化脓性阑尾炎、坏疽穿孔性阑尾炎及阑尾周围脓肿四种病理类型。典型表现为转移性右下腹痛，但部分病人发病初期即表现为右下腹痛。麦氏点压痛为急性阑尾炎最常见的重要体征，此外还可有腹肌紧张、压痛、反跳痛及肠鸣音减弱或消失等。阑尾炎一旦确诊，应早期手术治疗。有手术禁忌者选择有效的抗菌药物和补液治疗，并密切观察病情变化。

【护理评估】

（一）术前评估

1. 健康史

（1）个人情况：病人的年龄、性别、饮食习惯及有无不洁饮食史等；

（2）既往史：既往有无阑尾炎急性发作、胃十二指肠溃疡穿孔、右侧输尿管结石或妇科疾病病史，有无手术史等。

2. 身体状况

（1）腹痛的部位、性质，是否有转移性右下腹痛；

（2）麦氏点有无固定压痛，有无腹膜刺激征；

（3）腰大肌试验、结肠充气试验、闭孔内肌试验是否为阳性；

（4）直肠指诊有无直肠前壁触痛或肿块；

（5）是否伴有发热、恶心呕吐、腹泻、里急后重等症状；

（6）血常规、X 线及 B 超有无异常。

3. 心理社会状况

（1）病人和家属是否了解疾病相关知识；

（2）病人和家属对手术的认知程度及心理承受能力；

（3）病人的家庭、社会支持情况等。

（二）术后评估

1. 麻醉及手术方式，术中情况；

2. 术后体温变化、生命体征是否正常及腹部症状体征有无改善；

3. 若留置有引流管，引流是否通畅有效，引流液的颜色、量及性状；

4. 有无腹腔脓肿、门静脉炎、出血、切口感染、粘连性肠梗阻等并发症发生。

【常见护理诊断/问题】

1. 急性疼痛　与阑尾炎症刺激壁腹膜或手术创伤有关。

2. 潜在并发症：腹腔脓肿、门静脉炎、出血、切口感染、粘连性肠梗阻等。

【护理目标】

1. 病人疼痛减轻或缓解。

2. 病人未发生并发症或并发症被及时发现与处理。

【护理措施】

（一）非手术治疗的护理

1. 病情观察　定时测量生命体征，密切观察腹痛与腹部体征变化。若出现发热、右下腹痛加剧、血白细胞计数和中性粒细胞比值上升，应做好急诊手术准备。

24

2. **缓解疼痛**　予舒适卧位，如半卧位，可放松腹肌、减轻腹部张力，缓解疼痛；已明确诊断或决定行手术治疗者，疼痛剧烈时可给予解痉止痛剂。

3. **控制感染**　遵医嘱应用抗菌药物。

4. **避免肠内压力升高**　禁食，必要时胃肠减压，禁食期间给予肠外营养。

注意：禁用泻药和灌肠，避免肠蠕动加快，增高肠内压力导致炎症扩散或阑尾穿孔。

5. **并发症的观察与护理**

（1）腹腔脓肿

观察：阑尾周围脓肿最常见。临床表现为压痛性肿块、腹胀、全身中毒症状等。

护理：在 B 超引导下穿刺抽出脓液、冲洗或放置引流管者，做好管道护理。必要时做好急诊手术前准备。

（2）门静脉炎

观察：少见。临床表现为寒战、高热、轻度黄疸、肝大、剑突下压痛等，如进一步加重可引起全身性感染。

护理：遵医嘱应用大剂量抗菌药物，做好急诊手术前准备。

（二）手术治疗的护理

1. **术前护理**　协助做好术前检查；术前常规准备。

2. **术后护理**

（1）病情观察：监测生命体征特别是体温变化；观察腹部体征的变化，如有异常及时报告、处理。

（2）体位与活动：平卧位头偏向一侧；术后 6 小时，若血压、心率平稳，可取半卧位以减轻腹壁张力、缓解疼痛，利于呼吸和引流，促进炎症局限，从而预防膈下脓肿形成。如病情允许尽早下床活动，以促进肠蠕动恢复，减少肠粘连发生。

（3）管道护理：阑尾切除术后较少留置引流管，仅在局部有脓肿或残端包埋不满意及处理困难时采用。如留置有引流管，按引流管常规护理措施进行护理。

（4）防治感染：应用有效抗菌药物控制感染、预防

24

并发症。

（5）饮食：肠蠕动恢复前暂禁食，予以静脉补液；待肛门排气后，逐步恢复饮食，避免油腻食物。进食后注意有无腹痛、腹泻，尤其是化脓性及坏疽穿孔阑尾炎病人。

（三）术后并发症的观察与护理

1. 出血

观察：病人出现腹痛、腹胀，严重者出现失血性休克。

护理：严密监测生命体征，如有出血及时通知医生，遵医嘱应用止血药物、补液及输血等。需紧急手术止血者做好术前常规准备。

2. 切口感染

观察：阑尾切除术后最常见并发症，表现为术后2～3日体温升高，切口红肿、胀痛，有压痛，甚至出现波动感。

护理：穿刺抽出脓液，或在波动处拆除缝线敞开引流，排出脓液，定期换药。

3. 粘连性肠梗阻

观察：出现腹痛、呕吐、腹胀及肛门停止排气排便。

护理：不完全梗阻者可采用禁食、胃肠减压、积极抗感染及全身支持治疗；完全性梗阻者需手术治疗，应做好术前常规准备。

4. 阑尾残株炎

观察：临床表现类似阑尾炎。

护理：症状严重者，需手术切除阑尾残株。应安慰病人，做好术前常规准备。

5. 粪瘘

观察：很少见，常见术后数日内切口排出粪臭味分泌物。

24

护理：一般经切口敞开引流、使用抗菌药物、积极换药等非手术治疗多可自行闭合，但应注意加强对病人的心理疏导。

【健康教育】

1. 饮食指导　注意饮食卫生，进食低脂、低糖、高纤维素饮食。积极治疗消化性溃疡、慢性结肠炎等疾病。

2. 疾病相关知识　告知病人阑尾炎治疗、护理相关知识及配合要点。

3. 自我观察　出院后如出现腹痛、腹胀等不适，应及时就诊。阑尾周围脓肿非手术治疗治愈后 3 个月左右择期行阑尾切除术。

【护理评价】

1. 病人疼痛程度是否减轻或缓解。

2. 病人有无发生并发症或并发症是否被及时发现和处理。

关键点

1. 阑尾炎保守治疗后容易复发，一经确诊，应建议手术治疗；诊断未明确者慎用镇痛剂。

2. 非手术治疗期间应遵医嘱应用有效抗菌药物，并密切注意腹部症状和体征的观察，防止非手术治疗期间阑尾坏疽穿孔或脓肿破裂。

3. 化脓性门静脉炎虽属少见，若病情加重会引起感染性休克及脓毒血症，治疗延误可发展为细菌性肝脓肿，必须警惕。

（刘　娟）

24

第二十五章

结直肠和肛管疾病病人的护理

第一节 直肠肛管良性疾病

一、痔

痔是最常见的肛门良性疾病，人群发生率高。痔的发生主要有肛垫下移学说和静脉曲张学说。久坐久站、用力排便、妊娠、长期饮酒、进食大量刺激性食物及肛门部感染等均为诱因。据痔发生部位，可分为内痔、外痔及混合痔。内痔的主要表现为便血及痔块脱出；外痔的主要表现是肛门不适、潮湿、黏液分泌物排出及瘙痒，发生血栓性外痔时可有剧烈疼痛；混合痔兼有内痔及外痔表现。常用检查有直肠指诊和肛门镜检查。处理原则：无症状者不需治疗；有症状以减轻和消除症状为主；首选保守治疗（坐浴、注射疗法、胶圈套扎疗法、红外线凝固疗法等），必要时才考虑手术治疗，如痔切除术，吻合器痔上黏膜环行切除术。

【护理评估】

（一）术前评估

1. 健康史

（1）个人情况：病人的性别、年龄、职业、生活习惯、饮食特点及排便习惯、生育史等；

（2）既往史：病人既往有无痔发作史；有无反复便秘；是否妊娠；有无腹水、盆腔肿物、前列腺肥大及营养不良等。

2. 身体状况

（1）有无便血，便血的程度、特点（内痔为无痛性便血、便后出鲜血）；

（2）是否存在痔块脱出或其脱出情况，是否可还纳；

（3）有无疼痛或疼痛的程度、性质；

（4）有无肛周皮肤瘙痒，肛周局部有无湿疹或感染；

（5）痔块有无充血、水肿甚至坏死；

（6）有无贫血或血红蛋白下降，白细胞数目是否增高等。

3. 心理社会状况

（1）病人及家属对痔及其治疗的了解程度；

（2）病人是否知晓痔的预防方法。

（二）术后评估

1. 麻醉、手术方式及术中情况；

2. 病人切口出血状况、排便状况、饮食情况及疼痛状况等；

3. 有无切口出血、感染及肛门狭窄等并发症发生。

【常见护理诊断/问题】

1. 疼痛　与痔块脱出嵌顿，发生血栓性外痔及术后创伤等有关；

2. 排便不畅　与便秘、痔块脱出疼痛等有关；

3. 潜在并发症：切口出血、感染及肛门狭窄等。

【护理目标】

1. 病人自觉疼痛得到有效缓解，不适感减轻。

2. 病人自述排便顺利，未出现排便困难；

3. 病人未发生并发症或并发症被及时发现与处理。

25

【护理措施】

（一）非手术治疗的护理

1. 温水坐浴，保持清洁舒适

（1）温水坐浴：目的是改善局部血液循环，缓解疼痛，有效预防并发症。方法：采用温水 3000ml 坐浴，必要时可选用 1∶5000 的高锰酸钾溶液坐浴，控制温度为 43~46℃；每日 2~3 次，每次 20~30 分钟。

注意：使用消毒的盆具，防止烫伤。

（2）排便后及时清洗肛门和周围皮肤。

2. 药物使用　急性或病情较轻的痔，可于肛门内使用抗菌药物油膏或栓剂，可达到润滑、抗炎及收敛作用。

3. 血栓性外痔的护理　局部热敷，外敷消炎药，疼痛多可缓解而不需手术。

4. 嵌顿痔的护理　应尽早手法复位，脱出痔块要及时还纳。注意动作轻柔，避免损伤。

（二）手术治疗的护理

1. 术前准备

（1）协助做好术前检查、术前常规准备，开塞露塞肛。塞肛方法：将 12 号细硅胶尿管插入肛门内，剪去开塞露前端并与尿管连接，然后将开塞露挤入肛门内，保留 5~10 分钟。有贫血者，及时纠正。

（2）心理护理：多给予病人关心和鼓励，以增强其治疗信心，减轻焦虑和紧张情绪。

2. 术后护理

（1）疼痛护理：由于敷料堵塞较多、排便刺激、肛门括约肌挛缩、肛周末梢神经丰富等原因，多数病人术后创面都感到剧烈疼痛。应及时找出疼痛原因，采取措施缓解疼痛，如去除多余敷料、遵医嘱用药等。

（2）饮食护理：术后 1~2 日以无渣、少渣流质或半流质饮食为主，如面汤、粥、稀饭及藕粉等。以后逐渐过渡到正常饮食。

25

（3）排便护理：嘱病人术后 3 日内严格按要求进食，以减少排便，促进伤口愈合；不可过度用力，以防伤口崩裂；便秘者口服缓泻剂。

注意： 术后便秘者，禁止使用开塞露或灌肠等。

（4）坐浴：术后第 2 天开始，每日早晚及每次排便后用 1:5000 的高锰酸钾溶液温水坐浴，然后涂以抗菌药物软膏。

（5）活动：病人术后 6 小时内可适当床上活动，如翻身、活动四肢等。术后第 1 天即可下床活动。

（三）术后并发症的观察和护理

1. 切口出血　肛管术后容易因活动过早、排便用力过度导致伤口裂开等原因而发生切口出血。

观察： 注意观察病人有无面色苍白、出冷汗、心慌、恶心、呕吐或伴有肛门坠胀、强烈排便感等情况。

护理： 嘱病人循序渐进增加活动量，合理饮食，切忌用力排便；术后肛门填塞纱块保留 8～12 小时再取出。一旦病人发生切口出血，应安慰病人，及时通知医生并协助处理。

2. 切口感染　多发生在易受粪便、尿液污染的手术切口和营养状况较差的病人。

观察： 创面愈合是否顺利，疼痛是否加剧，有无发热等。

护理： 术前及时改善营养状况；术后 2 日内控制好排便，保持肛门周围清洁；便后使用 1:5000 的高锰酸钾坐浴；按时换药，手术部位充分引流，出现感染，及时通知医生处理。

3. 肛门狭窄

观察： 注意询问病人有无排便困难和大便变细情况。

护理： 尽早扩肛，以松弛肛周肌肉。扩肛方法：右手示指戴指套并涂少量液体石蜡，先按摩肛门处，待肌肉松弛再缓慢伸入肛管，一般伸入长度为两个指节。然后，按前后左右顺序从四个方向分别扩张肛管，每日 1次，每次 3 分钟，持续半个月到 1 个月。

25

【健康教育】

1. 养成良好的饮食习惯　多饮水，多吃新鲜的水果和蔬菜，多吃粗粮；少吃或不吃辛辣刺激食物，减少或戒除饮酒。

2. 养成良好的生活习惯　定时排便，适当增加运动量，以促进肠道蠕动；避免久坐、久站、久蹲。

3. 保持肛门周围皮肤的清洁、干燥，必要时可使用温水坐浴，以改善局部血液循环。

【健康教育】

1. 病人的疼痛是否减轻或缓解。

2. 病人的排便是否通畅，有否出现排便困难。

3. 病人有无并发症或并发症是否被及时发现与处理。

关键点

1. 良好的饮食和生活习惯可以有效地预防痔的发生和复发。

2. 采用正确手法早期开始扩肛，可有效预防肛门狭窄。

二、肛瘘

肛瘘是指直肠肛管与肛门周围皮肤表面相通的肉芽肿性通道，由内口、瘘管、外口三部分组成，是常见的直肠肛管疾病之一，多见于青壮年男性。多为化脓性感染所致，外伤继发感染或直肠、肛管肿瘤破溃亦可形成肛瘘。经久不愈或间歇性反复发作是其重要特点。临床主要表现为瘘外口流出少量血性、脓性、黏液性分泌物，较大的高位肛瘘可表现为粪便或气体经瘘管排出。由于分泌物刺激，还出现肛门部潮湿、瘙痒等。当外口假性愈合形成脓肿，可出现疼痛、发热、寒战等全身感染表现。处理原则：肛瘘无法自愈，手术越早越好。手术治疗方式包括瘘管切开术、肛瘘切除术及挂线治疗。

【常见护理问题/诊断】

1. 疼痛　与肛门周围炎症、排泄物刺激及手术

25

有关。

2. 皮肤完整性受损　与肛周瘘管形成，皮肤湿疹或破溃，手术治疗有关。

3. 潜在并发症：肛门狭窄或肛门失禁。

【护理措施】

（一）非手术治疗的护理

1. 皮肤护理　做好肛周皮肤护理，保持清洁、干燥。皮肤出现瘙痒时，不可抓挠，以防损伤导致感染。

2. 坐浴　用 1：5000 高锰酸钾溶液温水坐浴，要点见本节痔的"温水坐浴"。

3. 保持排便顺畅　注意饮食，多摄入蔬菜和水果，多饮水，忌食辛辣刺激食物。

（二）手术治疗的护理

1. 术前护理　协助做好术前检查，术前常规准备，做好肛周皮肤的清洁卫生。

2. 术后护理

（1）肛周皮肤护理

①清洁：保持肛门周围皮肤干燥、清洁，出现瘙痒时忌用手搔抓，以避免感染和破溃。

②坐浴：见本节痔的相关内容。

③换药：创面按时换药，挂线治疗者应遵医嘱按时到医院收紧药线，并换药至挂线脱落后 1 周。

（2）饮食护理：见本节痔的相关内容。

（三）术后并发症的观察与护理

1. 肛门狭窄　见本节痔的相关内容。

2. 肛门失禁

观察：术后注意询问病人的排便情况，如排便前有无便意，大便的量、性质及次数。

护理：术后 3 日起进行提肛运动，可促进肛门括约肌功能恢复。若病人完全无法控制排便，会阴部有排泄物污染，应及时告知医生处理，同时加强局部护理，保持皮肤清洁、干燥。

25

提肛运动：坐、卧和站立时均可进行。方法：收腹，缓慢呼气，同时有意识地向上提收肛门，屏气呼吸并保持收提肛门 2～3 秒，然后全身放松，平静呼吸 2～3 秒，再重复上述动作。每日 1～2 次，每次 30 下。

【健康教育】

1. **挂线治疗** 一般情况下，每 5～7 天到医院门诊将药线收紧，直到药线自行脱落。药线脱落后，局部可涂抹抗菌药物软膏，以预防感染，促进愈合。

2. **饮食指导** 多饮水，进食清淡、易消化食物，多吃新鲜蔬菜、水果及富含粗纤维的食物，禁止饮酒及进食辛辣刺激性食物。

关键点

1. 按医嘱及时收紧药线，是保证挂线治疗效果的关键。

2. 提肛运动是促进肛门括约肌恢复的有效措施。

三、直肠肛管周围脓肿

直肠肛管周围脓肿是指直肠肛管周围间隙内或其周围软组织内的急性化脓性感染形成的脓肿。多由肛腺感染，逐渐形成脓肿，并蔓延到直肠肛管周围间隙。常表现为局部疼痛、肿胀和局部压痛；严重者可有肛门持续性跳痛、排尿困难、里急后重，可伴畏寒、发热、乏力等全身表现。直肠指诊时患侧有深压痛，甚至波动感，局部穿刺抽出脓液最有确诊价值，直肠 B 超、MRI 检查可协助诊断。处理原则：脓肿形成前，应用抗菌药物、控制感染，温水坐浴，局部理疗等；脓肿形成后及早行脓肿切开引流。

25

【常见护理问题/诊断】

1. **疼痛** 与脓肿或手术治疗有关。

2. **排便异常：便秘** 与排便时剧烈疼痛有关。

3. 体温过高　与脓肿或全身性感染有关。

【护理措施】

（一）非手术治疗的护理

1. 用药护理　直肠肛管周围脓肿保守治疗过程中会应用抗菌药物，嘱病人严格按照医嘱用药，以保证治疗效果。

2. 温水坐浴　见本节痔的相关内容。

3. 局部理疗护理　严格按照医嘱要求设置治疗时间和照射剂量，依据仪器说明调整照射距离。

4. 促进排便　可口服缓泻剂或液体石蜡以减轻排便痛苦。

（二）手术治疗的护理

1. 术前准备　协助做好术前检查，术前常规准备，发热者遵医嘱实施物理降温或给予药物降温。

2. 术后护理

（1）病情观察：密切观察引流液的颜色、性质及量，及时记录。

（2）体位：采取合适体位，利于引流，避免局部受压使疼痛加剧。

（3）切口护理：规范换药，预防感染。

（4）冲洗：遵医嘱冲洗脓腔，当引流液性质变稀，引流量少于 50ml/d 时，可拔除引流管。

【健康教育】

1. 饮食及肛周护理指导　多饮水，进食清淡、易消化食物，多吃新鲜蔬菜、水果及富含粗纤维的食物，禁止饮酒及进食辛辣刺激性食物，保持肛周皮肤清洁。

2. 带引流管或引流纱条出院者，遵医嘱口服抗菌药物，按要求来院换药或拔除引流管。

> **关键点**
>
> 　保持会阴部及肛周皮肤清洁、卫生，可有效预防直肠肛管周围脓肿。

25

四、肛裂

肛裂是指齿状线以下肛管皮肤层裂伤后形成的缺血性溃疡，是常见的肛管疾病，多发生于中青年。外伤、感染、长期便秘造成便于粪便干结或用力排便等都易导致肛管皮肤损伤，形成肛裂。病理特点："前哨痔"、肛裂与肛乳头肥大同时存在，合称为肛裂"三联症"。临床表现为疼痛、便秘及出血，疼痛常呈现"排便→疼痛→便后缓解→疼痛→缓解"的周期规律。处理原则：软化粪便，保持排便顺畅；解除肛门括约肌痉挛，使疼痛得到缓解，从而促进创面愈合。可采用非手术治疗（如服用通便药物、温水坐浴等）或手术方式进行治疗。

【常见护理问题/诊断】

1. 疼痛　与便秘粪便干结刺激创面、括约肌痉挛等有关。

2. 排便异常：便秘　与长期便秘或病人排便剧烈疼痛有关。

3. 潜在并发症：肛门失禁等。

【护理措施】

1. 基本护理措施与本节痔的围术期护理相同。

2. 术后肛门失禁的观察和护理，与本节肛瘘的相关内容相同。

【健康教育】

1. 生活指导　鼓励病人养成定时排便的习惯，增加活动量，以促进肠道蠕动。

2. 饮食指导　多饮水，进食清淡、易消化食物，多吃新鲜蔬菜、水果及富含粗纤维的食物，禁止饮酒及进食辛辣刺激性食物。

3. 保持排便通畅　为促进排便顺畅，可饮用蜂蜜水或用番泻叶泡水代茶饮用，必要时遵医嘱使用缓泻剂，以保持大便通畅。

25

关键点

1. 保持排便通畅是有效预防肛裂的关键。
2. 提肛运动是有效防治肛门失禁的有效方法。

第二节　大 肠 癌

　　大肠癌是结肠癌和直肠癌的总称，是常见的恶性肿瘤。发病原因可能与饮食习惯、结直肠的慢性炎症、遗传、癌前病变（如绒毛状腺瘤及家族性肠息肉等）等有关。大肠癌按大体分型有隆起型、浸润型、溃疡型及胶样型四种，按组织学可分为腺癌和腺鳞癌。大肠癌可通过四种途径扩散和转移，即直接浸润、淋巴转移、血行转移及种植转移。疾病早期多无明显表现，当进展到中、晚期会出现一系列的症状及体征。结肠癌常见表现为排便习惯和大便性状改变、腹痛、腹部肿块，晚期可有肠梗阻以及全身症状（如贫血、穿孔、恶病质等）；直肠癌可有直肠刺激症状、黏液血便（最常见症状）、肠腔狭窄症状，肿瘤破溃还可出现感染和转移症状等。直肠指诊是诊断直肠癌的重要方法，其他重要辅助检查还包括内镜检查、影像学检查与实验室检查。手术切除是大肠癌的首选治疗方法，同时配合化疗、放疗等。

【护理评估】

（一）术前评估

1. 健康史

（1）个人情况：病人的年龄、性别、职业、饮食习惯；拟行造口病人的视力、自理能力、沟通交流能力及手的灵活性。

（2）既往史：病人既往有无腺瘤病，克罗恩病、溃疡性结肠炎等；有无糖尿病、高血压等；

（3）家族史：家族中有无大肠癌、家族腺瘤性息肉病、遗传性非息肉病性结肠癌及其他类型肿瘤病人。

25

2. 身体状况

（1）排便状况、粪便性状及量；

（2）营养状况，有无贫血、消瘦、腹水等表现；

（3）腹部和直肠有无肿块及其大小、位置、活动度；

（4）肿瘤是否发生转移；

（5）影像学检查有哪些异常发现。

3. 心理社会状况

（1）是否了解大肠癌的治疗方法；

（2）是否担心疾病的预后；

（3）是否存在焦虑、紧张、抑郁等心理问题；

（4）拟行肠造口者是否了解造口相关知识。

（二）术后评估

1. 手术及麻醉方式，术中出血、补液、输血情况；

2. 生命体征情况：心率、血压（有创和无创）、呼吸、脉搏、体温等；

3. 各管路引流情况；

4. 营养状况和切口愈合情况；

5. 有无出血、切口感染、吻合口瘘等并发症发生；

6. 行造口者有无造口及造口周围皮肤并发症发生。

【常见护理诊断/问题】

1. 焦虑、抑郁　与害怕手术、担心癌症预后或造口影响生活等有关。

2. 营养失调：低于机体需要量　与营养摄入不足、肿瘤长期消耗、手术及放、化疗等有关。

3. 自我形态紊乱　与肠造口后的排泄途径改变和造口日常护理有关。

4. 潜在并发症：切口出血、吻合口瘘、切口感染及造口相关并发症等。

5. 知识缺乏：缺乏大肠癌术后康复知识及肠造口护理知识。

【护理目标】

1. 病人焦虑或抑郁情绪明显减轻，积极与他人沟通

25

交流。

2. 病人营养状况明显改善，机体恢复良好。

3. 病人接受造口排便方式并能进行自我护理。

4. 病人未发生并发症或并发症被及时发现与处理。

5. 病人知晓大肠癌术后康复知识，可自行护理肠造口。

【护理措施】

（一）术前护理

1. 心理护理

（1）非造口病人：讲解疾病相关知识，耐心解答病人和家属的提问，主动关心和理解病人，多给予鼓励和心理安慰。

（2）拟行造口的病人：用图片或模具向病人及其家属讲解造口的形成过程、护理要点、造口袋的使用及并发症预防等知识；还可介绍造口术后恢复较好的病人与其沟通交流，以增强病人的治疗信心。

2. 营养支持

（1）术前给予高热量、高蛋白、高维生素、易消化的少渣饮食。

（2）贫血和低蛋白血症病人，可少量多次输血或蛋白予以纠正。

（3）出现脱水或急性肠梗阻的病人，遵医嘱及时补液，防止水、电解质失衡。

（4）依据病人营养状况，遵医嘱给予肠内或肠外营养支持。

3. 肠道准备

（1）饮食准备：

①传统饮食准备：术前3日进食少渣半流质食物，如鸡蛋羹，小米粥；术前2日进流质饮食；为避免麻醉插管时引起肺部误吸，手术前1日零点开始禁食。肠内营养支持者，常于术前3天口服肠内营养制剂，直至术前12小时。

②快速康复外科理念的饮食准备：在快速康复外科

25

中，术前不再长时间禁食，而鼓励术前口服含碳水化合物的液体。很多国家的麻醉学会都推荐在麻醉前6小时允许进食固体饮食，麻醉开始前2小时仍允许进食清流质。

（2）药物应用：在传统肠道准备过程中，术前三天会口服肠道不吸收的抗菌药物，如甲硝唑、新霉素等。必要时肌内注射维生素K，以补充因饮食控制和肠道使用抗菌药物造成的维生素K不足。目前，临床肠道准备过程中，抗菌药物和肌内注射维生素K已较少使用。

（3）肠道清洁

传统肠道清洁：包括灌肠法和导泻法。

①灌肠法：一般于术前1日进行，清洁灌肠至粪便为清水样且肉眼没有粪渣为止。可选用肥皂水、甘油灌肠剂或磷酸钠灌肠剂等进行灌肠。肠腔狭窄者，应在直肠指诊引导或直肠镜直视下进行灌肠，并选用管径适合的肛管，动作尽量轻柔。

注意：为防止癌细胞扩散，高位直肠癌病人忌用高压灌肠法。

②导泻法：临床常用有等渗性导泻、高渗性导泻及中药辅助导泻三种方式。等渗性导泻常用制剂为复方聚乙二醇电解质散（和爽），因其可以与肠腔内的水分子充分结合，增加灌洗液浓度和粪便含水量，刺激肠道蠕动，从而加速肠道内物质排出。高渗性导泻常用制剂有甘露醇、硫酸钠盐、硫酸镁等，该类物质肠道几乎不吸收，服用后使肠腔内渗透压升高，肠壁水分被吸收致使肠内容物迅速增多，肠蠕动增强，促使肠内容物排出。中药辅助导泻主要是在控制饮食前提下使用番泻叶代茶饮或口服蓖麻油，以减少和软化粪便。

高渗性导泻的注意事项：

①甘露醇在低温环境下会产生结晶，应使用温水使其充分溶解后使用；另外，肠道中的细菌可酵解甘露醇，如果冲洗不净，可因术中电刀使用而引发爆炸。

②肠梗阻病人采用高渗性导泻可引发急性穿孔，如

25

发现病人有腹痛、腹胀、恶心、呕吐等表现，应立即停止服用导泻药物，通知医生并协助处理。

③硫酸镁导泻液服用量较多，其味道苦涩，易引起呕吐，应注意做好相应护理。

快速康复外科理念的肠道清洁：按快速康复外科理念，术前已不再常规进行肠道准备。因其认为机械性灌肠准备不仅是一个应激反应，而且会导致病人（特别是老年病人）脱水和水、电解质失衡。该理念认为术前肠道准备非但不能降低术后腹腔内感染和吻合口瘘等并发症的发生率，还可引起不良反应，如病人术前处于脱水状态，会增加麻醉中低血压的危险；如病人肠管水肿，会增加术后肠麻痹的发生概率等。但是快速康复外科理念的临床应用，需要多学科合作，且对医护人员素质也有较高要求，未来会逐步实现。

4. 肠造口术前定位

（1）标准造口位置应满足四个特点：病人自己能看清楚造口；造口的周围皮肤平整；开口位于脐与髂前上棘连线中上 1/3 的腹直肌内；尽量不影响病人的生活习惯。另外，定位应由医生或造口治疗师进行。

（2）定位后处理：选用耐擦、耐水的油性记号笔在造口处做好标记，然后用透明薄膜覆盖。

5. 其他术前准备

（1）女性病人存在直肠阴道瘘者，手术前 3 日每晚 1 次阴道灌洗。

（2）存在梗阻症状者应尽早留置胃管，行胃肠减压，以缓解腹胀。

（二）术后护理

1. 病情观察　密切观察病人意识、体温、呼吸、脉搏、血压等生命体征的变化情况。

2. 体位　全麻清醒后可取半卧位，以促进腹腔及会阴部引流，利于会阴部伤口愈合。

3. 活动

（1）术后早期鼓励病人在床上多活动，如翻身、四

25

肢运动等。

（2）术后2～3日可依据其具体情况，协助其床边适当活动，以促进肠道蠕动，预防肠粘连的发生。

（3）在快速康复外科理念中，术后早期下床活动有利于促进肌肉合成代谢，避免长期卧床引起的肌肉群丢失，有利于减少血栓形成、肺部感染等并发症。但是，早期下床活动的前提条件是加强术后止痛，不使用或减少使用腹腔引流管、导尿管等。

注意： 行腹会阴联合直肠癌根治术（即 Miles 手术）者，由于手术创面较大，盆底组织空虚，应适当延长卧床时间。

4. 饮食

（1）传统术后饮食

①多数病人术后早期禁食、胃肠减压，给予全肠外营养支持，以后按照病人肠道恢复状况及进食情况，逐渐过渡到肠内营养支持。

②术后2～3天肛门排气或经造口排出粪性物质后，若病人未出现腹胀、恶心、呕吐等症状，即可拔除胃管，进食少量流质饮食。

③手术后1周，可进食半流质或少渣食物，2周后可酌情改为普食，注意补充高热量、高蛋白、低脂、维生素丰富的食品，如蛋、鱼类等。

④造口病人应避免摄入豆制品等易胀气类食物，以减少腹胀的发生。

（2）快速康复外科理念的术后饮食：快速康复外科中术后早期鼓励少量进食，可以促进肠功能的快速康复。大量研究也表明，早期肠内营养，可有效促进肠道功能恢复，减少肠屏障功能损伤及术后并发症的发生。当然，对于肠麻痹的控制及术后早期恢复进食的问题，主要是通过综合治疗的模式来解决，包括使用硬膜外麻醉与止痛、术中微创操作、控制恶心呕吐、尽量减少阿片类止痛药、术前加强对病人与家属的教育以取得全程的治疗配合等。

25

5. 管道护理

（1）固定：妥善固定并标记各引流管；

（2）保证引流通畅：及时检查各管路，防止堵塞、打折或扭曲等，保持引流通畅；

（3）观察：仔细观察引流情况，准确及时记录引流液的颜色、性质及量；

（4）更换：按要求定时更换引流袋（或瓶）或倾倒引流液；

（5）皮肤护理：及时更换引流管周围敷料，保持皮肤清洁、干燥；

（6）拔管：一般 5～7 天后，待引流量少，颜色变清时，即可拔除引流管。

（三）造口护理

1. 肠造口观察

（1）外形：结肠造口一般位于左下腹，腹直肌内，呈圆形或椭圆形（形状可随体位而发生改变），直径约为 3～5cm，略高出皮肤表面 1.5～2cm 或与皮肤表面同一水平，这样可便于粘贴造口袋并使排泄物能顺利流入袋内。

（2）颜色：正常肠造口黏膜颜色应为粉红色或红色，类似新鲜牛肉颜色，表面湿润光滑。如果颜色变为紫红或暗红色，提示可能出现造口缺血；如出现局部或全部颜色变黑，提示缺血坏死，应及时告知医生对症治疗。

（3）水肿：术后早期肠造口黏膜出现轻度水肿现象，水肿可于一周内自行消退，一般不需要处理。造口水肿病人可选用一件式造口袋，底盘应稍大于水肿造口，以防止黏膜损伤造成出血。如水肿无明显消退，应告知医生，及时查明原因并处理。

（4）排泄物：造口术后 2 天内一般有少量血性分泌物流出。当造口有气体排出，说明肠道功能已基本恢复，要仔细观察排出物的颜色、性质及量。

2. 造口用品使用

（1）一件式造口袋：一件式造口袋其底盘与便袋是

25

一体的,不可分开。使用时将纸盘剪到合适大小,揭去胶纸,直接粘于皮肤即可。由于一件式造口袋更换时需整体揭除,清洁较不方便,从而增加了周围皮肤损伤的风险。

(2)两件式造口袋:两件式造口袋底盘与便袋分开。使用时,先安装底盘,再将便袋装于底盘上即可。

(3)为进一步做好造口的护理,还可选用防漏高、造口粉、皮肤保护膜、碳片、除臭剂等用品。

注意:术后早期应使用透明两件式造口袋,以利于观察造口情况,且更换方便,便于清洁。

3. 造口病人的饮食

(1)多吃高蛋白、富含维生素且易消化的熟食,注意饮食卫生。

(2)多饮水,适量摄入粗纤维,保持排便通畅,但要避免摄入过多,以防形成粪块,堵塞造口,造成粪便排出困难。

(3)避免摄入不易消化、辛辣刺激及产气较多的食物。

(4)就餐时,应细嚼慢咽,新种类食物不可随意尝试,应逐样添加,以预防腹泻发生。

4. 造口并发症的护理

(1)并发症种类:包括造口并发症和造口周围皮肤并发症两大类。造口并发症常见的有造口缺血或坏死、造口出血、造口狭窄、造口皮肤黏膜分离、造口回缩、造口旁疝及造口脱垂等;造口周围皮肤并发症常见的有粪水性皮炎、过敏性皮炎等。

(2)并发症处理:对于症状轻微的并发症可适当加以处理,如造口少量出血可用棉签、棉球或纱布压迫止血;造口轻度回缩、狭窄可使用防漏膏、凸面底盘配合造口特殊腰带,促进造口突出皮肤表面,然后再改为平面底盘;对于小而无症状的造口旁疝,可采用特制腹带或弹性腹带,以减轻脱垂症状,改善生活质量。如出现其他并发症或上述并发症较严重时,应由造口治疗师或

25

医生进行处理。

（四）术后并发症的观察与护理

1. 切口感染

观察：腹部切口敷料的渗血、渗液情况及切口恢复情况；切口有无水肿、充血及激烈疼痛；是否出现发热等生命体征变化。

护理：

（1）渗液较多时应及时更换敷料，渗血较多应警惕切口出血。

（2）造口病人应采取有效措施将造口与手术切口隔离，取造口侧卧位，及时更换渗湿敷料，避免排泄物污染腹壁切口。

（3）会阴部有切口病人，应及时更换敷料，保持会阴部清洁及引流通畅，术后 4～7 日以 1:5000 高锰酸钾溶液温水坐浴，每日 2～3 次。

（4）遵医嘱使用抗菌药物，合理安排换药顺序，先腹部伤口后会阴部伤口，若发生感染，则开放伤口，彻底引流；并应用抗菌药物。

2. 吻合口瘘

观察：病人是否突起腹痛或腹痛加重；部分病人可有明显腹膜炎体征，甚至能触及腹部包块；引流管是否引流出混浊液体。

护理：术后 7～10 日切忌灌肠。一旦发生吻合口瘘，应禁食、胃肠减压，行盆腔持续滴注、负压吸引，同时给予肠外营养支持。必要时做好急诊手术的准备。

【健康教育】

1. 早期发现　定期到医院进行粪便潜血试验、肠道内镜检查，以早期发现和治疗肠道疾病。

2. 活动　适当参加活动锻炼，但造口病人要避免举重或进行重体力劳动，减少咳嗽等增加腹压的因素，以预防造口旁疝等并发症。

3. 饮食　注意饮食均衡和卫生，保肛手术病人可多摄入新鲜水果和蔬菜，多饮水，避免不易消化及辛辣刺

25

激等食物摄入，造口病人按要求规避特殊饮食。

4. 造口自我护理

（1）预防造口狭窄：定时扩张造口，预防造口狭窄。扩张手法：戴乳胶手套或指套，用液体石蜡润滑后将示指缓慢插入造口 2～3cm，停留 2～3 分钟。术后 3 个月内，每日 1～2 次；3 个月后改每周 1 次扩张肠造口。

（2）自我观察：造口病人如出现排便困难或造口出现异常，要及时到医院诊治。

（3）沐浴或游泳：尽量采用淋浴，不可进行盆浴，以防浸泡时间过长损伤造口周围皮肤。结肠造口者可取下造口袋直接沐浴，但要注意控制好水温，以防黏膜烫伤。游泳时可使用造口栓等用品，但需注意控制游泳时间。

（4）服装选择：不可选择过紧的服装，以防压迫造口部位。尽量选择纯棉宽松的服装，使用腰带不宜过紧且应在造口位置以下。

（5）旅行：造口病人外出旅行尽量选择离洗手间较近的位置，以方便更换造口袋或处理排泄物；造口袋及相应用品最好不要随行李托运，以免旅途中造成不便。

5. 复查　坚持定期复查，一般 2 年内，每 3 个月到门诊复查一次；第 3～5 年内每半年复查一次。

【护理评价】

1. 病人焦虑或抑郁情绪是否改善，与周围人群的沟通交流是否增加。

2. 病人营养状态是否及时改善，术后恢复过程是否顺利。

3. 病人是否接受造口排便方式，是否能够进行自我护理。

4. 病人有无发生并发症或并发症是否被及时发现与处理。

5. 病人是否知晓大肠癌术后康复知识并掌握肠造口的护理知识。

25

关键点

1. 定期到医院行粪便潜血试验、肠道内镜检查，是早期发现大肠癌的关键，应重视做好人群的健康教育。

2. 造口术前有效定位是确保术后病人进行肠造口自我护理的重要措施。

3. 规范的造口护理是预防造口并发症的关键。

4. 在循证的基础上，可将快速康复外科理念逐步引入至大肠癌病人的围术期护理中，促进病人的康复。

（胡 芳）

25

第二十六章

门静脉高压症病人的护理

门静脉高压症是指门静脉血流受阻、血液瘀滞所致门静脉压力增高引起的症候群。多由肝硬化引起，临床主要表现为脾大、脾功能亢进、食管胃底静脉曲张、呕血及腹水等。按阻力增加部位，可将门静脉高压症分为肝前、肝内及肝后三型。肝静脉压力梯度（门静脉与肝静脉的压力差）超过 12mmHg 可能导致食管胃底静脉曲张破裂出血。辅助检查包括实验室检查（血常规、肝功能）、影像学检查（食管吞钡 X 线检查、胃镜、腹部 B 超）。外科治疗主要目的是预防和控制食管、胃底曲张静脉破裂出血，解除或改善脾大、脾功能亢进，治疗顽固性腹水。非手术治疗主要包括扩充血容量、药物止血、内镜治疗、三腔管压迫止血、介入治疗（经颈静脉肝内门体静脉分流术）；手术治疗中，分流手术较少用，主要为断流手术：包括脾切除、贲门周围血管离断术。

【护理评估】

（一）术前评估

1. 健康史

（1）个人情况：病人的年龄、性别、长期大量饮酒史等。

（2）既往史：有无慢性肝炎、肝硬化、肝大、黄疸史、血吸虫病史；有无血液病、消化道溃疡病、食管异物等病史。

（3）其他：有无服用激素和非甾体抗炎药；有无发病的诱因（是否进食粗硬、刺激性食物，是否有腹腔内压力骤升的因素）。

2. 身体状况

（1）有无呕血、黑便，呕吐物及排泄物的颜色、量及性状。

（2）有无腹壁静脉曲张。

（3）肝、脾大小和质地。

（4）有无腹水及其程度，腹围大小，有无移动性浊音。

（5）全身：判断有无出血性休克和肝性脑病先兆；有无黄疸、肝掌、蜘蛛痣及皮下出血点；营养状况如何。

（6）实验室检查与影像学检查有无异常。

3. 心理社会状况

（1）病人和家属对门脉高压症的治疗、预防再出血知识的了解程度；

（2）是否因时间长、反复发病，工作和生活受到影响而感到焦虑不安和悲观失望；

（3）家庭社会支持度如何。

（二）术后评估

1. 了解麻醉、手术方式，术中出血量、补液量及引流管安置情况；

2. 评估病人生命体征、意识状态、尿量、肝功能等；

3. 有无出血、肝性脑病、感染等并发症的发生。

【常见护理诊断/问题】

1. 体液不足 与食管胃底曲张静脉破裂出血有关。

2. 体液过多 腹水与肝功能损害致低蛋白血症、门静脉压增高、血浆胶体渗透压降低及醛固酮分泌增多有关。

3. 营养失调：低于机体需要量 与肝功能损害、营养素摄入不足及消化吸收障碍等有关。

4. 潜在并发症：出血、肝性脑病、感染及门静脉

26

血栓。

【护理目标】

1. 病人的体液不足得到改善。

2. 病人的腹水减少，体液平衡能得到维持。

3. 病人的营养不良得到纠正，体重增加。

4. 病人未发生并发症或并发症被及时发现和处理。

【护理措施】

（一）非手术治疗的护理

1. 控制出血，维持体液平衡

（1）恢复血容量：建立有效的静脉通道，按出血量调节输液种类和速度，尽快备血、输血。肝硬化宜用新鲜血，因新鲜血含氨量低，有凝血因子，有利于止血和预防肝性脑病。

注意：避免过量扩容，防止门静脉压力反跳性增加而引起再出血。

（2）纠正水电解质紊乱，及时补钾、控制钠的摄入量。

（3）冰盐水洗胃止血：冰盐水或冰盐水加血管收缩剂行胃内灌洗，灌洗至回抽液清澈。低温灌洗液可使胃黏膜血管收缩，降低胃分泌及运动而达到止血作用。

（4）遵医嘱应用止血药：首选血管收缩药或与血管扩张药硝酸酯类合用。

①血管加压素：可使内脏小动脉收缩、减少门静脉回血量，降低门静脉压力，使曲张静脉破裂处形成血栓而达到止血作用。不适用于高血压和冠心病病人，必要时加用硝酸甘油以减轻副作用。

②生长抑素：能选择性减少内脏血流量，尤其是门静脉系的血流量，从而降低门静脉压力，有效控制出血。

注意：高血压和冠心病者，谨慎选择止血药物。

2. 病情观察 定时测量血压、脉搏、呼吸，中心静脉压及尿量。准确观察和记录出血的特点，如呕血前有无上腹部不适、恶心，并注意呕血和黑便的颜色、性状及量。

26

3. 三腔二囊管压迫止血 利用充气的气囊分别压迫胃底和食管下段的曲张静脉,以达止血目的,是治疗食管胃底静脉曲张破裂出血简单而有效的方法。通常用于对血管加压素或内镜治疗无效者。三腔两囊管压迫止血的护理见内科护理学相关章节。

4. 控制腹水,保护肝脏

(1) 休息与活动:尽量取平卧位,以增加肝、肾血流灌注;肝功能较差者以卧床休息为主,安排少量活动。

(2) 改善营养状况:给予高能量、适量蛋白、丰富维生素饮食,输全血和清蛋白纠正贫血和低蛋白血症;每日钠摄入量限制在 500~800mg(氯化钠 1.2~2.0g),少食咸肉、酱菜、罐头等含钠高的食物。

(3) 合理用药:给予保肝药物,避免使用损伤肝功能药物,如吗啡、巴比妥类、盐酸氯丙嗪等;遵医嘱合理使用利尿剂,记出入量;每日测量腹围,每周测量体重。

注意:测腹围时,标记腹围测量部位,每次在同一时间、同一部位测量。

(4) 纠正体液失衡,积极预防和控制上消化道出血;及时处理严重的呕吐和腹泻。

(5) 保持肠道通畅:及时清除肠道内积血;防止便秘,口服硫酸镁溶液导泻或酸性液(禁忌肥皂水等碱性液)灌肠。

(6) 其他:常规吸氧,防止感染。

5. 心理护理 稳定病人的情绪,减轻病人的焦虑,使其配合治疗。避免床边议论病情,帮助病人树立战胜疾病的信心。

(二) 手术治疗的护理

1. 术前护理

(1) 肠道准备:分流术前 1 日口服肠道杀菌剂,术前晚清洁灌肠,以减少肠道氨的产生,预防术后肝性脑病。

(2) 输血:有贫血者术前可输全血,补充维生素 K

26

和凝血因子。

（3）留置胃管：选择细软胃管谨慎插入。

2. 术后护理

（1）病情观察：观察并记录生命体征、神志、面色及尿量。分流术取自体静脉者，观察局部有无静脉回流障碍；取颈内静脉者观察有无头痛、呕吐等颅内压增高表现。

（2）体位与活动：断流术和脾切除术后，麻醉作用消失、生命体征平稳后取半卧位；分流术者，取平卧或低坡半卧位（<15°），1 周后可逐步下床活动，避免过早活动引起血管吻合口破裂出血。

（3）引流管护理：膈下置引流管者应保持引流的通畅，观察和记录引流液的性状与量。引流液逐日减少、色清淡、每日引流量少于 10ml 可拔管。

（4）饮食：术后早期禁食，禁食期间给予肠外营养。术后 24 ~ 48 小时肠蠕动恢复后可进流食，以后逐步改为半流质饮食和软食。

注意： 分流术后病人应限制蛋白质摄入，忌食粗糙和过热食物。据血氨水平逐渐增加蛋白质摄入，必要时口服乳果糖。

（三）术后并发症的观察与护理

1. 出血

观察： 严密监测生命体征、意识状态、伤口敷料渗血量或消化道出血情况；膈下置引流管者应注意记录引流液的颜色、性状和量。

护理：

（1）如引流管在 1 ~ 2 小时内吸出 200ml 以上血性液体应告知医生，及时妥善处理；

（2）遵医嘱用止血药物；

（3）补充血容量，抗休克：原则上先盐后糖，先晶后胶，先快后慢，根据失血情况适当输血，根据血压使用扩容药和升压药。

2. 肝性脑病 门体静脉分流后，来自肠道的毒性产

26

物未被肝解毒和清除而直接进入体循环，透过血-脑屏障而至脑部导致大脑功能紊乱。

观察：分流术后病人须定时测定肝功能并监测血氨浓度，观察病人有无轻微的性格异常、定向力减退、嗜睡与躁动交替，黄疸是否加深，有无发热、厌食、肝臭等肝功能衰竭表现。

预防与护理：

（1）去除和避免诱发因素；

（2）限制蛋白质的摄入，减少血氨的产生；清除胃肠道内积血，可用生理盐水或弱酸性溶液灌肠，减少血氨的吸收；

（3）避免快速利尿和大量放腹水，以防止有效循环血量减少、大量蛋白质丢失及低钾血症，从而加重病情；

（4）避免应用催眠镇静药、麻醉药等；

（5）保持排便通畅，防止便秘，便秘使含氨、胺类和其他有毒物质的粪便与结肠黏膜接触时间延长，促进毒物吸收。

3. 感染　感染的常见部位为腹腔、呼吸系统及泌尿系统。

观察：病人有无发热、腹痛；咳嗽、咳痰；尿液的颜色、性质和量。

预防与护理：

（1）遵医嘱及时使用有效抗菌药物；

（2）加强管道护理；

（3）加强基础护理：有黄疸者加强皮肤护理，卧床期间防止压疮发生；注意会阴护理；禁食期间注意口腔护理；鼓励深呼吸、咳嗽、咳痰，予以超声雾化吸入，防止肺部并发症。

4. 门静脉血栓

观察：如血栓局限可无临床症状，如发生门静脉血栓急性完全性梗阻，表现为腹胀、剧烈腹痛、呕血、便血、休克，腹水加速形成，且常诱发肝性脑病。B超检查可明确有无血栓形成。

26

护理：分流术后如无严重凝血功能障碍建议抗凝治疗，注意监测凝血功能变化。如术后血小板上升达 $600 \times 10^9/L$，应观察有无血栓形成迹象，必要时遵医嘱给予阿司匹林、双嘧达莫等抗凝治疗。

【健康教育】

1. **饮食**　进食高热量、丰富维生素饮食，维持足够能量的摄入；可酌情摄取优质高蛋白饮食（50～70g/d），有腹水者限制水和钠的摄入。少量多餐，养成规律进食习惯。进食无渣软食，避免粗糙、干硬及刺激性食物，以免诱发出血。病人戒烟、酒。

2. **活动**　避免劳累和过度活动，保证充分的休息。一旦出现头晕、心慌、出汗等症状，应卧床休息，逐步增加活动量。

3. **避免引起腹内压增高的因素**　如咳嗽、打喷嚏，用力大便，提举重物等，以免诱发曲张静脉破裂出血。

4. **防止出血**　用软毛牙刷刷牙，避免牙龈出血，防止外伤。

5. **定时复查**　指导病人和家属掌握出血先兆、基本观察方法和主要急救措施，熟悉紧急就诊的途径和方法。

【护理评价】

1. 是否生命体征平稳、体液平衡、尿量正常。

2. 腹水程度和腹水引起的身体不适有无减轻。

3. 营养需要得到满足，低蛋白血症或贫血得到控制或改善。

4. 病人是否出现并发症；若发生，能否得到及时发现和处理。

关键点

1. 门静脉高压症最严重的并发症是上消化道出血，预防与控制上消化道出血是处理的关键。

2. 门脉高压症应避免腹内压增高和粗硬饮食，以免诱发上消化道出血。

26

3. 术后监测血常规和凝血功能，如术后血小板上升达 $600 \times 10^9/L$，观察有无血栓形成迹象，给予 B 超检查，对症治疗。

（李皎伦）

第二十七章

肝脏疾病病人的护理

第一节 肝脓肿

肝脓肿是肝受感染后形成的脓肿。根据致病微生物不同分为细菌性肝脓肿和阿米巴性肝脓肿两种。临床上细菌性肝脓肿最多见，其中胆道感染是最常见的病因，细菌可经过胆道、肝动脉、门静脉、淋巴系统等侵入。主要症状是寒战、高热、肝区疼痛和肝大。体温可高达39～40℃，病情急骤严重，全身中毒症状明显。细菌性肝脓肿可引起急性化脓性腹膜炎、膈下脓肿、脓胸、化脓性心包炎等并发症，严重者可致心脏压塞。辅助检查包括实验室检查和影像学检查，B超是肝脓肿的首选检查方法。阿米巴性肝脓肿是肠道阿米巴感染的并发症，绝大多数是单发。处理原则：全身营养支持治疗，大剂量、联合应用抗菌药物，穿刺抽脓或置管引流，必要时行切开引流或肝叶切除。

【常见护理诊断/问题】

1. 体温过高　与肝脓肿及其产生的毒素吸收有关。

2. 疼痛　与脓肿导致肝包膜张力增加或穿刺、手术治疗有关。

3. 营养失调：低于机体需要量　与进食减少、感染、高热引起分解代谢增加有关。

27

4. 潜在并发症：腹膜炎、膈下脓肿、胸腔感染、出血及胆漏。

【护理措施】

（一）非手术治疗的护理/术前护理

1. 高热护理 密切监测体温变化，遵医嘱给予物理降温或药物降温，必要时做血培养；及时更换汗湿的衣裤和床单，保持舒适。

注意：降温过程中观察出汗情况，注意保暖等。鼓励病人多饮水，每日至少摄入2000ml液体，口服不足者应加强静脉补液、补钠，纠正体液失衡，防止病人因大量出汗引起虚脱。

2. 用药护理

（1）遵医嘱早期使用大剂量抗菌药物以控制炎症，促使脓肿吸收自愈。注意把握用药间隔时间与药物配伍禁忌。

（2）阿米巴性肝脓肿使用抗阿米巴药物，如甲硝唑、氯喹等。甲硝唑为首选药物，一般用药2天后见效，6~9天体温可降至正常。如"临床治愈"后脓腔仍存在者，可继续服用1个疗程甲硝唑。氯喹多用于对甲硝唑无效的病例，但对心血管有副作用如心肌受损等，应特别注意。

（3）长期使用抗菌药物者，应警惕假膜性肠炎和继发双重感染。糖尿病病人免疫功能低下，长期应用抗菌药物，可能发生口腔、泌尿系、皮肤黏膜、肠道的各种感染。

3. 营养支持 肝脓肿是一种消耗性疾病，应鼓励病人多食高蛋白、高热量、富含维生素及膳食纤维的食物；进食困难、食欲缺乏、贫血、低蛋白血症、营养不良者应适当给予白蛋白、血浆、氨基酸等营养支持。

4. 病情观察 加强对生命体征和胸腹部症状、体征的观察。观察病人体温变化；观察腹部和胸部症状与体征的变化，及早发现有无脓肿破溃引起的腹膜炎、膈下

27

脓肿、胸腔感染等并发症。肝脓肿病人如继发脓毒血症、急性化脓性胆管炎或出现中毒性休克征象时，应立即通知医生并协助抢救。

（二）经皮肝穿刺抽脓或脓肿置管引流的护理

1. 术前护理

（1）解释：向病人和家属解释经皮肝穿刺抽脓或脓肿置管引流的方法、效果及配合要求；嘱病人术中配合做好双手上举、平卧位或侧卧位，以利于穿刺操作。

（2）协助做好穿刺药物和物品准备。

2. 术后护理

（1）穿刺后护理：每小时测量血压、脉搏、呼吸，平稳后可停止，如有异常及时汇报医生。观察穿刺点局部有无渗血、脓液渗出、血肿等。

（2）引流管护理：如脓液较稠、抽吸后脓腔不能消失、脓液难以抽净者，留置管道引流。

要点：

①妥善固定，防止滑脱；

②取半卧位，以利引流和呼吸；

③保持引流管通畅，勿压迫、折叠管道。必要时协助医生每日用生理盐水或含抗菌药物盐水或持续冲洗脓腔，冲洗时严格无菌原则，注意出入量，观察和记录脓腔引流液的颜色、性状及量；

④预防感染：适时换药，直至脓腔愈合；

⑤拔管：B超复查脓腔基本消失或脓腔引流量少于10ml/d，可拔除引流管。

（3）病情观察：观察病人有无发热、肝区疼痛等，观察肝脓肿症状和改善情况，适时复查B超，了解脓肿好转情况。位置较高的肝脓肿，穿刺后应注意呼吸、胸痛及胸部体征，及时发现气胸、脓胸等并发症；

（三）手术治疗的护理

手术方式有切开引流和肝叶切除两种。

1. 术前准备　协助做好术前检查，术前常规准备等。

2. 术后护理

（1）疼痛护理：

①评估疼痛的诱发因素、伴随症状，观察并记录疼痛程度、部位、性质及持续时间等；

②遵医嘱给予镇痛药物，并观察药物效果和不良反应；

③指导病人采取放松和分散注意力的方法应对疼痛。

（2）病情观察：行脓肿切开引流者观察病人生命体征、腹部体征，注意有无脓液流入病人腹腔而并发腹腔感染。观察肝脓肿症状和改善情况，适时复查B超，了解脓肿好转情况。肝叶切除病人病情观察见本章第二节肝癌手术切除术后护理。

（3）肝叶切除护理：术后24小时内应卧床休息，避免剧烈咳嗽，以防出血。给予氧气吸入，保证血氧浓度，促进肝创面愈合。

（四）术后并发症的观察和护理

出血，胆汁漏等并发症。见本章第二节肝癌的相关内容。

【健康教育】

1. 预防复发

（1）有胆道感染等疾病者应积极治疗原发病灶。

（2）多饮水，进食高热量、高蛋白、富含维生素和纤维素营养丰富易消化的食物，增强体质，提高机体免疫力。

（3）注意劳逸结合，避免过度劳累。

（4）遵医嘱按时服药，不得擅自改变药物剂量或随意停药。

（5）合并糖尿病病人，让其了解控制血糖在本病治疗中的重要性，应注意维持血糖。嘱遵医嘱按时注射胰岛素或口服降糖药物，定时监测血糖，控制空腹血糖在 $5.8 \sim 7.0$ mmol/L，餐后2小时血糖 $8 \sim 11$ mmol/L。

（6）注意饮食卫生，不喝生水，不进食不卫生、未煮熟食物。

27

2. 自我观察与复查　遵医嘱定期复查。若出现发热、腹部疼痛等症状，警惕有复发的可能，应及时就诊。

关键点

1. 早期诊断、早期治疗、及时有效使用抗菌药物、有效引流及全身营养支持是治疗肝脓肿的关键。

2. 及早治疗原发病灶，是预防肝脓肿复发的关键。

3. 注意饮食卫生是预防肝脓肿发生的有效措施。

第二节　肝　癌

肝癌是全球第五大常见癌症，位居癌症死亡原因的第二位，以 40~50 岁男性多见，可分为原发性和转移性两类。原发性肝癌的发病与病毒性肝炎、肝硬化、酒精、黄曲霉素等致癌物质密切相关。肝癌有三种病理组织学类型，包括肝细胞、胆管细胞及混合型，以肝细胞型多见。转移性肝癌系肝外器官的原发癌或肉瘤转移到肝所致。早期肝癌表现隐匿，一旦出现症状和体征多为中晚期，表现为肝区疼痛、肝大、食欲缺乏、乏力、消瘦、贫血、黄疸等。若转移至远处器官则可产生相应症状。对有肝脏病史的中年人，若出现相应症状，结合影像学（B 超是肝癌定位、筛查的首选方法）、血清甲胎蛋白（AFP）、肝穿刺活组织病理学检查等有助于早期诊断。肝癌的治疗包括手术切除、射频消融、介入治疗、靶向治疗等，以手术为主的综合治疗是延长病人生存期的关键。

【护理评估】

（一）术前评估

1. 健康史

（1）个人情况：病人的年龄、性别、居住地、烟酒史，饮食、饮水、生活习惯（如长期进食含黄曲霉菌、亚硝胺类的食物，接触其他致癌物质等）等。

（2）既往史：有无病毒性肝炎、肝硬化等肝病史；有无癌肿和手术史；过敏史等。

（3）其他：家族中有无肝癌或其他癌症病人。

2. 身体状况

（1）肝区疼痛的性质和程度；

（2）是否有肝病面容、贫血、黄疸、脾大、水肿等体征；

（3）是否有消瘦、乏力、食欲减退及恶病质表现；

（4）是否有肝性脑病、上消化道出血及各种感染；

（5）病人肝功能有无受损，甲胎蛋白水平是否升高，B 超、CT 等影像学检查有无异常。

3. 心理社会状况

（1）病人和家属对肝癌及治疗方案、预后的认知程度；

（2）病人和家属是否担心手术疗效、术后并发症及肝癌预后；

（3）亲属对病人的关心、支持程度，家庭对病人疾病治疗的经济承受能力，社会和医疗保障系统支持程度。

（二）术后评估

1. 手术、麻醉方式，术中出血、补液、输血及引流管等情况；

2. 严密监测病人意识状态、生命体征、血氧饱和度、尿量、肝功能等；观察腹部体征与切口情况、腹腔引流管是否通畅，引流液的颜色、量及性状等；

3. 肝功能恢复情况；

4. 有无腹腔内出血、肝性脑病、膈下积液或脓肿、肺部感染等并发症发生。

【常见护理诊断/问题】

1. 疼痛　与肿瘤迅速生长导致肝包膜张力增加或手术创伤、介入、射频消融治疗不适有关。

2. 营养失调：低于机体需要量　与消化功能紊乱、

27

放疗及化疗引起的胃肠道不良反应、肿瘤消耗等有关。

3. 焦虑、恐惧　与担忧手术效果、疾病预后及生存期限有关。

4. 潜在并发症：腹腔内出血、肝性脑病、膈下积液或脓肿、胆汁漏、肺部感染。

【护理目标】

1. 病人自述疼痛减轻或无痛。

2. 病人营养需求基本得到满足，体重未见明显减轻。

3. 病人能正确面对疾病、手术和预后，积极配合治疗。

4. 病人未发生并发症或并发症被及时发现和处理。

【护理措施】

（一）手术治疗的护理

1. 术前护理

（1）心理护理：积极主动关心病人，鼓励病人说出内心感受，疏导、安慰病人，根据病人个体情况提供信息，说明手术的意义、重要性及手术方案，讲解手术成功案例，帮助病人树立战胜疾病的信心，减轻病人焦虑和恐惧。

（2）疼痛护理

①评估疼痛发生的时间、部位、性质、诱因、程度及伴随症状；

②遵医嘱给予镇痛药物，并观察药物效果和不良反应；

③指导病人采取放松和分散注意力的方法应对疼痛。

（3）改善营养状况：给予高蛋白、高热量、高维生素、易消化饮食；合并肝硬化有肝功能损害者，应适当限制蛋白质摄入。必要时可给予肠内外营养支持，输血浆或白蛋白，以改善贫血、纠正低蛋白血症，提高手术耐受力。

（4）用药护理：遵医嘱给予护肝药物，如甘草酸二胺、还原性谷胱甘肽、多烯磷脂酰胆碱、熊去氧胆酸等；

避免使用巴比妥类、红霉素、盐酸氯丙嗪等有损肝脏的药物。

（5）维持体液平衡：肝功能不良伴腹水者，需严格控制水和钠盐的摄入，摄水量不应超过2000ml/d，摄钠量少于0.5g/d（折合成氯化钠，应少于1.5g）；若伴有水肿及血钠降低者，则摄水量严格控制在1000 ～ 1500ml/d；同时遵医嘱合理补液和利尿，注意纠正低钾血症等水电解质失衡；准确记录24小时出入量；每日观察、记录体重及腹围变化。

（6）预防出血

①改善凝血功能：大多数肝癌合并肝硬化，术前3日开始给予维生素 K_1，适当补充血浆和凝血因子，以改善凝血功能，预防术中、术后出血；

②告知病人避免致癌肿破裂出血或食管下段胃底静脉曲张破裂出血的诱因，如剧烈咳嗽、用力排便等使腹内压骤升的动作和外伤等；

③癌肿＞10cm时，嘱病人卧床休息，避免活动幅度过大导致癌肿破裂；

④若病人突发腹痛伴腹膜刺激征，应高度怀疑肝癌破裂出血，立即通知医生，做好急症手术的各项准备。

（7）术前准备：协助做好术前检查；术前常规准备。

2. 术后护理

（1）病情观察：密切观察生命体征、神志、面色、尿量、中心静脉压、切口渗血渗液及腹腔引流液的量和颜色等的变化，并做好记录。

（2）休息与活动：术后病人麻醉清醒、生命体征平稳后取半卧位。根据病人术式及机体恢复情况逐步由半坐卧位、坐位过渡到下床活动。随着加速康复外科技术的推广和应用，肝脏手术病人术后下床活动时间已逐步提前。

（3）疼痛护理

①评估疼痛发生的时间、部位、性质、程度；

27

②遵医嘱给予镇痛药物；

③密切观察镇痛泵的泵入速度、剂量、输注管路是否通畅、镇痛泵的效果及副作用；

④指导病人减轻疼痛及转移注意力的方式，如听音乐、松弛疗法、加强护患沟通等。

（4）饮食指导：术后早期禁食，禁食期间予肠外营养支持，术后 24～48 小时可进食流质，逐步改为半流质和软食。随着加速康复外科技术的推广和应用，肝脏手术病人术后麻醉完全清醒即可少量饮水，自术后第一天开始，饮食可逐渐由流质过渡到半流质、软食。

（5）腹腔引流管的护理：引流腹腔积聚的液体，防止腹腔继发感染。

要点：

①妥善固定，防止滑脱。

②保持引流通畅，防止引流管受压和扭曲；如引流管被凝血块、组织碎屑等堵塞，应反复挤压促其排出，必要时协助医生用生理盐水冲洗。

③观察引流液的颜色、量及性质，并记录。

④严格无菌操作，定时更换引流袋，防止感染。

⑤拔管：置管 3～5 天，如引流液颜色较淡，24 小时少于 20ml，腹部无阳性体征者可考虑拔管。

3. 术后并发症的观察及护理

（1）腹腔出血：是肝切除术后常见的并发症之一，术后 24 小时易发生。

观察： 术后 48 小时内应严密观察生命体征变化，严密观察引流液的量、性质及颜色。短时间内引流管引出大量鲜红色血液，1 小时内引流出 200ml 以上或每小时 100ml 持续 3 小时以上的鲜红色血性液体，应考虑活动性腹腔出血，立即通知医生及时处理。

护理：

①体位与活动：术后 24 小时内卧床休息，避免剧烈咳嗽和打喷嚏等，以防止术后肝断面出血；

②输液、输血：若短期内或持续引流较大量的鲜红

色血性液体，经输血、输液，病人血压、脉搏仍不稳定时，应做好再次手术的准备；

③若明确为凝血机制障碍性出血，可遵医嘱给予凝血酶原复合物、纤维蛋白原，输新鲜血等。

（2）肝性脑病：见第二十六章门脉高压症病人的护理。

（3）膈下积液及脓肿

观察：发生在术后1周。病人术后体温下降后再度升高，或术后发热持续不退，同时伴右上腹胀痛、呃逆、脉速、白细胞计数升高，中性粒细胞百分比达90%以上，应疑有膈下积液或膈下脓肿。B超检查可明确诊断。

护理：

①协助医生行B超定位引导穿刺抽脓或置管引流，后者应加强冲洗和吸引护理；

②病人取半坐位，以利于呼吸和引流；

③严密观察体温变化，鼓励病人多饮水；

④遵医嘱加强营养支持和抗菌药物的应用护理。

（4）胸腔积液

观察：病人胸闷、气促、发热情况。

护理：

①协助医生行穿刺抽胸腔积液，行胸腔闭式引流者，做好胸腔闭式引流护理；

②遵医嘱加强保肝治疗，给予高蛋白饮食，必要时遵医嘱给予白蛋白、血浆及利尿剂应用。

（5）胆汁漏

观察：腹痛、发热和腹膜刺激征，切口有无胆汁渗出和（或）腹腔引流液有无含胆汁。

护理：

①胆汁渗出者，注意保护局部皮肤；

②协助医生调整引流管，保持引流通畅，并注意观察引流液的颜色、量与性状；

③如发生局部积液，应尽早行B超定位穿刺置管引流；

④如发生胆汁性腹膜炎，应尽早手术。

（二）介入治疗的护理

1. 介入治疗前准备

（1）解释：向病人及家属解释介入治疗的目的、方法及治疗的重要性和优点。嘱病人术中配合体位。

（2）饮食：术前禁食水 4 小时。

（3）穿刺处皮肤准备，备好所需物品及化疗、止吐药品等。

2. 介入治疗后的护理

（1）预防出血：术后取平卧位休息 24 小时，穿刺处沙袋加压 1 小时，肢体制动 6 小时，弹力绷带加压包扎防止局部出血。

（2）鼓励多饮水：每日饮水 2000ml 以上，减轻化疗药物对肾的毒副作用，同时观察排尿及肾功能情况。

（3）栓塞后综合征的护理：肝动脉栓塞化疗后多数病人可出现发热、肝区疼痛、恶心、呕吐、心悸、白细胞计数下降等临床表现，称为栓塞后综合征。

要点：

①肝区疼痛：由肝动脉栓塞后，肝脏水肿，肝被膜张力增大所致。轻度可不处理或给予少量对肝脏无害的镇静剂，一般 48 小时后腹痛可减轻或消失。重度持续疼痛，考虑是否合并其他并发症，如胆囊动脉栓塞致胆囊坏死等。必要时可适当给予止痛剂。

②发热：机体对坏死组织重吸收的不良反应，轻度发热可不必处理。若体温高于 38.5℃，可予物理、药物降温。

③恶心、呕吐：为化疗药物的反应，嘱病人深呼吸，及时擦去呕吐物并漱口，遵医嘱对症治疗；

④白细胞计数低于 $4 \times 10^9/L$ 时，应暂停化疗并应用升白细胞药。

3. 并发症的观察及护理

（1）穿刺部位血肿

观察：定时观察穿刺处有无肿胀或渗血。

27

护理：一旦发现渗血，立即指压穿刺处直至出血停止，并报告医生给予更换绷带，重新加压包扎。

（2）上消化道出血

观察：呕吐液和大便的颜色、性状及量。

护理：遵医嘱应用制酸药和保护胃黏膜药物，发生呕血者头偏向一侧，防止误吸；暂禁食，及时通知医生并协助处理。

（3）股动脉栓塞

观察：术后密切观察穿刺侧肢体皮肤颜色、温度、感觉、足趾运动及足背动脉搏动情况，并与对侧对比。若出现足背动脉搏动减弱或消失，下肢皮肤苍白、变凉且伴有麻木感，应警惕为股动脉栓塞。

护理：一旦发现，立即抬高患肢，热敷，遵医嘱应用扩张血管及解痉药物。

注意：禁忌按摩，以防栓子脱落。

（三）射频、微波治疗的护理

有开腹射频、微波治疗和经皮射频、微波治疗。开腹射频、微波治疗护理同肝癌的围术期护理。

1. 经皮射频、微波治疗前准备

（1）解释：向病人及家属解释射频、微波治疗的目的、方法及治疗的重要性和优点。嘱病人术前进行屏气锻炼、术中配合体位。

（2）饮食：术前禁食禁水 4~6 小时。

2. 经皮射频、微波治疗后的护理

（1）穿刺点护理：术后按压穿刺点 30 分钟，观察穿刺点有无出血。

（2）病情观察：术后 6 小时密切观察病人病情，给予心电监护，注意心率和血压的变化，及时发现出血征象，如血压突然下降、腹痛、大汗淋漓、腹部移动性浊音等。

（3）发热、恶心、呕吐：是术后常见的反应。如果出现高热或发热持续不退，应考虑感染可能。对食管静脉曲张者，如有严重呕吐，应及时控制，避免诱发曲张

27

静脉破裂出血。

（4）疼痛护理：评估疼痛程度、部位、性质、持续时间等，指导病人采取放松和分散注意力的方法应对疼痛，必要时遵医嘱给予镇痛药物。

3. 并发症的观察及护理 出血、胆汁漏、胸腔积液等并发症。见本章第二节肝癌的相关内容。

【健康教育】

1. 疾病指导 注意防治肝炎，不吃霉变食物、饮用安全水。有肝炎、肝硬化病史者和肝癌高发地区人群，应定期作 AFP 检测或 B 超检查，以期早期发现，早期诊断及治疗。

2. 休息与活动 术后 3 个月内保证充分休息，避免重体力活动或过度劳累，注意劳逸结合，进行适当锻炼，如散步、慢跑；保持情绪稳定和心情愉快，避免精神紧张和情绪激动。

3. 饮食指导 进食高热量、优质蛋白质、富含维生素和纤维素的食物。食物以清淡、易消化为宜。若有腹水、水肿，应控制水和食盐的摄入量，如有肝性脑病征象或血氨升高，应限制蛋白质摄入。

4. 用药指导 指导病人按医嘱服用抗病毒及保肝药物，服用抗病毒药必须按时坚持服用，不能随便中断。避免使用损害肝功能的药物。

5. 自我观察与复查 定期复诊，第 1 年每 1～2 个月复查 AFP、胸片和 B 超检查 1 次，必要时行 CT 检查。若病人出现发热、水肿、体重减轻、出血倾向、黄疸和乏力等症状及时就诊，以便早期发现临床复发或转移。

【护理评价】

1. 病人是否疼痛减轻或无痛。

2. 病人营养状况是否改善，体重得以维持或增加。

3. 病人情绪是否稳定，积极配合治疗。

4. 病人有无发生并发症或并发症是否被及时发现与处理。

关键点

　　1. 巨块型肝癌病人，预防癌肿破裂出血是重要护理措施。

　　2. 动态观察病人的凝血功能，警惕出血的发生。

　　3. 术后需动态观察病人的神志、肝功能等，警惕肝性脑病的发生。

（宋瑰琦）

第二十八章

胆道疾病病人的护理

第一节 胆石病

胆石病包括发生在胆囊和胆管内结石。胆囊结石与胆汁中胆固醇呈过饱和状态、继而沉淀析出有关，如肥胖、高脂肪饮食、糖尿病等因素。典型症状为胆绞痛，常发生于饱餐、进食油腻食物或睡眠中体位改变时，表现为右上腹或上腹部阵发性疼痛或持续性疼痛阵发性加剧，向右肩背部放射。胆管结石为发生在肝内、外胆管的结石，与胆囊结石排入胆总管、胆汁淤滞、胆道感染、胆道异物等有关。临床表现常不明显，或仅有上腹部不适；当胆管结石阻塞胆道并继发感染时，则表现为典型的 Charcot 三联症（腹痛、寒战高热、黄疸）。B 超为诊断胆石病的首选检查。主要处理原则包括非手术治疗（抗炎、解痉止痛、护肝营养等）与手术治疗（胆囊切除、胆总管切开取石、T 管引流、胆肠吻合等）。

【护理评估】

（一）术前评估

1. 健康史

（1）个人情况：病人的年龄、性别、居住地、劳动强度、饮食习惯等。

（2）既往史：既往有无胆绞痛、上腹隐痛；有无急

28

性或慢性胆囊炎、胆囊结石；有无肥胖、高脂肪饮食、糖尿病、高脂血症等；有无反酸、嗳气、餐后饱胀等消化道症状。

2. 身体状况

（1）腹痛的发作情况，有无右肩背部放射痛；

（2）有无饱胀不适、嗳气、呃逆等消化道症状；

（3）是否有寒战、发热及热型；

（4）黄疸的程度，是否有尿色变黄、大便颜色变浅、皮肤瘙痒等症状；

（5）B超和其他影像学检查是否提示有胆囊、胆道结石；实验室检查白细胞计数和中性粒细胞比例是否升高。

3. 心理社会状况

（1）病人及家属对胆石病和治疗措施的了解程度；

（2）是否担心胆石病的预后；

（3）病人的社会支持情况、家庭经济状况如何等；

（4）病人是否知晓胆石病的预防方法。

（二）术后评估

1. 麻醉、手术方式及术中出血、补液、输血情况；

2. 结石排出情况；

3. 引流管的位置，引流液的情况；

4. 行腹腔镜胆囊切除者，术后是否出现呼吸抑制；

5. 有无出血、胆瘘、高碳酸血症等并发症发生。

【常见护理诊断/问题】

1. 急性疼痛 与胆囊强烈收缩、胆总管平滑肌或Oddi括约肌痉挛有关。

2. 体温过高 与胆管梗阻继发感染导致胆管炎有关。

3. 有皮肤完整性受损的危险 与胆汁酸盐淤积于皮下，刺激感觉神经末梢导致皮肤瘙痒有关。

4. 潜在并发症：出血、胆瘘、高碳酸血症等。

【护理目标】

1. 病人自述疼痛得到缓解，舒适感增强。

28

2. 病人感染得到控制，体温恢复正常。

3. 病人皮肤黏膜无破损和感染。

4. 病人未发生并发症或并发症被及时发现与处理。

【护理措施】

(一) 非手术治疗的护理

1. 病情观察　观察病人生命体征，是否出现恶心、呕吐、寒战、腹痛、黄疸等急性胆囊炎或胆管炎症状。

2. 合理饮食　急性期暂禁食；少食多餐，进食低脂、高蛋白、高碳水化合物、高维生素、富含膳食纤维的饮食，如绿色蔬菜、胡萝卜、西红柿、白菜、水果、瘦肉、鱼等；少食富含胆固醇和脂肪的食物，如动物内脏、肥肉、花生、核桃、芝麻等。

3. 缓解疼痛　嘱病人卧床休息，指导病人做深呼吸、放松以减轻疼痛。对诊断明确且剧烈疼痛者，可遵医嘱给予消炎利胆、解痉镇痛药物。

注意：胆管结石病人禁用吗啡，以免引起 Oddi 括约肌痉挛。

4. 保护皮肤完整性　黄疸病人应着柔软的棉质衣裤；温水擦浴，保持皮肤清洁；修剪指甲，不可用手抓挠皮肤；剧烈瘙痒者，遵医嘱给予药物治疗。

(二) 手术治疗的护理

1. 术前护理　协助做好术前检查，术前常规准备；指导病人进行深呼吸及有效咳嗽练习。

2. 术后护理

(1) 病情观察：观察生命体征、腹部体征及引流液情况；术前有黄疸者，观察并记录大便颜色和血清胆红素变化。

(2) T管护理：胆总管切开取石术后常规放置 T 管，目的是引流残余结石和胆汁，降低胆总管内压，支撑胆道。

要点：

①妥善固定：将 T 管妥善固定于腹壁，防止翻身、活动时牵拉造成管道脱出。平卧时，引流管应低于腋中

线；坐位或立位时，应低于腹部手术切口，防胆汁逆流引起感染；

②密切观察：观察并记录胆汁的颜色、量及性状；

③保持通畅：T 管一般不作冲洗；防止扭曲、折叠或受压；

④预防感染：定期更换引流袋，更换时应夹闭 T 管，严格执行无菌操作；

⑤皮肤护理：定期对 T 管周围皮肤进行消毒，如有胆汁渗漏应涂抹氧化锌软膏，防止胆汁损伤皮肤；

⑥拔管：若 T 管引流胆汁色泽正常，引流量逐渐减少，病人体温正常，黄疸消退，可在术后 10~14 日，试行夹管 1~2 日。夹管期间若无发热、腹痛、黄疸等，经 T 管行胆道造影，造影后持续开放 T 管 24 小时以上，以充分引流出造影剂。若造影显示胆道通畅无结石或其他病变，再次夹闭 T 管 24~48 小时，病人无不适可予以拔管。若胆道造影发现有结石残留，需保留 T 管 6 周以上，再做取石或其他处理。

注意：如 T 管引流胆汁混浊，应考虑结石残留或胆管炎症；如胆汁过多，常提示胆道下端梗阻；如 T 管无胆汁引出，应检查管道有无脱出或扭曲。

（三）术后并发症的观察与护理

1. 出血

观察：

（1）腹腔内出血：多发生于术后 24~48 小时内，若腹腔引流管引流出大量血性液体，超过 100ml/h、持续 3 小时以上，或出血量超过 200ml/h，并伴有心率增快、血压波动等，应警惕腹腔内出血；

（2）胆管内出血：可发生在术后早期或后期，表现为 T 管引流出血性胆汁或鲜血，粪便呈柏油样，可伴心率增快、血压下降等休克表现。

护理：安慰病人，缓解其焦虑情绪；维持管道引流通畅；嘱病人卧床休息；监测血压、脉搏，观察腹部体征变化；及时报告医生，遵医嘱应用止血药、补充血容

28

量、抗感染等，避免发生低血容量性休克，必要时开腹探查；切口出血时，及时更换敷料。

2. 胆瘘

观察：如病人出现较剧烈的腹痛或腹腔引流液呈黄绿色胆汁样，常提示胆瘘。

护理：将漏出的胆汁充分引流至体外；维持水、电解质平衡；保护皮肤：及时更换敷料，防止胆汁刺激和损伤皮肤，给予氧化锌软膏涂抹局部皮肤。

3. 高碳酸血症

观察：腹腔镜胆囊切除术后，若病人出现呼吸浅慢，$PaCO_2$ 升高，须警惕高碳酸血症。

护理：术后常规予低流量吸氧，鼓励病人深呼吸、有效咳嗽，促进 CO_2 排出。

4. 肩背部酸痛护理　与腹腔镜下胆囊切除术后，CO_2 聚集膈下产生碳酸，刺激膈肌和胆囊创面有关。一般可自行缓解，不需要特殊处理。

5. 恶心、呕吐　由麻醉药物刺激或气腹所致，可自行缓解，必要时遵医嘱药物治疗。

【健康教育】

1. 合理饮食

（1）注意饮食卫生，多饮水。

（2）少食多餐，定时定量，忌暴饮暴食，餐后不宜过量运动。

（3）术后 1 个月内宜低脂、清淡饮食，菜肴应以清蒸、炖煮、凉拌为主，待肠道功能恢复后，可逐步过渡到正常饮食，但应注意避免油腻、煎炸类食物。

（4）加强营养，术后多吃瘦肉、鱼、豆类等高蛋白食物。

（5）醋能增强胃消化能力，调节肠道酸碱度，促进脂肪类食物消化，烹调时可多食用。

（6）戒烟、戒酒，忌浓茶、咖啡，避免辛辣、刺激性食物，如：辣椒、芥末等。

2. 合理作息　嘱病人出院后规律作息，保证充足的休息和睡眠。避免劳累，术后近期避免提举重物。

3. 切口自我护理　保持切口干燥；避免腹压增加，如剧烈咳嗽、便秘等，以免引起切口裂开；拆线后，如切口愈合良好，可淋浴，勿用力揉搓切口。

4. T管的自我护理与观察

（1）自我护理：

①穿宽松柔软的衣服，防止T管受压或扭曲；

②妥善固定管道，避免提举重物或过度活动；

③保持引流通畅；

④预防感染；

⑤禁止盆浴，淋浴时可用塑料薄膜覆盖引流管处，以免感染。

（2）自我观察：若出现腹痛、发热、黄疸、引流液异常或管道脱出等情况，随时就诊。

5. 定期复查

（1）带T管出院者：遵医嘱按时回院复查，一般为4~6周。若T管造影正常可拔管；若造影发现结石残留，再次取石或其他处理；

注意：一般术后10~14天夹闭T管，耐受差者可间断夹闭。若病人在院外出现腹痛、腹胀、发热、黄疸等不适，可自行开放T管，引流胆汁，必要时回院复诊。

（2）胆囊切除、T管引流拔管者：遵医嘱定期行B超检查，若出现发热、腹痛、黄疸、陶土样大便等表现，应随时复诊；

（3）非手术治疗者：无症状的胆石病一般不需手术治疗，应定期观察、随访，必要时行手术治疗。

【护理评价】

1. 病人疼痛是否减轻。

2. 病人感染是否得到控制，体温是否恢复正常。

3. 病人皮肤黏膜有无破损或感染。

4. 病人有无发生并发症或并发症是否被及时发现和处理。

28

关键点

1. 出血、胆漏是手术后严重并发症，术后应严密观察病人生命体征和引流情况。

2. T管必须妥善固定，尤其在术后10日内，如果发生脱出，窦道未形成，需再次手术。

3. 教会病人居家时的T管自我护理方法。

第二节　胆道感染

胆道感染主要是胆囊炎和不同部位胆管炎。胆道感染与胆石病互为因果关系。急性胆囊炎是一种常见的急腹症，女性多见。主要表现为右上腹阵发性绞痛或胀痛，常在饱餐、进食油腻食物后或夜间发作。慢性胆囊炎是胆囊持续、反复发作的炎症过程，临床表现不典型，多数病人有胆绞痛史。急性梗阻性化脓性胆管炎又称急性重症胆管炎，主要与胆道梗阻所致胆汁淤积，继而细菌移位有关。本病发病急，病情进展迅速，主要表现为 Reynolds 五联症（腹痛、寒战、高热，黄疸，神志淡漠、嗜睡等神经系统症状及休克）。主要辅助检查方法为 B 超和实验室检查。处理原则：非手术治疗（抗炎、解痉止痛、护肝营养等）与手术治疗（胆囊切除、胆总管切开取石、胆总管切开减压等）。

【常见护理诊断/问题】

1. 急性疼痛　与结石嵌顿、胆汁排空受阻致胆囊或胆总管平滑肌强烈收缩有关。

2. 体温过高　与结石梗阻继发胆囊感染或胆管炎有关。

3. 体液不足　与呕吐、禁食、胃肠减压及感染性休克有关。

4. 潜在并发症：出血、胆瘘、感染性休克等。

【护理措施】

（一）非手术治疗的护理

1. 病情观察 观察病人生命体征、腹部体征及皮肤黏膜情况。若出现寒战、高热、腹痛加重等提示病情加重；若出现神志淡漠、黄疸加深、少尿或无尿、PaO_2 降低、凝血酶原时间延长等提示病人发生多器官功能障碍综合征。

注意：

（1）急性梗阻性化脓性胆管炎发病急，病情进展迅速，有发生感染性休克的危险，应注意观察病人意识、生命体征、面唇色泽、肢端皮肤颜色及温度。

（2）感染严重或年老体弱者，腹痛、发热、黄疸等急性感染症状可不明显，应严密观察生命体征，以免病情延误。

2. 缓解疼痛 协助病人取舒适体位，指导病人有节律地深呼吸，放松腹肌，缓解疼痛；对诊断明确且疼痛剧烈者，可遵医嘱给予消炎利胆、解痉镇痛药物。

3. 维持正常体温 严密监测体温动态变化，高热者根据体温升高程度，选择温水擦浴、冰敷等物理降温方法，或遵医嘱药物降温。使用足量有效的抗菌药物抗感染。

4. 维持体液平衡

（1）监测指标：严密监测病人体温、血压、脉搏、呼吸的变化；准确记录 24 小时出入液量，必要时监测中心静脉压及每小时尿量，为补液提供依据。

（2）补液：迅速建立静脉通路，遵医嘱使用晶体液和胶体液扩容，尽快恢复有效循环血量；必要时使用肾上腺皮质激素或血管活性药物，改善组织器官血流灌注和氧供；纠正水、电解质及酸碱平衡失调。

5. 维持有效气体交换

（1）监测呼吸功能：若病人出现呼吸急促、PaO_2 下降、血氧饱和度降低，常提示病人呼吸功能受损，及时报告医生并协助处理。

28

（2）改善缺氧：休克病人取中凹卧位，非休克病人取半卧位；根据病人呼吸型态及血气分析结果选择给氧方式、氧流量及浓度。

（二）手术治疗的护理

1. 术前护理/术后护理 见本章第一节胆石病的相关内容。

2. 术后并发症的观察与护理

（1）感染性休克

观察：急性梗阻性化脓性胆管炎病人若出现烦躁不安、神志淡漠、面色苍白、皮肤湿冷、脉搏细速、血压下降、脉压下降（<30mmHg）、尿量减少（<25ml/h），常提示病人出现感染性休克。

护理：立即取休克体位，给予氧气吸入6~8L/min；及时报告医生，迅速建立静脉通路，快速补充血容量、控制感染、纠正酸碱失衡，必要时遵医嘱使用血管活性类药物、皮质类固醇，纠正休克；注意保暖。

（2）其他并发症：见本章第一节胆石病的相关内容。

【健康教育】

见本章第一节胆石病的相关内容。

> **关键点**
>
> 1. 急性梗阻性化脓性胆管炎发病急骤，进展迅速，应严密监测病情变化，警惕感染性休克发生。
>
> 2. 感染严重或机体免疫功能低下时，症状体征可与病情不符，应加强观察，以免延误病情。
>
> 3. 尽早解除胆道梗阻，降低胆道压力是治疗急性梗阻性化脓性胆管炎的关键。

第三节 胆道蛔虫症

胆道蛔虫症是由于饥饿、胃酸降低、驱虫不当等因素致肠道内环境改变，肠道蛔虫上行钻入胆道所致的一系列临床症状，是常见的外科急腹症之一。多见于农村儿童和青少年。随着生活环境、卫生条件、饮食习惯的改善及防治工作的开展，本病的发病率已明显下降，但不发达地区仍是常见病。胆道蛔虫症的发病特点为突发性剑突下钻顶样剧烈绞痛与较轻的腹部体征不相称，所谓"症征不符"。首选 B 超检查，可见平行强光带或蛔虫影。处理原则以非手术治疗为主，主要包括解痉镇痛、利胆驱虫、控制胆道感染、纤维十二指肠镜（ERCP）驱虫；在非手术治疗无效或合并胆管结石或有急性重症胆管炎、肝脓肿、重症胰腺炎等并发症者，可行胆总管切开探查、T 管引流术。

【常见护理诊断/问题】

1. 急性疼痛　与蛔虫进入胆管引起 Oddis 括约肌痉挛有关。

2. 知识缺乏：缺乏预防胆道蛔虫症、饮食卫生保健知识。

【护理措施】

（一）非手术治疗的护理

1. 缓解疼痛

（1）卧床休息：将病人安置于安静、整洁的病室，协助病人采取舒适体位；指导病人做深呼吸、放松以减轻疼痛。

（2）解痉止痛：疼痛发作时，给予床档保护，专人床旁守护，保证病人安全；遵医嘱给予阿托品、山莨菪碱等药物；疼痛剧烈时可用哌替啶。

（3）心理护理：主动关心、体贴病人，尤其在疼痛发作时，帮助其缓解紧张、恐惧心理。

2. 对症处理　病人呕吐时应及时清除口腔呕吐物，防止误吸，保持皮肤清洁；大量出汗时应及时协助病人更衣，并保持床单元清洁干燥。疼痛间歇期指导病人进食清淡、易消化饮食，保证足量水分摄入，忌油腻食物。

28

（二）手术治疗的护理

见本章第一节胆石病的相关内容。

【健康教育】

1. 胆道蛔虫症的预防

（1）养成良好饮食卫生习惯：饭前便后洗手，不饮生水，不食生冷不洁食物；蔬菜应洗净煮熟，水果应洗净或削皮后食用；切生食、熟食的刀、板应分开。

（2）注意个人卫生：勤剪指甲，不吮手指，防止病从口入。

2. 饮食指导　给予低脂、易消化的流质或半流质饮食，如面条、菜粥等；驱虫期间不宜进食过多油腻食物，避免进食甜、冷、生、辣食物，以免激惹蛔虫。

3. 用药指导　遵医嘱正确服用驱虫药。应选择清晨空腹或晚上临睡前服用，服药后注意观察大便中是否有蛔虫排出，并复查大便是否有蛔虫卵。

4. 复查　指导病人定期来院复查，必要时定期行驱虫治疗。当出现恶心、呕吐、腹痛等症状时，及时就诊。

关键点

1. 良好的饮食卫生习惯与合理服用驱虫药是防治胆道蛔虫症的有效措施。

2. 肠道蛔虫病人，应及时规范治疗，以免蛔虫钻入胆道。

第四节　胆道肿瘤

胆道肿瘤包括胆囊肿瘤和胆管癌。胆囊肿瘤多见，包括胆囊息肉样病变和胆囊癌。胆囊息肉样病变多为良性，常无特殊临床表现，部分病人有右上腹部疼痛或不适，偶有恶心、呕吐、食欲减退等消化道症状。胆囊癌是发生在胆囊的癌性病变，发病隐匿，预后较差，早期无典型、特异性症状或仅有慢性胆囊炎的表现，晚期可在右上腹触及肿块，并出现腹胀、黄疸、腹水及全身衰竭等。胆管癌的临床表现主要为进行性无痛性黄疸，尿色深黄、大便陶土色、皮肤巩膜黄染等；少数无黄疸者有上腹部饱胀不适、隐痛或绞痛，可伴厌食、乏力、消瘦、贫血等。辅助检查主要包括实验室检查和影像学检查。胆道肿瘤首选手术切除，包括单纯胆囊切除术、胆管癌根治术、扩大根治术、姑息性手术等。

【常见护理诊断/问题】

1. 焦虑、恐惧　与担心肿瘤预后和病后家庭、社会地位改变有关。

2. 疼痛　与肿瘤浸润、局部压迫及手术创伤有关。

3. 营养失调：低于机体需要量　与肿瘤所致的高代谢状态、摄入减少及吸收障碍有关。

4. 潜在并发症：出血、胆瘘及感染等。

【护理措施】

（一）非手术治疗的护理

1. 心理护理　运用心理沟通技巧，主动关心病人，取得病人信任；讲解胆道肿瘤手术目的、重要性及手术方案，介绍手术成功的案例；提供有利于病人治疗和康复的信息；强化家庭功能和社会支持，使病人感受到被关心和重视。

2. 缓解疼痛　协助病人采取舒适体位，保证足够的睡眠；指导有节律地深呼吸，通过共同讨论病人感兴趣的问题、听音乐、做放松操等分散病人注意力。对诊断明确而剧烈疼痛者，遵医嘱给予镇痛药物。

3. 饮食指导

（1）合理饮食：营造良好、舒适进餐环境；提供低脂、清淡、易消化饮食，少量多餐。

（2）对症处理：因疼痛、恶心、呕吐而影响食欲者，餐前可适当用药控制症状，保持口腔清洁，鼓励病人尽可能经口进食；不能进食或摄入不足者，给予肠内、肠外营养支持。

28

（二）手术治疗的护理

1. 术前护理/术后护理　见本章第一节胆石病的相关内容。

2. 术后并发症的观察与护理

（1）出血：术后早期易出现，可能与动脉血管扩张或凝血功能障碍有关。应严密观察病人的面色、意识、生命体征及腹腔引流液情况。发现异常，及时报告医生，遵医嘱输血、应用止血药，出血严重者应剖腹探查。

（2）胆瘘：可能由于胆道损伤、引流管脱出、吻合口渗漏等原因引起。应观察病人有无腹膜炎体征，监测体温，加强营养，促进漏口愈合。

（3）感染：胆道肿瘤切除术后，由于肝断面胆汁漏出、吻合口漏、引流不畅等可引起感染，应根据药物敏感试验和引流液细菌培养合理使用抗菌药物，并保持引流通畅。

【健康教育】

1. 注意营养宜保持低脂、低胆固醇及高蛋白质的膳食结构。

（1）不吃肥肉、动物内脏、蛋黄、油炸食物，尽量减少脂肪、特别是动物脂肪的食用量，尽可能地以植物油代替动物油；

（2）增加鱼、瘦肉、豆制品及新鲜蔬菜和水果等富含优质蛋白和碳水化合物的摄入量；

（3）烹调食品以蒸、煮、炖、烩为佳，忌大量食用炒、炸、烧、烤、熏、腌制食品；

（4）禁饮浓茶、咖啡，戒烟酒，少食辛辣刺激性食物。

2. 合理休息　胆道肿瘤病人应保持良好心态，避免精神紧张、情绪刺激；养成良好的工作、休息规律；合理安排作息时间，劳逸结合，避免过度劳累。

3. 带引流管的出院指导　带管出院者告知出院注意事项，定期更换引流袋；若发现引流液异常或出现腹痛、寒战、高热、黄疸等，应及时就诊。

28

4. 复查　规律随访，可早期发现复发或转移征象；遵医嘱按时来院复查，检查肝功能、肾功能、胆红素、肿瘤标记物等。

关键点

1. 定期随访，及时发现梗阻性黄疸。指导出现尿色加深、粪便颜色变浅、皮肤黄染伴瘙痒等症状时，应及时就诊。

2. 教会病人居家时的 T 管自我护理方法。

（娄小平）

第二章 二十九

胰腺疾病病人的护理

第一节　胰腺炎

胰腺炎临床上分急性和慢性。急性胰腺炎是胰腺消化酶被激活后，对胰腺及其周围组织产生消化作用所引起的炎症性疾病。慢性胰腺炎是多种原因引起胰腺实质和胰管的不可逆慢性炎症，伴进行性胰腺内、外分泌功能减退或丧失。急、慢性胰腺炎有多种致病因素，最主要的是胆道疾病和酗酒。急性胰腺炎可分急性水肿性（轻症）和急性出血坏死性（重症）胰腺炎。以腹痛、腹胀为主要症状，伴恶心、呕吐、发热及黄疸，重症胰腺炎可出现休克和脏器功能障碍；腹膜刺激征和皮下出血是重要体征。慢性胰腺炎临床症状为上腹部剑突下或偏左持续性腹痛，可向腰背部放射，伴食欲减退、体重下降、脂肪泻及糖尿病症状。辅助检查：血、尿淀粉酶和血脂肪酶明显升高，影像学检查如 B 超、CT、MRI、ERCP 等。处理原则：非手术治疗主要包括禁食、胃肠减压、补液、镇痛、解痉、抑制胰腺分泌、营养支持、预防感染、中药等；严重者需行手术治疗。

【护理评估】

（一）术前评估

1. 健康史

（1）个人情况：病人年龄、性别、职业、生活及饮食习惯（发病前有无饮酒、暴饮暴食，有无嗜油腻饮食）；

（2）既往史：病人既往有无胆道疾病、高脂血症、高钙血症、甲状旁腺功能亢进、长期酗酒等病史；有无使用药物（磺胺类、噻嗪类药物、糖皮质激素）等情况。

2. 身体状况

（1）有无生命体征、意识、皮肤黏膜及尿量改变；

（2）腹痛的性质、程度、时间及部位；

（3）呕吐次数、呕吐物的量及性状；

（4）有无腹部肿块、腹膜刺激征及移动性浊音；

（5）体重有无下降及消瘦；

（6）有无休克和重要器官、系统功能损害；

（7）实验室检查、影像学及腹腔穿刺结果有哪些异常发现。

3. 心理社会状况

（1）病人及家属是否了解胰腺炎的治疗方法；

（2）病人是否担心胰腺炎的预后；

（3）病人和家属对疾病的接受程度、家庭社会对治疗支持程度；

（4）病人及家属是否知晓胰腺炎的预防方法。

（二）术后评估

1. 麻醉及手术方式，术中出血、补液、输血情况；

2. 评估病人的生命体征；

3. 评估病人腹部症状、体征，伤口情况及引流情况；

4. 评估病人全身营养情况、病情及恢复情况；

5. 有无术后出血、胰瘘、胆瘘、肠瘘，腹腔或胰腺脓肿、感染、休克、多器官功能障碍综合征（MODS）等并发症发生。

29

【常见护理诊断/问题】

1. 疼痛 与胰腺及其周围组织炎症、胆道梗阻及狭窄有关。

2. 营养失调：低于机体需要量 与呕吐、禁食、胃肠减压及大量消耗有关。

3. 焦虑 与起病急、病情凶险、病程迁延，反复疼痛及腹泻有关。

4. 潜在并发症：出血、胰瘘、胆瘘、肠瘘、腹腔或胰腺脓肿、感染、休克、多器官功能障碍综合征。

【护理目标】

1. 病人自述疼痛减轻，舒适感增强。

2. 病人营养状况较好，无明显体重减轻及低蛋白血症发生。

3. 病人和家属焦虑情绪得以缓解，积极配合治疗。

4. 病人未发生并发症，或并发症发生后得到及时发现与处理。

【护理措施】

（一）非手术治疗的护理

1. 缓解疼痛

（1）禁食、持续胃肠减压以减少胰液分泌，减轻消化液对胰腺和周围组织的刺激；

（2）疼痛剧烈时，遵医嘱给予解痉、镇痛药物，如山莨菪碱或阿托品加哌替啶肌内注射，还可肌内注射异丙嗪加强镇静效果；

（3）遵医嘱用抑肽酶、奥曲肽、生长抑素及西咪替丁等抑制胰液分泌及抗胰酶药物；

（4）用药期间注意观察腹痛缓解程度和药物不良反应；

（5）协助病人弯屈膝盖，靠近胸部以缓解疼痛；按摩背部，增加舒适感，减轻疼痛。

注意： 禁用吗啡止痛，以免引起 Oddi 括约肌痉挛。

2. 维持水、电解质及酸碱平衡

（1）病情监测：严密观察生命体征、神志、皮肤黏膜温度和色泽；准确记录 24 小时出入量，必要时监测中心静脉压和每小时尿量；监测电解质、酸碱平衡。

（2）输液、补充血容量：遵医嘱给予静脉输液；若病人发生休克，迅速建立 2 条及以上静脉通路，补液扩容，必要时输注全血、血浆代用品、低分子右旋糖酐，应用升压药物等，尽快恢复有效循环血量。

（3）重症急性胰腺炎病人易发生低钾、低钙血症，应根据病情及时补充。

3. **营养支持**　急性胰腺炎病人禁食期间给予肠外营养支持。

（1）轻型急性胰腺炎：一般 1 周后可开始进食无脂低蛋白流质，逐渐过渡至低脂饮食。

（2）重型急性胰腺炎：病情稳定、淀粉酶正常及肠麻痹消失后，可通过鼻空肠营养管或空肠造瘘管行肠内营养支持，逐步过渡至全肠内营养或经口进食。

（3）慢性胰腺炎：给予高蛋白、高维生素及低脂饮食，保证热量，控制糖的摄入，必要时给予肠外和肠内营养支持。

4. **控制感染**　遵医嘱使用敏感、能通过血胰屏障的抗菌药物；做好基础护理，预防肺、口腔和尿路感染；发热病人给予物理降温，如冰敷、温水或乙醇擦浴，必要时给予药物降温。

5. **心理护理**　由于病情凶险、病程长、病情反复及费用等问题，病人易产生恐惧、悲观消极情绪。因此，应多关心病人，及时了解其需要，尽可能满足病人日常需求，帮助病人调整心态，使病人树立战胜疾病的信心，积极配合治疗。

（二）手术治疗的护理

急性胰腺炎最常用手术方法是行胰腺和胰周坏死组织清除引流术，若为胆源性胰腺炎，则应同时解除胆道梗阻，畅通引流。慢性胰腺炎手术包括胆道手术、胰肠空肠侧-侧吻合术、胰腺切除术等，本章节主要介绍行胰腺和胰周坏死组织清除引流术的护理。

29

1. 术前护理 协助做好术前检查，术前常规准备；缓解病人疼痛，维持水、电解质及酸碱平衡，给予营养支持，控制感染等。

2. 术后护理

（1）病情观察：观察生命体征、面色、意识、尿量及腹部体征，敷料有无渗血、渗液，各引流管固定情况及引流液的性状和量；注意监测血糖有无异常。

（2）休息与体位：麻醉作用消失、生命体征平稳后取半坐卧位，以利呼吸和引流；重症病人卧床期间做好基础护理，勤翻身，促进有效排痰；进行肌肉和关节功能锻炼，减少并发症。

（3）引流管护理：主要包括胃管、腹腔双套管、T管、胰周引流管、空肠造瘘管、胃造瘘管及尿管等。应在引流管上标注管道名称和放置时间，分清引流管放置部位及作用；各引流管与相应的引流装置正确连接并妥善固定，保持引流通畅，定期更换引流装置，观察和记录各引流液的性状和量。

腹腔双套管灌洗引流护理：目的是冲洗坏死脱落组织、黏稠的脓液或血块。

①持续腹腔灌洗，保持引流通畅：用生理盐水或林格液（可加抗菌药物）灌洗，现配现用，冲洗速度为20~30滴/分。持续低负压吸引，负压不可过大，以免损伤内脏组织和血管。

②观察引流液的颜色、量及性状：引流液开始为含血块、脓液及坏死组织的暗红色混浊液体；2~3日后颜色逐渐变淡、清亮。

注意：若引流液呈血性，伴脉速和血压下降，应考虑大血管受腐蚀破裂引起继发出血；若引流液含有胆汁、胰液，应警惕胆瘘、胰瘘的发生。均应及时通知医生处理。

③保护皮肤：引流管周围涂氧化锌软膏保护，以防胰液腐蚀。

④预防感染：注意无菌操作，定期更换引流管与引

流瓶/袋，防止逆行感染。引流液呈脓性时，可用三腔管或双腔管灌洗，及时清洗管内脓痂。

⑤维持出入量平衡：准确记录冲洗液和引流液量，保持出入量平衡。

⑥拔管指征：病人体温和白细胞计数正常，腹腔引流液少于 5ml/日，引流液淀粉酶测定值正常，经腹腔 B 超或 CT 检查后无脓腔形成可考虑拔管。保持拔管后局部敷料清洁、干燥。

鼻空肠营养管或空肠造瘘管护理：目的是通过空肠造瘘管行肠内营养。

①妥善固定，防止管道脱出。

②保持管道通畅：营养液滴注前后使用生理盐水或温开水冲洗管道，持续输注时每 4 小时冲洗管道 1 次，出现滴注不畅或管道堵塞时，可用生理盐水或温水行"压力冲洗"或负压抽吸。

输注营养液注意事项：注意输注速度、浓度及温度；营养液现配现用，使用时间不超过 24 小时；观察血糖、有无腹胀、腹泻等并发症。

T 管护理：见第二十八章第一节胆石病相关内容。

（三）术后并发症的观察和护理

1. 出血

观察：出血多为手术创面的活动性出血、感染坏死组织侵犯引起的消化道大出血、消化液腐蚀引起的腹腔大血管出血或应激性溃疡等。应密切观察血压、脉搏及其他生命体征变化；观察有无血性液体从胃管、腹腔引流管或手术切口流出，病人有无呕血、黑便或血便。

护理：安慰病人；保持引流通畅，准确记录引流液的颜色、量和性质；遵医嘱输血、使用止血和抑酸药物；必要时行急诊手术治疗。

2. 胰瘘和胆漏

观察：病人出现腹痛、持续腹胀、发热、腹腔引流管或伤口流出无色清亮液体或胆汁样液体时，警惕发生胰瘘或胆漏。

护理：

①取半坐卧位，保持引流通畅；

②根据胰瘘或胆漏程度，采取禁食、胃肠减压及静脉泵入生长抑素等措施，必要时作腹腔灌洗引流；

③准确记录；

④保护腹壁瘘口周围皮肤清洁干燥，用凡士林纱布覆盖或氧化锌软膏涂抹。

3. 肠瘘

观察： 出现明显腹膜刺激征，引出粪便样液体或肠内营养液时，应考虑肠瘘。

护理： 持续灌洗，低负压吸引，保持引流通畅；纠正水、电解质紊乱，加强营养支持；指导病人正确使用造口袋，保护瘘口周围皮肤。

【健康教育】

1. 减少诱因　治疗胆道疾病，少量多餐，嘱病人低脂肪饮食，勿暴饮暴食，忌食刺激、辛辣及油腻食物，戒酒，预防感染。

2. 休息与活动　劳逸结合，保持良好心情，避免疲劳和情绪激动。

3. 控制血糖、血脂及体重　告知病人血糖、血脂及体重过高易诱发胰腺炎，注意检测血糖、血脂，必要时使用药物控制；控制体重，肥胖病人适度减肥。

4. 带 T 管出院者的自我护理与观察

（1）自我护理：

①穿宽松柔软的衣服，防止 T 管受压或扭曲；

②妥善固定管道，避免提举重物或过度活动；

③保持引流通畅；

④预防感染；

⑤禁止盆浴，淋浴时可用塑料薄膜覆盖引流管处，以免感染。

（2）自我观察：若出现腹痛、发热、黄疸、引流液异常或管道脱出等情况，随时就诊。

5. 随访指导　告知病人来院复诊的时间，若出现腹部包块、腹痛、腹胀、呕吐及糖尿病症状等应及时就诊。

【护理评价】

1. 病人的疼痛程度是否减轻。

2. 病人的营养状况是否得到改善，无明显体重下降。

3. 病人的焦虑程度是否减轻，积极配合治疗与护理。

4. 病人是否出现并发症，若并发症发生是否得到及时发现和处理。

关键点

1. 及时治疗胆道疾病、避免暴饮暴食、戒酒是预防胰腺炎的有效措施。

2. 若病情允许，早期肠内营养对急性重症胰腺炎的治疗有重要作用，做好鼻空肠营养管或空肠造瘘管的护理十分重要。

3. 使用生长抑素注意首次负荷剂量，用药期间不要间断。

第二节 胰腺癌和壶腹部癌

胰腺癌是发病隐匿、进展迅速、治疗效果及预后极差的消化系统恶性肿瘤。包括胰头癌、胰体尾部癌。壶腹部周围癌是指胆总管末端、壶腹部及十二指肠乳头附近的癌肿，恶性程度低于胰腺癌，若能早诊断、早治疗，预后较胰头癌好。胰腺癌最常见的临床表现为上腹部疼痛、饱胀不适、黄疸、消瘦及乏力。壶腹部癌主要表现为黄疸（出现较早，呈波动性）、消瘦及腹痛，与胰头癌类似。胰腺癌和壶腹部癌检查方法基本相同，包括实验室、影像学及细胞学检查。B超是胰腺癌和壶腹部癌首选的检查方法，CT、MRI是诊断胰腺癌较为可靠的检查方法，PET可发现早期胰腺癌。处理原则：手术切除

29

是最有效的治疗方法，如胰头十二指肠切除术（Whipple手术）、保留幽门的胰头十二指肠切除术（PPPD）等，术后行化疗、放疗等辅助治疗。

【常见护理诊断/问题】

1. 疼痛　与肿瘤所致胰管或胆总管梗阻、肿瘤侵犯腹腔神经丛等有关。

2. 营养失调：低于机体需要量　与食欲下降、呕吐、消化不良及肿瘤消耗等有关。

3. 焦虑　与担心预后、对治疗缺乏信心、害怕死亡有关。

4. 潜在并发症：术后出血、胰瘘、胆瘘、肠瘘、逆行胆道感染、血糖异常。

【护理措施】

（一）术前护理

1. 心理护理　多数病人为中老年人，就诊时已处于中晚期，得知诊断后常出现悲伤、恐惧、愤怒等心理反应。护士应针对性进行耐心劝说，关心、理解病人，根据病人情况进行健康指导，使其消除恐惧，减轻其心理反应。

2. 疼痛护理　评估病人疼痛程度，严重疼痛者按三级止痛原则给予止痛剂，必要时协助使用镇痛泵镇痛，指导病人取舒适体位，以减轻腹痛和腹胀。

3. 改善营养状况　监测相关营养指标，提供高蛋白、高热量、高维生素、低脂肪、易消化的饮食。必要时，可行肠外与肠内营养。

4. 改善肝功能　遵医嘱给予保肝药、复合维生素B等；静脉输注高渗葡萄糖加胰岛素和钾盐，增加肝糖原储备。有黄疸者，输注维生素K，改善凝血功能。

5. 皮肤护理　有皮肤瘙痒者给予止痒剂，并叮嘱病人勿搔抓，以防感染。

6. 肠道准备　术前1日预防使用抗菌药物，进无渣流质饮食；当晚清洁灌肠，减少术后腹胀和并发症的发生。

29

7. 其他　有胆道梗阻并继发感染者，予以抗菌药物控制感染；血糖异常者，通过饮食和药物控制血糖；交叉配血备血等。

（二）术后护理

1. 观察病情　观察生命体征、腹部体征、面色、意识及腹腔引流液的颜色和量等；注意监测血糖；准确记录 24 小时出入液量。

2. 营养支持　术后早期禁食、持续胃肠减压，行肠外营养支持；拔除胃管后按胃肠道手术指导病人从流质逐步过渡到正常饮食，且进食清淡、营养丰富、富含维生素、易消化的饮食。若有消化不良症状和脂肪泻，应给予消化酶制剂和止泻剂。

3. 引流管护理　包括胃肠减压管、胆道 T 管、胰管引流管、腹腔引流管、导尿管等，应妥善固定各种引流管并做好标记，保持引流通畅，观察并记录引流液性质和量（见本章第一节相关内容）。

（三）术后并发症的观察与护理

1. 感染　以腹腔内局部细菌感染最常见，若病人免疫力低下，易合并全身感染。

观察：严密观察病人有无高热、腹痛和腹胀、白细胞计数升高等情况；

护理：遵医嘱合理使用抗菌药物，加强全身支持治疗，增强抵抗力，严格无菌操作技术，预防肺部感染。

2. 血糖异常

观察：遵医嘱定期监测血糖水平；

护理：对合并血糖高者，调节饮食并遵医嘱注射胰岛素，控制血糖在合适水平；出现低血糖者，适当补充葡萄糖。

3. 其他常见并发症　吻合口瘘、胰瘘、胆瘘等并发症的观察与护理见本章第一节及第二十八章第一节胆石病的相关内容。

4. 胃瘫　少见，又称手术后功能性胃排空障碍。具体见第二十二章胃十二指肠疾病病人的护理的相关内容。

29

【健康教育】

1. 合理饮食　进食清淡易消化、高维生素、高热量、低脂饮食，少食多餐，均衡饮食，戒烟酒。

2. 按计划化疗　胰腺癌术后辅助化疗在防止或延缓肿瘤复发方面，效果确切，可显著改善病人预后。指导病人按计划进行化疗，定期复查血常规及肝肾功能。

3. 全胰切除术者，需终身注射胰岛素，并定期监测血糖与尿糖。

4. 定期复查　对于胰腺癌术后病人，术后第 1 年，每 3 个月随访 1 次；第 2～3 年，每 3～6 个月随访 1 次；之后每 6 个月进行 1 次全面检查，以便尽早发现有无肿瘤复发或转移情况。若出现贫血、发热及黄疸等症状，应及时就诊。

> **关键点**
>
> 1. 胰瘘是胰十二指肠切除术后最常见的并发症和死亡的原因，应加以重视。
>
> 2. 有效控制血糖和感染对术后康复起着重要作用。
>
> 3. 肝功能是反映病情进展的重要指标，必须动态观察。

第三节　胰岛素瘤

胰岛素瘤是来源于胰岛 B 细胞的一种少见肿瘤，但在胰腺内分泌肿瘤中却最常见，大多为单发，约 90% 为良性。任何年龄均可发病，以青壮年多见。主要表现为肿瘤释放过量胰岛素所致的低血糖综合征和低血糖造成的脑部症状。清晨自发性低血糖，进餐延误、运动、劳累、精神刺激及发热等可诱发，典型症状为头痛、复视、焦虑、饥饿、行为异常、神志不清、昏睡至昏迷，给予葡萄糖后症状缓解。辅助检查包括空腹血糖测定、葡萄

29

糖耐量试验、血清胰岛素水平、胰岛素与血糖比值测定、B 超、CT 等。本病 90% 可通过 Whipple 三联症（空腹时低血糖发作、血糖低于 2.8mmol/L、补充葡萄糖后症状缓解）确诊。处理原则：包括饮食治疗、化疗、内分泌治疗、动脉栓塞及手术切除等。一旦确诊，应尽早手术切除。

【常见护理诊断/问题】

1. 焦虑　与低血糖引起的全身症状和缺乏疾病相关知识有关。

2. 营养失调：高于机体需要量　与血糖水平降低后过量进食有关。

3. 有血糖水平不稳定的危险　与术前过量胰岛素释放、术后应激反应有关。

4. 潜在并发症：高血糖或低血糖、胰瘘、坏死性胰腺炎、出血等。

【护理措施】

（一）术前护理

1. 心理护理　多与病人沟通，向病人及家属讲解低血糖症状和处理方法，减轻焦虑情绪。

2. 监测血糖　发现病人低血糖发作规律，及时加餐（尤其是夜间），减少发作次数。

3. 低血糖发作时的处理　保证病人的安全，防止低血糖发作跌倒或坠床。立即取静脉血测定血糖和胰岛素，同时测定毛细血管末梢血糖值；根据医嘱静脉推注葡萄糖；观察症状有无缓解。

4. 饮食指导　详细了解病人低血糖发作的时间和已有的加餐规律，提醒和督促病人严格按时加餐，避免低血糖发作；同时指导病人合理饮食，避免营养失调。

5. 协助做好术前检查，术前常规准备，协助术前手术定位。

（二）术后护理

1. 病情观察　观察病人生命体征、腹部体征、面色、意识及腹腔引流液的颜色和量、切口情况等。

2. 其他一般护理同术前。

（三）并发症的观察及护理

1. 血糖异常（高血糖或低血糖） 术后部分病人因正常胰岛分泌未及时恢复，加之机体出现应激反应，可发生血糖升高；也可因肿瘤未切除干净而出现低血糖。

观察：术后应动态监测血糖；

护理：血糖升高时遵医嘱使用胰岛素，维持血糖在正常范围；若术后仍有低血糖，应查明原因，必要时遵医嘱使用药物治疗。

2. 其他并发症 胰瘘、坏死性胰腺炎、出血等（具体见本章第一节胰腺炎的相关内容）。

【健康教育】

1. 家属应了解病人低血糖好发时间和常见症状，加强低血糖症状的自我观察，随身携带含糖食品预防低血糖发生，如糕点、糖果、巧克力等。若出现大汗淋漓、神志淡漠等严重低血糖症状，应及时送医院急救。

2. 教会病人自我监测血糖的方法。

3. 随访指导，告知病人来院复诊的时间和用药注意事项。

4. 嘱病人劳逸结合，避免劳累，合理饮食，进高蛋白、高维生素、易消化、无刺激的饮食，少食多餐，避免暴饮暴食，戒烟戒酒。

关键点

1. 注意低血糖的观察与发作规律，提醒和督促病人按时加餐，避免低血糖发作。

2. 术中应监测血糖，不常规输入葡萄糖，尽量用等渗盐水。

（田 莹 王昆华）

第三十章

周围血管疾病病人的护理

第一节　周围血管损伤

　　周围血管损伤是常见的外科急症，若主干血管损伤可能导致肢体伤残甚至危及生命。可分为直接损伤（锐性损伤、钝性损伤）和间接损伤。其病理改变包括血管连续性破坏（如血管壁穿孔、部分缺损、部分或完全断裂）、血管壁损伤但连续性未中断（外膜损伤、血管壁血肿、内膜撕裂或卷曲）、血管热力损伤（血管广泛烧灼伤）、继发性病变（如血栓、血肿、假性动脉瘤、动-静脉瘘等）。临床表现为创伤部位大量出血、肢体明显肿胀、远端动脉搏动消失、组织缺血，病情危重者易发生休克。辅助检查：超声多普勒、CTA及血管造影有助于血管损伤的诊断。处理原则：急救止血包括压迫止血、填塞止血、钳夹止血，手术处理包括止血清创和处理损伤血管（侧壁缝合术、补片成形术、端-端吻合术、血管移植术），此外还应积极防治休克和感染。

【常见护理诊断/问题】

1. 疼痛　与创伤及手术有关。
2. 体液不足　与大量失血有关。
3. 潜在并发症：感染、骨筋膜室综合征等。

【护理措施】

（一）现场急救与术前护理

1. 安全转移　迅速解除引起血管损伤的原因，让病人安全快速脱离危险环境。

2. 急救止血、骨折固定　常用止血方法有：

①伤口覆盖纱布后，局部压迫包扎止血；

②消毒敷料填塞压迫或绷带加压包扎止血；

③损伤血管暴露于伤口时用止血钳或无损伤血管钳钳夹止血。对有骨折或疑有骨折的病人应将患肢妥善固定。

3. 保持呼吸道通畅　给予吸氧，昏迷病人头偏向一侧，防止窒息。

4. 迅速建立中心静脉通路

（1）尽快输血、输液。

（2）遵医嘱应用抗菌药物及血管活性药物：使用血管活性药物时，应避免药液外渗，并使用输液泵或微量注射泵准确控制速度，注意观察其药物的副作用。动态评估血压、心率变化，及时通知医生调整用药剂量。

注意：静脉输液、用药时，选择未受伤的上肢或下肢静脉，避免液体从近侧损伤静脉漏出。

5. 病情监测　监测病人意识、生命体征、尿量的变化；观察局部止血效果，是否有活动性出血，血肿是否进行性增大；观察患肢血液循环和功能情况。

6. 疼痛护理　动态评估病人疼痛情况，轻度疼痛可采取安慰解释、体位调适、音乐疗法等非药物干预方法；已明确原因的中重度疼痛，需遵医嘱予以药物止痛，并及时评价用药后效果。

7. 心理护理　医护人员保持镇定，急救措施快速、准确、有序；及时与病人或家属沟通，说明伤情及紧急救治方案以取得病人及家属配合。

8. 术前准备

（1）解释：向病人和家属讲解手术方式，告知需病人配合进行的相关准备，如禁食、禁饮、备皮、配血、特殊辅助检查等。

（2）特殊材料准备：如止血敷料、球囊、栓塞材料、覆膜支架、人工血管等。

（二）术后护理

1. 病情观察　监测神志、生命体征、尿量、疼痛情况；损伤肢体的血液循环和功能，包括皮肤颜色、温度、动脉搏动、肢体感觉和运动等；保持伤口敷料清洁干燥，引流管妥善固定并保持通畅。

2. 用药观察　遵医嘱使用抗凝治疗，预防血栓形成。观察伤口有无出血、渗血等现象，监测血象和凝血功能的变化，发现异常及时通知医生。

3. 活动

（1）制动：行股动脉、股静脉穿刺介入手术者，遵医嘱患肢制动 6～8 小时，制动期间可行足部和踝关节活动。

（2）翻身：每 2 小时轻柔轴线翻身，促进病人舒适、预防压疮，但需避免穿刺侧肢体大幅度弯曲，诱发穿刺部位出血。

（3）体位：卧床休息期间，静脉血管术后宜抬高患肢高于心脏水平 20～30cm，动脉血管术后患肢平置或低于心脏水平。

（4）活动：非大动脉损伤、无伤口引流管者，咨询医生无出血风险后，鼓励早期下床活动。

4. 饮食护理　局麻清醒后可正常进食，宜选择高蛋白、高维生素、易消化、少刺激性饮食，避免呛咳引发伤口疼痛或裂开。

（三）术后并发症的观察与护理

1. 感染

观察：血管重建术后并发感染可危及肢体及生命。术后应严密观察生命体征、伤口局部情况。

预防与护理：开放性损伤须彻底清创，并于术前、术中及术后使用广谱抗菌药物控制感染。一旦感染，应及时进行伤口清创处理，并根据分泌物或血培养结果选用病原体敏感的抗菌药物。

30

2. 骨筋膜室综合征

观察：由于创伤后组织缺血时间较长、软组织广泛损伤、主干动、静脉同时受损等原因，使局部组织微循环灌注不良，导致肌肉和神经急性缺血、缺氧，产生一系列症状和体征，即骨筋膜室综合征。患肢表现为肿胀、疼痛、麻痹、感觉异常及无法解释的发热和心率加快。需严密观察病人局部和全身情况。

护理：一旦确诊或是可疑诊断，应及早行深筋膜切开减压。切开减压后，继续观察患肢血液循环、活动及感觉等情况，并保持创面无菌及引流通畅，监测尿量和肾功能，积极抗感染治疗。

【健康教育】

1. 肢体康复锻炼　对于多发伤、严重血管损伤病人，出院后仍需卧床休息；活动受限时，需在医护人员指导下进行主动、被动的肢体康复锻炼，以保持肌肉、关节正常功能，促进功能恢复。

2. 复诊指导　重建血管通路的病人，应遵医嘱定期复查彩色多普勒超声或 CT，了解血流通畅度和移植物情况。一旦肢体出现麻木、发凉、肿胀、疼痛以及活动受限时，应及时就诊。

3. 疾病预防　避免外伤和末梢组织受压，加强劳动保护。

关键点

1. 重视患肢末梢血运及功能的观察，警惕神经血管损伤、骨筋膜室综合征等。

2. 肢体康复锻炼至关重要，可有效避免关节僵硬变形、肌肉萎缩。

第二节　动脉硬化闭塞症

动脉硬化闭塞症（ASO）是由于动脉内膜增厚、钙化、继发血栓形成，从而导致管腔狭窄或闭塞的一组慢性缺血性疾病。常发生于全身大、中动脉，累及腹主动脉及其远端主干动脉时，可引起下肢慢性缺血。高危因素包括吸烟、糖尿病、高血压、高脂血症、肥胖等。ASO 严重程度按 Fontaine 法分为四期：Ⅰ期（轻微症状期），患肢怕冷、发麻、行走易疲劳；Ⅱ期（间歇性跛行期），特征性表现为活动后出现间歇性跛行；Ⅲ期（静息痛期），在安静休息下出现患肢疼痛，以夜间尤甚；Ⅳ期（溃疡和坏死期），出现趾（指）端发黑、坏疽或缺血性溃疡。辅助检查主要包括：彩色多普勒超声、踝肱指数（ABI）、CT 血管造影（CTA）、数字减影血管造影（DSA）、MRA 等。处理原则：非手术治疗包括禁烟、适当锻炼、避免损伤、药物治疗；手术治疗包括经皮腔内血管成形术（PTA）合并支架术、内膜剥脱术、旁路转流术等。

【护理评估】

（一）术前评估

1. 健康史

（1）个人情况：病人年龄、性别，职业、居住地、饮食习惯等；

（2）既往史：有无高血压、糖尿病、冠心病、高脂血症及长期大量吸烟史，有无感染史、外伤史及碘过敏史，有无长期在湿冷环境下工作史等。

2. 身体状况

（1）全身情况：精神状态、饮食、排泄、睡眠及活动情况如何；

（2）患肢情况：有无疼痛，疼痛性质与程度，皮肤颜色、温度、有无溃疡、坏疽以及足背动脉搏动情况；

（3）辅助检查：包括血常规、肝肾功能、凝血常规、彩色多普勒超声、ABI、CTA 等。

3. 心理社会状况

（1）是否知晓 ASO 的病因和可能发生的不良预后；

（2）是否因长期生病和预后不良产生急躁、抱怨、焦虑或悲观情绪；

（3）医疗费用来源及承受能力，家人是否积极支持等。

（二）术后评估

1. 麻醉与手术方式，术中情况；

2. 局部伤口是否出血、渗液，引流管是否通畅等；

3. 生命体征、疼痛、食欲、睡眠、活动耐力及精神状态等；

4. 患肢缺血症状的改善情况；

5. 有无出血、远端血管栓塞、吻合口假性动脉瘤、再灌注综合征、移植血管闭塞等并发症的发生。

【常见护理诊断/问题】

1. 疼痛　与患肢严重缺血、组织坏死有关。

2. 组织完整性受损　与患肢（指/趾）局部组织缺血坏死有关。

3. 有坠床/跌倒的危险　与患肢疼痛、行动无力有关。

4. 潜在并发症：出血、远端血管栓塞、吻合口假性动脉瘤、再灌注综合征、移植血管闭塞等。

【护理目标】

1. 病人诉疼痛减轻，不因疼痛而影响情绪和睡眠。

2. 病人理解局部组织溃疡及坏死原因，学会正确保暖和患肢保护方法。

3. 病人无跌倒/坠床发生。

4. 病人未发生并发症，或并发症发生后得到及时发现与处理。

【护理措施】

（一）非手术治疗的护理

1. 疼痛护理　动态评估病人疼痛情况，讲解疼痛原因及处理方法。中重度疼痛影响其食欲、睡眠及情绪状态时，应及时与医生沟通，予以相应药物止痛、镇静治疗。

2. 患肢护理

（1）正确保暖：恰当的保暖措施可促进血管扩张，

改善患肢血供。冬季可通过暖气、空调、地暖设施等提升房间温度，病人穿宽松保暖的鞋袜、衣服，避免肢体暴露于寒冷环境中。

注意：患肢发凉时，禁用热水袋、烤火炉加温患肢或过热的水泡脚，避免因热疗增加局部组织耗氧量而加重肢体病变程度。

（2）保护患肢：切勿赤足行走，避免外伤。

（3）保持局部清洁干燥：皮肤完整时可用温水洗脚，需先用腕部掌侧皮肤测试水温，以不烫为宜。

（4）溃疡处理：局部溃疡有渗液者，可使用 1:5000 高锰酸钾溶液浸泡，每次 15～20 分钟，2 次/日，浸泡后用毛巾擦干，足趾间用棉签把水吸干。

（5）患肢观察：每日观察患肢皮肤颜色、温度、组织溃疡等变化，了解缺血状况是否改善。

3. 运动锻炼　对于轻、中度局部缺血期和营养障碍期的病人，鼓励长期锻炼，以促进侧支循环建立，改善患肢血供。

（1）步行锻炼：根据个体情况调整每次活动的时间和强度，以不增加患肢疼痛和劳累为宜。一般每次步行 30～60 分钟，每日 2～3 次，每周至少 3 次，至少持续 12 周。

（2）Buerger 锻炼

①平卧于床上，抬高双腿约 45°～60°，保持 1～3 分钟（可用棉被或椅子辅助）；

②坐于床沿或椅子上，双腿自然下垂，双足行背伸、跖屈活动，脚趾尽量分开做上翘和向下并拢活动，踝关节行左右旋转活动，维持 5 分钟左右；

③重新平卧，双腿放平，保暖，休息 5 分钟；

④抬高脚跟、脚趾运动 10 次。

如此四个步骤循环锻炼，每次 30～60 分钟，每日 3～5 次，以病人不感到患肢不适为宜。

（3）体位指导：休息时头高脚低位，避免长时间站位或坐位，坐时避免双膝交叉，以防血管受压，影响血液循环。

4. 药物护理

（1）原发病治疗：高血压、糖尿病、高脂血症者，需长期用药控制原发疾病，可减少下肢 ASO 病人心血管病变风险，延缓全身动脉硬化加重。用药期间同时进行血压、血糖监测，观察药物副作用及疗效。

（2）抗血小板治疗：使用抗血小板药物（如阿司匹林、氯吡格雷）可降低 ASO 病人心肌梗死、脑卒中及血管源性死亡的风险。注意观察病人有无出血倾向。

（3）间歇性跛行治疗：西洛他唑具有抗血小板活性和舒张血管作用，前列腺素类药物有扩张血管和抗动脉粥样硬化作用，推荐用于间歇性跛行病人改善缺血症状。

5. 跌倒防范　告知病人和家属有跌倒/坠床风险，卧床病人用床栏，嘱咐下肢溃疡或坏疽病人避免单独下床活动。

6. 心理护理　加强医护患沟通，了解病人及家属的想法和顾虑，讲解 ASO 的病因、病人目前的疾病情况、相关的治疗保健方法，列举成功的病例，让病人参与做出最佳的诊疗决策，取得病人积极配合，增强治疗及康复信心。

（二）手术治疗的护理

1. 术前护理

（1）解释：告知病人和家属手术方式、手术耗时，术中可能出现的不适反应，以及术后的注意事项；必要时训练床上排便习惯。

（2）准备：根据手术方式指导病人禁食、禁饮（局麻介入手术除外），备皮、导尿、给药以及特殊耗材准备等。

（3）特殊用药：有高血压者，术晨应及时服用降压药，避免因紧张或手术刺激引起应激性血压升高。

2. 术后护理

（1）病情观察：术后 24 小时内密切监测生命体征，注意患肢的保暖并观察患肢皮肤颜色、温度、足背动脉搏动及肢体有无肿胀情况，以评估血供恢复情况。

（2）体位与活动

①股动脉穿刺术后，保持穿刺侧、置管侧肢体平伸制动6~8小时，防止局部出血或置入导管打折。指导足部背伸、跖屈及踝关节活动，促进血液循环；制动期间每2小时可行轴线翻身，预防压疮并促进病人舒适。

②未置管者：24小时后可下床活动，但需避免下蹲、用力排便及增加腹压的动作。

③四肢动脉重建术者：取平卧位，避免患肢关节过屈挤压、扭曲血管；卧床休息2周，自体血管移植者若愈合较好，可适当缩短卧床制动时间。

（3）伤口护理：观察穿刺处敷料有无渗液、渗血，一旦浸湿需及时更换，无菌敷料应保持24小时以上，以保护伤口愈合，避免出血和感染。

（4）引流管护理：妥善固定引流管，保持引流通畅，观察引流液颜色、性状及每日引流量。

（5）动脉置管护理：除常规的妥善固定、局部观察外，需特别注意以下几方面：

①明确置管部位：导管标志上应写明穿刺部位和置管部位，以便于指导病人采取恰当的体位，既保证导管安全又促进病人舒适。

②识别导管类别：区分血管鞘和置入导管，遵医嘱从准确的通道给药。

③认清三通方向：部分置入导管连接的三通接头，其指示方向与常用的静脉输液三通不同，需仔细看清三通接头上的提示，并与手术医生沟通核实。

④预防血液倒流：因动脉压力较静脉高，置管更容易导致血液倒流，指导病人避免局部用力，微量注射泵给药时避免速度过慢（必要时可稀释后加大速度），更换液体时需提前做好准备，动作迅速。

（三）术后并发症的观察及处理

1. 穿刺部位出血和血肿形成

观察：出血和血肿是最常见的术后并发症，原因包括术中、术后抗凝溶栓药物应用、置入较大直径的动脉鞘、血管壁损伤严重、局部压迫方法不当、压迫时间过短、过早下床活动、凝血功能异常等。术后6小时内，严密观察局部情况，避免压迫移位和病人擅自活动。

护理：一旦发生，须立即通知医生处理。遵医嘱调整抗凝溶栓药物、监测凝血功能，并做好病人心理护理。

2. 动脉远端栓塞

观察：病人是否突然出现肢体疼痛、皮肤发绀、皮温降低、远端动脉搏动减弱或消失，原有症状加重等。

护理：

①一旦发现疑似动脉栓塞现象，立即通知医生处理；

②安慰和解释并发症原因，及时处理疼痛症状；

③做好血管造影、溶栓的相关准备。

3. 再灌注损伤

观察：当病变血管经介入手术再通后1～2天内，闭塞段远端肢体出现红、肿、热、痛现象，严重者发生骨筋膜室综合征。需密切观察患肢皮肤颜色、周径、温度和病人主诉情况。

护理：

①一旦出现充血、肿痛现象，应及时通知医生，并抬高患肢20～30cm促进回流；

②局部可用硫酸镁湿敷，每日3次，以减轻肿胀；

③遵医嘱使用改善微循环、抗渗出、清除自由基的药物；

④出现骨筋膜室综合征时，做好切开减压手术准备。

4. 吻合口假性动脉瘤

观察：形成原因包括吻合口缝合不佳或张力过大、人工血管感染或材料缺陷、自体动脉脆弱等。应观察吻合口局部是否出现搏动性包块，可闻及血管杂音，伴感染时有红、肿、热、痛表现。

护理：一旦明确，应及时做好手术治疗准备。

【健康教育】

1. 戒烟　吸烟是动脉硬化的主要危险因素之一，烟草中的有害物质可引起血管痉挛、血管内膜损害、脂质代谢异常等，加重或促进动脉硬化的发生发展。因此，对于吸烟的下肢 ASO 病人要严格督促其戒烟，戒烟困难者可在专业人员指导下采用替代疗法辅助。

2. 饮食　宜选择低盐、低脂、低胆固醇、高维生素、纤维素食物，避免刺激性食物和饱餐；糖尿病病人需采用低糖饮食，进餐规律；肥胖者应控制体重。

3. 自我护理与活动锻炼　指导做好患肢自我护理，坚持步行锻炼和 Buerger 锻炼。

4. 定期复查　复查时间分别为术后 1 个月、3 个月、6 个月、12 个月、24 个月，以了解疾病动态，调整用药。一旦出现肢体发凉、苍白、疼痛症状，应及时就诊。

【护理评价】

1. 病人疼痛是否得以及时控制。

2. 病人是否掌握患肢正确保暖方法。

3. 病人是否发生跌倒或坠床等不良事件。

4. 病人是否出现并发症，若并发症发生是否得到及时发现和处理。

关键点

1. 戒烟与原发病控制是预防和治疗动脉硬化闭塞症的关键措施。

2. 运动锻炼可促进动脉硬化闭塞症的侧支循环建立，改善患肢血供。故应鼓励病人长期锻炼。

3. 指导病人及家属正确保暖，避免不当的局部加热加重肢体缺血损伤。

第三节　血栓闭塞性脉管炎

血栓闭塞性脉管炎，又称为 Buerger 病，是一种主要累及四肢远端中、小动静脉的慢性、节段性、反复发作的血管炎性病变，好发于男性青壮年。普遍认为吸烟与

30

Buerger 病密切相关，80% 以上的病人有大量吸烟史；其他病因包括长期接触寒冷、潮湿环境、慢性损伤与感染、自身免疫功能紊乱、性激素和前列腺素失调及遗传因素等。临床上常表现为患肢疼痛、发凉，皮肤颜色及感觉异常，动脉搏动减弱或消失，肢端溃疡和坏疽等。发病前或发病过程中出现复发性游走性浅静脉炎。辅助检查包括彩色多普勒超声、CT 血管造影（CTA）、数字减影血管造影（DSA）、MRA。处理原则：非手术治疗包括戒烟、保暖、防受潮，应用血管扩张药物、抗血小板聚集药，高压氧治疗等；手术治疗的目的是重建血流通路，手术方法包括腰交感神经节切除术、血管旁路术、动静脉转流术等。

【常见护理诊断/问题】

1. 疼痛　与患肢严重缺血、组织坏死有关。

2. 组织完整性受损　与肢端坏疽、脱落有关。

3. 潜在并发症：出血、栓塞。

【护理措施】

（一）非手术治疗的护理

见本章第二节动脉硬化闭塞症的相关内容。

（二）手术治疗的护理

1. 术前护理

（1）解释：讲解手术方式、目的、预期疗效及并发症，需要病人配合的注意事项，如禁食、禁饮，训练床上排便等。

（2）准备：术前备皮、配血、导尿、给药、特殊手术材料等准备工作。

2. 术后护理

（1）病情观察：病人生命体征、疼痛、局部伤口及引流管情况、患肢颜色、皮温及足背动脉搏动情况等。

（2）体位与活动：静脉手术后抬高患肢 30°，卧床休息 1 周；动脉手术后保持患肢平置，动脉重建术后卧床休息 2 周。制动期间指导足部伸屈及踝关节运动，促进局部血液循环。

（3）残肢护理：观察残肢皮肤颜色、温度及伤口愈合情况，及时发现感染及坏死征兆；指导残肢主动运动及被动按摩，预防静脉血栓形成；部分病人截肢后仍感觉原患肢存在时的疼痛症状，对这种心因性"幻肢痛"现象，应予以理解，并通过解释引导和积极暗示逐渐消除心理影响。

3. 术后并发症的观察及处理　见本章第二节动脉硬化闭塞症的相关内容。

【健康教育】

1. 戒烟　告知病人吸烟是血栓闭塞性脉管炎的重要影响因素，而戒烟是治疗该病不可忽视的主要措施，可促进疾病治愈，避免复发加重。

2. 患肢护理　告知患肢发冷、溃疡是由于缺血所致，局部热敷、加温不仅不能改善缺血，反而会增加组织耗氧而加重缺血损伤；也不可擅自涂擦药物、修剪等，以避免感染或损伤后经久不愈。

3. 运动锻炼　局部缺血期和营养障碍期的病人，坚持 Buerger 锻炼和日常步行锻炼，促进侧支循环建立，改善患肢血供。应根据个体情况调整每次活动的时间和强度，以不增加患肢疼痛为宜。

关键点

1. 戒烟是预防疾病的关键措施。

2. 病人知晓患肢的正确保暖方法，以及避免外力损伤。

3. 病人理解运动锻炼的益处，掌握 Buerger 锻炼方法，患肢有明显溃疡及坏死的病人不适合做运动锻炼。

第四节　深静脉血栓形成

深静脉血栓形成（DVT）是指血液在深静脉腔内不

正常凝结，阻塞静脉腔而引起的静脉回流障碍性疾病。全身主干静脉均可发病，最常见于下肢。DVT形成有三大因素：血流缓慢、静脉壁损伤、血液高凝状态。主要临床表现：患肢肿胀、疼痛、压痛和发热、浅静脉曲张，严重者出现股白肿、股青肿。急性期可并发肺栓塞（致死性或非致死性），后期可形成血栓后综合征（PTS）。彩色多普勒超声、下肢静脉造影、血液D-二聚体测定、肺动脉CTA是常用的辅助检查方法。处理原则：①急性期治疗：卧床休息、抬高患肢、适当使用利尿剂减轻患肢肿胀；抗凝、溶栓、祛聚药物治疗；Fogarty导管取栓、下腔静脉滤器置入、置管溶栓等手术治疗；②慢性期治疗包括抗凝、血管活性药物、物理治疗等。

【护理评估】

（一）术前评估

1. 健康史

（1）个人情况：性别、年龄、职业等；

（2）既往史：有无手术、分娩、妊娠、骨折、外伤、长期久坐或久卧等。

2. 身体状况

（1）全身情况：生命体征，有无胸闷不适等；

（2）患肢情况：肿胀部位、程度、疼痛评分，局部皮肤颜色、温度及动脉搏动情况，是否有浅静脉曲张；

（3）辅助检查：彩色多普勒超声、血液D-二聚体、凝血象等检查结果有无发现异常。

3. 心理社会状况

（1）病人和家属是否了解深静脉血栓形成的原因和诊疗方法，是否了解手术目的；

（2）告知可能发生的致命性肺栓塞并发症后，病人和家属是否紧张、焦虑；是否遵医嘱卧床休息等。

（二）术后评估

1. 局部伤口有无出血、渗液，溶栓导管是否通畅等；

2. 患肢肿胀、疼痛有无改善，皮肤颜色、温度、动脉搏动是否正常；

3. 有无出血、肺栓塞等并发症发生。

【常见护理诊断/问题】

1. 疼痛　与患肢肿胀有关。

2. 自理缺陷　与急性期需绝对卧床休息有关。

3. 潜在并发症：出血、肺栓塞。

4. 知识缺乏：缺乏下肢深静脉血栓形成的防治知识。

【护理目标】

1. 病人肿胀减轻，无明显疼痛。

2. 病人日常生活需求能够得到满足。

3. 病人未发生并发症，或并发症发生后得到及时发现与处理。

4. 病人和家属知晓下肢深静脉血栓防治的相关知识，治疗依从性好。

【护理措施】

（一）非手术治疗的护理

1. 体位与活动　急性期病人应绝对卧床休息 10～14 天。抬高患肢高于心脏水平 20～30cm，指导病人做足部背伸、跖屈运动，以促进静脉回流，减轻肢体肿胀。

注意：患肢禁忌热敷、按摩，以免血栓脱落。

2. 患肢观察

（1）局部血运及肿胀：观察患肢颜色、皮温、足背动脉搏动以及肿胀消退情况。

（2）周径测量：每日定位测量患肢周径，一般选择膝关节上、下 10cm 处测量，同时以健肢周径作为对比，以了解肿胀消退情况。

（3）警惕股白肿、股青肿：是下肢深静脉血栓最严重情况，由于静脉系统回流严重受阻，组织张力持续增加，使下肢动脉痉挛，肢体缺血甚至坏死。临床表现为剧烈疼痛，皮肤发亮、苍白，逐渐加重呈青紫色，常伴有张力性水疱、血疱，皮温低，足背动脉、胫后动脉不能扪及搏动。病人可出现意识改变、高热、休克等全身性反应。常需紧急手术取栓。

30

3. 并发症的观察及护理

（1）出血

观察：出血是抗凝、溶栓治疗的常见并发症，需严密观察病人有无牙龈出血、鼻出血、皮肤紫癜或瘀斑、血尿、血便等情况。每周 2~3 次监测凝血象，通常凝血酶原时间（PT）不超过对照值 1.3~1.5 倍，活化部分凝血活酶时间（APTT）延长 1.5~2.5 倍，国际化标准比值（INR）控制在 2.0~3.0 范围。

护理：告知病人及家属药物治疗的出血风险，指导自我观察出血症状，以利于早期发现。一旦有出血症状或危急值报告，应及时处理。

（2）肺动脉栓塞

观察：肺动脉栓塞是 DVT 的严重并发症，大块肺栓塞有致命危险，肺动脉 CTA 检查可明确诊断。典型表现为胸痛、胸闷、心悸、呼吸困难、血压下降、咯血等症状，严重者起病急，可迅速出现晕厥、寒战、面色苍白或发绀、出汗，以及血压明显下降等。

预防与护理：肺动脉栓塞应以预防为主。急性期病人应严格卧床休息，对有肺栓塞发生史、血栓延伸至下腔静脉、置管溶栓以及深静脉血栓等需进行大型手术的病人，应考虑放置临时性或永久性下腔静脉滤器，防止肺栓塞发生。一旦可疑肺栓塞发生，应立即嘱病人安静卧床休息，避免深呼吸、剧烈咳嗽和翻身活动，予以高流量吸氧、心电监护，并立即通知医生。

（二）手术治疗的护理

1. 术前护理

（1）解释：讲解手术目的（安置滤网预防致命性肺动脉栓塞、置管溶栓、取栓等），麻醉方式；指导病人禁食、禁饮，置管溶栓病人需训练床上排便习惯。

（2）准备：备皮、配血、导尿、给药、特殊手术材料准备等。

2. 术后护理

（1）病情观察：生命体征、局部伤口、患肢肿胀、疼痛及患肢末梢血运情况等。

（2）休息与活动：介入治疗及切开取栓术后，穿刺侧肢体需严格制动6小时，避免活动后出血；制动期间指导病人足踝部运动及正确翻身。恢复期病人逐渐增加活动量，以促进下肢深静脉再通和侧支循环的建立。

（3）置管溶栓护理

①体位：置管溶栓病人需限制穿刺侧和置管部位肢体活动，以防止导管扭曲、折叠。责任护士应明确置管部位和导管走向，指导和协助病人采取恰当舒适体位。

②局部观察：置管期间需严密观察，包括局部敷料是否完整、清洁干燥，管道连接、固定是否完好且通畅，微量泵给药速度是否正常，病人有无不适等。可设计专用置管溶栓护理观察记录表，方便准确、及时记录。

③准确给药：由于不同病人的个体差异，溶栓药物的给药浓度、剂量、途径、间隔时间等不尽相同，用药前护士必须准确核对医嘱，如有疑问，应再次核实无误后方可给药。

④出血观察：溶栓期间，应密切监测凝血象动态变化。一旦出血倾向或危急值报告，需及时通知医生调整用药。

【健康教育】

1. 日常生活指导　养成多饮水习惯，有利于血液稀释；进食低脂、高纤维素食物，保持大便通畅，避免便秘和腹压升高影响静脉回流；避免久坐久站，乘车（机）长途旅行时，应穿宽松鞋袜，并经常做足部主动活动，以促进下肢血液循环。

2. 药物指导　病人经急性期治疗好转出院后，通常还需继续抗凝、祛聚等药物巩固疗效。对于初次继发于一过性危险因素者（如手术），至少3个月抗凝疗程；而初次原发者，需抗凝治疗6~12个月，甚至更长时间。血栓后综合征是下肢DVT最常见的长期并发症，临床表现为慢性虚弱性下肢疼痛、难治性水肿以及腿部溃疡等，病人需长期使用抗凝、静脉活性药物以及弹力袜等治疗。

30

注意： 服药期间可能发生出血、过敏等副作用，因此需遵医嘱定期复查凝血象，一旦发生出血、过敏迹象，应立即复诊。

3. 自我观察与复诊 每 3~6 个月到门诊复查一次。部分病人存在血栓反复发生情况，一旦突发下肢肿胀，应及时就医。

【护理评价】

1. 病人肿胀和疼痛是否减轻或消除。

2. 病人卧床休息期间日常生活需求是否得到满足。

3. 病人是否出现并发症，若并发症发生是否得到及时发现和处理。

4. 病人和家属是否知晓下肢深静脉血栓形成的防治知识，治疗依从性如何。

关键点

1. 严重肺栓塞可致生命危险，重在预防。当病人出现胸痛、胸闷、心悸、呼吸困难、血压下降、咯血等症状时，警惕肺栓塞的发生，并马上处理。

2. 股白肿、股青肿是下肢深静脉血栓最严重情况，一旦发现，需马上处理。

3. 长期服用华法林抗凝治疗的病人，必须定期监测凝血象，防止出血。

4. 日常生活中避免久坐久站，长途旅行时应穿宽松鞋袜，并经常做足部主动活动，促进下肢血液循环。

第五节 原发性下肢静脉曲张

原发性下肢静脉曲张是指下肢浅静脉瓣膜关闭不全，使静脉内血液倒流，远端静脉淤滞，进而病变静脉壁扩张变性，出现不规则扭曲和膨出。长期站立、久坐、重体力劳动、妊娠、慢性咳嗽、习惯性便秘等人群容易发生静脉曲张。以大隐静脉、左下肢多见，双下肢可先后发病。主要临床表现为下肢浅静脉扩张、迂曲，下肢沉重、乏力感，踝部轻度肿胀和足靴区皮肤营养性变化（色素沉着、皮炎、湿疹、皮下脂质硬化及溃疡形成）。辅助检查：特殊检查（大隐静脉瓣膜功能试验、深静脉通畅试验、交通静脉瓣膜功能试验），血管超声检查、静脉造影等。处理原则：非手术治疗包括改变生活方式、加压治疗（弹力袜、弹力绷带及充气加压治疗），药物治疗等；手术治疗方法包括传统的大隐静脉高位结扎加剥脱术，静脉腔内激光、电凝、射频及透光旋切术等微创手术。近年泡沫硬化剂治疗静脉曲张因其操作简便、疗效好、痛苦小等优势得以广泛运用。

30

【常见护理诊断/问题】

1. 皮肤完整性受损　与局部皮肤营养不良有关。

2. 潜在并发症：血栓性静脉炎、曲张静脉破裂出血。

3. 知识缺乏：缺乏下肢静脉曲张的预防与康复保健知识。

【护理措施】

（一）非手术治疗的护理

1. 体位指导　坐位时避免双膝交叉过久，以免影响腘静脉回流；休息时尽量抬高患肢高于心脏水平20～30cm，可在腿下垫一软枕，并行足部伸屈运动，促进下肢静脉回流。

2. 皮肤护理　裤子宜宽松柔软，避免外力摩擦刺激导致曲张静脉破裂；血栓性静脉炎者，局部有硬结或红肿热痛症状，应遵医嘱抗凝及局部热敷，伴感染时应使用抗菌药物治疗后方可手术；足靴区有湿疹或溃疡者，应保持局部清洁干燥，予以湿敷换药处理，避免感染和促进愈合。

3. 正确使用弹力袜　弹力袜利用压力梯度原理促进下肢静脉回流，长期穿戴可减轻患肢肿胀，延缓静脉曲张加重，并预防术后复发。

30

注意：应在专业人员指导下选择合适压力梯度和大小型号的弹力袜，宜清晨起床时开始穿戴，平卧休息时脱下。具体穿戴方法和注意事项详见本手册"常用外科护理操作技术"中的"弹力袜应用"部分。

4. **药物指导** 静脉活性药物可增加静脉张力，降低血管通透性，促进淋巴和静脉回流，提高肌泵功能，适用于各类慢性静脉疾病。使用3~6个月能明显改善下肢沉重、酸胀不适、疼痛及水肿症状。包括黄酮类、七叶皂苷类、香豆素类药物。此类药物不良反应轻微，偶有过敏性皮疹或胃肠不适现象，宜在医生指导下服药。

（二）手术治疗的护理

1. **术前护理**

（1）解释：讲解手术目的、方式，指导病人禁食、禁饮。

（2）准备：备皮、配血、特殊手术器材（如剥脱器、激光光纤、旋切刀头等）。

2. **术后护理**

（1）病情观察：患肢敷料有无渗血、渗液，有无肿胀、麻木、疼痛不适，检查弹力绷带包扎松紧度及末梢血运情况等。

（2）活动锻炼：术后当日卧床休息，指导患肢行足部背伸、跖屈及踝关节活动，次日即可下床活动，以促进血液循环，预防静脉血栓形成。活动时注意保护患肢，避免外伤引起静脉曲张破裂出血。

【健康教育】

1. **生活指导** 日常工作、生活中避免久坐久站或双膝交叉重叠姿势；保持大便通畅，以免影响静脉回流；休息时尽量抬高双下肢；长途乘车（机）旅行时经常做足部运动，促进血液回流。

2. **保护患肢皮肤** 皮肤瘙痒时避免用力抓挠，应在医生指导下局部用药，以免皮肤破损后经久不愈；已有皮肤溃烂者需遵医嘱进行长期抗感染和局部换药处理。

3. **弹力袜应用** 对于长期从事站（坐）工作、妊娠、有静脉曲张家族史及静脉曲张者，均建议长期穿戴弹力袜预防或治疗。

> **关键点**
> 1. 改变生活方式和穿戴医用弹力袜是治疗静脉曲张和预防复发的基本方法。
> 2. 严重静脉曲张引起的局部组织溃烂，通常需采用抗感染、外科手术及局部用药等综合治疗方法。

30

第六节 腹主动脉瘤

腹主动脉瘤（AAA）是指腹主动脉的直径扩张至正常直径的 1.5 倍，是最常见的动脉扩张性疾病，一旦破裂出血可危及生命。通常将肾动脉以上的主动脉瘤称为胸腹主动脉瘤，而肾动脉以下称为腹主动脉瘤。动脉粥样硬化、感染、动脉炎症、自身免疫因素以及动脉壁发育不良等都是腹主动脉瘤形成的重要因素；吸烟、创伤、高血压、高龄及慢性阻塞性肺疾病等是该病的易患因素。临床表现为腹部搏动性肿块、疼痛，瘤体压迫腹腔内脏器的相关症状，瘤腔内血栓或粥样斑块脱落至下肢动脉栓塞以及动脉瘤破裂等。辅助检查包括超声多普勒、CT、MRI、DSA 等。腹主动脉瘤破裂是本病的致死原因，死亡率高达 70% ~ 90%，故应早诊断、早治疗。手术是主要的治疗方法，包括传统开放手术（腹主动脉瘤切开人造血管置换术）和介入腔内修复术（覆膜支架腔内隔绝术）。

【常见护理诊断/问题】

1. 疼痛 与动脉瘤破裂、手术创伤有关。

2. 焦虑 与担心瘤体破裂危及生命有关。

3. 潜在并发症：腹主动脉瘤破裂出血、感染、吻合口假性动脉瘤等。

30

【护理措施】

（一）非手术治疗的护理

1. **休息与活动**　有动脉瘤破裂高危风险和已发生先兆破裂者，应绝对卧床休息；瘤体较小无明显症状者也应卧床休息为主，减少活动量，避免用力、跑步等剧烈运动。

2. **控制高血压**　高血压病人应遵医嘱应用降压药控制血压。根据个体化特点采用口服药或微量泵静脉给药，维持相对恒定的血压范围，避免血压过高或波动过大。

3. **动脉瘤破裂观察**　密切监测神志、生命体征变化；倾听病人主诉，当病人突发腹痛、腰背部疼痛、面色苍白、出冷汗、脉搏加速等情况时，需警惕瘤体破裂，应立即通知医生。遵医嘱予以镇静、镇痛治疗，并做好急诊手术准备。

4. **心理护理**　保持环境安静；讲解疾病诊疗方案以及病人和家属需配合的相关事项；介绍既往同类成功手术案例增强病人信心。

（二）手术治疗的护理

1. 术前护理

（1）解释：讲解手术目的、方式，训练深呼吸、有效咳嗽方式及床上排便等。

（2）降压：高血压病人持续监测血压，维持血压在正常范围；术晨应常规服用降压药。

（3）准备：备皮、配血、特殊手术器材（如人工血管、覆膜支架等）。拟行开放手术者，术前一天禁食，心功能正常者可于手术前 12 小时再补液 2000ml 扩充血容量，防止术中血压骤然波动。有自体血回输设备时，可在术前做好准备，对某些稀有血型者尤为有益。遵医嘱术前 0.5 ~ 1 小时使用广谱抗菌药物。

2. 术后护理

（1）病情观察：开放手术创伤大、出血多，血流动力学变化大，术后应送监护室严密监护，直至生命体征完全稳定；介入手术相对创伤小、出血少，可根据病情至少监护 24 小时以上。

（2）伤口与引流管护理：保持伤口敷料清洁干燥，引流管妥善固定、保持通畅，观察引流液的颜色、量与性状；开放性手术伤口范围大，避免用力致伤口裂开，并使用腹带加压包扎保护；伤口疼痛评分中度以上应予以止痛处理。

（3）下肢血运观察：术后应密切观察双下肢皮肤颜色、温度、足背动脉搏动以评估血供情况。局部加压包扎应避免压迫过紧、过久导致肢体缺血，同时应警惕有无下肢动脉血栓形成或栓塞等并发症导致的缺血。

（4）肾功能观察：传统开放手术和介入腔内修复均可导致肾功能不全，术后需监测尿量和肾功能。

（5）活动指导：快速康复外科理念鼓励病人早期下床活动，术后伤口无明显渗血渗液、病人体力允许情况下，术后 2～3 天即可下床在室内活动，循序渐进增加活动量；卧床期间指导床上主动和被动活动四肢关节、肌肉，促进舒适，预防压疮及深静脉血栓。

（6）饮食指导：胃肠功能恢复后可进流质，若无不适，逐渐过渡到半流质、软食、普食；宜选择高蛋白、高维生素、高纤维素、低脂、少刺激饮食，少食多餐，促进消化吸收，预防便秘。

3. 术后并发症观察及护理

（1）人工血管感染

观察：感染是人工血管移植术后的严重并发症，常见原因为手术污染。主要表现为发热、腹痛、腹胀等症状，人工血管远端动脉搏动减弱或消失，严重者危及生命。术后严密监测有无发热、伤口化脓等感染征兆。

护理：遵医嘱术前及术后使用抗菌药物控制感染，根据细菌培养结果合理选择抗菌药物，有效防治感染。

（2）吻合口假性动脉瘤

观察：可发生于人工血管移植术后数月或数年，破裂后可发生大出血，危及生命。

护理：指导病人经常自查腹部有无搏动性包块，控制高血压等原发疾病，一旦有腹痛不适及时就诊。

【健康教育】

1. 生活方式 戒烟、限酒，避免劳累、熬夜、剧烈活动、情绪激动、受凉感冒等诱发血压升高因素；置入覆膜支架的病人在就医、安检时应告知相关人员，不能进行 MRI 检查。

2. 饮食指导 选择高蛋白、高维生素、高纤维素、低脂、低盐食物，多饮水，多食新鲜蔬菜水果，避免便秘及用力排便。

3. 药物指导 遵医嘱长期服用降压、降脂等药物，维持血压、血脂正常。

4. 出院随访 出院后常规 3 个月、6 个月、1 年到专科门诊随访，复查彩超、CT，了解局部血流情况，有无支架内血栓形成，以及移植物有无变形、移位等情况。

关键点

1. 制动和控制血压在正常范围是预防腹主动脉瘤破裂的重要环节。

2. 识别动脉瘤破裂先兆，一旦破裂须尽快急诊手术处理。

3. 定期随访对于了解支架及移植物情况非常必要。

（刘丽萍）

第三十一章

泌尿系统损伤
病人的护理

第一节 肾损伤

肾脏深埋于肾窝，因其受到肋骨、腰肌、脊柱、腹壁内脏器等的保护，通常不易受损，却会因刀刺伤或枪弹伤而致肾脏开放性损伤。由于肾脏质地脆、包膜薄，常因腰背部或上腹部受到外力撞击或挤压导致闭合性损伤，也是临床最常见的肾脏损伤类型。闭合性肾损伤依据肾脏受创伤的程度，可分为挫伤、部分裂伤、全层裂伤和肾蒂损伤4种病理类型。肾损伤的主要临床表现为：休克、血尿、疼痛、腰腹部肿块、发热等。肾损伤常为严重多发性损伤的一部分，确诊需依据实验室检查及影像学检查。主要处理原则包括紧急处理、非手术治疗、手术治疗等。

【护理评估】

(一) 术前评估

1. 受伤史　包括受伤的原因、时间、地点、部位、暴力性质、强度和作用部位；受伤至就诊期间的病情变化及就诊前采取的急救措施。

2. 身体状况

(1) 有无腰痛、腹部疼痛及程度；

(2) 有无合并感染、尿外渗等情况；

（3）尿量及尿色变化情况；

（4）血压、脉搏、体温等有无异常，有无休克征象；

（5）血、尿常规检查及影像学检查有无异常发现。

3. 心理社会状况

（1）病人是否存在明显的焦虑与恐惧，是否担心肾损伤的预后；

（2）病人及家属对肾损伤伤情与治疗的了解程度，能否配合肾损伤的治疗。

（二）术后评估

1. 生命体征是否平稳；

2. 切口情况、肾周引流管引流情况；

3. 有无出血、尿外渗、感染等并发症的发生。

【常见护理诊断/问题】

1. 疼痛　与肾包膜下积血或血/尿渗入肾周围组织、凝血块堵塞输尿管有关。

2. 潜在并发症：休克、感染。

3. 知识缺乏：缺乏预防肾损伤的相关知识。

【护理目标】

1. 病人自述疼痛减轻。

2. 病人未发生并发症，或并发症发生后得到及时发现与处理。

3. 病人知晓预防肾损伤的相关知识。

【护理措施】

（一）紧急处理

1. 大出血及休克的病人应进行紧急抢救，以维持生命。

2. 密切观察生命体征，并做好记录。

3. 尽快进行必要的检查，以确定肾损伤的程度及范围，有无合并其他脏器损伤。

（二）非手术治疗的护理

1. 缓解疼痛　嘱病人卧床休息，指导病人做深呼吸、放松以减轻疼痛。在诊断明确的情况下，可遵医嘱使用镇静、止痛剂，以缓解病人的不适和疼痛。

2. **休息与活动** 绝对卧床休息 2～4 周。待病情平稳、血尿消失后方可离床活动。

注意：肾挫伤需 4～6 周才趋于愈合，即使几天内尿色转清、局部症状减轻，尿液检查恢复正常，仍需绝对卧床。

3. **输液** 建立静脉通道、及时输液，必要时输血，以维持有效循环血量。

4. **感染的预防与护理**

（1）保持伤口的清洁、干燥，敷料渗湿时应及时更换。

（2）遵医嘱应用抗菌药物，并鼓励病人多饮水。

5. **病情观察**

（1）观察有无活动性出血：

①密切观察血压、脉搏、呼吸、体温及皮肤情况，观察有无休克征象；

②每 30 分钟～2 小时留取尿液于编号的试管内，观察尿色深浅变化，若颜色加深，说明有活动性出血；

③记录 24 小时尿量，减少时应立即告知医生；

④观察腰痛是否加剧、肾区肿块是否增大、有无腹膜刺激征出现等。

（2）及早发现感染征象：若病人体温升高、伤口疼痛并伴有白细胞计数和中性粒细胞比例升高、尿常规示有白细胞时，多提示有感染。

注意：肾损伤病人在保守治疗期间发生以下情况，需行手术治疗：

①经积极抗休克后生命体征仍未见改善，提示有内出血；

②血尿逐渐加重，血红蛋白和血细胞比容继续降低；

③腰、腹部肿块明显增大；

④怀疑腹腔脏器损伤。

（三）**手术治疗的护理**

依据肾损伤程度的不同，手术治疗方法有以下几种：肾部分引流、肾修补术或肾部分切除术、肾切除术、肾血管修复术、肾动脉栓塞疗法等。

1. **术前准备**　有手术指征者，在抗休克的同时，紧急做好各项术前准备。

（1）协助病人做好术前常规检查，特别注意病人的凝血功能是否正常。

（2）尽快做好备皮、配血等，条件允许时行肠道准备。

2. **术后护理**

（1）肾部分切除术后病人绝对卧床休息 1～2 周，以防继发性出血。

（2）病情观察：观察病人生命体征，引流液的颜色、性状及量；准确记录 24 小时尿量。

（3）调节输液速度，避免加重健侧肾脏负担。

（4）肾周引流管护理：肾脏手术后常留置肾周引流管，起到引流渗血、渗液作用。

护理：妥善固定，保持引流管通畅，观察、记录引流液颜色、性状与量，一般于术后 2～3 天、引流量减少时拔除。

（四）术后并发症的观察与护理

1. 出血

观察：术后早期易发生。若术后短时间内肾周引流管内引流出大量鲜红色血性液，须警惕活动性出血。

护理：嘱病人绝对卧床休息，避免发生再次出血。若出现出血，应安慰病人，并立即报告医生，遵医嘱应用止血药等。

2. 感染

观察：监测病人体温变化以及引流液的情况，及早发现感染征象。

护理：遵医嘱应用抗菌药物；保持切口敷料的清洁、干燥，有渗出及时更换；保持各引流管通畅；留置导尿管者做好尿道口与会阴部的清洁。

【健康教育】

1. **预防出血**　出院后 3 个月内不宜从事体力劳动或

竞技运动，防止继发损伤。

2. 用药指导　行肾切除术后者，须注意保护健侧肾脏，不用对肾功能有损害的药物，如氨基糖苷类抗菌药等。

3. 饮食指导　进高蛋白、高热量、高维生素、营养丰富的饮食，忌辛辣刺激类食物，保持大便通畅。

【护理评价】

1. 病人疼痛程度是否减轻。

2. 病人是否出现并发症，若并发症发生是否得到及时发现和处理。

3. 病人是否知晓预防肾损伤的相关知识。

31

关键点

1. 肾损伤后不宜过早离床活动或从事体力劳动或竞技运动，以免引起再度出血，加重肾脏损害。

2. 肾切除术后的病人，须注意保护健侧肾脏，防止外伤，不用对肾功能有损害的药物。

第二节　膀胱损伤

膀胱损伤是指膀胱壁在受到外力的作用时发生膀胱浆膜层、肌层、黏膜层的破裂，引起膀胱腔完整性破坏、血尿外渗。膀胱损伤有开放性和闭合性两种。开放性膀胱损伤常伴有骨盆骨折，易形成腹壁尿瘘、膀胱直肠瘘或膀胱阴道瘘；闭合性膀胱损伤主要因下腹部遭撞击、挤压所致；医源性膀胱损伤常见于膀胱镜检查或治疗。膀胱损伤的临床表现主要有腹痛、血尿和排尿困难，合并其他脏器损伤或骨盆骨折出血严重者，极易发生失血性休克。导尿试验阳性提示有膀胱破裂，影像学检查有助于诊断。膀胱损伤的主要处理原则包括：紧急处理、非手术治疗、手术治疗及并发症的处理等。

【常见护理诊断/问题】

1. 组织灌流量改变 与膀胱破裂、骨盆骨折损伤血管引起出血、尿外渗有关。

2. 排尿困难 与外伤导致的膀胱损伤有关。

3. 潜在并发症：休克、感染。

【护理措施】

（一）紧急处理

1. 积极抗休克治疗，如输液、输血、镇静、止痛等。

2. 预防感染 遵医嘱尽早使用抗菌药物。

（二）非手术治疗的护理

1. 缓解排尿困难 膀胱轻度损伤，如挫伤或膀胱造影仅见少量尿液外渗、症状较轻者，可从尿道插入导尿管，持续引流尿液 7～10 日。

2. 预防感染 合理使用抗菌药物。

3. 病情观察

（1）严密观察体温、脉搏、呼吸、血压、神志及尿量的变化，及时发现休克征象和其他脏器的合并伤。

（2）观察排尿异常情况，尿液量、颜色、性状的变化，必要时留置尿管。

（3）观察下腹部疼痛、压痛、肌紧张情况。

（三）手术治疗的护理

1. 术前准备 有手术指征者，在抗休克的同时，紧急做好各项术前准备。

2. 术后护理

（1）病情观察：观察病人的生命体征，尿液颜色及尿量。

（2）膀胱造瘘管护理：术后留置膀胱造瘘管，是治疗排尿困难最直接有效的手段。

要点：

①妥善固定造瘘管；

②定时观察，保持管道引流通畅；

③观察引流液的量、颜色、性状及气味；

④保持造瘘口周围皮肤清洁、干燥，定期换药，定期更换引流袋；

⑤拔管：膀胱造瘘管一般于置管后 10 天左右拔除，拔管前需先夹闭此管，观察病人排尿情况良好后再拔除，拔管后造瘘口应适当填塞纱布并覆盖。

（四）术后并发症的观察与护理

见本章第一节肾损伤相关内容。

【健康教育】

1. 膀胱造瘘管的自我护理　部分病人需要带膀胱造瘘管出院，需做好病人的指导。

（1）注意保持造瘘口周围皮肤清洁、干燥，定期换药；

（2）妥善固定引流管并防止折叠或脱落；

（3）引流管和引流袋的位置切勿高于膀胱区，防止尿流逆行导致感染；

（4）观察尿液有无沉淀物，尿液颜色淡黄为正常；

（5）增加饮水量，每日饮水量 2500～3000ml 以上，起到生理性冲洗膀胱的作用；

（6）间断轻柔挤压引流管以促进沉淀物的排出，发现阻塞时不要自行冲洗，随时就诊；

（7）如果出现无法缓解的膀胱刺激征、尿中有血块、发热等症状，应及时就诊。

2. 用药指导　不随意服用对肾脏有损害的药物。

关键点

1. 带膀胱造瘘管出院者，做好病人的自我管理指导是预防感染的关键。

2. 拔除膀胱造瘘管前需先夹闭，观察病人排尿情况良好后再拔除，拔管后造瘘口应适当填塞纱布并覆盖。

第三节 尿道损伤

尿道损伤是泌尿外科常见的急症，多见于男性。男性尿道以尿生殖膈为界，分为前、后两段。前尿道损伤多发生于尿道球部，常因会阴部骑跨伤所致；后尿道损伤多发生于尿道膜部，多为骨盆骨折时尿生殖膈突然移位所致。依照尿道损伤程度可分为尿道挫伤、尿道裂伤、尿道球部断裂和尿道膜部断裂等四种病理类型。尿道损伤的典型症状为尿道出血、排尿困难或尿潴留。尿道损伤若早期处理不及时或处理不当，极易形成尿道狭窄。尿道损伤的主要处理原则包括：紧急抗休克、解除尿潴留，尿道挫伤及轻度裂伤者不需要特殊治疗；尿道断裂者需行手术治疗，前尿道裂伤者行经会阴尿道修补或断端吻合术，后尿道损伤作耻骨上高位膀胱造瘘或尿道会师复位术。

【常见护理诊断/问题】

1. 组织灌注量改变 与创伤、骨盆骨折引起的大出血有关。

2. 排尿困难 与外伤导致的尿道损伤有关。

3. 潜在并发症：感染、出血、尿道狭窄等。

【护理措施】

（一）紧急处理

1. 积极抗休克治疗

（1）快速输液、输血，镇静、止痛。

（2）如伴骨盆骨折，应及时进行骨折复位固定，减少骨折端的活动，防止血管的进一步损伤。

2. 解除急性尿潴留

（1）对尿道损伤病人应先尝试导尿，以确定尿道是否连续或完整，导尿成功后至少留置尿管4周。

（2）如无法插入尿管，则应行膀胱穿刺造瘘术。

（二）非手术治疗的护理

1. 密切观察病情 监测病人的神志、脉搏、呼吸、

31

血压、体温、尿量、腹肌紧张度、腹痛、腹胀等的变化，并详细记录。

2. 感染的预防与护理

（1）嘱病人勿用力排尿，因可引起尿外渗而导致周围组织的继发感染。

（2）保持伤口的清洁、干燥，敷料渗湿时应及时更换。

（3）遵医嘱应用抗菌药物，并鼓励病人多饮水，以起到稀释尿液、自然冲洗尿路的作用。

（4）早期发现感染征象：尿道断裂后血、尿外渗容易导致感染，表现为伤处肿胀，搏动性疼痛，体温升高。如发现异常表现，应立即通知医生处理。若病人体温升高、伤口处疼痛并伴有血白细胞计数和中性粒细胞比例升高、尿常规示有白细胞时，多提示有感染，应及时通知并协助医生处理。

3. 密切观察病情 监测病人的神志、脉搏、呼吸、血压、体温、尿量、腹肌紧张度、腹痛、腹胀等的变化，并详细记录。

4. 骨盆骨折者须卧硬板床，勿随意搬动，以免加重损伤。

5. 做好膀胱造瘘术后病人的护理。

（三）手术治疗的护理

1. 术前准备 对有手术指征者，做好各项术前准备。

2. 术后护理

（1）病情观察：观察病人生命体征，尿量、尿液颜色和性质。

（2）饮食护理：术后禁食，待肛门排气后进流质饮食，逐渐过渡到普食，饮食要注意营养丰富；嘱病人多饮水，保持24小时尿量＞2000ml，达到生理性膀胱冲洗的作用。

（3）引流管（尿管、膀胱造瘘管）护理要点：

①妥善固定，保持尿管及膀胱造瘘管引流通畅；

②观察引流液的量、颜色、性状；

③引流袋的位置切勿高于膀胱区，以防止尿液逆行导致感染；

④置管时间与拔管：膀胱造瘘管留置时间需酌情决定，拔管前夹管试行排尿；根据具体手术方式，尿管需留置 7 ~ 10 天不等，必要时可延长 2 ~ 3 周；尿道会师术者，留置时间约 4 ~ 8 周。

31

（四）术后并发症的观察与护理

1. 吻合口出血　除了术中因止血不彻底和局部感染外，术后阴茎勃起、海绵体充血是导致吻合口出血的重要原因。

观察：引流液是否为血性，切口是否有出血或渗血。

护理：术后应遵医嘱给予口服雌激素或镇静药物，抑制阴茎勃起，同时保持大便通畅。

2. 吻合口感染

观察：注意观察尿道吻合口疼痛情况及体温变化。若术后早期局部疼痛逐渐加重、切口肿胀发红、体温持续升高不降，提示吻合口感染。

护理：留置尿管者，做好尿道口护理 2 次/日；保持手术切口清洁、干燥；加强损伤局部的护理，严格无菌操作；遵医嘱合理使用抗菌药物。若发生吻合口感染，适当拆除伤口缝线，延期拔出引流管；若局部积液、积血或形成脓肿，则应及时切开引流。

3. 尿道狭窄　局部感染和尿瘘均可导致尿道狭窄，尤其是后尿道损伤时。

观察：若病人出现排尿困难、排尿时间延长、尿液分叉、尿线变细、射程变短甚至呈滴沥状等表现时，应考虑发生尿道狭窄的可能。

护理：拔除尿管后要密切观察病人排尿情况，必要时定期做尿道扩张术。

【健康教育】

1. 尿道狭窄的自我观察及预防

（1）自我观察：排尿是否有困难，排尿时间是否有延长，尿液性状是否发生改变等。

（2）预防：遵医嘱定期行尿道扩张术，以避免尿道狭窄导致的排尿困难（尿道扩张间隔时间依次为1周、2周、1个月、3个月、6个月），特殊情况一般需在3～6个月后再次手术。

2. 膀胱造瘘管的自我观察与护理 见本章第二节膀胱损伤膀胱造瘘管的自我观察与护理。

3. 性功能障碍 病人可行心理性勃起的训练加辅助治疗。

4. 复诊 定期行 X 线检查，观察有无尿道狭窄；若发生排尿困难，应及时来医院就诊。

31

> **关键点**
>
> 1. 多饮水，特别是带膀胱造瘘管及定期尿道扩张的病人，大量饮水可起到生理性膀胱冲洗的作用，预防尿路感染。
>
> 2. 尿道狭窄病人定期行尿道扩张术是治疗的关键。

第四节 输尿管损伤

输尿管位于腹膜后间隙，其位置隐蔽，一般由外伤直接引起的损伤不常见，以医源性损伤多见，如手术损伤或器械损伤等。根据输尿管损伤的性质和类型，其临床表现不尽相同，主要为血尿、尿外渗、尿瘘、梗阻等。凡腹腔、盆腔手术后病人发生无尿、漏尿，腹腔或盆腔有刺激症状时，均有输尿管损伤的可能。对怀疑有输尿管损伤的病人，应进行全面的泌尿系统检查以尽早确诊。输尿管损伤的处理原则主要是手术治疗，包括输尿管置管术和输尿管吻合或再植术。

【常见护理诊断/问题】

1. 疼痛 与输尿管损伤或手术有关。

2. 潜在并发症：输尿管狭窄、尿瘘、感染。

3. 知识缺乏：缺乏输尿管损伤的相关知识。

【护理措施】

（一）非手术治疗的护理

1. 缓解疼痛 嘱病人卧床休息，指导病人深呼吸、放松以减轻疼痛。

2. 病情观察 观察并正确记录 24 小时尿量，注意有无血尿、少尿、无尿，并及时通知医生。

3. 手术准备 备皮、配血，必要时做好手术的准备。

（二）手术治疗的护理

1. 术前护理

（1）解释：向病人及家属解释手术治疗的方法、效果及配合要求。

（2）检查：协助做好术前常规检查。

2. 术后护理

（1）病情观察：观察病人生命体征，尿量、颜色及性状。

（2）预防感染：尿道口护理每日 1~2 次，女病人每日行会阴冲洗；遵医嘱应用抗菌药物。

（3）双 "J" 管的护理：输尿管手术后放置双 "J" 管，可起到内支撑、内引流的作用，有利于损伤的修复和狭窄的改善。

要点：

①术后指导病人尽早取半卧位，多饮水、勤排尿；

②鼓励病人早期下床活动，但避免活动不当（四肢同时伸展的动作）引起双 "J" 管滑脱或上下移位。

注意：双 "J" 管一般留置 1~3 个月，经复查 B 超或腹部摄片确定无结石残留后拔除。

（4）盆腔引流及留置尿管护理：妥善固定；保持引流管通畅，勿压迫、折叠管道；观察并记录引流液量、颜色及性状；预防感染。

31

（5）饮食护理：术后应禁食水，观察病人肠功能恢复情况，若恢复良好，即可进食流质饮食，次日可进软食或普食，指导病人多进食新鲜蔬菜水果，以保持大便通畅。

（三）术后并发症的观察及护理

1. 感染

观察：术后应密切观察病人体温变化，及早发现感染性征象。

护理：遵医嘱合理应用抗菌药物；嘱病人多饮水；保持各引流管通畅，做好尿道口及会阴部的清洁卫生。

2. 尿瘘

观察：在拔除留置尿管后，若出现尿液不受控制地随时流出，须警惕尿瘘。

护理：一旦发现异常应及时告知医生，并协助医生给予相应处理。

【健康教育】

1. 输尿管狭窄的预防　告知病人双"J"管的放置对于输尿管狭窄的预防至关重要，需要定期更换直至狭窄得以改善为止。

2. 双"J"管的自我观察与护理

（1）自我护理：输尿管损伤病人会带双"J"管出院，期间若出现排尿疼痛、尿频、血尿时，多为双"J"管的膀胱端刺激所致，嘱病人多饮水，减少活动及对症处理后能得以缓解。术后4周回院复查，遵医嘱1~3个月后回院拔除双"J"管。

（2）自我观察：如果出现无法缓解的膀胱刺激征、尿中有血块、发热等症状，应及时就诊。

3. 饮水与活动　指导病人多饮水，增加排尿次数，切勿憋尿；不宜做剧烈运动。

4. 有膀胱刺激征的病人应遵医嘱给予解痉药物治疗。

31

关键点

　　1. 双"J"管放置对预防输尿管狭窄非常重要，应告知病人双"J"管需要定期回院更换至狭窄得以改善为止。

　　2. 带双"J"管出院的病人需严密观察，一旦出现不适症状须及时回院检查或拔管。

（豆欣蔓）

第三十二章

尿石症病人的护理

尿路结石又称尿石症,是泌尿外科最常见疾病之一。按尿路结石所在的部位基本分为上尿路结石和下尿路结石。尿路结石发生与流行病学因素(年龄、性别、职业、饮食成分和结构、水摄入量、气候、代谢和遗传等)、尿液因素(尿 pH 改变、尿液浓缩、抑制晶体形成的物质不足)、泌尿系统局部因素(尿液的淤积、尿路感染、尿路异物)等有关。尿路结石以草酸钙结石最常见,磷酸盐、尿酸盐、碳酸盐次之,胱氨酸结石罕见。上尿路结石主要表现为与活动有关的疼痛和血尿;膀胱结石的典型症状为排尿突然中断,伴疼痛、排尿困难和膀胱刺激征;尿道结石的典型症状为排尿困难、点滴状排尿及尿痛。处理原则包括病因治疗、非手术治疗、体外冲击波碎石、内镜取石或碎石术、开放手术等。

【护理评估】

(一)术前评估

1. 健康史

(1)个人情况:病人的年龄、性别、职业、居住地、饮食及饮水习惯、营养状况等。

(2)既往史:病人既往有无结石史,有无代谢和遗传性疾病,有无长期卧床病史;有无泌尿系统感染、梗阻性疾病、甲状旁腺功能亢进、痛风等病史。

2. 身体状况

（1）疼痛的部位与程度，肾绞痛的发作情况；

（2）血尿的特点，有无活动后血尿；

（3）排尿情况与尿石排出情况；

（4）是否有膀胱刺激征；

（5）是否并发肾积脓、肾积水；

（6）实验室检查是否提示代谢、肾功能、凝血功能异常，影像学检查有哪些异常发现。

3. 心理社会状况

（1）病人是否了解尿石症的治疗方法；

（2）病人是否担心尿石症的预后；

（3）病人是否知晓尿石症的预防方法。

（二）术后评估

1. 术后结石排出情况；

2. 尿路梗阻解除程度；

3. 肾功能恢复情况；

4. 有无尿路感染、出血、"石街"形成等并发症发生。

【常见护理诊断/问题】

1. 疼痛　与结石刺激引起的炎症、损伤及平滑肌痉挛有关。

2. 潜在并发症：感染、出血、"石街"形成。

3. 知识缺乏：缺乏预防尿石症的知识。

【护理目标】

1. 病人自述疼痛减轻，舒适感增强。

2. 病人未发生并发症，或并发症发生后得到及时发现与处理。

3. 病人知晓尿石症的预防知识。

【护理措施】

（一）非手术治疗的护理

1. 缓解疼痛　嘱病人卧床休息，局部热敷，指导病人做深呼吸、放松以减轻疼痛。肾绞痛发作时遵医嘱使用镇痛、解痉药。

2. 饮水与活动　鼓励病人大量饮水，每日3000ml；适当做一些跳跃运动或经常改变体位，有助于结石的排出。

3. 病情观察　观察尿液的颜色与性状，监测体温、尿白细胞数，及早发现感染征象；观察结石排出情况，排出结石可作成分分析，以指导结石治疗与预防。

（二）体外冲击波碎石治疗的护理

32

1. 术前护理

（1）解释：向病人及家属解释体外冲击波碎石治疗的方法、碎石效果及配合要求；嘱病人术中配合作好体位固定，不能随意变换体位，以确保碎石定位的准确性。

（2）检查：术前行腹部平片复查，了解结石位置、数量与大小。同时行实验室检查，了解凝血功能与肝肾功能。

2. 术后护理

（1）鼓励病人多饮水：每天饮水量大于3000ml，可根据出汗量适当增减饮水量，促进排石。

（2）采取有效体位、促进排石

①结石位于肾下盏：取头低位；

②肾结石碎石后：一般取健侧卧位。

注意：同时叩击患侧肾区，利于碎石由肾盏排入肾盂、输尿管。巨大肾结石碎石后可因短时间内大量碎石突然积聚于输尿管而发生堵塞，引起"石街"和继发感染，严重者引起肾功能改变。因此，碎石后宜取患侧卧位，以利结石随尿液缓慢排出。

3. 术后并发症的观察与护理

（1）血尿：碎石术后多数病人出现暂时性肉眼血尿，一般不需要特殊处理。

（2）发热：感染性结石病人，由于结石内细菌播散而引起尿路感染，往往引起发热。遵医嘱应用抗菌药物，高热者采用降温措施。

（3）疼痛：结石碎片或颗粒排出可引起肾绞痛，应给予解痉止痛等处理。

（4）"石街"形成：是常见且较严重的并发症之一。体外冲击波碎石术后碎石过多地积聚于输尿管内，可引起"石街"。病人有腰痛或不适，有时可合并继发感染。可用输尿管镜取石或碎石。除多饮水外，必要时留置双"J"管以预防"石街"形成。

（三）手术治疗的护理

1. 术前护理　协助做好术前检查，术前常规准备，协助术前结石定位。

2. 术后护理

（1）病情观察：观察病人生命体征、尿量、尿液颜色和性状。

（2）肾造瘘管护理：内镜碎石术（PCNL）后常留置肾造瘘管，主要起引流残余碎石作用。

要点：

①妥善固定肾造瘘管。

②预防感染。

③保持引流管通畅：勿压迫、折叠管道。若发现肾造瘘管被堵塞，可用注射器吸取少量（5～10ml）生理盐水冲洗，反复多次，直至管道通畅。

④观察记录引流液的量、颜色和性状。术后早期，肾造瘘管引流出血性尿液，一般1～3日内尿液颜色转清，不需特殊处理。

⑤拔管：术后3～5日若引流尿液转清、体温正常，则可考虑拔管，拔管前作拔管试验，无腰部胀痛、渗液、发热等不适可拔管。

（3）双"J"管护理：碎石术后于输尿管内放置双"J"管，可起到内引流、内支架的作用，还可扩张输尿管，有助于小结石的排出。

要点：

①术后指导病人尽早取半卧位，多饮水、勤排尿；

②鼓励病人早期下床活动，但避免活动不当（如四

肢同时伸展的动作，剧烈运动，过度弯腰，突然下蹲等）引起双"J"管滑脱或上下移位。

注意：双"J"管一般留置4～6周，经复查B超或腹部摄片确定无结石残留后，在膀胱镜下取出双"J"管。

（4）**肾周引流管护理**：开放性手术后常留置肾周引流管，起引流渗血、渗液作用。注意妥善固定，保持引流通畅，观察、记录引流液颜、性状与量。

（5）**膀胱造瘘管护理**：膀胱结石行耻骨上膀胱切开取石术后常留置膀胱造瘘管，应做好管道护理。

（四）并发症的观察与护理

1. 出血

观察：术后早期易发生。若术后短时间内肾造瘘管或肾周引流管内引出大量鲜红色血性液，须警惕为出血。

护理：应安慰病人，嘱其卧床休息，及时报告医生，遵医嘱应用止血药、抗感染等。留置肾造瘘管者可夹管1～3小时，以造成肾盂内压力增高，从而达到压迫性止血的目的。若经止血处理后，病人生命体征平稳，再重新开放造瘘管。拔除肾造瘘管后也应警惕出血的发生。

2. 感染

观察：术后应密切观察病人体温变化，及早发现感染性休克征象。

护理：遵医嘱应用抗菌药物；保持各引流管通畅，留置导尿管者做好尿道口与会阴部的清洁；肾造瘘口应定时更换敷料，保持清洁、干燥。

3. 输尿管损伤　术后观察有无漏尿及腹膜炎征象。一旦发生，及时处理。

【健康教育】

1. 尿石症的预防

（1）嘱病人大量饮水防石。

（2）**饮食指导**：根据结石成分、代谢状态调节饮食。

①含钙结石：合理摄入钙量，适当减少牛奶、奶制品、豆制品、巧克力、坚果等含钙量高食物的摄入。

②草酸盐结石：限制浓茶、菠菜、番茄、芦笋、花生等食物。

③尿酸结石：不宜食用含嘌呤高的食物，如动物内脏、豆制品、啤酒。避免大量摄入动物蛋白、精制糖和动物脂肪。

（3）药物预防：根据结石成分，血、尿钙磷、尿酸、胱氨酸和尿 pH 值，应用药物预防结石发生。草酸盐结石病人可口服维生素 B_6 以减少草酸盐排出；口服氧化镁可增加尿中草酸溶解度。尿酸结石病人可口服别嘌醇和碳酸氢钠，以抑制结石形成。

2. 双"J"管的自我观察与护理

（1）自我护理：部分病人行碎石术后带双"J"管出院，期间若出现排尿疼痛、尿频、血尿时，多为双J管膀胱端刺激所致，一般经多饮水、减少活动和对症处理后均能缓解。嘱病人术后 4 周回院复查并拔除双"J"管。避免过大的体力活动强度，一般的日常生活活动不需受限。

（2）自我观察：如果出现无法缓解的膀胱刺激征、尿中有血块、发热等症状，应及时就诊。

3. 复查 定期行 X 线或 B 超检查，观察有无残余结石或结石复发。若出现腰痛、血尿等症状，及时就诊。

【护理评价】

1. 病人疼痛程度是否减轻。

2. 病人是否出现并发症，若并发症发生是否得到及时发现和处理。

3. 病人是否知晓尿石症的预防知识。

关键点

　　1. 大量饮水与饮食调节是预防尿路结石的有效措施。

　　2. 带双"J"管出院者需按时回院拔管。若双"J"管延误拔除或长期滞留，易致拔管困难、结石、感染等并发症发生。

32

（张美芬）

第三十三章

泌尿系统梗阻病人的护理

第一节 肾积水

尿液从肾盂排出受阻，蓄积后肾内压力增高，肾盂肾盏扩张，肾实质萎缩，功能减退，称为肾积水。造成肾积水的最主要的原因是泌尿系统梗阻。泌尿系统梗阻由于原发病因、梗阻部位、程度和时间长短不同，肾积水的临床表现也不相同。发展较缓慢者症状不明显或仅有腰部隐痛不适，甚至可无症状；当严重肾积水时，腹部可出现肿块和不同程度的肾功能损害。泌尿系统各部位的结石、肿瘤、炎症或结核引起的继发性肾积水，常以原发病的症状和体征为表现。肾积水如并发感染，则表现为急性肾盂肾炎症状，出现寒战、高热、腰痛及膀胱刺激征等。B超是首选的检查方法，其他辅助检查还包括尿路平片、尿路造影、MRI、CT等影像学检查，实验室检查，放射性核素肾显像及肾图检查。主要处理原则包括去除病因、恢复患肾功能。主要治疗措施包括：病因治疗，肾造瘘术，放置双"J"管等。

【常见护理诊断/问题】

潜在并发症：肾脓肿、感染性休克、肾衰竭。

【护理措施】

（一）术前护理

1. 根据病因协助做好术前检查，术前常规准备。

2. 感染的观察与预防　观察病人生命体征，尿量、尿色、尿液性状、肾功能、膀胱刺激征等。遵医嘱合理应用抗菌药物。

3. 心理护理　适当解释病情，告知手术治疗的必要性和可行性，消除病人焦虑、恐惧心理。

（二）术后护理

1. 病情观察　观察病人生命体征，尿量、尿色、尿液性状；引流液颜色、量及性状；电解质、肾功能情况。合并感染的病人警惕感染性休克的发生。

注意：术后注意感染性休克的观察，早期发现、及时处理。当病人可能未见明显的感染病灶，但出现体温不升（ $<36℃$ ）或白细胞计数下降（ $<4 \times 10^9/L$ ），应警惕感染性休克的发生。

2. 病因治疗护理　病因治疗包括肾盂输尿管成形术、尿路结石碎石取石术、放置双 J 管内引流术、经皮肾穿刺造瘘术、肾切除术等，护理措施详见相关章节。

【健康教育】

1. 自我监测　教会病人自我监测尿量，观察颜面、四肢水肿。

2. 复查　定期复查肾功能、尿常规、泌尿系 B 超；原发病随诊。

【护理评价】

病人是否出现并发症，若出现是否得到及时发现和处理。

关键点

1. 尽早解除梗阻，积极治疗原发病。

2. 术后严密观察生命体征，警惕感染性休克的发生。

第二节　良性前列腺增生

良性前列腺增生简称前列腺增生，是一种中老年男性常见的疾病，多在 50 岁后出现症状。老龄和有功能的睾丸是其发病的两个重要因素，二者缺一不可。前列腺增生症状与前列腺体积不成比例，早期症状为尿频，夜间更为明显。进行性排尿困难是最主要症状，严重者可出现尿潴留或充盈性尿失禁。长期排尿困难导致腹压增高，可引起腹股沟疝、内痔、脱肛等。合并感染或结石时，可出现明显尿频、尿急、尿痛症状。尿路梗阻可引起严重肾积水、肾功能受损。症状较轻者，一般不需要治疗；如症状加重，可予药物治疗和手术治疗。经尿道前列腺电切术是良性前列腺增生治疗的金标准，适用于大多数病人。

【护理评估】

（一）术前评估

1. 健康史

（1）个人情况：了解病人的年龄、生活习惯、性生活情况、烟酒嗜好、饮水习惯、排尿习惯、睡眠情况、饮食和营养状况等；

（2）既往史：病人既往有无并发尿潴留、尿失禁、腹股沟疝、内痔或脱肛等；有无高血压、糖尿病、脑血管疾病等；

（3）用药史：有无服用性激素类药物，有无使用治疗前列腺增生的药物等。

2. 身体状况

（1）排尿困难程度、夜尿次数；

（2）有无血尿、膀胱刺激征；

（3）有无肾积水及程度，肾功能情况如何；

（4）有无腹股沟疝、内痔、脱肛；

（5）专科检查：国际前列腺症状（I-PSS）评分状况如何；血清前列腺特异性抗原（PSA）、前列腺大小、残余尿量、尿流率如何。

3. 心理社会状况

（1）病人是否有焦虑及生活不便；

（2）病人及家属是否知晓良性前列腺增生的治疗方法。

（二）术后评估

1. 手术、麻醉方式，术中出血、补液、输血情况；

2. 膀胱冲洗是否通畅；

3. 血尿程度及持续时间；

4. 水、电解质平衡情况；

5. 有无发生出血、前列腺电切综合征、膀胱痉挛、尿失禁、下肢深静脉血栓、尿道狭窄等并发症。

【常见护理诊断/问题】

1. 排尿障碍　与膀胱出口梗阻、逼尿肌功能障碍有关。

2. 疼痛　与膀胱痉挛有关。

3. 潜在并发症：出血、前列腺电切综合征、膀胱痉挛、尿失禁、下肢深静脉血栓、尿道狭窄。

【护理目标】

1. 病人恢复正常排尿。

2. 病人诉疼痛减轻或消失。

3. 病人未发生并发症，或并发症发生后得到及时发现与处理。

【护理措施】

（一）非手术治疗的护理

1. 急性尿潴留的预防及护理

（1）预防：避免急性尿潴留的诱发因素，如受凉、过度劳累、饮酒、便秘、久坐及服用止咳药物。指导病人多饮水、勤排尿、不憋尿，避免尿路感染；注意保暖；预防便秘。

（2）护理：当发生尿潴留时，及时留置导尿管或膀胱造瘘管，并做好管道护理。

2. 药物治疗护理

（1）α_1受体阻滞剂类：主要副作用为头晕、体位性低血压，应睡前服用，用药后卧床休息，改变体位时动作慢，预防跌倒，同时与其他降压药分开服用，避免对血压的影响。

（2）5α还原酶抑制剂：起效缓慢，一般在服药 3 个月左右见效，停药后症状易复发，告知病人应坚持长期服药。

3. 其他　夜尿频繁者，睡前 2 小时减少饮水量，如需起床如厕预防跌倒，必要时协助如厕或床边备便器。

（二）手术治疗的护理

1. 术前护理

（1）协助做好术前检查，前列腺增生病人大多为老年人，常合并慢性病，应协助作好心、脑、肝、肺、肾等重要器官功能的检查；常规术前准备。

（2）心理护理：多与病人沟通，详细解释病情；介绍病人认识同类疾病康复者，减轻病人的担忧。

2. 术后护理

（1）病情观察：观察病人神志、生命体征、心功能、尿量、尿液颜色和性状。

（2）膀胱冲洗的护理：术后予生理盐水持续冲洗膀胱，防止凝血块形成堵塞尿管。

要点：

①冲洗速度、天数根据尿色情况而定；

②冲洗液温度为 25～30℃，预防膀胱痉挛；

③确保冲洗及引流通畅。尿管堵塞时，可采取挤捏尿管、加快冲洗速度、施行高压冲洗、调整导管位置等方法，必要时用灌洗空针吸取生理盐水反复抽吸冲洗；

注意：保持有效持续膀胱冲洗，预防尿管堵塞。

④观察、记录引流液的颜色及有无凝血块；

⑤准确记录冲入液量和排出液量，严防过多液体潴留在膀胱内。

（3）尿管护理：术后利用导尿管的水囊压迫前列腺窝与膀胱颈，将导尿管固定在大腿内侧，稍加牵引，起到压迫止血的目的。保持尿管引流通畅，病情允许情况下，每日饮水 2000ml 以上，预防尿路感染。

3. 术后并发症的观察与护理

（1）出血：与电切部位渗血、静脉窦开放、凝血功能障碍等有关。

观察：冲洗液颜色，是否伴有血块，有无低血容量表现。

护理：术后保持排便通畅，避免用力排便时腹压增高引起出血；术后早期禁止灌肠或肛管排气，避免造成前列腺窝出血。

①对于非凝血功能障碍造成的出血，用气囊尿管牵拉压迫前列腺窝止血，同时持续膀胱冲洗或配合间断人工冲洗，避免血块形成堵塞尿管，尿管引流不畅可致膀胱腔及前列腺窝过度扩张，加重出血。

②对于凝血功能障碍的出血，根据不同原因给予止血药物治疗或输血。

（2）前列腺电切综合征（TURS）：切除前列腺组织时静脉窦开放，导致大量冲洗液被吸收，血容量急剧增加，出现稀释性低钠血症。

观察：术后早期有无循环系统和神经系统的功能异常，如烦躁不安、血压下降、脉搏缓慢等，严重者出现肺水肿、脑水肿、心力衰竭等症状，血清钠低于正常水平。

护理：一旦出现，立即吸氧，给予利尿剂、脱水剂，减慢输液速度；静脉滴注 3% 氯化钠溶液纠正低钠；注意保护病人安全，避免坠床、意外拔管等。

（3）膀胱痉挛：与术后逼尿肌功能不稳定、导管刺激、尿管堵塞、冲洗液温度低等因素有关。

观察：表现为尿道烧灼感、疼痛、强烈的便意或尿意不尽感，常伴有尿道血液或尿液渗出，引流液多为血性，持续膀胱冲洗液逆流。如不及时处理，可能会加重前列腺窝出血。

护理：保持冲洗液温度 25 ~ 30℃、减少气囊/尿管

33

囊内液体、保持尿管引流通畅；遵医嘱给予解痉镇痛；必要时给予镇静药。

（4）尿失禁：与尿道括约肌功能受损、膀胱逼尿肌不稳定等有关，多为暂时性。

观察：病人拔除尿管后有无急迫或者压力性尿失禁表现。

护理：指导病人行盆底肌训练，电刺激、生物反馈治疗或膀胱功能训练。

（5）尿道狭窄：属远期并发症，与尿道瘢痕形成有关。定期监测残余尿量、尿流率，必要时行尿道扩张术或尿道狭窄切除术。

【健康教育】

1. 生活指导　根据病人心功能、肾功能指导适当饮水；饮食清淡，多食纤维素含量多的食物，保持大便通畅，以免用力排便使腹压增加而造成出血。

2. 活动指导　1~2个月内避免重体力劳动；避免剧烈运动和骑跨动作，如跑步、骑自行车、久坐。TURP术后1个月，原则上可以恢复性生活，会出现逆行射精，但不影响性交。少数病人出现阳痿，可采取心理治疗、药物治疗或物理治疗。

3. 康复锻炼　对于有膀胱过度活动症的病人，行膀胱功能训练，逐渐延长排尿间隔时间。盆底肌训练见第三十五章第三节前列腺癌的相关内容。

4. 自我观察　若出现尿线逐渐变细、排尿困难、阴囊肿大、疼痛、发热、血尿，应及时就诊。

5. 定期复查　定期行B超检查，复查PSA、尿流率及残余尿量。

【护理评价】

1. 病人排尿是否改善。

2. 病人疼痛程度是否减轻。

3. 病人是否出现并发症，若出现是否得到及时发现和处理。

关键点

1. 术后警惕前列腺电切综合征发生，严密观察病人神志、电解质情况，及早发现与处理。

2. 出院后病人自行观察排尿情况，若出现尿频、血尿、排尿困难，警惕尿道狭窄的发生。

（陈妙霞）

33

第三十四章

泌尿、男性生殖系统结核病人的护理

泌尿、男性生殖系统结核是全身结核病的一部分，其中最主要的是肾结核。肾结核绝大多数起源于肺结核，是由结核分枝杆菌引起的慢性、进行性、破坏性病变。肾结核如未及时治疗，结核分枝杆菌随尿流下行可播散到输尿管、膀胱、尿道、生殖系统致病。肾结核的典型症状为尿频、尿急、尿痛，还有血尿、脓尿、腰痛等症状；男性生殖系统结核包括睾丸、附睾、前列腺、精囊及输精管结核。辅助检查：尿、前列腺和精液找结核分枝杆菌或培养有助于疾病诊断；对于晚期病例，B超可初步确定病变部位，X线、CT和MRI可了解病变的程度与范围。抗结核化疗是基本的治疗手段。肾结核药物治疗6~9个月无效，肾结核破坏严重者，应在药物治疗的配合下行手术治疗。常见手术治疗有肾切除术、保留肾组织的肾结核手术。附睾结核已有脓肿或者阴囊皮肤窦道形成，应在药物治疗的配合下行行附睾以及睾丸切除术。

【护理评估】

（一）术前评估

1. 健康史

（1）个人情况：病人的年龄、性别、职业、有无吸烟、饮酒等；

（2）既往史：病人既往有无结核病史，如肺结核、

412

以及患结核病后是否接受全程的抗结核化疗，有无与结核病人密切接触史。

2. 身体状况

（1）有无膀胱刺激征、血尿、脓尿；

（2）腰部有无触及肿大包块，是否疼痛；有无阴道直肠不适感、阴囊肿胀；附睾有无串珠样结节或者溃疡；是否形成寒性脓肿，阴囊皮肤是否完整；

（3）是否出现精液减少、脓血精、久婚不育；

（4）全身营养状态；

（5）肝肾功能情况；

（6）尿结核分枝杆菌涂片和培养结果；B超有无发现附睾肿大；尿道造影检查是否有空洞破坏、输尿管狭窄和膀胱挛缩；膀胱镜下活检是否支持结核病变。

3. 心理社会状况

（1）病人是否因疾病感到焦虑；

（2）病人和家属对抗结核药物治疗和手术的认知接受状况；

（3）病人和家属是否知晓抗结核药物的服用方法、副作用和自我护理知识。

（二）术后评估

1. 手术、麻醉方式、术中情况；

2. 肾功能情况，24 小时尿量；

3. 抗结核化疗的依从性；

4. 有无肾功能障碍、阴囊内出血等并发症发生。

【常见护理诊断/问题】

1. 恐惧和焦虑　与病程长、担心影响性功能以及生育能力有关。

2. 排尿障碍　与结核性膀胱炎、膀胱挛缩有关。

3. 营养失调：低于机体需要量　与疾病的消耗有关。

4. 潜在并发症：肾功能障碍、阴囊内出血。

【护理目标】

1. 病人恐惧与焦虑减轻。

2. 病人能维持正常的排尿状态。

3. 病人营养状态得到改善。

4. 病人未发生并发症或并发症得到及时发现与处理。

【护理措施】

（一）非手术病人治疗护理

1. 用药护理　遵医嘱指导病人按时、足量、足疗程服药。教会病人监测药物不良反应。

注意： 勿用或慎用对肾脏有毒性的药物，如氨基糖苷类、磺胺药物，尤其双肾结核、孤立肾结核等。

2. 饮食指导　监测病人营养指标，指导病人进食高热量、高蛋白、高维生素和易消化饮食，必要时可行肠外营养支持，改善营养状况。

3. 皮肤护理　附睾结核形成脓肿或者阴囊皮肤形成窦道时，注意局部卫生，保持干燥，避免穿过紧的内裤。

4. 心理护理　结核病病人由于病程较长，担心预后；抗结核化疗的副作用可让病人感到焦虑和恐惧。应主动向病人解释病情和治疗效果，指导如何配合治疗，树立病人的信心。

（二）手术治疗的护理

1. 术前护理

（1）协助做好术前检查，如尿培养、尿涂片、静脉尿路造影检查；常规术前准备。

（2）解释：详细解释病情，如手术方法、治疗效果等；行睾丸切除者，应告知单侧睾丸切除不影响生育和性生活，减轻其焦虑。

2. 术后护理

（1）密切观察生命体征。

（2）休息与活动：生命体征平稳后，可协助病人翻身，取健侧卧位，肩及髋部垫枕。避免过早下床，肾切除术后一般需卧床 3～5 日，行部分肾脏切除手术的病人则需卧床 1～2 周。

（3）管道护理：妥善固定引流管和导尿管，保持引流管通畅，密切观察并记录引流液的颜色、量和性状。

（4）伤口护理：结核病人伤口愈合慢，需加强营养，促进伤口愈合。阴囊肿胀严重的病人，适当抬高阴囊。

（5）预防感染：密切观察体温、白细胞计数、手术切口及敷料情况；遵医嘱使用抗菌药物；保持切口敷料清洁、干燥。

（三）术后并发症的观察与护理

1. 阴囊内出血

观察：可见于附睾结核病灶清除术后。密切观察阴囊大小，颜色，有无胀痛，出血有时会波及阴茎。

护理：出血少时，可给局部冷敷，抬高，使用止血药物。必要时给予手术探查，清除血肿。血肿晚期可给予局部理疗。

2. 肾功能障碍

观察：肾功能障碍表现为术后 6 小时仍无尿或 24 小时尿量较少，尿常规、血肌酐、尿素氮、电解质异常。

护理：准确记录 24 小时尿量、保持出入量平衡，出现异常及时报告医生。

【健康教育】

1. 生活指导　加强营养，注意休息，适当锻炼，增强体质。女性病人术后近期避免妊娠，待病情稳定，药物治疗结束后方可妊娠。

2. 用药指导　术后继续抗结核治疗，以防结核复发；遵医嘱指导病人按时、足量、足疗程服药，不可随意停药，减药，避免影响治疗效果。伴有明显膀胱结核的病人在患肾切除术后，继续抗结核化疗 3～6 个月，待膀胱结核完全治愈后返院行膀胱手术治疗。

注意：加强健康教育，提高病人药物治疗的依从性。

3. 定期复查　定期复查肝肾功能。每月检查尿常规和尿抗酸杆菌，连续半年尿中未找见结核分枝杆菌为稳定转阴。5 年不复发即可认为治愈。但如果伴有明显膀胱结核或伴有其他器官结核，随诊时间延长 10～20 年或

34

者更长。教会病人自我检查监测健侧睾丸。

【护理评价】

1. 病人是否焦虑减轻，情绪稳定。

2. 病人排尿是否正常。

3. 病人的营养状态是否得到改善。

4. 病人是否发生并发症，或并发症能得到及时发现与有效处理。

关键点

1. 由于疾病特异性，注重心理护理，给予心理支持。

2. 坚持抗结核化疗药物的治疗是关键，坚持联合规律全程长期的原则。

3. 定时复查肝肾功能、慎用肾毒性药物、自查健侧睾丸。

（陈妙霞）

第三十五章

泌尿、男性生殖系统肿瘤病人的护理

第一节 肾 癌

肾癌是起源于肾实质泌尿小管上皮系统的恶性肿瘤，全称为肾细胞癌，又称肾腺癌。肾癌的病因未明，吸烟可能是肾癌的危险因素，目前认为还与环境污染、职业暴露（如石棉、皮革等）、遗传因素等有关。早期的临床表现缺乏特异性，肾癌三联症（血尿、腰痛、腹部包块）为常见的临床表现，其中任何一项都是疾病发展到较晚期的临床表现；10%～40%的病人出现副瘤综合征，表现为高血压、贫血、体重减轻、恶病质、发热、红细胞增多症、肝功能异常、高钙血症、高血糖、血沉增快等；20%～30%的病人可由于肿瘤转移所致的骨痛、骨折、咳嗽、咯血等症状就诊。辅助检查以影像学检查为主，CT是目前诊断肾癌最可靠方法。手术治疗是肾癌最主要的治疗方法，手术方式有根治性肾切除术或肾部分切除术。免疫治疗对预防和治疗转移癌有一定疗效。

【常见护理诊断/问题】

1. 营养失调：低于机体需要量　与癌肿消耗、长期血尿、手术创伤有关。

2. 恐惧与焦虑　与对疾病和手术的恐惧、担心疾病预后有关。

3. 潜在并发症：出血、尿漏、淋巴漏、气胸、肠瘘。

【护理措施】

（一）术前护理

1. 协助做好术前检查，术前常规准备。

2. 心理护理　适当解释病情，告知手术治疗的必要性和可行性，介绍病人认识同类手术康复者，消除病人焦虑、恐惧心理。

（二）术后护理

1. 病情观察　术后早期严密观察病人生命体征；监测肾功能，观察并记录 24 小时尿量。

2. 体位与活动　生命体征平稳予半坐卧位；肾部分切除术后病人卧床 1～2 周，避免过早下床引起术后出血。卧床期间预防肺炎及下肢静脉血栓的形成。

3. 引流管护理　常见引流管有腹膜后引流管、腹腔引流管。

要点：

①引流管应标志清晰，妥善固定，防止扭曲，避免滑脱；

②保持引流通畅，指导病人活动时管道的放置位置；

③严密观察引流液的颜色、性质、量，注意观察有无出血、淋巴漏、尿漏等。

（三）术后并发症的观察与护理

1. 出血

观察：若术后短期内引流管引出大量鲜红色血性液，腹部出现腹膜刺激征、腹胀，须警惕出血。若每小时尿量少于 25ml，警惕失血性休克。

护理：遵医嘱应用止血药，扩充血容量、维持血流动力学的稳定，做好手术止血准备。

2. 尿漏

观察：表现为引流管引出尿液，伤口渗出尿液，病人出现腹痛、腹胀或伴有发热。

护理：取半坐卧位，保持各引流管通畅，遵医嘱使用抗菌药物，必要时手术治疗。

35

3. 淋巴漏

观察：表现为引流液增多，颜色为淡血性、乳白色或淡黄色。

护理：嘱病人卧床休息，持续引流，保持通畅，防止引流管受压、滑脱。指导低脂、高蛋白、高热量饮食，静脉营养支持治疗。

4. 气胸 胸膜损伤导致气体进入胸腔，出现气体交换受损或低效型呼吸困难。

观察：有无胸闷、气促、呼吸费力、心率加快、口唇发绀，血氧饱和度下降，皮下气肿、胸痛。胸片检查可见肺压缩。

护理：给予半坐卧位、吸氧，及时报告医生处理。必要时行胸腔闭式引流术。

5. 肠瘘

观察：多见于十二指肠或结肠瘘。有无发热、腹痛、腹膜刺激征，腹腔引流管有无排出胆汁样液体或混浊粪渣样引流液。

护理：取半坐卧位，保持引流通畅，使用生长抑素注射液，禁食，胃肠减压，胃肠外营养，维持水电解质平衡等对症支持治疗。必要时手术治疗。

【健康教育】

1. 保护肾功能 慎用对肾脏有损害的药物，避免接触化学性、放射性物品。

（1）抗菌药物：氨基糖苷类：庆大霉素、阿米卡星霉 妥布霉素、链霉素；青霉素类：甲氧西林、氨苄西林、青霉素；头孢菌素类：先锋霉素Ⅰ、Ⅱ、头孢唑林、头孢拉定、头孢哌酮；磺胺类：磺胺密啶；两性霉素 B；多黏菌素类；非甾体抗炎药：阿司匹林、吲哚美辛、非诺洛芬。

（2）抗肿瘤药物：环磷酰胺、链脲霉素、顺铂、甲氨蝶呤、干扰素、白介素-2、环孢素。

（3）抗癫痫药：三甲双酮、苯妥英钠等。

（4）利尿/脱水剂：氢氯噻嗪、呋塞米、甘露醇、

35

低分子右旋糖酐。

（5）生物制剂：疫苗、抗毒素、抗血清、免疫球蛋白、白蛋白。

（6）金属制剂：金诺芬汞、硫酸铜、硫代硫酸铋、铁制剂。

（7）其他：青霉胺、抗凝药、止血药、血管紧张素转换酶抑制剂、西咪替丁、普鲁卡因、奎尼丁、丙硫氧嘧啶、乙醚、甲氧氟烷、各种血管造影剂。

2. 自我观察 指导病人自我观察每日尿量，如每日尿量小于 400ml，出现面部水肿、食欲缺乏，警惕肾功能异常；若出现血尿、腰部不适、疼痛等症状，及时就诊。

3. 复查 遵医嘱门诊随访，B 超检查、CT 检查、血常规、尿常规、血肌酐、尿素氮、电解质变化，观察肾功能、有无肿瘤复发或转移。

关键点

1. 自我观察每日尿量，如每日尿量小于 400ml，警惕肾功能异常。

2. 保护肾功能，慎用损害肾功能的药物；避免接触化学性、放射性物品。

3. 定期复查，警惕肿瘤复发或转移。

第二节　膀　胱　癌

膀胱癌是泌尿系统中最常见的恶性肿瘤，高发于 50 ～ 70 岁的病人。常见的致病因素为吸烟、长期接触某些致癌物质、膀胱慢性感染与异物长期刺激。最常见的早期临床表现为间歇性肉眼血尿，可自行减轻或停止；晚期可出现尿频、尿急、尿痛或排尿困难及尿潴留，下腹部触及肿块，广泛浸润盆腔或转移时可出现腰骶部疼痛。辅助检查包括尿脱落细胞学检查、影像学检查（B 超、静脉尿路造影、CT、MRI），膀胱镜检查是诊断膀胱癌最直接、最重要的方法，可直接观察肿瘤的部位、大小、数目等，并可取组织作病理学检查。临床上以手术治疗为主，单发的 T_1 期内肿瘤可行经尿道膀胱肿瘤切除术或膀胱部分切除术，较大、反复发作、多发及分化不良的 T_2 和 T_3 期肿瘤以及浸润性鳞癌和腺癌，应行膀胱全切除和尿流改道术。保留膀胱的术后病人，需定期膀胱灌注化疗药物或卡介苗（BCG），可以延缓肿瘤的复发。

【护理评估】

（一）术前评估

1. 健康史

（1）个人情况：病人的年龄、性别、居住地、生活习惯、吸烟史，是否从事橡胶、印刷、塑料、皮具、燃料等行业；

（2）既往史：既往有无膀胱炎、血吸虫病、宫颈癌等病史；

（3）家族史：有无泌尿系肿瘤的家族史。

2. 身体状况

（1）排尿情况、血尿程度；

（2）有无消瘦、贫血等营养不良表现；

（3）疼痛情况；

（4）肾功能情况；

（5）影像学检查有哪些异常结果。

3. 心理社会状况

（1）病人是否知晓病情；

（2）对手术方式、尿流改道、手术并发症的认知程度与接受情况；

（3）家庭和社会支持情况。

（二）术后评估

1. 手术方式、尿流改道情况；

2. 引流管的名称、位置、标志、固定、通畅；

3. 泌尿造口的情况；

4. 有无发生电解质紊乱、尿漏、排尿异常、新膀胱尿道吻合口狭窄、泌尿系感染、膀胱结石等并发症。

【常见护理诊断/问题】

1. 恐惧和焦虑 与恐惧癌症、害怕手术、担心预后及家庭经济有关。

2. 自我形象紊乱 与膀胱全切、尿流改道术后排尿方式改变有关。

3. 潜在并发症：出血、膀胱穿孔、膀胱痉挛、电解质紊乱、尿漏、泌尿系感染、新膀胱尿道吻合口狭窄、排尿异常。

【护理目标】

1. 病人恐惧与焦虑减轻。

2. 病人能适应排尿方式的改变。

3. 病人未发生并发症或并发症得到及时发现与处理。

【护理措施】

（一）术前护理

1. 协助做好术前检查，常规术前准备。

2. 造口定位 协助做好泌尿造口的定位。

3. 饮食与营养 进高热量、高蛋白、高维生素及易消化饮食，必要时通过静脉补充，纠正营养失调的状态。

4. 肠道准备 肠代膀胱者，术前3天口服肠道不吸收的抗菌药物并予半流饮食，术前1天予无渣流质饮食，术前晚及术晨予清洁灌肠。女性病人术前1天行阴道灌洗。

5. 心理护理 解释手术方式，对尿流改道者介绍手术的必要性与重要性，泌尿造口病人给予造口袋试戴体验，消除恐惧心理。

（二）术后护理

1. 经尿道膀胱肿瘤切除术或膀胱部分切除术后护理

（1）病情观察：观察生命体征、管道引流情况、腹部情况等。

（2）尿管护理：保持尿管通畅，观察记录引流性质、量、颜色。

（3）膀胱灌注化疗的护理：对保留膀胱者，为预防复发，术后可采用膀胱内灌注化疗药物。常用药物有卡介苗（BCG）、丝裂霉素、吡柔比星、表柔比星、多柔比星及羟喜树碱等。每周灌注 1 次，8 次后改为每月 1 次，共 1 ~ 2 年。

要点：

①膀胱灌注前 2 小时禁饮水；

②行膀胱灌注后，按药物说明膀胱内保留 0.5 ~ 2 小时；

③灌注后多喝水，当天饮水量不少于 3000ml，减少药物对尿道黏膜的刺激；

④在药物配制及灌注过程中需做好职业防护。

（4）并发症的观察和护理

①出血

观察：尿液颜色，是否伴有血块；有无低血容量表现。

护理：一旦出现及时处理，必要时持续膀胱冲洗。

②膀胱穿孔

观察：病人有无腹痛、腹胀、发热、尿管引流量减少等表现。

护理：保持尿管引流通畅，必要时行手术治疗。

③膀胱痉挛：见第三十三章第二节良性前列腺增生相关内容。

2. 膀胱全切除＋尿流改道术后护理

常用尿流改道术式：

①肠代膀胱术：全膀胱切除术后，利用回肠或结肠的一部分，形成代膀胱，双侧输尿管吻合；代膀胱末端拖出于腹壁作尿路造口。分非可控制性（病人需终生佩戴尿袋）与可控性（需定时通过尿路造口插入尿管进行导尿）。

②原位新膀胱术：在全膀胱切除术后，利用回肠或结肠的一部分，制成储尿囊，与尿道吻合，重建下尿路功能。

35

（1）病情观察：密切观察生命体征、管道引流、腹部情况、造口血运等。

（2）引流管护理：膀胱全切-肠代膀胱术后留置的引流管较多，做好各管道的护理。各引流管道应标志清晰，妥善固定，防止扭曲，避免滑脱；保持引流通畅，经常挤压，避免血块与黏液堵塞管道，指导活动时管道放置的位置；严密观察引流液的颜色、性质、量。还要注意各管的特点：

①代膀胱造瘘管：用于引流尿液及代膀胱黏液，使代膀胱处于低压状态，促进愈合，同时还可用于代膀胱的冲洗。

②输尿管支架管护理：用于支撑输尿管、引流尿液，因管腔较小，应经常挤捏防堵塞，一般术后 10～14 天可拔除。

③盆腔引流管：用于引流盆腔的积血积液，通过该引流液的性质和量，可以观察有无出血和尿漏，一般术后 3～5 天拔除。

④输出道造瘘管：用于支撑和引流，预防输出道狭窄。一般术后 1 周左右拔除。

⑤尿管原位新膀胱术后常规留置尿管，目的是引流尿液及代膀胱黏液、代膀胱冲洗及训练代膀胱的容量。经常挤压，避免血块与黏液堵塞，代膀胱容量达到 150ml 以上可拔除。

（3）腹胀的预防与护理：术后早期腹胀多数由于气腹、全麻后肠麻痹或低钾血症引起，少数可由尿液外渗引起；术后一周后出现的腹胀则多见于粘连性肠梗阻。

护理：取半坐卧位、必要时给予腹带固定，测量腹围，早期下床活动、中医艾灸针灸、穴位注射、胃肠减压可以促进胃肠蠕动。

（4）泌尿造口护理：术后密切观察造口黏膜的血运情况，用生理盐水清洁造口及造口周围皮肤，并选择合适的造口袋；其他护理措施可见第二十五章第二节大肠癌相关内容。

35

（5）代膀胱冲洗护理：代膀胱多使用结肠或回肠来代替，会产生较多的肠黏液，易引起管道堵塞，故需作代膀胱冲洗。

①时间与频率：术后第1天开始每日行代膀胱冲洗1~2次，如有管道堵塞，随时增加冲洗次数。

②冲洗液：可选用阿托品0.5mg加入生理盐水，也可用5%碳酸氢钠溶液。

③方法：每次用注射器或灌洗空针抽取30~50ml溶液，从代膀胱造瘘管或尿管注入，低压缓慢冲洗并回抽，如此反复多次至冲洗液澄清为止。

（三）术后并发症的观察和护理

1. 电解质紊乱（高氯性酸中毒）　代膀胱过多吸收了尿液中的Cl^-，血中Cl^-增多、HCO_3^-减少，从而出现酸中毒。

观察：有无乏力、食欲缺乏、恶心、呕吐，血生化检查有无异常（HCO_3^-低于正常值，Cl^-高于正常值）。

护理：保持尿管引流通畅，减少残余尿量，必要时给予口服或者静脉输注5%碳酸氢钠。

2. 尿漏

观察：尿漏可发生在输尿管与新膀胱吻合口、贮尿囊、新膀胱与后尿道吻合口。表现为盆腔引流管引出尿液、伤口渗出尿液、尿管或代膀胱造瘘管引流液减少，病人出现腹痛、腹胀或伴有发热。

护理：取半坐卧位，保持各引流管通畅，遵医嘱使用抗菌药物。必要时手术治疗。

3. 泌尿系感染

观察：拔尿管后有无尿频、尿急、尿痛、腰痛、体温升高等症状，血、尿常规检查白细胞计数有无异常。

护理：每日饮水量2000ml以上，达到自然冲洗的作用；定期膀胱冲洗，减少黏液堵塞；定时排尿，必要时使用腹压协助排尿，减少残余尿量；残余尿量超过代膀胱容量的1/3时行间歇自助导尿，降低膀胱内压，减少新膀胱输尿管反流。

35

4. 代膀胱尿道吻合口狭窄

观察：早期可表现为残余尿量逐渐增多，严重时出现排尿费力、尿潴留或者充盈性尿失禁。

护理：一旦发现有新膀胱尿道吻合口狭窄应尽早行尿道扩张术，必要时手术治疗。

5. 排尿异常（尿失禁，排尿困难、尿潴留）

观察：原位新膀胱术后病人容易出现排尿异常，表现为尿失禁或排尿困难、尿潴留。

护理：

①尿失禁：拔尿管前加强新膀胱贮尿功能训练，拔尿管后指导盆底肌收缩训练，改善控尿能力；定时排尿，避免膀胱过度充盈而发生充盈性尿失禁。

②排尿困难、尿潴留：嘱多喝水，定期膀胱冲洗，减少黏液堵塞；排尿时轻压下腹部或蹲位排尿，利用腹压协助排尿；残余尿超过代膀胱容量的 1/3 应行间歇自助导尿。

注意：综合分析原位新膀胱术后病人尿失禁的原因，制定个性化的排尿功能康复训练，预防术后并发症。

6. 尿路造口并发症　见第二十五章第二节大肠癌相关内容。

【健康教育】

1. 自我护理

（1）非可控尿路造口术后指导：非可控制性尿路造口术后病人需终生佩戴尿袋。需教会病人清洗造口，熟练更换造口袋，睡觉时调整造口袋方向，并接引流袋置于床边，避免尿液浸渍造口周围皮肤引起皮炎。

（2）可控尿路造口术后：指导病人自我导尿，应注意清洁双手，根据需要间隔 2~4 小时，尽量使用一次性导尿管。

（3）原位新膀胱术后：视黏液的情况，定期行代膀胱冲洗。

2. 原位新膀胱训练　术后病人要坚持进行新膀胱功能训练，包括：

（1）贮尿功能：拔尿管前先夹闭导尿管，定时开放，初期每 15～20 分钟放尿 1 次，逐渐延长至 1～2 小时，若能达到贮尿 150～200ml 最为理想。

（2）排尿功能：定时排尿，一般每 2～3 小时一次，夜间须调闹钟叫起排尿，必要时用手轻压下腹部膀胱区或蹲位，利用腹压协助排尿。

（3）控尿功能：行盆底肌收缩训练，详见本章第三节。

3. 预防感染与新膀胱结石　多饮水，避免泌尿系感染、减少黏液刺激。定期复查 B 超，一旦发现新膀胱结石，应尽早手术治疗。

4. 复查　保留膀胱术后，每 3 个月进行一次膀胱镜检查，两年后无复发者半年复查一次；新膀胱术后定期复查电解质、泌尿系 B 超、残余尿量；终身随访。

35

〔护理评价〕

1. 病人是否焦虑减轻，情绪稳定。

2. 病人是否能接受自我形象改变的现实。

3. 病人是否发生并发症，或并发症能得到及时发现与有效处理。

关键点

1. 需行尿流改道者，术前要做好其心理护理，术后指导自我护理。

2. 肠代膀胱术后需定期行低压冲洗，减少黏液积聚引起的各种相关并发症。

3. 膀胱全切除、尿流改道术后，做好管道护理是预防相关并发症的关键。

4. 原位新膀胱术后病人要坚持膀胱训练，定期复查，及早恢复正常排尿。

5. 保留膀胱的病人，遵医嘱定期行膀胱灌注化疗。

第三节 前列腺癌

前列腺癌是老年男性生殖系统中较常见的恶性肿瘤，多发于 50 岁以上。病因尚不清楚，可能与种族、遗传、环境、饮食和性激素等有关。早期一般无症状；随着肿瘤生长，病人可表现为下尿路梗阻症状，如尿频、尿急、尿流中断、排尿不尽，甚至尿潴留或尿失禁；骨转移者可出现骨痛、脊髓压迫症状及病理性骨折；晚期症状有贫血、衰弱、下肢水肿、排便困难等。直肠指诊、血清前列腺特异性抗原（PSA）测定和前列腺穿刺活检是诊断前列腺癌的三个主要方法。前列腺癌的主要治疗方法包括根治性前列腺癌切除术、去势治疗（手术去势、药物去势）、放射性核素粒子植入治疗、化学治疗。

【常见护理诊断/问题】

1. 营养失调：低于机体需要量 与肿瘤消耗、手术创伤有关。

2. 焦虑、恐惧 与对癌症的恐惧、害怕及手术引起性功能障碍等有关。

3. 潜在并发症：尿道膀胱吻合口漏、直肠损伤、尿失禁、勃起功能障碍、尿道吻合口狭窄。

【护理措施】

（一）去势治疗的护理

应用手术去势联合药物去势，同时阻断睾丸和肾上腺来源的雄激素，抑制肿瘤细胞生长。手术去势包括双侧睾丸切除术与包膜下睾丸切除术；药物去势包括应用人工合成的促黄体生成素释放激素类似物（LHRH-A）及雄激素受体阻滞剂。

1. 心理护理 去势术后病人可能情绪低落，用药后将逐渐出现性欲下降、勃起功能障碍、乳房增大等难堪情况，容易造成自卑，甚至是丧失生存意志。充分地尊重与理解病人，帮助病人调整不良情绪，并积极争取家属的支持。

2. 不良反应的观察与护理　药物去势常见不良反应为潮热、心血管并发症、高脂血症、肝功能损害、骨质疏松与贫血。用药后定时检查肝功能、血常规等，并遵医嘱使用药物对症治疗。

（二）手术治疗的护理

1. 术前护理

（1）协助做好术前检查，术前常规准备；

（2）肠道准备：为避免术中损伤直肠，需作肠道准备，术前3日进少渣半流质饮食，术前1~2日进无渣流质饮食，口服肠道不吸收抗菌药物，术前晚及术晨进行肠道清洁；

（3）指导进行有效的盆底肌训练。

2. 术后护理

（1）病情观察　观察病人生命体征，尿量、尿色、引流液性状。

（2）管道护理

①尿管：术后留置尿管1~2周，起引流尿液、尿道重建术后的支架作用。妥善固定尿管，缝合固定和蝶形胶布外固定；保持尿管引流通畅，有血块堵塞时及时冲洗，以免引起尿漏。拔尿管前行尿道造影，观察吻合口愈合情况。

注意：术后留置尿管期间妥善固定，保持通畅，防止意外脱管。

②腹腔引流管：保持通畅，观察引流液性状，有无尿液、粪状物。

（三）术后并发症的观察与护理

1. 尿道膀胱吻合口漏　指尿液从尿道膀胱吻合口漏入腹腔。主要原因有导尿管引流不通畅、营养状况差、合并糖尿病等。

观察：表现为术后腹腔引流液持续清亮量增多，伴有腹胀腹痛，尿管引流液减少。

护理：给予半坐卧位，及时冲洗尿管，保持腹腔引流管、尿管通畅，增加营养，控制血糖。

35

2. **直肠损伤**　较严重的并发症，可造成肠瘘、尿道直肠瘘、盆腔感染。

观察：腹部情况、有无发热、尿液及引流液性状。

护理：术后予半坐卧位、保持管道引流通畅；发现直肠损伤，及时行修补术。

3. **尿失禁**　术后常见，可为暂时性或永久性，大部分病人在 1 年内可改善。

观察：病人拔尿管后有无尿液不受控制流出，无排尿感，尿液呈滴沥状。

护理：指导病人行盆底肌训练及电刺激、生物反馈治疗等；注意合理饮水、保持会阴部皮肤清洁干燥。

4. **勃起功能障碍**　术后常见，由于手术造成的神经与血管损伤引起勃起功能的减退或丧失。

观察：勃起功能障碍的程度。

护理：遵医嘱予口服药物治疗、尿道内及海绵体内药物治疗或负压勃起装置（VED）康复治疗。

5. **尿道膀胱吻合口狭窄**　与留置尿管的时间及尿路感染或者局部瘢痕形成有关。

观察：表现为术后出现排尿困难，尿频，残余尿量增加。

护理：可定期行尿道扩张或者尿道狭窄切除术。

【健康教育】

1. **活动指导**　注意休息、劳逸结合；3 个月内避免剧烈活动如负重、骑车，以免发生继发性出血；失禁病人保持会阴部清洁干燥，如使用尿套，夜间使用尿垫。

2. **饮食指导**　避免进食高脂肪饮食，特别是动物脂肪、红色肉类；多进食蔬菜、水果、豆类、谷物等含纤维素高的食物。蔬菜、水果中富含维生素 C、维生素 D、维生素 E 等保护因子，番茄红素对预防前列腺癌也有积极作用。保持大便通畅，忌食辛辣刺激性食物，戒烟酒，多饮水，每日饮水量约 1500~2000ml。

3. **康复锻炼**　每日规律进行盆底肌锻炼，必要时做生物反馈治疗。盆底肌锻炼需持之以恒才可维持理想效果，一般需锻炼 3~4 周，大小便的控制能力方可有所改善；若要有明显改善，有时需要 3~6 个月。

盆底肌锻炼法：可在坐位、站立位、卧位进行。

（1）缓慢收缩法：首先放松大腿、臀部和腹部肌肉；集中注意力，慢慢向上收紧和提升包围着尿道和肛门的肌肉；尽可能把盆底肌肉收紧，维持收缩至 10 秒，然后慢慢放松，休息 10 秒，然后再重复运动；每组运动包括收缩和放松盆底肌肉。每天做 5~10 组，共 50~100 次。

（2）快速收缩法：合并膀胱过度活动症的病人，感到尿急时做快速收缩，可减轻尿急的感觉；收缩 1 秒，放松 1 秒，循环 10 次。

4. 自我观察　注意有无腰痛、骨关节疼痛，观察排尿情况，注意有无血尿、排尿困难或发热等现象，若出现上述情况应及时就诊。

5. 定期复查　定期复查血 PSA、骨扫描、B 超、血常规、肝功能等。

关键点

1. 术后尿管妥善固定，若脱管，需在膀胱镜下重新置管。

2. 盆底肌功能锻炼是改善尿失禁的重要方法，术前要让病人有充分的心理准备。

（黄师菊）

第三十六章

肾上腺疾病病人的护理

第一节　皮质醇症

皮质醇症又称库欣综合征（Cushing syndrome, CS），系肾上腺皮质激素（以皮质醇为主）分泌过多的综合征。多见于中、青年人，女性多于男性。分为促肾上腺皮质激素（ACTH）依赖皮质醇症和非 ACTH 依赖皮质醇症。临床表现为向心性肥胖；皮肤菲薄，可见紫纹；高血压和低钾血症；糖代谢紊乱，高血糖；骨质疏松和肌肉萎缩；性腺及生殖系统异常，女性多有月经减少或闭经、乳腺萎缩、阴蒂增大，如有明显男性化者多系肾上腺癌，男性性功能下降；精神症状。实验室检查包括血浆游离皮质醇测定、24 小时尿游离皮质醇测定、血浆 ACTH）；特殊检查包括小剂量和大剂量地塞米松试验；定位检查包括 B 超、CT、MRI。药物治疗用于术前准备、预防术后复发或其他治疗效果不佳时；手术治疗：库欣综合征病变部位在垂体或下丘脑，行垂体瘤切除；肾上腺皮质腺瘤或腺癌，采取肾上腺腺瘤切除术或患侧肾上腺全切术；肾上腺皮质结节增生，行肾上腺部分切除术；异位 ACTH 综合征，手术切除原发肿瘤。

【护理评估】

（一）术前评估

1. 健康史

（1）个人情况：病人的性别、年龄、饮食和生活习惯；有无生长发育延迟、月经不调或性功能障碍、记忆力减退、抵抗力下降等现象；

（2）既往史：既往有无高血压、糖尿病、骨质疏松等。

2. 身体状况

（1）有无向心性肥胖、满月脸、水牛背、悬垂腹、颈短、四肢萎缩等；有无痤疮、色素沉着、皮肤紫纹、多毛发、腰背疼痛等；

（2）女性病人有无月经紊乱甚至闭经，男性有无性欲下降；

（3）血压、血钾、血浆皮质醇、血糖情况；

（4）影像学检查结果有哪些异常。

3. 心理社会状况

（1）病人是否因身体形象改变而出现异常心理反应；

（2）病人对本病相关知识的了解程度，对疾病的治疗和护理是否配合。

（二）术后评估

1. 麻醉方式，手术方式，术中情况。

2. 血压和意识状况，血浆皮质醇水平如何。

3. 有无发生肾上腺功能不全、周围脏器损伤、感染等并发症。

【常见护理诊断/问题】

1. 自我形象紊乱　与皮质醇激素分泌过多引起的形象改变有关。

2. 有受伤的危险　与骨质疏松、低钾血症有关。

3. 潜在并发症：肾上腺功能不全、周围脏器损伤、感染。

【护理目标】

1. 病人能正确认识形象改变。

2. 病人未发生跌倒/坠床、骨折、皮肤破损等。

3. 病人未发生并发症，或并发症发生后得到及时发现与处理。

【护理措施】

（一）药物治疗病人的护理

1. 遵医嘱用药 药物治疗可作为术前准备、术后复发或者无法切除的肾上腺皮质癌等的辅助治疗措施，主要包括皮质醇合成抑制剂和直接作用于下丘脑-垂体－肾上腺的药物。常用药物有米妥坦、氨鲁米特等。

注意：部分病人用药后可出现皮质功能低下。

2. 预防受伤 本病常引起骨质疏松、皮肤菲薄、低钾、高血压，病人有跌倒、坠床、骨折、皮肤受损等危险，应避免碰撞硬物、摔倒等意外伤，并加强皮肤护理。

（二）手术治疗的护理

1. 术前护理

（1）协助做好术前检查，术前常规准备。

（2）术前用药：为预防术后发生肾上腺危象，术前需补充皮质激素；高血压者遵医嘱按时服用降压药；高血糖者遵医嘱使用降糖药，以控制血糖。

（3）心理护理：解释病情，告知手术治疗的必要性和可行性；介绍病人认识同类手术康复者，消除病人焦虑、恐惧心理。

2. 术后护理

（1）观察病人神志，生命体征，尿量，皮肤情况。

（2）用药护理：肾上腺切除者，术后要补充皮质醇激素，预防肾上腺功能不全；双侧肾上腺切除者，需坚持皮质醇激素终生代替治疗。

（三）术后并发症的观察与护理

1. 肾上腺功能不全 肾上腺切除术后肾上腺可有不同程度的缺血、损伤，均可导致肾功能不全。

观察：术后至出院这段时间均可发生肾上腺功能不全，严重者出现肾上腺危象。表现为乏力、高热、心率增快、呼吸急促、血压下降、恶心、呕吐、脱水、腹痛、腹泻、精神萎靡、烦躁不安、尿少。

护理：一旦发生，遵医嘱补充肾上腺皮质激素，并纠正水电解质失衡及低血糖情况。

注意：避免使用吗啡、巴比妥类药物。术后遵医嘱使用肾上腺皮质激素继续补充治疗，以预防肾上腺危象的发生。

2. 周围脏器损伤　术后病人可能出现气胸、出血、肠瘘等。

观察：病人体温、胸腹部情况、呼吸、伤口渗出液、引流液等情况。

护理：一旦出现，及时通知医生做好相应的处理。

3. 感染　术后因大剂量应用激素，病人抵抗力下降，易发生感染。

观察：病人体温、伤口、血常规等情况，早期发现感染征象。

护理：一旦出现及时通知医生，遵医嘱使用抗菌药物。

【健康教育】

1. 生活指导　注意活动安全，防止外伤和摔倒；做好个人卫生，预防感染。

2. 用药指导　遵医嘱用药，不可自行停药或调整药物剂量。

3. 定期复查　术后定期复查 B 超，监测皮质醇水平，判断有无复发。

【护理评价】

1. 病人能正确认识形象改变。

2. 病人未发生跌倒或坠床等意外。

3. 病人是否出现并发症，若并发症发生是否得到及时发现和处理。

关键点

1. 警惕有无肾上腺功能不全的表现，早期可仅表现为血压偏低、体温升高、脉搏快等非特异症状。

2. 对需长期服用激素药物者，应指导病人遵医嘱服药，不可自行停药或调整药物剂量。

第二节　原发性醛固酮增多症

原发性醛固酮增多症（简称原醛症）是由于肾上腺皮质球状带或异位组织分泌过多的醛固酮所致。主要表现为高血压和低钾血症。处理原则：药物治疗适用于进行术前准备、特发性肾上腺皮质增生、有手术禁忌证的原醛症、不能切除的皮质腺癌、糖皮质激素可控制的原醛症；其他原醛症均以手术治疗为主，后腹腔镜肾上腺切除术目前已成为肾上腺疾病手术治疗的金标准。

【常见护理诊断/问题】

1. 体液过多　与醛固酮过量引起的水钠潴留有关。

2. 体液不足　与术后激素突然减少引起血管扩张、水电解质平衡紊乱有关。

3. 有跌倒的危险　与低钾性肌麻痹引起软瘫及服用降压药物引起体位性低血压等有关。

4. 潜在并发症：电解质紊乱、周围组织脏器损伤等。

【护理措施】

（一）药物治疗的护理

1. 遵医嘱用药　遵医嘱使用排钠保钾药物及降压药，如螺内酯、氯胺吡咪、氨苯蝶啶、卡托普利、硝苯地平等，促使水钠排出，控制高血压，提高血钾浓度。

2. 纠正水、电解质及酸碱失衡　术后盐皮质激素突然减少，钠离子和水大量排出，大量钾离子随尿液排出，病人易发生低血压、低钠、低钾，应密切观察，遵医嘱补充液体、纠正纠正水、电解质及酸碱失衡。

3. 预防跌倒　低钾血症造成的肌无力、周期性瘫痪及降压药引起的体位性低血压，需要预防跌倒，做好活动指导，加强防护。

注意：避免低钾血症导致的跌倒等意外。

(二) 手术治疗的护理

(1) 协助做好术前检查，术前常规准备。

(2) 心理护理：解释病情，告知手术治疗的必要性和可行性；介绍病人认识同类手术康复者，消除病人焦虑、恐惧心理。

(三) 术后并发症的观察与护理

1. 电解质紊乱

观察：病人有无肌无力、低钾血症心电图改变，血生化、尿量等情况。

护理：遵医嘱补充液体，纠正水、电解质及酸碱失衡。

2. 周围组织脏器损伤　详见第本章第一节皮质醇症相关内容。

【健康教育】

1. 饮食指导　指导病人多吃含钾高食物，如香蕉、橘子等；低钠饮食，少吃腌制食品、酱菜等。

2. 自我护理　自我血压监测，防跌倒。

3. 用药指导　若术后血压未恢复至正常，需继续遵医嘱服用降压药。

4. 定期复查　定期复查 B 超、血醛固酮、血钾，以判断疾病的治疗效果及康复情况。

36

关键点

1. 病人因高血压、低钾血症容易发生跌倒，做好防跌倒宣教。

2. 警惕肾上腺功能不全的发生，早期可仅表现为血压偏低、体温升高、心率快等非特异症状。

> 3. 警惕有无水、电解质紊乱，密切监测生命体征、尿量、血生化检查结果。

第三节　儿茶酚胺症

儿茶酚胺症是指由肾上腺嗜铬细胞瘤、肾上腺髓质增生、肾上腺外的异位嗜铬细胞瘤等疾病分泌过量的儿茶酚胺所致，多见于青壮年。临床表现以持续性高血压伴（或）阵发性高血压为本病典型特征；代谢紊乱表现为高代谢、高血糖、尿糖，血中游离脂肪酸和胆固醇浓度增高，少数病人出现低钾血症。辅助检查：24小时尿儿茶酚胺测定、尿香草扁桃酸测定、血儿茶酚胺测定、CT 与 MRI 有助于疾病的诊断。治疗方法以手术切除嗜铬细胞瘤为主。

【常见护理诊断/问题】

1. 体液不足　与术后激素减少引起血管扩张、水电解质平衡紊乱有关。

2. 潜在并发症：低血压、低血糖、肾上腺功能不全、周围脏器损伤。

【护理措施】

（一）术前护理

1. 协助做好术前检查，常规术前准备。

2. 控制血压，避免高血压危象

（1）遵医嘱应用肾上腺素能受体阻滞剂，有效控制血压。

注意：用药期间改变体位时，避免发生体位性低血压。

（2）密切关注病人生命体征，尤其血压情况，将血压控制在正常范围。

（3）指导病人注意休息，保持情绪稳定，避免剧烈活动、过度劳累。

3. **扩充血容量**　为预防术中、术后低血压，在控制血压的前提下，术前进行扩容治疗，如输血、补液。常用低分子右旋糖酐静脉滴注。

4. **纠正心律失常**　由于长期受儿茶酚胺的作用，嗜铬细胞瘤病人心血管系统耗损严重，常合并心律失常。指导病人遵医嘱服用药物，如普萘洛尔，将心率控制在90次/分以下。

5. **心理护理**　适当解释病情，告知手术治疗的必要性和可行性，介绍病人认识同类手术康复者，消除病人焦虑、恐惧心理，使其保持稳定的情绪。

(二) 术后护理

1. **病情观察**　观察病人生命体征，尤其是血压、心率变化；监测血糖、电解质等。

2. **术后并发症的观察与护理**

(1) 低血压：嗜铬细胞瘤病人术前周围血管长期处于收缩状态，手术切除肿瘤后，血中儿茶酚胺类物质骤然减少，外周血管收缩状态缓解，血管容积明显增大，导致血容量不足，回心血量减少，可产生难以控制的低血压休克，甚至死亡。

观察：生命体征、CVP、尿量等变化，特别是血压、心率的变化。

护理：一旦出现，及时调整补液，必要时用升压药。

(2) 低血糖：肿瘤切除后，原来受抑制的胰岛素大量释放，可引起低血糖。

观察：有无头晕、饥饿感、多汗、心悸、焦虑、震颤、心率加快和收缩压增高等低血糖症状，低血糖还可表现出持续性低血压，而低血糖所致的低血压，对药物及血容量的补充均不敏感，经扩容和升压药物治疗后无明显升高。

护理：一旦出现低血糖，及时处理。

(3) 肾上腺功能不全、周围脏器损伤　详见本章第一节皮质醇症相关内容。

【健康教育】

1. 生活指导 监测血压，血压高者保持情绪稳定，尽量避免诱发因素，如突然的体位变化、提重物、咳嗽、情绪激动、挤压腹部等。

2. 用药指导 手术后需肾上腺皮质激素替代治疗者应坚持遵医嘱服药，在肾上腺功能恢复的基础上，逐渐减量，切勿自行加减药量。若术后血压仍较高，可能与长期高血压使血管壁弹性减弱有关，需遵医嘱服用降压药，血压不稳定时及时就诊。

3. 定期复查 指导病人定期返院复查 B 超、儿茶酚胺。

36

关键点

1. 术前控制血压、扩容、控制心率是预防术后低血压休克的重要措施。

2. 术前指导病人避免高血压危象的诱发因素，如过度劳累、情绪激动等。

3. 术后要注意观察血压、心率变化，警惕顽固性低血压的发生。

4. 术后注意监测血糖情况，尤其是未能进食病人，警惕低血糖的发生。

（黄师菊）

第三十七章

泌尿、男性生殖系统其他疾病病人的护理

第一节 肾囊肿

肾囊肿是常见的肾脏囊性病变，临床上的肾囊肿多指单纯性肾囊肿。病因尚不清楚。多见于成年人，单纯性肾囊肿一般无明显症状，当囊肿增大压迫血管或造成尿路梗阻时才出现症状，表现为腰部不适或腰部隐痛、血尿、腹部肿块等，可影响肾功能。首选 B 超检查，如不能判断肾囊肿性质，可行腹部 CT 检查。主要处理方法：无自觉症状者可随诊；当囊肿超过 5cm，应进行相应的治疗，包括囊液抽吸术并囊内注射硬化剂或行手术治疗。

【常见护理诊断/问题】

1. 知识缺乏：缺乏肾囊肿预防，复发和自查等疾病相关知识。

2. 潜在并发症：出血、疼痛、尿漏。

【护理措施】

（一）非手术治疗的护理

囊肿小于 5cm，无明显症状的病人应定期复查 B 超，观察囊肿是否有增大趋势，一旦有囊肿大于 5cm 或者有症状出现，应及时处理。

（二）肾囊肿穿刺抽液并注入硬化剂治疗的护理

1. 术前护理

（1）协助做好术前检查，术前常规准备。

（2）呼吸训练：因术中需要俯卧位或侧卧位屏气，术前应训练病人深呼吸、平静呼吸和屏气，教会病人听口令屏气，并指导病人在操作过程中不要随意活动。

（3）疼痛护理：嘱卧床休息，一般会自行缓解；严重时遵医嘱给予止痛药物处理。

2. 术后护理

（1）病情观察：测量生命体征，观察尿量、尿色；若硬化剂为无水酒精，观察病人有无面红，头晕等醉酒样反应。

（2）活动与饮食：嘱卧床休息，给予半坐卧位，避免剧烈咳嗽，1周内避免剧烈活动。嘱多饮水，指导清淡，易消化饮食。

3. 术后出血的观察和护理

观察：并发症多为囊内出血、肾周出血等。术后观察有无血压下降，腰部肿胀、伤口渗血、血尿等。

护理：遵医嘱予止血等对症处理，严重时行手术探查。

（三）手术治疗的护理

1. 术前护理

（1）协助做好术前检查，术前常规准备。

（2）心理护理：适当解释病情，告知手术治疗的必要性和可行性，介绍病人认识同类手术康复者，消除病人焦虑、恐惧心理。

2. 术后护理

（1）病情观察：密切观察生命体征，尿量、尿色的变化。

（2）体位：术后病情稳定予半坐卧位，利于引流。

（3）肾周引流管护理：妥善固定，观察引流液的颜色、性状、量；避免受压，阻塞。

3. 尿漏的观察与护理

观察：观察病人是否出现腹痛、腹胀或伴有发热；

引流管有无引出尿液；伤口有无渗出尿液。

护理：取半坐卧位，保持各引流管通畅，遵医嘱使用抗菌药物，必要时手术治疗。

【健康教育】

肾囊肿术后可能复发，应定期复查 B 超。一旦发现异常，及时就诊。

关键点

警惕肾囊肿复发：定时复查 B 超，及早发现与处理。

第二节　精索静脉曲张

37

精索静脉曲张是指精索内蔓状静脉丛的异常伸长，扩张和迂曲。多见于青壮年，发病率为男性人群的 10% ~ 15%，以左侧发病为多，是引起男性不育症的原因之一。精索静脉曲张病变轻时一般无症状，仅在体检时或因不育症就诊时发现。严重时主要表现为患侧阴囊肿大、坠胀、隐痛，站立或者行走过久则症状加重，平卧休息后症状可缓解或消失。B 超检查可帮助诊断。无症状或症状轻者可保守治疗；治疗多以手术为主，常见手术治疗方式为经腹股沟精索静脉内高位结扎术、腹腔镜精索内静脉高位结扎等。

【常见护理诊断/问题】

1. 焦虑　与疾病可能导致不育，担心预后有关。

2. 生育功能障碍　与精索静脉曲张影响精子的产生和精子质量有关。

【护理措施】

(一) 非手术治疗的护理

轻度坠胀无导致不育者可用阴囊托托起阴囊或者穿紧身内裤；无症状者可不处理，定时复查。

（二）手术治疗的护理

1. 术前护理

（1）协助完善各项术前检查，术前常规准备。

（2）心理护理：适当解释病情，告知手术治疗的必要性和重要性，介绍病人认识同类手术康复者，消除病人焦虑、恐惧心理。

2. 术后护理

（1）观察生命体征变化；

（2）腹股沟手术区伤口可压沙袋6小时；

（3）排尿观察与护理：此类手术并非常规留置尿管。观察膀胱充盈情况，协助病人改变体位，倾听流水声，热敷膀胱促进排尿，必要时给予留置导尿。

【健康教育】

1. 生活指导 保持心情舒畅；注意休息，避免劳累、久站、久坐；术后3个月避免剧烈活动，1个月内禁性生活。

2. 复查 不育者定期做精液检查。

> **关键点**
> 1. 避免长时间站立、久坐，预防复发。
> 2. 不育者需定时复查精液常规检查。

第三节 鞘膜积液

鞘膜囊内积聚的液体增多而形成的囊肿者，称为鞘膜积液，多发生于儿童与青少年。可分为睾丸鞘膜积液，精索鞘膜积液，睾丸、精索鞘膜积液，交通性鞘膜积液。鞘膜积液以一侧多见，一般无自觉症状，常在体查时偶然发现。积液量大时，可表现为阴囊下坠、胀痛和牵扯感；巨大鞘膜积液时，阴茎缩入包皮内，影响排尿、行走与劳动。睾丸鞘膜积液位于阴囊内，触之有囊性感；精索鞘膜积液位于睾丸上方，其下方可触及睾丸；婴儿型鞘膜积液，阴囊内有梨形肿物。积液多时 B 超检查有助于诊断。婴儿的鞘膜积液可自行消失，可不急于手术治疗；成人的鞘膜积液量少、无任何症状时，不需手术治疗，积液较多时可行手术。手术方式包括睾丸鞘膜翻转术，鞘膜囊肿切除术，鞘状突高位结扎术等。

【常见护理诊断/问题】

1. 焦虑、恐惧　与病人年龄较小、疾病引起的不适有关。

2. 潜在并发症：阴囊水肿及血肿，睾丸附睾炎。

【护理措施】

（一）术前护理

1. 协助完善各项术前检查，术前常规准备。

2. 心理护理　鞘膜积液常引起阴囊不适，且儿童患病较多，易对医务人员产生恐惧心理；护士应多与病人和家属沟通，取得其信任。针对小儿不同年龄层次进行心理疏导，解除病人和家属的担忧。对成年病人多倾听，减轻其焦虑。

3. 其他　对于年龄较小的病人尽量缩短禁食禁饮时间，避免因饥饿而哭闹，注意病人保暖，预防感冒。

（二）术后护理

1. 病情观察　密切观察生命体征变化，伤口渗液情况。

2. 伤口护理　腹股沟切口可压沙袋 6 小时，保持切口敷料干洁。

（三）术后并发症的观察与护理

1. 阴囊水肿或者血肿

观察：阴囊大小，质地，皮肤颜色，是否有疼痛。

护理：使用阴囊托托住阴囊，以减少渗液聚集、促进回流。避免热敷降低精子活力。一旦怀疑血肿，嘱病人卧床休息，阴囊可给予加压包扎，冷敷，必要时抽吸血肿液。效果不佳时需手术治疗。

2. 睾丸附睾炎

观察：阴囊有无肿胀，阴囊皮肤有无发红、发热、疼痛，是否有膀胱刺激征。

护理：予卧床休息，并将阴囊托起，止痛等对症处理，遵医嘱用药。

【健康教育】

1. 生活指导 术后 3 个月不宜久坐、久站、避免剧烈活动。注意保持会阴部卫生。

2. 复查 自查阴囊有无增大、肿胀、疼痛以及睾丸位置。3 个月到半年定期复查 B 超。

关键点

教会病人自查阴囊和定期复查。

（陈妙霞）

37

第三十八章

骨科病人的一般护理

第一节　牵引术

　　牵引术是骨科常用的治疗技术，是通过牵引装置，利用牵引力与反牵引力对肢体或躯干进行牵拉，使骨折、脱位得以复位和固定，关节挛缩畸形得到预防及矫正的方法。常见的牵引术有：①皮肤牵引术，即将皮牵引套或胶带包压于伤肢皮肤上，利用肌肉在骨骼上的附着点，将牵引力传递到骨骼，达到复位、固定的目的。其牵引力较小，适用于小儿股骨干骨折、老年下肢骨折以及关节炎症需制动者。但对胶布过敏者，皮肤有破损、炎症者禁用。②骨骼牵引术，即利用钢针或通过钳夹夹持骨质进行牵引，牵引力直接作用于骨或关节，起到复位、固定的作用。骨牵引可较好纠正骨折的旋转移位和成角畸形，在牵引的同时可在局部加用小夹板固定纠正骨折端的侧方移位。③兜带牵引，利用厚布或皮革按局部体形和治疗目的制成各种兜带，托住身体的受力部位，再通过牵引装置进行牵引。其适应证有颈椎骨折、脱位、结核、颈椎病、腰椎间盘突出症、骨盆骨折等。

【护理评估】

（一）术前评估

1. 健康史

（1）个人情况：病人的年龄、性别、体重、过敏史等。

（2）既往史：病人既往有无外伤、长期卧床病史；有无高血压、糖尿病病史等。

2. 身体状况

（1）病人意识情况；

（2）四肢感觉、活动、反射情况，有无大小便障碍；

（3）疼痛部位、程度及性质；

（4）局部皮肤情况，有无外伤、发炎、溃疡、坏死等。

3. 心理社会状况

（1）是否了解牵引术的目的、重要性；

（2）是否知晓牵引术的配合事项；

（3）病人及家属的心理状态、家庭及社会支持情况。

（二）术后评估

1. 伤肢的长度及周径；

2. 伤肢血液循环情况；

3. 牵引装置是否正确；

4. 有无牵引针眼感染、压疮、呼吸、泌尿系感染、关节僵硬和肌肉萎缩、足下垂、便秘、神经损伤，血管功能障碍等并发症发生。

【常见护理诊断/问题】

1. 疼痛　与骨折引起的炎症、骨折断端摩擦刺激、损伤及肌肉痉挛有关。

2. 潜在并发症：牵引针眼感染、压疮、呼吸、泌尿系感染、关节僵硬和肌肉萎缩、足下垂、便秘、神经损伤、血管功能障碍。

3. 知识缺乏：缺乏牵引自我护理的相关知识。

【护理目标】

1. 病人自述疼痛减轻，舒适感增强。

2. 病人未发生并发症，或并发症发生后得到及时发现与处理。

3. 病人知晓牵引术自我护理的相关知识。

【护理措施】

（一）牵引术前护理

1. 解释　向病人及家属解释牵引治疗的方法、目的及配合要求。

2. 伤肢皮肤清洁　用肥皂水、清水依次清洗皮肤。

3. 疼痛护理　患肢制动，卧床休息。指导病人做深呼吸、放松以减轻疼痛，必要时可使用药物镇痛。

（二）牵引术后护理

1. 病情观察

（1）伤肢的长度及周径：应每班测量牵引肢体的长度及牵引装置，以免牵引过度及牵引无效；观察是否发生关节僵硬或肌肉萎缩。

（2）伤肢血液循环情况：严密观察肢体末梢血液循环及活动、感觉情况，如患肢末梢苍白、青紫、温度较健侧低则为血液循环障碍的表现；如患肢感觉麻木、活动无力则提示有神经损伤，须立即查明原因并及时处理。

（3）皮肤情况：检查皮肤的完整性，特别是骨突处，观察伤肢足跟及内外踝，必要时可加棉垫保护，如发现皮肤变红、变紫或水疱应及时处理。

2. 牵引护理

（1）体位：颅骨牵引需抬高床头，下肢牵引需抬高床尾30°，上肢外展牵引需垫高患侧床脚，以保持反牵引力。

（2）有效牵引：

①每班检查、调整牵引装置，保持身体轴线、牵引轴线在一直线上。

②检查牵引弓是否松脱，牵引针有无滑动，牵引砝码是否悬空，牵引绳有无受压等情况，发现异常及时纠正。

③转运病人时，如外出检查、去手术室等，均不能中断牵引，防止骨折移位。颈部牵引时加强巡视，防止枕颌带松脱压迫气管而窒息。

38

④保持对抗牵引力：颅骨牵引时，应抬高床头；下肢牵引时，抬高床尾。

⑤合适的牵引重量。

注意：牵引重量的选择：对骨折或脱位病人，部位不同，牵引重量也有所不同。股骨骨折时，骨牵引重量为体重的 1/10 ~ 1/7；小腿骨折为体重的 1/15 ~ 1/10；上臂骨折为体重的 1/20 ~ 1/15，枕颌带牵引常规重量为 3kg，颅骨牵引维持牵引重量为 2 ~ 4kg。

（3）牵引针眼护理：牵引针眼处用纱布条缠绕，纱布条每日更换一次，血迹浸染的纱布条及时更换，每日用碘附消毒数次。注意不能去掉针眼周围形成的保护痂，以免增加感染。

（4）生活护理：做好生活护理，注意牵引肢体保暖。

（5）功能锻炼：牵引过程中应指导病人进行踝泵、股四头肌等长收缩等功能锻炼，深呼吸及有效咳嗽，防止患肢及健肢肌肉萎缩、关节僵硬、下肢深静脉血栓形成、压疮、坠积性肺炎等并发症。

（三）术后并发症的观察与护理

1. 针眼感染

观察：穿刺针部位发红，有分泌物。

护理：应保护其穿针针眼部位不受触碰、不被污染。如发现牵引针向一侧偏移，应告知主管医生及时给予处理。

注意：切不可随手将牵引针回送，增加骨骼感染机会。

2. 压疮

观察：牵引病人由于长期卧床，骶尾部、足跟等部位皮肤长时间受压易产生压疮。注意观察有无皮下硬结、水疱、皮肤破损、坏死。

护理：加强基础护理，保持床单平整、干燥、清洁。应鼓励病人利用牵引架上的拉手行抬臀训练，在骨隆突部位应放置棉垫等保护皮肤。指导病人多食高蛋白、高热量、高维生素等食物，增加营养，提高机体抵抗力。

3. 呼吸、泌尿系统并发症

观察：长期卧床活动减少，容易发生坠积性肺炎和泌尿道感染。肺部感染表现为白细胞增高、体温升高、咳嗽、咳痰，且痰液黏稠，听诊有湿啰音；泌尿系统表现为尿频、尿急、尿痛。

护理：指导病人做扩胸、深呼吸、有效咳嗽等训练。同时鼓励病人多饮水，每天饮水量在 2000ml 以上。

4. 关节僵硬和肌肉萎缩

观察：关节僵硬是由于关节本身组织的反应性渗出、水肿、变性，进而纤维性粘连，关节囊增厚，关节活动度丧失。

护理：应鼓励病人健肢进行肌肉等张收缩，伤肢进行肌肉等长收缩、指/趾背伸/屈、踝腕背伸/屈/环转功能锻炼，以促进血液循环，保持肌力和关节的正常活动度。

5. 足下垂

观察：膝关节外侧腓骨头下有腓总神经通过，比较表浅，容易受压。受压后，可导致足背伸肌无力，而发生足下垂。

护理：下肢牵引时要防止被褥等物压在足背上，并用托足板将足底垫起，保持踝关节于功能位。皮肤牵引时可在膝外侧垫衬垫，防止压迫腓总神经。病情许可时每天应主动伸屈踝关节并活动足趾，维持局部肌张力，防止足下垂。

6. 便秘

观察：长期卧床使消化功能受抑制，肠蠕动减慢，易发生便秘，即粪便量少且干结，或 3 天以上未大便。

护理：应鼓励病人多饮水，每日饮水量不少于 2000ml；多吃蜂蜜、水果和富含纤维的食物如韭菜、粗粮等；指导病人在排便前环形按摩腹部，以促进肠蠕动。如发生便秘，可给予缓泻剂口服、开塞露塞肛等，必要时灌肠。

7. 深静脉血栓形成、骨筋膜室综合征

观察：观察病人肢体的温度、足背动脉搏动、下肢周径及肿胀疼痛情况，及早发现深静脉血栓形成、骨筋膜室综合征等的发生。

注意：前臂及小腿双骨折病人要警惕骨筋膜室综合征的发生。

护理：患肢抬高 20°～30°，加强观察；避免下肢静脉穿刺，注意保暖；每日饮水 2000～2500ml，防止脱水；多做深呼吸及咳嗽训练；鼓励病人进行踝泵运动、股四头肌等长收缩等功能锻炼，促进血液循环，预防并发症的发生。

【健康教育】

1. 自我护理　维持牵引体位，不随意增减、放松牵引重量，不可在牵引绳上加压重物等，保持有效牵引。

2. 自我观察　牵引肢体若出现局部疼痛、麻木等应及时向医务人员反映。

3. 饮食指导　应鼓励多饮水，减少尿道感染；头颈部牵引时，宜食软食，且缓慢进食。

4. 活动指导　利用牵引架拉手抬起上身，以促进呼吸及血液循环；在整个牵引期间，除固定关节外，凡不被限制活动的部位都要保持活动，进行功能锻炼，防止肌肉萎缩与僵硬。

【护理评价】

1. 病人疼痛程度是否减轻。

2. 病人是否出现并发症，若并发症发生是否得到及时发现和处理。

3. 病人是否知晓牵引的配合要点。

关键点

1. 牵引过程中严格遵守无菌操作原则。严格执行无菌操作技术，牵引皮肤处严格消毒，穿针处皮肤应保持清洁，以无菌敷料覆盖。

2. 维持有效牵引，防止牵引过度或牵引无效。

第二节　石膏固定术

石膏固定术是利用医用石膏、石膏绷带、高分子绷带等可以塑形的化学特性，制造所需要的模型，以达到固定骨折、畸形矫正、制动肢体的目的，临床应用广泛。医用石膏是天然生石膏（$CaSO_4 \cdot 2H_2O$）加热脱水而成为熟石膏［$(CaSO_4)_2 \cdot H_2O$］，当熟石膏遇到水分时，可重新结晶而硬化。高分子绷带是一种高分子物质，以网眼编织物为基材，用玻璃纤维或聚酯纤维制成，10分钟固定成形，30分钟即可达到最高强度，塑形好，透气性好，有取代医用石膏之势。

【护理评估】

（一）术前评估

1. 健康史

（1）个人情况：病人的年龄、性别、体重、过敏史等。

（2）既往史：病人既往有无外伤、长期卧床病史；有无冠心病、高血压、糖尿病等全身疾病。

2. 身体状况

（1）病人意识情况；

（2）伤肢血液循环、感觉运动、组织张力，有无肿胀、渗血渗液情况；

（3）疼痛部位、程度及性质；

（4）局部皮肤情况，有无外伤、发炎、溃疡、坏死等。

3. 心理社会状况

（1）是否了解石膏固定的目的、重要性；

（2）是否知晓石膏固定的配合事项；

（3）病人及家属的心理状态、家庭及社会支持情况。

（二）术后评估

1. 患肢伤口渗血、渗液情况，固定肢体的清洁情况；

2. 患肢复位、患肢肢端血液循环情况、肿胀程度、组织张力等；

3. 有无骨筋膜室综合征、压疮、化脓性皮炎、石膏综合征、关节僵硬和失用骨质疏松、坠积性肺炎等并发症发生。

【常见护理诊断/问题】

1. 疼痛　与骨折引起的炎症、骨折断端摩擦刺激、损伤及肌肉痉挛有关。

2. 自理能力下降　与石膏固定、肢体制动有关。

3. 潜在并发症：骨筋膜室综合征、压疮、化脓性皮炎、石膏综合征、关节僵硬和失用性骨质疏松、坠积性肺炎。

4. 知识缺乏：缺乏石膏固定后自我护理的相关知识。

【护理目标】

1. 病人自述疼痛减轻，舒适感增强。

2. 病人有一定自理能力，基本需要得到满足。

3. 病人未发生并发症，或并发症发生后得到及时发现与处理。

4. 病人知晓石膏固定自我护理的相关知识。

【护理措施】

（一）术前护理

1. 解释　向病人及家属解释石膏治疗的方法、目的及配合要求。

2. 伤肢皮肤清洁　将拟行固定的肢体用肥皂水、清水依次清洗皮肤，如有伤口应作好伤口处理，妥善包扎。

3. 疼痛护理　患肢制动，卧床休息。指导病人做深呼吸、放松以减轻疼痛，必要时可使用药物镇痛。

4. 肢体护理　将肢体处于功能位或治疗位，骨突处加垫保护。

（二）术后护理

1. 未干石膏的保护

（1）搬运：不要随意搬动，防止石膏变形、折断；

搬运时用力要均匀，如两人搬运，动作应协调一致，不可扭曲；注意用手掌平托，不要用指抓捏，以免石膏向内凹陷形成压迫点。

（2）安置体位：不可将石膏固定的肢体放置于硬质床面，不可在石膏上放置重物；肢体放置时要保证各处受压均匀，根据石膏体型放置枕垫，骨突处尽量悬空，避免石膏变形和重力压迫骨突部位。

（3）石膏的促干：夏天可将石膏暴露在空气中不加覆盖，利于水分散发，冬天将盖被支起，有条件者可用烤灯烘烤，或用热风机向石膏吹风，但温度不宜过高，且应经常移动仪器位置，避免灼伤。

注意：肢体位置摆好后，不要变动。肢体变动活动后容易在关节屈侧产生皱褶，轻则引起皮肤压伤，重则造成肢体缺血坏死。

2. 石膏固定术的护理

（1）病情观察

①肢体血液循环：如皮肤颜色苍白、发绀、剧烈疼痛、麻木时，应立即报告医生。

②伤口渗血渗液：当血液渗出石膏表面时，可将每次在石膏表面观察到的血迹画线并记录时间，根据血迹扩大范围判定出血量及是否继续出血；若石膏表面无渗血时，应观察石膏低位处，如长臂石膏的腋窝下，髋人字石膏的腰背部是否有血液流出；注意不能翻身的病人石膏出血量的观察。

（2）安置正确体位：四肢石膏固定者患肢应高于心脏水平面并放置稳妥，避免旋转、扭曲；躯干部石膏固定应将躯体凹部用垫枕支起，并注意将骨突部悬空，使患肢舒适。在翻身或搬动时必须保持固定位置不变，防止石膏断裂、变形等意外情况发生。

（3）生活护理：定时翻身，保持床单位清洁、平整；避免石膏污染，保持石膏清洁、干燥、边缘整齐；髋人字石膏及石膏短裤的病人，须保持会阴部清洁；石膏远端暴露的肢体，应注意保暖，防止受凉。

38

（4）功能锻炼：向病人交代石膏固定的时间，指导、鼓励病人多活动未固定的关节及肌肉，以免造成关节僵直和肌肉萎缩。

（三）并发症的观察与护理

1. 骨筋膜室综合征

观察：观察是否出现伤肢持续性剧烈疼痛、明显肿胀、皮肤苍白、皮温升高、指或趾屈曲、被动伸指或趾时疼痛剧烈。

护理：一旦发现，应立即通知医生处理，拆除石膏，切不可将肢体抬高以加重肢体缺血。

注意：如处理不及时或处理不当，可导致肢体缺血性肌挛缩，甚至肢体坏死。

2. 压疮

观察：多因石膏变形或放置不当等原因引起。表现为局部持续性疼痛，溃疡形成或组织坏死，有臭味和分泌物。需经常检查石膏边缘及骶尾部、足跟等皮肤。

护理：应定时协助病人翻身、预防压疮；骨突和关节处加以衬垫保持。如石膏内有分泌物和臭味，可开窗检查有无石膏内压疮。

3. 化脓性皮炎　因固定部位皮肤不清洁、皮肤有擦伤及软组织严重挫伤水疱形成破溃而导致。应及时告知医生开窗处理。

4. 石膏综合征

观察：固定躯干部后病人可发生急性胃扩张，常见于石膏背心、髋人字石膏或蛙形石膏固定病人。临床表现为腹胀、恶心、呕吐。

护理：包扎石膏不宜过紧，开窗修整时要留出进食后腹部膨出的空隙；避免脊柱过度伸展；饮食宜少量多餐，避免暴饮暴食；注意要适当地变换体位，如侧卧或俯卧，以缓解对十二指肠横部的压迫。

5. 关节僵硬和失用性骨质疏松

观察：石膏固定需固定骨折部位上下关节，若固定时间过长，又缺乏功能锻炼，可导致纤维蛋白沉积在滑膜、关节及肌肉间，引起粘连致关节僵硬。活动减少，骨质脱钙可发生骨质疏松。

护理：要积极进行适当的功能锻炼，练习患肢肌肉等长收缩、患肢指或趾伸屈活动及患肢的全关节活动。

6. **坠积性肺炎**

观察：长期卧床，呼吸道引流不畅，分泌物沉积易导致坠积性肺炎。表现为白细胞增高，体温增高，咳嗽咳痰，且痰液黏稠，听诊有湿啰音。

护理：可加强未固定肢体的功能锻炼并定时翻身、叩背，鼓励病人深呼吸、咳嗽，以利于排痰。同时鼓励病人多饮水，每天饮水量在 2000ml 以上。

(四) 拆石膏的护理

1. **皮肤护理**　由于石膏的刺激，石膏内的皮肤干燥。拆石膏后，应用温水清洁皮肤，然后涂以润肤露保护皮肤；皮肤瘙痒时，不可搔抓皮肤，以免皮肤破损。

2. **防止肢体失用性水肿**　下肢石膏拆除后，因血液循环已适应坚硬的外固定，突然解除，可形成水肿，引起关节粘连，使关节功能恢复缓慢。拆除石膏后可穿弹力袜或行弹性绷带包扎，并逐步放松使肢体适应。若肢体明显肿胀，指导病人卧床休息并将患肢抬高 24 小时后再穿弹力袜，并持续使用直至肢体的肌张力和血液循环恢复。

【健康教育】

1. **自我护理**　石膏固定后应抬高患肢，利于消肿；石膏未干时，不可用被物覆盖；翻身或改变体位时应注意保护，避免石膏折裂。

2. **保持清洁**　注意保持石膏的整洁，勿使尿、粪或食物污染石膏；石膏外面如果有污物，可用毛巾沾清水擦洗干净，擦洗时水不能过多，以免石膏软化变形。

3. **自我观察**　如感觉某一固定区剧痛不止，皮肤感觉异常、发绀、苍白、温度降低或知觉减退，且指、趾不能主动活动，应考虑有血运障碍或神经受压，必须立

38

即通知医护人员及时处理。

4. 功能锻炼 固定期间作固定关节的肌肉等长收缩、未固定关节肌肉的等张收缩。

【护理评价】

1. 病人疼痛程度是否减轻。

2. 病人基本需要是否得到满足。

3. 病人是否出现并发症，若出现是否得到及时发现和处理。

4. 病人是否知晓石膏固定自我护理的相关知识。

关键点

1. 皮肤应清洗干净，若有创口应更及时换敷料，纱布、胶布条应行纵行放置，禁用环形包扎。

2. 肢体或关节须固定在功能位或所需要的特殊位置上，上石膏的过程中，应用支架悬吊或者专人扶持肢体，始终保持此位置。

第三节 功能锻炼

功能锻炼是指受伤肢体肌肉和关节的活动锻炼。适当的功能锻炼可促进新陈代谢和血液循环；避免肌肉组织萎缩，预防组织粘连和关节僵硬，尽可能保持或恢复关节的正常活动范围；改善局部血液循环，消除肿胀，减轻创伤或疾病的病理后果，促进骨折愈合，使功能获得最大限度地恢复。

【护理评估】

（一）术前评估

1. 健康史

（1）个人情况：病人的年龄、性别、一般情况，受伤经过及引起损伤的原因。

（2）既往史：病人既往有无外伤、长期卧床病史；有无冠心病、高血压、糖尿病等全身疾病。

2. 身体状况

（1）局部肢体的色泽、皮温、毛细血管充盈度及动脉的搏动情况，有无血管危象发生；

（2）有无受损神经支配区域的感觉、运动障碍；

（3）疼痛部位、程度及性质；

（4）有无重要脏器的合并损伤，有无重要脏器衰竭的现象及 DIC 并发症的发生。

3. 心理社会状况

（1）是否了解功能锻炼的目的、重要性及锻炼方法；

（2）病人对意外伤残的心理反应；

（3）病人及家属的心理状态、家庭及社会支持情况。

（二）术后评估

1. 患肢伤口渗血、渗液情况，固定肢体的清洁情况；

2. 患肢复位、患肢肢端血液循环情况、肿胀程度、组织张力等；

3. 有无关节僵硬和失用性骨质疏松等并发症发生。

【常见护理诊断/问题】

1. 疼痛　与损伤及功能锻炼有关。

2. 知识缺乏：缺乏功能锻炼的相关知识。

【护理目标】

1. 有效缓解疼痛，促进康复。

2. 病人能正确掌握相关功能锻炼知识。

3. 病人未发生并发症，或并发症发生后得到及时发现与处理。

【护理措施】

1. 保持关节功能位　关节功能位是指能使肢体发挥最大功能的位置。故骨折肢体一般需固定在功能位置，它是依据该部位功能的需要而综合考虑得出的一种位置。

以下是各大关节的功能位：

肩关节：外展 45°，前屈 30°，外旋 15°；

肘关节：屈曲 90°；

腕关节：背伸 20°～30°，尺偏 5°～10°；

38

髋关节：前屈 15°～20°；外展 10°～20°，外旋 5°～10°；

膝关节：屈曲 5° 或伸直 180°；

踝关节：背屈 90°。

2. 锻炼方法

（1）早期

时间与内容：骨折后 2 周内，此期功能锻炼的目的是促进患肢血液循环，消除肿胀，防止肌萎缩。

范围：骨折所涉及的关节不活动，但身体其他各部位关节则应进行功能锻炼。由于患肢肿胀、疼痛、易发生骨折再移位，功能锻炼应以患肢肌肉等长舒缩活动为主。

方法：上肢：用力握拳和充分伸直 5 个手指；下肢：用力向下压膝，收缩和放松股四头肌；踝泵运动，即用力使踝关节背伸、跖屈及伸屈足趾。

（2）中期

时间：骨折 3～6 周以后，患肢损伤炎症反应消退，局部疼痛减轻，骨折处已有纤维连接，日趋稳定。

范围：开始进行骨折关节活动。根据骨折的稳定程度，在医务人员指导和健肢的帮助下逐渐增加其活动强度和范围，以防肌萎缩和关节僵硬。

方法：上肢可较大幅度地活动肩、肘、腕关节，下肢练习抬腿及伸膝。

（3）后期

时间：骨折 6 周后已达到临床愈合标准，外固定已拆除。

方法：此时是功能锻炼的关键时期。特别是早、中期功能锻炼不足的病人，存在肢体部分肿胀和关节僵硬，应通过功能锻炼，尽早使之消除，达到全面康复。可辅以物理治疗和外用药物熏洗，促进关节活动范围和肌力的恢复，恢复正常功能。

3. 病情观察　观察患肢有无肿胀、皮温、血运有无异常、活动是否受限、伤口是否愈合良好。注意观察病人在训练治疗中有无疲惫、不适，给予必要的协助。

4. 心理护理　因为外观的变化，可以使病人产生心理压力，影响康复目标的实现。引导积极的情绪，对训练中不成功的动作不可指责，要耐心地指导；对于细微的进步成绩要及时给予肯定，消除病人的心理障碍，增加信心，使病人在平静的心态下获得良好的康复效果，切忌无原则的同情。

5. 积极预防再次损伤　功能锻炼应遵循循序渐进的原则，切不可急于求成造成二次损伤。

【健康教育】

1. 自我护理　熟练掌握各关节活动的正常范围，明确康复的目标，以主动锻炼为主，逐渐增加关节的活动度，循序渐进，避免造成损伤；

2. 自我观察　告知病人功能位的概念，注意保持功能位；

3. 坚持锻炼　功能锻炼应尽早进行，贯穿治疗的全过程。

38

【护理评价】

1. 病人疼痛是否缓解，功能康复情况。

2. 病人是否知晓功能锻炼的相关知识。

3. 病人是否出现并发症，若并发症发生是否得到及时发现和处理。

关键点

1. 骨科病人的功能锻炼应尽早开始，贯穿治疗全程，动作要点到位。

2. 锻炼前进行有效的疼痛护理，可提高病人功能锻炼的依从性。

（尹小兵）

第三十九章

骨折病人的护理

第一节 常见四肢骨折病人的护理

骨折是骨的完整性和连续性中断。大多数骨折由较重的创伤所致。骨折的局部症状包括疼痛和压痛，肿胀和瘀斑，功能障碍；骨折的特有体征包括畸形、反常活动、骨擦音和骨擦感。严重骨折和多发性骨折可导致一系列的并发症。早期并发症有休克、脂肪栓塞综合征、重要内脏器官损伤、重要周围组织损伤、骨筋膜室综合征；晚期有坠积性肺炎、压疮、下肢深静脉血栓形成、感染、缺血性骨坏死、缺血性肌挛缩、急性骨萎缩、关节僵硬、损伤性骨化、创伤性关节炎等。处理原则：应先处理全身情况，再处理骨折。复位、固定和功能锻炼是骨折治疗的三原则。

【常见骨折的临床特点与处理原则】

（一）肱骨髁上骨折

1. 临床特点　肱骨髁上骨折即肱骨干与肱骨髁交界处的骨折，分伸直型（较常见）和屈曲型，后者很少合并神经和血管损伤。病人受伤后肘部出现疼痛、肿胀和功能障碍，肘后凸起，患肢处于半屈曲位，可有皮下瘀斑；查体可见局部明显压痛和肿胀，有骨摩擦音及反常活动。若正中神经、尺神经或桡神经受损，可有手臂感觉异常和运动功能障碍；若肱动脉挫伤或受压，可表现为局部肿胀、剧痛、皮肤苍白、发凉、麻木，桡动脉搏动减弱或消失等。肘部正、侧位 X 线片能明确骨折。

2. 处理原则　主要采用手法复位外固定、切开复位内固定及康复治疗。

(二) 桡骨远端骨折

1. 临床特点　桡骨远端骨折指距桡骨远端关节面 3cm 以内的骨折，常见于有骨质疏松的中老年女性。根据受伤的机制不同，可发生伸直型骨折（Colles 骨折）和屈曲型骨折（Smith 骨折）。病人伤后会出现腕关节局部疼痛、皮下瘀斑、肿胀和功能障碍，查体患侧腕部压痛明显，腕关节活动受限。伸直型骨折可出现 "银叉"畸形和 "枪刺样"畸形，屈曲型骨折腕部出现下垂畸形。X 线片可见典型移位。

2. 处理原则　主要采用手法复位外固定术及切开复位内固定术。

(三) 股骨颈骨折

1. 临床特点　股骨颈骨折多发生在中老年人，以女性多见。常出现骨折不愈合（约15%）和股骨头缺血性坏死（20% ~ 30%）。中老年人有摔倒受伤史，伤后感髋部疼痛，下肢活动受限，不能站立和行走；查体可见患肢缩短，出现外旋畸形，一般在45° ~ 60°。患侧大转子突出，局部压痛和轴向叩击痛。髋部正侧位 X 线片可明确骨折的部位、类型、移位情况，是选择治疗方法的重要依据。

2. 处理原则　非手术治疗病人可穿防旋鞋，下肢30°外展中立位皮肤牵引，卧床 6 ~ 8 周。手术治疗方法包括闭合复位内固定、切开复位内固定、人工关节置换术。

(四) 股骨干骨折

1. 临床特点　股骨干骨折指股骨转子以下、股骨髁以上部位的骨折，多见于青壮年。受伤后患肢疼痛、

39

肿胀，远端肢体异常扭曲，不能站立和行走；查体可见患肢明显畸形，出现反常活动、骨擦音。股骨干血运丰富，一旦骨折常有大量失血，可能出现休克表现；若损伤腘动静脉、胫神经或腓总神经，可出现远端肢体的感觉、运动和血液循环障碍。X线正、侧位拍片可明确骨折。

2. 处理原则　可采用皮牵引、骨牵引进行非手术治疗，也可行切开或闭合复位内固定术。

（五）胫腓骨干骨折

1. 临床特点　指胫骨平台以下至踝以上部分的骨折，是长骨骨折中最常见的一种。患肢局部疼痛、肿胀，不敢站立和行走。查体患肢有反常活动和明显畸形。由于胫腓骨表浅，骨折常合并软组织损伤，形成开放性骨折，可见骨折端外露。胫骨上 1/3 骨折可致胫后动脉损伤，引起下肢严重缺血甚至坏死。胫骨中 1/3 骨折可引起骨筋膜室压力升高。胫骨下 1/3 段骨折由于血运差，软组织覆盖少，容易发生延迟愈合或不愈合。腓骨颈有移位的骨折可损伤腓总神经，可出现患足下垂内翻，小腿外侧和足背感觉消失。X线检查应包括膝关节和踝关节，以确定骨折的部位、类型和移位情况。

2. 处理原则　可采用手法复位外固定及牵引复位的非手术疗法；手法复位失败、损伤严重或开放性骨折者应切开复位，选择接骨板螺钉或髓内针固定。

【护理评估】

（一）术前评估

1. 健康史

（1）个人情况：了解病人性别、年龄、职业特点、运动爱好、吸烟饮酒史等。

（2）受伤情况：了解病人受伤原因、部位和时间，受伤时体位、外力作用方式、方向和性质，伤后肢体功能障碍及发展情况，急救处理等。

（3）既往史：病人既往有无血管性疾病、糖尿病、高血压、冠心病；有无骨质疏松、骨折或手术史等。

2. 身体状况

(1) 评估病人意识状态、循环情况（脉搏、血压、心率、尿量、尿比重）、呼吸情况（呼吸方式、频率、节律、血氧饱和度、血气分析）等，判断病人有无休克等严重并发症；

(2) 病人骨折部位及关节活动范围；皮肤是否完整，开放性损伤的范围、程度和污染情况；

(3) 患肢感觉、运动及血液循环情况；

(4) 患肢肿胀情况及程度；

(5) 石膏、小夹板固定或牵引是否维持有效状态；

(6) 病人疼痛部位、程度、性质；

(7) 实验室检查是否提示代谢异常，影像学检查的异常发现。

3. 心理社会状况

(1) 病人及家属对外伤、骨折及手术治疗的了解、接受程度；

(2) 病人是否担心肢体功能的恢复情况；

(3) 病人的家庭及社会支持系统是否足够。

（二）术后评估

1. 了解麻醉方式、术式、术中出血、补液、输血情况；

2. 评估病人意识及生命体征；

3. 伤口有无渗血、渗液及引流管的情况；

4. 患肢的感觉、运动、血液循环情况（皮肤颜色、温度、有无肿胀、肿胀的程度、毛细血管反应时间、动脉搏动）；

5. 疼痛部位、程度和性质；

6. 了解石膏固定、小夹板固定或牵引术是否维持于有效状态；

7. 评估术后是否出现骨折晚期并发症；

8. 各项辅助检查结果是否正常；

9. 了解病人是否按计划进行功能锻炼，功能恢复情况及有无活动障碍引起的并发症。

【常见护理诊断/问题】

1. **焦虑**　与外伤造成的心理压力、担心肢体功能障碍有关。

2. **疼痛**　与骨折部位神经损伤、软组织损伤、肌肉痉挛和水肿有关。

3. **躯体移动障碍**　与骨折、牵引、石膏、脱位或制动有关。

4. **潜在并发症**：骨折早期、晚期的并发症，如休克、外周血管神经损伤、脂肪栓塞、关节僵硬等。

5. **知识缺乏**：缺乏疾病、康复锻炼相关知识。

【护理目标】

1. 病人的焦虑程度减轻。

2. 病人主诉疼痛减轻或消失。

3. 病人关节活动度及舒适度得到改善。

4. 病人未发生并发症，或并发症发生后得到及时发现与处理。

5. 病人知晓疾病、康复锻炼相关知识。

【护理措施】

（一）现场急救

1. **抢救生命**　严重骨折病人往往合并组织和脏器损伤。应检查病人全身情况，首先处理休克、昏迷、呼吸困难、窒息或大出血等可能威胁病人生命的紧急情况。

2. **包扎止血**　绝大多数伤口出血可加压包扎止血。大血管出血时可用止血带止血，最好使用充气止血带，并记录所用压力的强度和时间。

注意：止血带应每40~60分钟放松一次，放松时间以局部血流恢复、组织略有新鲜渗血为宜。若骨折端已戳出伤口，又未压迫重要血管或神经，则不宜现场复位。

3. **妥善固定**　凡疑有骨折者均应按骨折处理。对闭合性骨折者在急救时不必脱去患肢的衣裤和鞋袜，患肢肿胀严重时可用剪刀将患肢衣袖和裤脚剪开。骨折有明显畸形，并有穿破软组织或附近重要血管、神经时，可适当牵引患肢，使之变直后再行固定。固定物可为夹板，或就地取材。若无可利用材料，可将骨折的上肢固定于胸部，骨折的下肢与对侧健肢捆绑固定。

注意： 搬运病人或为病人变换体位时，应注意固定患肢，并检查患肢的感觉、运动及动脉搏动情况，及时发现血管神经损伤，给予及时处理。

4. 迅速转运 病人经初步处理后，应尽快转运至就近医院进行治疗。

(二) 非手术治疗的护理

1. 缓解疼痛 患肢肿胀的病人应将患肢抬高，24 ~ 48 小时内可给予冰敷，以利于消肿；热疗和按摩可减轻肌肉痉挛；护理操作时动作应轻柔准确，避免引起疼痛加重的因素，如体位不当、固定过紧等；鼓励病人采用听音乐等分散注意力的方法，或采用超前镇痛治疗缓解疼痛。

2. 外固定护理 石膏固定术或牵引术护理（见第三十八章骨科病人的一般护理相关内容）。

3. 功能锻炼 受伤后在病人身体状况允许的前提下，即应开始功能锻炼。功能锻炼可促进静脉回流，减轻水肿，防止肌肉萎缩和关节僵硬。

（1）上肢骨折功能锻炼：伤后 2 周内，以患肢肌肉舒缩运动为主，骨折上下关节不可活动。如上肢骨折，可练习握拳和伸指动作，活动手指关节；腕关节骨折可做轻度背伸掌屈动作，但不要旋转，并可适当活动肩肘关节。伤后 3 ~ 4 周，可进行关节伸屈活动。伤后 5 ~ 6 周，可做些力所能及的轻微工作，可使用握力圈，练习用筷子、系纽扣、屈肘、抬肩等。

（2）下肢骨折功能锻炼：指导病人每日练习：①健侧肢体应正常运动，并尽可能多做；②骨折邻近关节肌肉（如股四头肌）的等长收缩，每日数次，每次 5 ~ 20 分钟；③踝关节的跖屈和背伸运动；④活动远离骨折处上下关节，初始范围从 10° ~ 20°开始，每天加大 5° ~ 10°。术后 6 ~ 8 周指导行走锻炼和负重锻炼。

39

（三）手术治疗的护理

1. 术前护理

（1）心理护理：向病人及其家属解释治疗的方法、效果及配合要求，对病人的疑问做针对性的心理护理。

（2）饮食：术前 8～12 小时禁食，4 小时禁饮，需急症手术的病人应嘱其暂不要饮水和进食。

（3）病情观察：密切观察患肢感觉、运动、血液循环情况，及时发现血管神经损伤。

2. 术后护理

（1）病情观察：应监测病人意识、生命体征、尿量、中心静脉压；密切观察患肢血液循环情况、感觉、运动情况。

（2）伤口观察：观察伤口敷料有无渗血、渗液；引流是否通畅；引流液的量、颜色、性质。

（3）体位：病人应尽早下床活动，下肢骨折病人卧床期间应保持患肢功能位，抬高患肢，高于心脏 20～30cm；翻身时注意保护患肢；上肢骨折病人坐位或站立时将患肢用三角巾悬吊于胸前。

注意： 股骨颈骨折行空心钉内固定者，禁止在床上主动平移患肢，或做直腿抬高动作。股骨中段以上骨折，始终应注意保持患肢的外展中立体位，以免因负重和内收肌的作用而发生继发性向外成角凸起畸形。

（4）疼痛护理：见本节非手术治疗的护理的相关内容。

（四）并发症的观察及护理

1. 休克

观察： 常发生在股骨干等失血量较多的骨折，表现为脉搏增快、皮肤湿冷、血压下降等。

护理： 及时包扎止血，快速建立静脉通道补充血容量，遵医嘱使用升压药，严密监测病情变化。

2. 脂肪栓塞综合征

观察： 病人可突发意识障碍、呼吸困难、发绀、进行性低氧血症、皮肤瘀点、少尿等。

护理：立即给予病人半坐卧位，遵医嘱监测生命体征、血气分析，给予高浓度吸氧，尽早呼吸机辅助呼吸等处理。

3. 骨筋膜室综合征

观察：密切观察患肢肿胀程度，如出现患肢持续疼痛、皮肤苍白、皮温升高、肿胀严重、感觉麻痹，患肢端被动牵拉疼痛加剧、动脉搏动减弱或消失，即为骨筋膜室综合征。

护理：应立即松解石膏、绷带并通知医生，遵医嘱协助切开减压及使用脱水消肿药物等。

注意：骨筋膜室综合征是一种发展性疾患，主要发生于前臂和小腿的骨筋膜室，而且刚发生时症状常不明显，护士应密切观察，以便早期确诊，及时采取治疗措施。任何抬高患肢、局部按摩、冷热敷、理疗等措施，只能加重肌肉坏死。

4. 血管神经损伤

观察：病人患肢的感觉较健侧有异常改变，肌力减退，血液循环异常。

护理：定时观察患肢感觉、运动、血液循环情况，发现血管神经损伤给予及时处理。

【健康教育】

1. 安全指导 指导病人及家属评估家庭环境的安全性，妥善放置可能影响病人活动的障碍物，行走练习时有人陪伴，防止跌倒。

2. 功能锻炼 病人回家后应继续遵医嘱进行功能锻炼，以促进骨折愈合，肢体功能恢复，预防并发症的发生。

3. 复查 术后 1 个月内返院行 X 线或 CT 检查，如出现患肢肿胀、感觉麻木或疼痛、活动受限等不适时随诊。

【护理评价】

1. 病人的焦虑情绪是否减轻。

2. 病人的疼痛是否减轻或消失。

3. 病人的关节活动度及舒适度是否得到改善。

4. 病人是否出现并发症，若并发症发生是否得到及时发现和处理。

5. 病人是否知晓疾病及康复锻炼的相关知识。

关键点

1. 四肢骨折后应密切观察患肢的感觉、运动与血液循环情况，第一时间发现血管神经损伤，及时给予处理。

2. 早期、全程功能锻炼对骨折病人的康复起关键作用，应正确指导病人功能锻炼的方法。

第二节　脊柱骨折和脊髓损伤

39

脊柱骨折约占全身骨折的 5%～6%，以胸腰段脊柱骨折最多见，可并发脊髓或马尾神经损伤。临床表现为局部疼痛，有些可出现腹痛、腹胀等；查体可见局部压痛或肿胀，伴活动受限，胸腰段脊柱骨折时常可摸到后凸畸形。X 线是首选的检查方法，可明确骨折部位、类型和移位情况，还可行 CT、MRI 检查等。处理原则：卧硬板床、复位固定、腰背肌锻炼等。

脊髓损伤是脊柱骨折的严重并发症。脊髓损伤后失去高级中枢控制，可发生受伤平面以下弛缓性瘫痪，称为脊髓休克，表现为运动、反射及括约肌功能丧失，有感觉丧失平面及大小便不能控制。2～4 周后逐渐演变成痉挛性瘫痪，表现为肌张力增加，腱反射亢进，并出现病理性锥体束征。胸腰段脊髓损伤导致下肢感觉与运动障碍，称为截瘫。颈段脊髓损伤导致双上肢神经功能障碍，称为四肢瘫痪。处理原则：非手术治疗包括固定和制动、脱水、甲泼尼龙冲击疗法、高压氧治疗，手术治疗主要解除脊髓压迫，恢复脊柱稳定，以及早期康复。

【护理评估】

（一）术前评估

1. 健康史

（1）个人情况：了解病人性别、年龄、职业、体质指数、吸烟史；

（2）受伤情况：详细评估病人受伤时的体位，受伤机制、搬运方式、现场及急诊室急救情况，有无昏迷史和复合伤等；

（3）既往史：病人既往有无呼吸系统慢性疾病、强直性脊柱炎、凝血障碍、抗凝剂使用等。

2. 身体状况

（1）颈髓损伤病人评估意识及呼吸情况；胸椎骨折病人评估有无血气胸；

（2）评估有无尿潴留和充盈性尿失禁；有无便秘或大便失禁；

（3）评估病人痛温触觉、四肢活动及肌力情况，了解截瘫平面及截瘫指数；

（4）评估有无腹胀和麻痹性肠梗阻征象。

3. 心理社会状况

（1）评估病人和家属对疾病的心理承受能力；

（2）评估病人和家属对疾病康复知识的认知和需求程度；

（3）评估病人和家属是否担心预后。

（二）术后评估

1. 病人躯体感觉、运动和各项生理功能恢复情况；

2. 有无脊髓损伤、便秘、排尿功能障碍、低钠血症、低蛋白血症、压疮、下肢深静脉血栓等并发症发生；

3. 是否按计划进行功能锻炼。

【常见护理诊断/问题】

1. 焦虑　与担心预后有关。

2. 低效型呼吸形态　与脊髓损伤、呼吸肌无力、呼吸道分泌物潴留有关。

3. 体温过高或过低　与脊髓损伤、自主神经系统功

39

能紊乱有关。

4. 潜在并发症：脊髓损伤、便秘、排尿功能障碍、低钠血症、低蛋白血症、压疮、下肢深静脉血栓等。

【护理目标】

1. 病人的焦虑程度减轻。

2. 病人呼吸道通畅，能维持正常呼吸功能。

3. 病人体温保持在正常范围。

4. 病人未发生并发症，或并发症发生后得到及时发现与处理。

【护理措施】

（一）现场急救

1. 病人受伤后应先抢救生命，再处理局部。尤其应注意对呼吸的观察，如呼吸频率、节律、血氧饱和度，发生呼吸困难，应给予及时处理。

2. 正确搬运　对疑有脊柱骨折者应尽量避免不必要的移动，可采用三人平托法或滚动法将病人移至硬板担架上。受伤机制复杂、怀疑有颈椎损伤者应佩戴颈托以固定头颈部。

（二）非手术治疗的护理

1. 体位　病人卧硬板床休息制动，时刻保持脊柱中立位，采用轴线翻身法更换体位。颈髓损伤病人被搬运或变换体位时，应佩戴颈托，有专人保护头颈部，注意保持病人颈部自然状态，不能过伸或过屈。胸腰椎单纯压缩骨折时，若椎体压缩不到 1/5 或病人年老体弱，可仰卧于硬板床上，骨折部位垫厚枕，使脊柱过伸。

颅骨牵引病人参照牵引护理。

注意：脊柱骨折病人应尽量减少搬动，必须翻身或搬运时，应注意轴线翻身，避免加重脊髓损伤。颈椎骨折病人，应根据 X 线片和受伤机制评估颈椎的稳定性，不稳定的病人必须在医护人员看护下翻身。

2. 甲泼尼龙冲击疗法护理　行甲泼尼龙冲击疗法时，应严格遵医嘱输液，密切观察病人生命体征变化，同时观察病人有无消化道出血、心律失常等并发症。

3. 功能锻炼　脊柱骨折脊髓损伤的病人卧床时间比较长，容易出现各种并发症，应鼓励病人尽量活动，可利用健侧肢体带领患肢做被动运动或由家属帮助运动患肢，脊髓完全损伤者每日做被动的全范围关节活动和肌肉按摩。

（三）手术治疗的护理

1. 术前护理

（1）心理护理：向病人及家属解释治疗的方法、配合要求及治疗效果；针对病人和家属的问题给予及时耐心的解答，消除病人的紧张和疑虑。

（2）脊髓受压的观察：在伤后 24～36 小时，应每隔 2～4 小时检查病人四肢肌力、肌张力、触温痛觉等。当出现截瘫平面上升时，应立即通知医生，及时处理。

（3）饮食：术前 8～12 小时禁食，4 小时禁饮，需急症手术的病人应嘱其暂时不要饮水进食。

2. 术后护理

（1）病情观察

①呼吸的观察：发现呼吸频率、方式改变、呼吸无力或呼吸困难时，及时汇报医生；

②脊髓功能的观察：麻醉清醒后应观察四肢的感觉、运动、肌力及肛周皮肤的感觉，与术前对比，发现感觉障碍平面上升或四肢肌力减退，应考虑脊髓水肿和出血，必须立即通知医生处理。

（2）伤口护理：观察伤口敷料有无渗血、渗液；伤口肿胀程度，如伤口肿胀严重，切口缝线张力高，应立即通知医生处理。密切观察引流液的量、颜色、性质，保持引流通畅，防止血肿压迫脊髓。

注意：若出现伤口渗液增多，颜色变浅，要高度警惕脑脊液漏，应去枕平卧，并观察脑脊液的量及性状。

（3）饮食：颈椎前路手术病人术后可适当延长进食、进水时间。应保证足够的营养供应，根据生化检查结果调整每日饮食，防止发生低钠血症及低蛋白血症。

39

（4）体温护理：颈髓损伤使自主神经系统功能紊乱，受伤平面以下毛细血管网舒张而无法收缩，皮肤不能出汗，对气温的变化失去调节能力。应保持室内温度适宜，高热病人以物理降温为主，必要时给予输液和冬眠药物。低温病人应注意保温，同时给予物理复温，注意防止烫伤。

（5）活动：排除病人存在双下肢深静脉血栓的情况下，应鼓励病人早期开始活动，坐起锻炼前先将床头摇起 30°~60°。下床活动应遵医嘱。

注意：腰椎手术后卧床时间较长，第一次起床后可能会发生体位性低血压，出现头晕、心慌、恶心等症状，甚至引起跌倒，应帮助病人按照佩戴腰围、侧身起床、坐、站、走的程序进行，且每个环节保持 3 分钟。

（四）并发症的观察与护理

1. 呼吸道感染

观察：病人的呼吸功能，如呼吸频率、节律、指脉氧饱和度，有无呼吸困难、发热、白细胞计数增高等表现。

护理：

（1）有效排痰，保持呼吸道通畅：复合序贯排痰技术可帮助颈髓损伤后不能自行咳嗽咳痰及肺不张病人将痰液排出。具体流程为：雾化吸入→翻身叩背→体位引流→自主咳嗽咳痰→有痰无力咳出行腹部冲击法排痰。应每日对病人进行评估，无痰或少痰时每日 2 次，于上午、下午进行；痰多黏稠、肺部感染或肺不张时每日 4 次，于晨起、睡前各增加 1 次。

（2）呼吸功能训练：包括胸式呼吸（胸腰段损伤）、腹式呼吸（颈段损伤）、胸廓被动训练，每天 2 次适度压迫胸骨使肋骨活动（肋骨骨折者禁用）。

（3）及时处理肠胀气、低蛋白血症、低钠血症等代谢紊乱的情况。

（4）控制感染：对气管插管或气管切开者做好相应护理；肺部感染者应遵医嘱给予抗菌药物。

2. 排尿功能障碍

观察：是否出现尿频、尿急、尿痛或尿潴留等。

护理：

（1）留置导尿或间歇导尿：早期应留置导尿，持续引流尿液并记录尿量，2~3周后夹闭尿管，每4~6小时开放，或白天每4小时间歇导尿1次，夜间6小时1次，以防膀胱萎缩；对不能进行自主排尿的病人，尽早行间歇导尿，间歇导尿期间每日入液量控制在2000ml以内，每日导尿次数为4~6次，建立排尿日记。

（2）排尿训练：建立定时饮水及定时排尿习惯；进行盆底肌功能训练，收缩会阴部肌肉10秒后放松，反复进行，每次30分钟。

（3）预防泌尿系感染。

3. 便秘

观察：便秘是脊髓损伤后肠道神经功能失调，结肠蠕动减慢，活动和饮水减少所致。表现为大便干结且量少。

39

护理：可指导病人进食粗纤维饮食；餐后1小时做顺时针腹部按摩15~30分钟；每日进行直肠黏膜刺激训练；顽固性便秘者可遵医嘱给予灌肠或缓泻剂。

4. 低钠血症、低蛋白血症 应每日了解病人进食情况，定期做血液生化检查，发现低钠血症及低蛋白血症应给予及时处理。

5. 压疮 应每2小时翻身拍背1次。侧卧时，病人背后从肩到臀用枕头抵住以免胸腰部脊柱扭动，上腿屈髋屈膝而下腿伸直，两腿间垫枕以防髋内收。

注意：合并有强直性脊柱炎的病人，由于脊柱后突畸形，平卧位时背部骨突出部位易发生压疮，应做好评估，给予关注，预防特殊部位的压疮。

6. 下肢深静脉血栓 遵医嘱给予抗凝药物，使用下肢气压治疗及下肢被动运动。

【健康教育】

1. 安全教育 对于感觉异常的病人，严禁使用冰袋或热水袋,防止发生冻伤或烫伤。

2. 功能锻炼

(1)指导病人出院后继续康复锻炼,并预防并发症的发生。

(2)指导病人练习床上坐起,使用轮椅、拐杖或助行器等移动工具,练习上下床和行走方法。

注意:起床时动作要慢,防止发生体位性低血压。

(3)指导病人及家属行间歇导尿,预防长期留置导尿管而引起泌尿系统感染。

3. 复查 术后遵医嘱复查,如出现脊柱局部疼痛,四肢感觉、运动功能下降等应随时复诊。

【护理评价】

1. 病人的焦虑情绪是否减轻。

2. 病人的呼吸道是否通畅,能够维持正常呼吸功能。

3. 病人的体温是否保持在正常范围。

4. 病人是否发生并发症,若发生是否得到及时发现和有效处理。

39

> **关键点**
>
> 1. 搬运病人时应注意保护脊柱,翻身时应采用轴线翻身法,防止发生脊髓再损伤。
>
> 2. 早期、全程、有效的功能锻炼对并发症的预防起关键作用,应重点宣教。

第三节 骨盆骨折

骨盆为一环形结构,是由两侧髂骨、耻骨、坐骨经Y形软骨融合而成的两块髋骨和一块骶尾骨,经前方耻骨联合和后方骶髂关节构成的坚固骨环。骨盆保护着盆腔脏器,骨盆骨折后盆腔内脏器也会产生损伤,救治不当有很高的死亡率。骨盆骨折的体征为骨盆分离试验与挤压试验阳性、肢体长度不对称，会阴部瘀斑是耻骨和坐骨骨折的特有体征。X 线检查可显示骨折类型及骨折块移位情况，但骶髂关节情况以 CT 检查更为清晰。骨盆骨折后应根据病人病情首先进行急救处理，再处理骨折。骨折非手术治疗主要为卧床休息、骨盆兜带悬吊牵引。对骨盆环双骨折伴骨盆变形者，多主张手术复位及内固定，再加上外固定支架。

【护理评估】

（一）术前评估

1. 健康史

（1）个人情况：病人的年龄、性别、体重、过敏史等；

（2）既往史：病人既往有无外伤、长期卧床病史；有无高血压、糖尿病病史等。

2. 身体状况

（1）病人意识情况；

（2）循环情况（脉搏、血压、心率、尿量、尿比重）；

（3）呼吸情况（呼吸方式、频率、节律、血氧饱和度、血气分析）；

（4）有无其他重要伴发伤，如胸、腹、盆腔脏器损伤；神经、血管或脊髓损伤。

3. 心理社会状况

（1）评估病人和家属对疾病的心理承受能力；

（2）评估病人和家属对疾病康复知识的认知和需求程度；

（3）评估病人和家属是否担心预后。

（二）术后评估

1. 病人躯体感觉、运动和各项生理功能恢复情况；

2. 病人有无呼吸、泌尿系统等各系统并发症发生。

【常见护理诊断/问题】

1. 体液不足　与骨盆损伤、出血有关。

2. 潜在并发症：休克、膀胱损伤、尿道损伤、直肠

39

损伤或神经损伤等。

【护理目标】

1. 病人有效循环血量恢复，生命体征平稳。

2. 病人未发生并发症，或并发症得到及时发现和处理。

【护理措施】

1. 现场急救 有危及生命的并发症时应先抢救生命，对休克病人进行抗休克治疗，然后处理骨折。

2. 体位和活动

（1）病人应平卧硬板床，髂前上、下棘撕脱骨折可取髋、膝屈曲位；坐骨结节撕脱骨折者应采取大腿伸直、外旋位；骶尾骨骨折者可在骶部垫软垫。

（2）定时协助病人更换体位，预防压疮。

注意：骨折造成骨盆环不完整的病人，应给予骨盆兜固定，搬动时也要特别小心，以免骨折断端移位刺破血管造成大出血。

（3）骨折愈合后方可患侧卧位。

（4）行牵引者 12 周以后可负重。

（5）长期卧床者需练习深呼吸、咳嗽、下肢肌肉的等长舒缩。允许下床后，可使用助行器或拐杖，以减轻骨盆负重。

3. 功能锻炼

（1）不影响骨盆环完整的骨折：早期在床上做上肢伸展运动、股四头肌的主动收缩及踝泵运动；伤后 1 周练习半卧位及坐位，并做髋、膝关节的伸屈运动；伤后 2 ~ 3 周，如全身情况好，下床站立并缓慢行走，逐日加大活动量；伤后 3 ~ 4 周，不限制活动，练习正常行走及下蹲。

（2）影响骨盆环完整的骨折：无并发症者可卧硬板床休息，进行上肢运动；伤后 2 周开始半坐位，进行下肢肌肉收缩锻炼；伤后 3 周，床上进行髋、膝关节活动，从被动到主动；伤后 6 ~ 8 周，扶拐行走；伤后 12 周弃拐负重行走。

4. 并发症的观察与护理

（1）腹膜后血肿

观察：骨盆各骨主要为松质骨，邻近动脉和静脉丛，血液循环丰富。骨折后血肿可沿腹膜后疏松结缔组织间隙延至肾区或膈下，病人可有腹痛、腹胀等腹膜刺激征。大出血可造成休克，甚至死亡。

护理：应严密监测，及时抢救休克，并做好手术准备。

（2）腹腔内脏损伤

观察：肝、肾、脾等实质性脏器损伤可有腹痛与失血性休克；胃肠道的空腔脏器损伤可表现为急性弥漫性腹膜炎。

护理：应严密观察病人有无腹痛、腹胀或腹膜刺激征，及时发现和处理内脏损伤。

（3）膀胱后尿道损伤

观察：尿道损伤比膀胱损伤多见，注意观察有无血尿、无尿或急性腹膜炎等表现。

护理：尿道损伤时需行修补术，同时留置导尿管2周。

（4）直肠损伤

观察：直肠破裂如在腹膜返折以下，可发生直肠周围感染，引起休克、腹膜炎等。

护理：应严格禁食。对于直肠修补术后的临时结肠造瘘口，应做好护理。

（5）神经损伤

观察：主要是腰骶神经丛与坐骨神经损伤。注意观察病人是否有括约肌功能障碍，有无会阴区、下肢麻痹及运动障碍等表现。

护理：严密观察病情。

5. 骨盆兜带悬吊牵引护理及外固定护理　骨盆兜带用厚帆布制成，其宽度上抵髂骨翼，下达股骨大转子，依靠骨盆挤压合拢的力量，使耻骨联合分离复位。应选择宽度适宜的骨盆兜带，悬吊重量以臀部抬离床面为宜，保持兜带平整，排便时尽量避免污染兜带，并密切观察下肢的感觉、运动及血液循环情况。

【健康教育】

1. 功能锻炼 指导病人出院后依据骨折的类型及医嘱要求，继续进行康复锻炼，以促进功能的恢复。

2. 复查 术后遵医嘱定时复查，伤口出现任何红、肿、热、痛、渗液等不适随诊。

【护理评价】

1. 病人是否恢复有效循环血量，生命体征平稳。

2. 病人是否出现并发症，若并发症发生是否得到及时发现和处理。

关键点

1. 骨盆骨折后应首先进行急救处理，挽救病人生命，再处理骨折本身。

2. 早期、全程功能锻炼对脊柱骨折脊髓损伤病人的康复起关键作用，应正确指导病人功能锻炼的方法。

3. 应密切观察病情变化，早期发现腹腔内血管、神经及脏器损伤等并发症，给予及时处理。

第四节 断肢（指）再植

断肢（指）再植是对完全或不完全断离肢（指）体，采用显微外科技术进行清创、血管吻合、骨骼固定、修复肌腱和神经，将肢（指）体重新缝合到原位，使其完全存活并恢复一定功能的精细手术。再植条件：①全身情况良好；②锐器切割伤断面整齐、污染轻、重要组织挫伤轻，再植成活高；③再植时限与断肢平面有密切关系：断指因组织结构特殊，对全身情况影响不大，可延长至 12～24 小时。高位断肢由于缺血引起肌细胞变性坏死，释放出有毒物质，再植后引起全身毒性反应，甚至死亡，故再植时间严格控制在 6~8 小时之内。再植的基本原则和程序为：彻底清创，重建骨的连续性，缝合肌腱，重建血液循环，缝合神经，闭合创口，包扎。术后手、腕功能位石膏托固定。

【常见护理诊断/问题】

1. 焦虑　与意外伤残带来的严重心理创伤有关。

2. 组织灌注量改变　与血管痉挛、血管栓塞有关。

3. 有失用综合征的危险　与不能进行有效的功能锻炼有关。

4. 潜在并发症：休克、急性肾衰竭、血管危象、断肢（指）再植失败等。

【护理措施】

（一）现场急救

1. 断肢（指）的急救　如断肢（指）在机器中及车轮下时，切勿强行将肢（指）体拉出或将机器倒转，以免造成二次损伤。此时应立即关闭机器或停车。

2. 止血、包扎及固定　断肢如有骨折应给予局部暂时复位，固定骨折部位再包扎；在肢体上用止血带，应标明时间，每 1 小时放松一次，每次 15 分钟；若为断指，应在指端给予加压包扎，一般完全离断的血管回缩后可自行闭塞；当断肢有活动性出血时，有条件者可用止血钳夹住血管断端止血。

注意： 止血带不能使用在前臂、小腿等双骨存在的肢体；肢体血管损伤位置在肩关节、髋关节附近，也不适合使用止血带，应采用加压包扎、压迫或钳夹止血。

3. 离断肢（指）体的保存　断肢（指）再植是否成活，与离断的远端肢体保护方法关系很大。不完全离断的肢体，应使用夹板制动，以避免转运时进一步损伤组织。完全离断的肢体远端，应使用无菌潮湿的盐水纱布，或用清洁的布料、毛巾等包裹。如受伤现场离医院较远，转运时间较长，或是在炎热夏季，可先将断肢（指）用清洁布类包裹后用塑料袋密封，再放于加盖容器中，外周放入冰块。避免断肢（指）与冰块直接接触，以防冰块融化，冰水将肢体泡肿。切忌将断肢（指）浸泡于任何溶液中。

4. 抗休克治疗。

5. 迅速将病人转入有再植条件的医院进行下一步治疗。

（二）手术治疗的护理

1. 术前护理

（1）心理护理：意外伤残会给病人带来严重心理创伤。再植手术仅能恢复一定功能，病人也可能因手术失败再次面临截肢及残障的打击，因此术前要向病人介绍手术的目的和方法，说明通过治疗和长期功能锻炼有助于恢复患肢功能，解除病人及家属的忧虑，配合治疗和康复。

（2）环境准备：保持病房安静、空气新鲜，室温在20～25℃，限制人员探视，切忌寒冷刺激，严禁病人及他人在室内吸烟，防止血管痉挛发生。

注意：尼古丁造成的血管痉挛，用解痉药物如罂粟碱也不能缓解，所以吸烟的探视人员，最好不进入病房，如必须进入，则应在吸烟后半小时进入，以防衣物上残留的尼古丁造成病人血管痉挛，致使再植失败。

（3）病情观察：监测意识、生命体征、其他器官损伤，以及离断肢（指）体局部出血等情况。

2. 术后护理

（1）病情观察：密切监测意识、生命体征、尿量及血常规、血生化等实验室指标，记录24小时出入量。严密观察再植肢（指）体血液循环，主要观察：

①皮肤温度：正常在33～35℃，比健侧高1～2℃；

②皮肤颜色：比健侧稍红润；

③毛细血管充盈时间：1～2秒；

④指（趾）腹张力：指（趾）腹饱满，轻微肿胀为正常表现；

⑤指端切口放血试验。

（2）体位与活动：术后绝对卧床10～14天，患肢制动，抬高至略高于心脏水平，采用平卧位或向健侧卧位，勿起坐，包括吃饭及大小便，防止因血管压力改变而危及血供。再植肢体局部用 40～60W 烤灯照射，照射距离 30～40cm。但在患肢血液循环较差的情况下则不宜照射，以免增加局部组织代谢。断指再植术后 10 天如病情允许，可离床活动，上肢用三角巾或手托吊于胸前功能位。

（三）并发症的观察与护理

1. 休克及急性肾衰竭　高位断肢再植或离断时间较长者，除了因血容量不足引起再植肢体血液循环不良和休克外，还可因缺血和毒素吸收造成心、肾、脑中毒，发生感染中毒性休克，病人持续高热甚至昏迷，发生肾衰竭者，应及时准备血液透析或截除再植肢体。

2. 血管危象

（1）动脉危象：皮肤颜色苍白，皮温低，毛细血管充盈时间延长或反应消失，指（趾）腹干瘪，组织张力低，指端切口出血缓慢或不出血。

（2）静脉危象：皮肤呈暗紫色，皮温低，毛细血管充盈时间缩短，指（趾）腹张力高，指（趾）腹切开立即流出暗紫色血液，不久又流出鲜红色血液，且流速较快。血管危象应以预防为主，除保持适宜环境、局部加温、体位管理、禁烟止痛外，还应遵医嘱按时使用抗凝解痉药物。血管危象由血管痉挛或栓塞所致，一旦发现应立即通知医生，首先解除血管外压迫因素，完全松解包扎，如血液循环无好转，再拆除部分缝线，清除积血，降低局部张力，并应用解痉药物如罂粟碱、山莨菪碱等，有条件者可行高压氧治疗。经处理仍未见好转者多为血管栓塞，应立即手术。

3. 断肢（指）再植失败　严密监测再植肢（指）体血运，及时处理血管危象，纠正低灌注，预防感染，若处理不及时会造成再植失败。

【健康教育】

1. 生活指导　告知病人寒冷季节注意保暖，出院

39

1年内坚持戒烟，不到有吸烟人群的场所。

2. 功能锻炼　讲解术后功能锻炼的意义和方法，协助病人制定功能锻炼计划，坚持再植肢（趾）体的分期功能锻炼。

（1）术后3周左右：重点是预防和控制感染，可用红外线理疗等方法，减轻肿胀，促进伤口一期愈合。未制动的关节可做轻微的伸屈活动。

（2）术后4~6周：重点是预防关节僵直、肌肉和肌腱粘连及肌肉萎缩。应以主动活动为主，练习患肢（指）伸屈、握拳等动作；被动活动时动作轻柔，并对再植部位进行妥善保护。

（3）术后6~8周：重点是促进神经功能的恢复，软化瘢痕，减少粘连。应加强受累关节的主动活动，患手做提、挂、抓的使用练习，并配合理疗、中药熏洗等，促进肢体运动和感觉功能的恢复。

3. 复查　遵医嘱定期复查，发现异常及时就诊。

39

关键点

1. 术后患肢绝对制动，保持室温20~25℃，使用烤灯并禁烟。

2. 定时观察病情变化，及时发现血管危象，给予处理。

（崔　怡）

第四十章

关节脱位病人的护理

关节脱位是指由于直接或间接暴力作用于关节，或关节有病理性改变，使骨与骨之间相对关节面失去正常对合关系，多见于青壮年和儿童。四肢大关节中以肩关节和肘关节脱位最常见，髋关节次之。表现为关节疼痛、肿胀、局部压痛和关节功能障碍；特有体征为畸形、弹性固定及关节盂空虚。关节脱位早期可合并休克、骨折、神经血管损伤等，晚期可发生骨化性肌炎、骨缺血坏死和创伤性关节炎等。处理原则：早期复位、固定及功能锻炼。3周内行手法复位，易成功且功能恢复良好。合并关节内骨折，经手法复位失败者考虑手术切开复位。复位后的关节应固定于适当位置，以利于组织修复。

【常见关节脱位的特点】

（一）肩关节脱位

肩关节前脱位的体征为关节盂空虚，肩峰突出，肩部失去正常饱满圆钝的外形，呈"方肩"畸形。新鲜性肩关节脱位，在进行充分的临床评估后，手法复位多可获成功。但手法复位失败，合并大结节骨折、肩胛盂骨折移位、软组织嵌入等者，应积极采取手术治疗。合并有神经损伤者，手术时先探查神经，在保护神经的前提下进行手术复位。

（二）肘关节脱位

肘关节脱位的体征为肘部变粗后突，前臂短缩，肘后三角关系失常。鹰嘴突高出内外髁，可触及肱骨下端。若局部明显肿胀，则可能出现正中神经或尺神经损伤，亦可出现动脉受压的临床表现。

（三）髋关节脱位

髋关节后脱位时，患肢呈屈曲、内收、内旋及短缩畸形。臀部可触及向后上突出移位的股骨头。合并坐骨神经损伤时，表现为大腿后侧、小腿后外侧和足部全部感觉消失，膝关节的屈肌，小腿和足部全部肌瘫痪，足部出现神经营养性改变。前脱位髋关节呈明显外旋、轻度屈曲和外展畸形，患肢很少短缩，合并周围骨折损伤也较少见。

【常见护理诊断/问题】

1. 焦虑　与外伤造成的心理压力、担心肢体功能障碍有关。

2. 疼痛　与关节脱位引起局部组织损伤、神经受压有关。

3. 躯体活动障碍　与关节脱位、疼痛、制动有关。

4. 潜在并发症：血管、神经损伤。

5. 有皮肤完整性受损的危险　与外固定压迫局部皮肤有关。

【护理措施】

（一）非手术治疗的护理

1. 体位

（1）抬高患肢并保持患肢于关节功能位，以利于静脉回流，减轻肿胀。

（2）肘关节复位后应用支具或长臂石膏托将肘部固定于屈肘90°功能位，再用三角巾悬吊于胸前，3周后去除。

（3）单纯肩关节脱位复位后腋窝处垫棉垫，用三角巾悬吊上肢，保持肘关节屈曲90°；关节囊破损明显或仍有肩关节半脱位者，将患侧手置于对侧肩上固定，腋下垫棉垫，固定3~4周。

（4）髋关节脱位闭合复位后患肢应置于外展中立

40

位，皮肤牵引 3 ~ 4 周。

2. 缓解疼痛

（1）局部冷热敷：伤后 24 小时内局部冷敷，以利于消肿止痛；24 小时后热敷以减轻肌肉痉挛引起的疼痛。

（2）避免加重疼痛的因素：进行护理操作或移动病人时，托住患肢，动作轻柔。

（3）轻度疼痛予非药物干预，中度以上疼痛予非药物干预及药物干预措施。

3. 保持皮肤完整性　使用石膏固定或牵引的病人，避免因固定物压迫而损伤皮肤。髋关节脱位固定后需长期卧床的病人，鼓励其经常更换体位，预防压疮产生。对于皮肤感觉功能障碍的肢体，应防止烫伤和冻伤。

4. 心理护理　关节脱位多由意外事故造成，应耐心开导，使之心情舒畅，愉快地接受并配合治疗。

（二）手术治疗的护理

1. 术前护理　协助做好术前检查及常规准备。

2. 术后护理

（1）病情观察：应监测病人意识、生命体征；双下肢血液循环情况、感觉、活动恢复情况。观察伤口敷料有无渗血、渗液；引流液的量、颜色、性质；保持引流管通畅。

（2）疼痛护理。

（三）术后并发症的观察与护理

血管、神经损伤：移位的骨端压迫邻近血管和神经，可引起患肢缺血、感觉、运动障碍。应定时观察患肢远端血运、皮肤颜色、温度、感觉和活动情况等；若发现患肢苍白、皮温低、肿胀、疼痛加剧、感觉麻木时，应及时通知医生处理。

【健康教育】

1. 功能锻炼

（1）肩关节脱位固定期间须主动活动腕部与手指；疼痛肿胀缓解后，用健侧手缓慢推动患肢行外展与内收

40

活动，活动范围以不引起患侧肩部疼痛为宜；解除固定后，开始进行肩关节的活动锻炼。锻炼须循序渐进，配合理疗、按摩，效果更好。

（2）肘关节脱位固定期间可做伸掌、握拳、手指屈伸等活动，同时在外固定保护下活动肩、腕关节及手指。去除固定后，练习肘关节的屈曲、前臂旋转活动及锻炼肘关节周围肌力，通常需要3~6个月方可恢复。

（3）髋关节脱位固定期间鼓励病人进行股四头肌收缩锻炼及其余未固定关节的活动。去除外固定后，持双拐下地活动，3个月内患肢不能负重，以免发生股骨头缺血性坏死。

2. 复查　遵医嘱来院复查，行X线及关节功能检查，如出现患肢肿胀、感觉麻木或疼痛、活动受限等不适时随诊。

关键点

关节脱位后应密切观察患肢的感觉、运动及血液循环情况，及时发现血管、神经损伤。

（崔　怡）

第四章

四十一

运动系统损伤病人的护理

运动系统包括骨、关节、软骨、肌肉、肌腱、腱鞘、筋膜、韧带、滑囊、神经、血管以及皮肤和皮下组织等。运动系统损伤包括急性损伤及慢性损伤。运动系统急性损伤在日常生活中极为常见，大多是因强外力引起的受伤，损伤时常伴有肌肉、肌腱、血管及神经的损伤，创伤严重，并发症多，严重者可出现失血性休克，痛性休克或骨筋膜室综合征，危及病人生命。当骨、关节及其附属结构长期处于紧张、压迫、摩擦等状态时，人体组织对局部的应力发生了改变，使组织发生肥大和增生以作代偿，若超出机体代偿能力，即使造成轻微损伤，也可累积迁延而造成运动系统慢性损伤。

第一节 前交叉韧带损伤

近年来伴随参加体育运动人数的增加，运动系统损伤逐年增加，而膝关节前交叉韧带损伤是最常见的运动损伤之一。前交叉韧带是人体膝关节中重要的稳定性结构，前内侧束主要生理功能是维持膝关节屈曲位的前直向稳定性，后外侧束主要生理功能是维持膝关节的旋转稳定性和伸直位的前直向稳定性。因膝关节交叉韧带损伤后自愈能力较差，缺乏自我愈合的能力，且继发可出现胫骨前移、膝关节不稳，导致关节软骨及半月板的损害，所以如果损伤后治疗不及时可致骨性关节炎。目前主要的治疗方案包括保守治疗（即以石膏固定膝关节为主），传统切开韧带断端直接缝合修补术及关节镜下前交叉韧带重建术。因关节镜下重建前交叉韧带具有创伤小、操作视野清晰、术后康复快等优点，得到了广泛的认可和应用，目前已成为前交叉韧带损伤后主要的治疗方法。

【护理评估】

（一）术前评估

1. 健康史

（1）个人情况：病人的年龄、性别、受伤经过及引起损伤的原因，损伤后的处理；

（2）既往史：既往有无外伤、长期卧床病史；有无冠心病、高血压、糖尿病等全身疾病。

2. 身体状况

（1）膝关节局部皮肤的色泽、皮温，患肢毛细血管充盈度及动脉的搏动情况，有无血管危象发生；

（2）急性损伤有合并无重要脏器的损伤；

（3）疼痛部位、程度及性质；

（4）患肢感觉、活动及反射情况。

3. 心理社会状况

（1）病人及家属是否了解前交叉韧带损伤的特点及治疗康复的目的和重要性；

（2）病人的心理状态、家庭及社会支持情况如何。

（二）术后评估

1. 患肢伤口渗血、渗液；

2. 患肢肢端血液循环情况、肿胀程度、组织张力等；

3. 有无深静脉血栓、肢体失用性综合征等并发症发生。

【常见护理诊断/问题】

1. 疼痛　与炎症、损伤及平滑肌痉挛有关。

2. 潜在并发症：深静脉血栓、肢体失用性综合征。

3. 知识缺乏：缺乏疾病治疗与康复的相关知识。

【护理目标】

1. 病人的疼痛程度减轻。

2. 病人未发生并发症，或并发症发生后得到及时发现与处理。

3. 病人知晓疾病治疗与康复的相关知识。

【护理措施】

（一）非手术治疗病人的护理

1. 用药护理

（1）消炎止痛药物的副作用主要有胃痛、腹胀、恶心、食欲缺乏等。如病人反应强烈，可遵医嘱更换药物或辅以护胃治疗。

（2）定期查肝功能、血常规。如检查结果改变明显，应停止服用，改用其他治疗方法。

（3）注意观察病人局部疼痛情况有无减轻。

2. 冷敷、理疗护理　严密观察局部皮肤有无冻伤和疼痛加重情况。

3. 石膏固定护理　见第三十八章第二节石膏固定术的相关内容。

（二）手术治疗病人的护理

1. 术前护理

（1）术前常规准备：包括交叉配血、麻醉前用药及有关检查等。

（2）病情观察：随时观察患肢血液循环、感觉运动情况及有无皮肤温度、颜色的改变。

2. 术后护理

（1）病情观察

①患肢血液循环：观察有无皮肤苍白、皮温降低、毛细血管充盈时间延长、肢端动脉搏动减弱及消失的血管危象表现。一旦发生血管危象，应立即松开绷带敷料；若1~2小时未见好转，立即行手术探查。

②切口渗血情况：观察切口敷料处有无渗血渗液，如有渗出大量鲜红血液，应立即通知医生并协助处理。

（2）预防感染：切口敷料污染时，应及时更换。

（3）包扎与抬高患肢：术后患肢膝关节加压包扎，用软枕抬高3天，用支具将膝关节活动固定于0°伸直位

41

1周。检查肢体有无受压，及时松解过紧的包扎，观察有无水疱、血肿等现象。

（4）活动锻炼

①术后麻醉清醒鼓励病人行踝泵运动，术后第1天行下肢肌肉的等长收缩锻炼；

②术后1周：将膝关节活动支具调至0°~30°，活动固定膝关节，同时指导病人行膝关节主动及被动屈曲活动锻炼；

③术后4周内：病人屈曲≤90°，并训练患肢部分负重逐渐过渡至完全负重；

④术后4~6周：主要进行跨步训练、平衡训练、下蹲锻炼；

⑤术后6周后：可行去除支具的活动锻炼，但行半月板缝合术后病人需佩戴支具8周。

【健康教育】

应向病人讲解石膏固定的目的及注意事项，注意勿折断或浸湿石膏；同时锻炼远端关节，预防关节畸形或挛缩；嘱病人不要随意取下或拆除支具，避免缝合的韧带在愈合前发生再断裂。

【护理评价】

1. 病人的疼痛程度是否减轻。

2. 病人是否出现并发症，若并发症发生是否得到及时发现和处理。

3. 病人是否知晓疾病治疗与康复的相关知识。

关键点

1. 专业、多形式的健康宣教可以提高病人在治疗及后续康复中的依从性。

2. 教会病人正确使用铰链式膝关节支具。铰链式膝关节支具佩戴时注意区分左右及型号，在术后早期需要保持铰链盘0°位。

第二节 肩袖损伤

肩袖又称为旋转袖，是包绕于肩关节周围的冈上肌、冈下肌、小圆肌和肩胛下肌的一组肌间复合体，参与肩关节外展、外旋、上举等活动。外伤是导致肩袖损伤的主要原因。肩袖损伤后的主要症状是肩部疼痛，肩关节功能障碍，表现为肩部外展、上举困难或外展、上举时疼痛。常用治疗方法包括非手术治疗（如休息、患肢制动、应用非甾体抗炎药物）及手术治疗（包括开放手术、微切口手术、关节镜下手术）。

【常见护理诊断/问题】

1. 疼痛 与外伤、炎症有关。

2. 自理能力下降 与肩袖受损，患肢功能恢复不全有关。

3. 潜在并发症：肩关节肿胀、臂丛神经损伤。

【护理措施】

（一）非手术治疗的护理

1. 前臂吊带佩戴的护理 指导病人佩戴前臂吊带时关节的功能位，即屈肘90°，肩关节外展30°~45°，外旋0°或轻度内旋位。

2. 疼痛护理 肩袖损伤是肩关节疼痛最常见原因之一，让病人无痛、舒适是护理的首要任务。

（1）患肩制动休息，功能位固定，减少活动以减轻疼痛和减少组织张力，促进愈合。

（2）口服非甾体抗炎药及活血化瘀药，抗炎、消肿及止痛。

（3）合理利用冷敷。

（4）手法推拿治疗，如桡神经牵伸、肩锁关节松动术、盂肱关节松动术。

（二）手术治疗的护理

1. 术前护理

（1）积极完善术前各项检查及常规准备，综合治疗

41

内科疾病如高血压、糖尿病、心脏病等。

（2）注意患肢制动，做好疼痛护理。

2. 术后护理

（1）病情观察

①呼吸情况监测：有无胸闷、气促、血氧饱和度下降等气胸症状。一旦发生，应立即通知医生处理。

②切口渗血情况：保持切口敷料清洁干燥，如有污染及可见渗血，需及时更换。

（2）体位与活动：麻醉清醒前去枕平卧；清醒后继续平卧时不垫枕头，可在两肩胛间垫一窄枕，使两肩呈后伸外展位，同时在患侧胸壁侧方垫枕，以免悬吊患肢肘部及上臂下坠，保持上臂、肘部与胸部处于平行位。离床活动时用前臂吊带将患肢悬吊于胸前，双手叉腰，保持挺胸、提肩姿势，减轻对腋下神经、血管的压迫。

（3）康复锻炼

①术毕麻醉清醒后即可行掌屈背伸、握拳训练、手掌尺侧/桡侧旋转。

②术后6周内：在前臂吊带保护下行肩关节功能训练，具体包括肩关节的被动牵拉与外旋运动、肘部屈伸、钟摆/划圈练习。

③术后6~12周：以强化训练肩关节活动度及肌力为主，具体包括屈肘展肩、内收探肩、后伸探背等。

④术后12周后：行爬墙梯锻炼、哑铃训练、双臂划船或游泳训练。

（三）术后并发症的观察与护理

1. 肩关节肿胀

观察：肩部疼痛加剧，患肢末梢血液循环障碍。

护理：通知医生，遵医嘱予以甘露醇静脉滴注，术后早期予以冰敷。

2. 臂丛神经损伤

观察：是否出现患侧上肢呈迟缓性麻痹，各关节不能主动运动，但被动运动正常。

护理：通知医生及时行切开神经修复探查术或积极

41

采取保守治疗措施。

【健康教育】

1. 手术病人出院后应定期门诊随访，在医生指导下循序渐进的完成肩关节功能锻炼。

2. 中、老年无症状或症状轻微的肩袖损伤，应及时诊断治疗，避免加重损伤，导致功能障碍。

> **关键点**
>
> 1. 有效的镇痛是让病人舒适并有效完成康复锻炼计划的保障。
>
> 2. 正确的前臂吊带佩戴及术后正确体位是病人快速康复的关键。

第三节 半月板损伤

半月板损伤是运动性损伤常见损伤之一。据统计，半月板损伤的年发病率为 60～70/10 万人。男女性别比为 2.5:1～4:1，好发于青壮年，男性发病高峰年龄为 31～40 岁。半月板撕裂约占所有膝关节损伤手术的 50%，其中内侧半月板撕裂最为多见，其多由创伤、关节退变、炎性疾患等因素引起。半月板的功能具有承受负荷、震荡吸收、关节稳定、关节润滑和本体感觉等作用，损伤后可引起疼痛、关节肿胀和积液、关节交锁和关节弹响。病人会有明显的疼痛感、肿胀不适，自理能力下降等。关节镜下半月板缝合技术包括外向内缝合技术（Outside-In 技术）、内向外缝合技术（Inside-Out 技术）、全关节内技术（All-Inside 技术）、Fast-Fix 技术、可吸收半月板螺钉技术（CLEARfix 技术）、可吸收半月板箭技术（Meniscus-Arrow 技术）等。

【常见护理诊断/问题】

1. 有跌倒的危险：与疾病影响及手术打击有关。

2. 知识缺乏：缺乏相应康复的知识。

【护理措施】

（一）非手术治疗病人的护理

见本章第一节前交叉韧带损伤病人的护理相关内容。

（二）关节镜手术治疗病人的护理

1. 术前护理

（1）心理护理：病人易产生对手术的恐惧心理，护士可针对病人情况耐心交谈，介绍手术的必要性及方法，消除病人的恐惧及顾虑，树立战胜疾病的信心，积极配合治疗。

（2）功能锻炼：术前指导病人在床上进行股四头肌等长收缩、髌骨活动、踝泵运动、直腿抬高训练及压膝运动等。

（3）饮食指导：嘱病人术前晚 10 时后禁食、禁水至术后 6 小时，以防术中麻醉时出现恶心呕吐的情况。

（4）术前常规准备：术前病史采集、影像学资料准备、停用抗凝药物、交叉配血等。

2. 术后护理

（1）严密观察患肢血液循环：一旦发生血液循环障碍，应立即通知医生，松开绷带敷料，及时处理。

（2）促进血液循环：术后患肢用弹力绷带加压包扎，切口局部冰敷，患肢抬高；禁忌在膝下垫枕。

（3）预防感染：切口敷料污染时，应及时更换。

（4）康复训练

①股四头肌及踝泵运动：手术当日麻醉清醒后即可行股四头肌及踝泵运动，以期促进血液循环，加快肿胀消退，预防肌肉萎缩。

②膝关节屈曲练习：术后根据关节肿胀及疼痛情况，2~3 天后即可行膝关节屈曲练习，可协助病人被动训练或应用膝关节治疗仪训练。

③负重康复训练：术后 3~4 天即可进行单腿站立或平衡功能训练。但首次下床活动时应充分评估病人下肢肌力并有医护人员在场，动作应缓慢，避免因出现体位性低血压而引起跌倒。下床时应佩戴膝关节支具。术后

2 周即可行下蹲训练，但术后 6 周内应避免深蹲。

【健康教育】

1. 术后未完全康复前避免进行过重的体力劳动或剧烈体育锻炼。

2. 出院后不可长时间行走、急走、急转；卧床休息时坚持做股四头肌等长收缩训练。

3. 日常生活中尽量选择低跟舒适的鞋，避免跌倒引起半月板再次损伤。

【护理评价】

1. 病人知晓康复锻炼的知识。

2. 病人未发生跌倒等不良事件。

关键点

1. 膝关节肿胀是术后早期康复常见症状，应在训练后及时给予冰囊冰敷或行弹力绷带加压包扎。

2. 负重训练时不可突然旋转膝关节，避免半月板再次损伤。

（宁　宁）

41

第四十一章

腰腿痛与颈肩痛病人的护理

第一节　腰　腿　痛

腰腿痛是一组临床多见症状，指腰、腰骶、骶髂、臀部等处的疼痛，可伴有一侧或双侧下肢痛、马尾神经受压症状。除了致痛原因明确的椎间盘突出、腰椎管狭窄等病症外，肌肉、韧带等软组织的慢性损伤是造成症状的主要原因。腰椎间盘突出症是指腰椎间盘各部分退行性改变后，在外力因素作用下，纤维环破裂后髓核突出，刺激和压迫神经根所引起的一种综合征。腰椎管狭窄症是指腰椎管因某种因素产生骨性或纤维性结构异常，导致某一平面或多平面的一处或多处管腔狭窄，致马尾神经或神经根受压所引起的一种综合征。临床表现有腰腿痛、下肢放射痛、间歇性跛行、神经根压迫症状、马尾神经压迫、患肢发凉等。腰椎间盘突出症、腰椎管狭窄症主要处理原则包括非手术治疗及手术治疗（如腰椎微创手术、经后路椎间盘摘除、椎管减压、植骨融合内固定术）；慢性损伤造成的腰腿痛多以非手术治疗为主。

【护理评估】

（一）术前评估

1. 健康史

（1）个人情况：性别、年龄、职业、生活自理能力。

（2）既往史：既往有无先天性的椎间盘疾病、椎管发育不良、慢性损伤史，如经常弯腰、搬运重物和慢性腰拉伤，有无腰部手术史；评估病人有无急性腰损伤或损伤史。询问受伤时病人的体位、外来撞击的着力点、受伤后的症状、腰痛的特点和程度、引起腰痛加剧或减轻的相关因素、有无采取制动和治疗措施。

（3）其他：有无家族史。

2. 身体状况

（1）疼痛的部位及性质，诱发及加重的因素，缓解疼痛的措施、镇痛药物的使用及效果等；

（2）病人行走的姿势、步态，有无大、小便失禁情况；

（3）双下肢感觉运动情况；

（4）各项检查结果有无阳性发现。

3. 心理社会状况

（1）是否了解腰腿痛的治疗方法；

（2）是否担心腰腿痛的预后，有无紧张、恐惧心理；

（3）病人及家属是否知晓腰腿痛的预防方法；

（4）病人的家庭及社会支持系统。

（二）术后评估

1. 麻醉方式、手术名称、术中情况；

2. 评估生命体征，病人的意识是否清醒；

3. 伤口疼痛，肿胀，有无渗血渗液情况、引流管的数量及位置，引流液量、颜色、性状；

4. 有无留置导尿管，有无排尿困难和尿潴留；

5. 下肢感觉运动功能，是否能按计划进行功能锻炼；

6. 有无并发症发生的征象等。

【常见护理诊断/问题】

1. 疼痛　与椎间盘突出压迫神经、肌肉痉挛及手术创伤有关。

2. 焦虑、恐惧　与病人对手术的恐惧、担心预后有关。

3. 知识缺乏：缺乏疾病相关知识。

4. 潜在并发症：脑脊液漏、马尾神经或脊髓神经根的损伤。

【护理目标】

1. 病人疼痛减轻或消失。

2. 病人焦虑、恐惧程度减轻，配合治疗及护理。

3. 病人能掌握相关疾病知识及康复训练方法。

4. 病人未发生并发症，或并发症发生后得到及时发现与处理。

【护理措施】

（一）非手术治疗的护理

首次发病者，病情较轻、全身情况及局部情况不宜手术者。

1. 休息与活动　严格卧床休息，减少弯腰活动，佩戴腰围支具侧身起卧，逐步下地活动，避免一切损伤性因素。

2. 腰背肌锻炼　规律性腰背肌锻炼，如拱桥式、飞燕式，可增加腰椎稳定性，也可延缓脊柱的退变。

3. 牵引、理疗、推拿　短期、适当牵引等方法可松弛痉挛的骶棘肌，降低椎间盘压力，减轻炎症反应对神经根的刺激，但是禁忌暴力按摩。

4. 适当使用非甾体抗炎药物。

（二）手术治疗的护理

1. 术前护理

（1）卧床休息：卧位时椎间盘承受的压力比站立时降低 50%。因此，卧床休息可减轻负重和体重对椎间盘的压力，缓解疼痛。但应避免卧软床。

（2）有效镇痛：疼痛影响病人的睡眠及情绪，遵医嘱给予镇痛药物，缓解疼痛。

（3）佩戴腰围：腰围能够增加腰椎的稳定性，对腰椎起到保护和制动作用，下床时佩戴腰围活动。

（4）心理护理：鼓励病人多交流，表达自己的感受，介绍病友进行交流或成功的案例，以增加自信心。

（5）病情观察：观察臀部会阴感觉情况，下肢感觉活动情况，大小便情况，做好记录。

（6）术前准备：协助做好术前检查，术前常规准备。

2. 术后护理

（1）病情观察：动态观察生命体征、观察双下肢感觉及运动情况；手术切口敷料有无脱落或移位，保持清洁干燥；观察病人术后有无疼痛，给予超前镇痛及有效镇痛。

（2）体位护理：术后平卧 2 小时，生命体征平稳后，护士协助轴线翻身。

（3）引流管护理：保持引流管道固定并通畅，防止脱出、折叠，观察并记录引流液量、颜色、性状，严密观察有无脑脊液流出，是否有活动性出血，有异常及时报告医生。

（4）功能锻炼：为预防肌萎缩、关节僵硬等并发症，病人宜早期行床上肢体功能锻炼。术后康复锻炼应遵循"循序渐进、持之以恒、锻炼后身体无明显不适为度"的原则。康复锻炼应坚持半年以上。

①手术当天：行踝泵运动，预防深静脉血栓；

②术后第 1 日：进行股四头肌舒缩和直腿抬高锻炼，直腿抬高超过 30°，避免术后神经根粘连；

③术后 1～8 周：行腰背肌锻炼，根据术式及医嘱，指导病人锻炼腰背肌，以增加腰背肌肌力、预防肌萎缩和增强脊柱稳定性。先用五点支撑法，1～2 周后采用三点支撑法，每日 3～4 次，每次 50 下。

注意： 腰椎有破坏性改变、感染性疾患、内固定物植入、年老体弱及心肺功能障碍的病人不宜进行腰背肌锻炼。

④遵医嘱根据手术情况适当缩短或延长下床时间。正确指导病人起床，首次下床应预防体位性低血压及肌无力所致跌倒，即为病人佩戴好腰围或支具后，抬高床

42

头，先半卧位 3 分钟，然后在床沿坐 3 分钟，再在床边站立 3 分钟，若无头晕、眼花等不适，可在护士或家属的协助下起床活动。

注意： 对在局部麻醉下行腰椎微创手术的病人，术前就需掌握侧身起卧及相关功能锻炼的方法，若无特殊术后 2 小时即可佩戴腰围下地活动，自解小便，以加速康复。

（三）并发症的观察与护理

1. 脑脊液漏

观察： 若引流量多，色为无色透明或淡红色，同时病人伴或不伴有恶心呕吐、头晕头痛等，应考虑发生脑脊液漏。

护理： 立即报告医生予以处理；同时适当抬高床尾，去枕平卧位 7～10 日。脑脊液漏期间，须监测生命体征并补充电解质，使用抗菌药物，预防颅内感染发生。必要时探查伤口，行裂口缝合，或修补硬脊膜。

2. 马尾或神经根损伤

观察： 表现为腰痛、坐骨神经痛，鞍区和会阴部感觉减退或缺失、括约肌功能障碍；排尿排便乏力、尿潴留、大小便失禁、性功能障碍；男性可出现阳痿。一侧或双下肢小腿以下感觉减退及膝以下活动障碍，步态不稳。

护理： 嘱病人卧床休息，遵医嘱对症治疗。

【健康教育】

1. 腰部保健

（1）病人出院后 1 个月内以卧床休息为主；3 个月内禁重体力或负重活动；避免腰部受凉、扭曲。

（2）指导病人采取正确劳动姿势，减少急、慢性损伤发生的机会。

（3）保持正确坐、立、行姿势：坐位时选择高度合适、有扶手的靠背椅，保持身体与桌子距离适当，膝与髋保持同一水平，身体靠向椅背，并在腰部衬垫一软枕；站立式尽量使腰部平坦伸直、收腰、提臀；行走时抬头、挺胸、收腹，利用腹肌收缩支持腰部。

(4) 变换体位：避免长时间保持同一姿势，适当进行原地活动以解除腰背肌疲劳。长时间伏案工作者，应积极参加课间操活动，以避免肌肉劳损。勿长时间穿高跟鞋站立或行走。

(5) 合理应用人体力学原理：如站位举起重物时，高于肘部，避免膝髋关节过伸；蹲位举重物时，背部伸直勿弯；搬运重物时，宁推勿拉；搬抬重物时，屈髋屈膝下蹲，伸直腰背，用力抬起重物后再行走。

(6) 腰部劳动强度过大的工人、长时间开车的司机，佩戴腰围。

(7) 超重或肥胖者应适当控制体重，减轻腰部负荷。

2. 支具的使用　讲解佩戴腰围的目的、意义、使用方法，支具的维护，使用时间等。

3. 功能锻炼　指导病人掌握并实施正确的功能锻炼方法。

4. 复诊　术后 1 个月、3 个月、半年、1 年定时复诊。

【护理评价】

1. 病人疼痛是否减轻，舒适感增加。

2. 病人焦虑/恐惧程度是否减轻，配合治疗及护理。

3. 病人是否掌握相关疾病知识及康复训练方法。

4. 病人是否出现并发症，并发症是否得到及时发现和处理。

42

关键点

1. 严密观察病人术后肢体的感觉、活动，发现较术前或健侧肢体功能减退，及时通知医生。

2. 引流量多，颜色为无色透明或淡红色，提示脑脊液漏，应及时处理。

3. 腰背肌训练及腰部保健是病人早日恢复健康，避免复发的重要护理措施。

第二节 颈肩痛

颈肩痛是指颈后、肩背、肩胛等处疼痛，伴一侧或两侧上肢痛或颈脊髓损伤症状。常见疾病为颈椎病、颈项部肌筋膜炎。颈椎病指因颈椎间盘退行性变及其继发性椎间关节退行性变所导致脊髓、神经、血管等结构受压而表现出的一组临床症状和体征。退行性病理改变是导致颈椎病发生和发展的最基本因素。根据受压部位和临床表现的不同，可分为神经根型、脊髓型、椎动脉型、交感神经型、食管压迫型颈椎病。颈项部肌筋膜炎是由多种因素导致颈部筋膜肌肉内的微循环障碍，组织渗出、水肿、纤维性变而形成的一种非特异性的无菌性炎症。主要表现颈项部、背部的慢性疼痛，晨起或天气变化及受凉后症状加重，活动后疼痛减轻，常反复发作。颈椎病主要处理原则包括非手术治疗与手术治疗如经前路和经后路切开复位，椎管减压，植骨融合内固定术，颈项部肌筋膜炎以非手术治疗为主。

【护理评估】

（一）术前评估

1. 健康史

（1）个人情况：性别、年龄、职业等。

（2）既往史：有无颈肩部急慢性损伤史和肩部长期固定史，以往的治疗方法和效果。

（3）其他：有无家族史。

2. 身体状况

（1）评估疼痛的部位、性质，诱发及加重疼痛的因素，缓解的措施及效果；

（2）有无四肢的感觉、活动、肌力、反射异常及躯干部的紧束感，躯体异常感觉平面、有无吞咽困难；

（3）意识状态和生命体征；

（4）生活自理能力、有无大小便失禁现象；

（5）辅助检查：有无阳性检查结果。

3. 心理社会状况

（1）病人及家属对疾病的认识、心理状态；

（2）有无焦虑、恐惧等不良情绪；

（3）家庭及社会对病人的支持程度。

（二）术后评估

1. 手术情况、生命体征、伤口及引流情况、术后疼痛是否缓解；

2. 双上肢神经功能、躯体异常感觉平面改变情况及关节活动范围恢复情况、日常生活自理情况；

3. 有无呼吸道并发症、脊髓神经损伤并发症发生。

【常见护理诊断/问题】

1. 低效型呼吸形态　与颈脊髓水肿、植骨块脱落或术后颈部水肿有关。

2. 知识缺乏：缺乏康复锻炼相关知识。

3. 潜在并发症：呼吸道并发症、脊髓神经损伤。

【护理目标】

1. 病人呼吸正常、有效。

2. 病人掌握康复锻炼方法及自我保健知识。

3. 病人未发生并发症，或并发症发生后得到及时发现与处理。

42

【护理措施】

（一）非手术治疗的护理

1. 颈椎病非手术治疗的护理

（1）枕颌带牵引：牵引可解除肌痉挛，减轻对神经、血管的压迫和刺激。脊髓型颈椎病者不适宜牵引。

（2）颈托：可限制颈椎过度活动，且不影响病人日常生活。

（3）理疗：采用热疗、磁疗、超声疗法等，达到改善颈肩部血液循环、松弛肌肉、消炎止痛的目的。

（4）药物治疗：目前尚无治疗颈椎病的特效药物，所用药物均属对症治疗。

2. 颈项部肌筋膜炎非手术治疗的护理

（1）局部理疗、推拿；局部明显疼痛者可局部封闭治疗；

（2）注意保暖，避免颈肩部受凉；

（3）改变姿势　长期伏案工作者，宜定期颈部活动，以缓解颈肩部肌肉的慢性劳损；

（4）口服非甾体抗炎药物治疗。

（二）手术治疗的护理

1. 术前护理　协助做好术前检查，术前常规准备。

（1）呼吸功能训练：教会病人有效咳嗽、咳痰，腹式呼吸，吸烟者戒烟，预防感冒。

（2）气管、食管推移训练：术前对经前路手术的病人行气管、食管推移训练，指导病人用自己的 2～4 指的指腹将气管、食管鞘持续地向左侧推移。开始时用力应缓和，如有不适可休息后再继续。3 次/天，15～20 分钟/次，循序渐进逐渐增加至 4 次/天，20～30 分钟/次，术前一天停止训练，避免反应性水肿。

（3）体位练习

①前路手术者：病人仰卧位，两肩胛部垫 1 个枕头，使颈部后伸，但不要过度后伸，以免加重症状。开始时 2～3 次/天，10～30 分钟/次，逐渐增加时间直至坚持 1～2 小时；

②后路手术者：在两肩胛与髋骨间各放一个枕头，病人俯卧其上，头颈前倾，双上肢自然后伸，小腿下方垫枕，保持膝关节适当屈曲以缓解肌肉紧张。开始时 2～3 次/天，10～30 分钟/次，逐渐增加时间直至坚持 2～4 小时；

（4）心理护理：向病人解释颈椎手术的必要性、手术方式、注意事项，缓解病人焦虑的心情，增加治疗的信心。

2. 术后护理

（1）病情观察：脊髓神经功能的观察，病人有无声嘶、饮水呛咳；观察病人四肢感觉、运动功能情况及躯体异常感觉平面改变情况，并与术前比较；观察病人大小便功能情况，发现异常及时通知医生进行处理。

42

（2）呼吸道管理：保持呼吸道畅通，低流量给氧。床旁常规备气管切开盘（气管切开包、吸痰管、生理盐水、开瓶器）。呼吸困难是前路手术最危急的并发症，多发生于术后 1～3 日内。一旦病人出现呼吸困难、张口状急迫呼吸、应答迟缓、口唇发绀、血氧饱和度小于 90% 等表现，应立即通知医生紧急处理，鼓励病人深呼吸，及时咳出痰液，常规给予雾化。

（3）体位护理：在搬运过程中使用颈托外固定保持颈部中立位，避免扭转、过曲、过伸；轴线翻身，保持头、颈、躯干在一条直线上；下床活动时，需佩戴颈托固定颈部，首次下床注意预防体位性低血压。

（4）康复锻炼：指导肢体能活动的病人做主动运动，以增强肢体肌肉力量；肢体不能活动者，病情许可时，协助并指导其做各关节的被动运动，以防肌肉萎缩和关节僵硬。一般术后第 1 日，开始进行各关节的主被动功能训练；术后 2～5 日，可戴颈托下地活动，行坐位和站立位平稳训练及日常生活活动能力的训练。

（三）并发症的观察与护理

1. 呼吸道并发症

（1）喉头水肿：由术中气管受牵拉或麻醉插管刺激而引起。

（2）血肿压迫：多由伤口渗血多，引流不畅，或是结扎线脱落引起。

（3）其他原因引起的窒息：痰液堆积，植骨块松动脱落后压迫气管。

观察：护士应注意观察病人呼吸、颈部伤口情况。

护理：一旦出现呼吸困难、烦躁、发绀等表现时，报告并协助医生立即处理。

2. 脊髓神经损伤　手术牵拉和周围血肿压迫均可损伤脊髓及神经。手术牵拉所致的神经损伤为可逆的，一般在术后 1～2 日内明显好转或消失；血肿压迫所致的损伤为渐进的。

观察：病人出现声嘶、饮水呛咳、四肢感觉运动障碍以及大、小便功能障碍。

护理：术后应注意观察，以便及时发现问题并处理。

【健康教育】

1. 日常生活指导　纠正不良姿势，长期伏案工作者，宜定期颈部活动，以缓解颈肩部肌肉的慢性劳损。

2. 活动指导　避免外伤，行走或劳动时注意避免损伤颈肩部。一旦发生损伤，尽早诊治。

3. 支具的使用　指导病人及家属学会自行佩戴颈托，定期进行清洁维护。

4. 选择合适枕头　指导病人卧床时枕头下缘紧贴肩部，避免颈部悬空，枕头高度：平卧时枕头高度为病人1拳的高度，侧卧时枕头高度为1侧肩宽。

5. 康复锻炼　病人掌握并实施正确的功能锻炼的方法。头手对抗训练：手分别置于头部前、后、左、右做力量对抗，头部保持不动，每日3次，每次15分钟。

【护理评价】

1. 病人能否维持正常、有效的呼吸。

2. 病人能否自述康复锻炼的方法及自我保健知识。

3. 病人是否出现并发症，若并发症发生后是否得到及时发现和处理。

42

> **关键点**
>
> 1. 保持呼吸道通畅是颈椎前路术后病人重要的护理措施。
>
> 2. 坚持功能锻炼，防止和解除粘连，改善局部血液循环，是肩周炎最有效的治疗方法。

（李　芳）

第四十三章

骨与关节感染病人的护理

第一节　化脓性骨髓炎

化脓性骨髓炎是由化脓性细菌感染引起的病变，包括骨膜、骨密质、骨松质及骨髓组织的炎症。有血源性感染、创伤后感染、邻近感染三种感染途径。化脓性骨髓炎按病程发展可分为急性和慢性骨髓炎两类。急性血源性骨髓炎在急性感染期未能彻底控制或反复发作，可演变为慢性血源性骨髓炎。本病最常见的致病菌是溶血性金黄色葡萄球菌。急性血源性骨髓炎最典型的症状有恶寒、高热、呕吐、呈脓毒症样发作。慢性血源性骨髓炎在病变不活动阶段可无症状，急性发作时表现为有疼痛，皮肤转为红、肿、热及压痛，局部可见经久不愈的瘢痕和窦道，肢体功能影响较大者有肌肉萎缩。辅助检查包括实验室检查与影像学检查。处理原则：急性期尽快控制感染，防止炎症扩散，手术治疗的目的是及时切开减压与引流脓液；慢性骨髓炎以手术治疗为主。

【护理评估】

（一）术前评估

1. 健康史

（1）个人情况：了解病人有无其他部位感染和受伤史，病程长短，疾病有无反复，曾采取过的治疗措施及治疗效果。

（2）既往史：有无合并其他系统疾病。

（3）其他：既往有无药物过敏史和手术史等。

2. 身体状况

（1）病人有无恶寒、高热、呕吐、意识障碍或惊厥等全身中毒或休克症状。

（2）疼痛的部位、性质和持续时间，诱发和缓解的因素。

（3）有无局部红、肿、热、痛；有无窦道；关节是否功能障碍。局部制动及固定情况。

（4）肢体的感觉和运动功能有无改变。

（5）实验室检查与影像学检查有无异常发现。

3. 心理社会状况

（1）评估病人和家属对疾病的发展过程、治疗和护理的了解程度和期望值。

（2）有无焦虑和恐惧。

（3）病人对此病预后的心理承受度。

（二）术后评估

1. 局部伤口、创面有无异味。

2. 局部冲洗及引流是否通畅，引流液的量、颜色、性状是否异常。

3. 局部症状有无改善。

4. 有无关节挛缩畸形、病理性骨折等并发症发生。

【常见护理诊断/问题】

1. 体温过高　与化脓性感染有关。

2. 疼痛　与化脓性感染和手术有关。

3. 营养失调：低于机体需要量　与疾病长期消耗有关。

4. 躯体移动障碍　与关节变形、活动受限有关。

5. 潜在并发症：关节挛缩畸形、病理性骨折。

【护理目标】

1. 病人体温维持在正常范围。

2. 病人疼痛减轻或消失。

3. 病人的营养状况得到改善。

4. 病人能够在护理人员帮助下改变体位，增加关节活动度。

5. 病人未发生并发症，或并发症发生后得到及时发现与处理。

【护理措施】

（一）非手术治疗的护理

1. 全身支持治疗

（1）补液，维持水、电解质和酸碱平衡。

（2）高热期间予以降温。

（3）营养支持，增加蛋白质和维生素摄入量；经口摄入不足时，通过静脉途径补充。

（4）必要时少量多次输新鲜血、血浆或球蛋白，以增强病人抵抗力。

2. 抗感染

（1）应用抗菌药物：可根据细菌培养和药物敏感试验结果，调整抗菌药物，并持续应用至少 3 周，直至体温正常，局部红肿、热、痛等症状消失。

（2）环境准备：严格控制探视人员；同类病人，集中收治；多重耐药菌感染病人最好单间隔离或床旁接触性隔离。

3. 高热护理

（1）卧床休息。

（2）降温：病人体温 > 38.5℃，可用冰袋、酒精擦浴、冰水灌肠等措施进行物理降温。

（3）物理降温不明显者，遵医嘱使用退热药物，观察并记录用药后的体温变化。

（4）嘱病人多饮水，出汗较多病人给予及时更换衣裤及被单。

（5）出现神志恍惚、面色苍白、血压下降、四肢厥冷、多汗等症状者，要警惕发生中毒性休克。

4. 疼痛护理

（1）评估病人疼痛情况。

43

（2）患肢制动，维持肢体功能位。

（3）护士动作要轻稳，尽量减少疼痛给病人带来不舒适。

（4）遵医嘱使用止痛药物缓解疼痛，用药后再评估疼痛情况并记录。

5. 饮食护理　鼓励病人进食高蛋白、高热量、高维生素和易消化食物，必要时给予肠内或肠外营养支持，以改善病人营养状况。

6. 心理护理　急性骨髓炎病人由于起病时间较短，病人及家属相关知识不足，常伴有焦虑、紧张等。护士应为病人讲解相关疾病知识，介绍相同病情病人的治疗及康复情况，建立治疗疾病的信心。慢性骨髓炎病人由于病情反复发作，治疗困难、疗效差，病人及家属心理及经济负担重。对此类病人，尽早安排手术，尽可能缩短病人住院时间，减轻其经济负担。

（二）手术治疗的护理

1. 术前护理　协助做好术前检查，术前常规准备。

2. 术后护理

（1）病情观察：观察伤口有无渗血、渗液，渗出较多时通知医生，及时更换敷料。

（2）伤口冲洗引流的护理

①定时挤压管道，勿折叠、扭曲，保持有效引流；

②伤口在进行冲洗时，观察引流液的量、颜色和性状，保持出入量平衡；

③控制滴注速度，根据冲洗后引流液的颜色和清亮程度调节。一般钻孔或开窗引流术后 24 小时内连续快速灌洗，防止凝血块堵住引流管道，引流液颜色变淡时逐渐减少冲洗液的量，维持冲洗直至引流液清亮为止；

④及时倾倒引流液，定期更换引流瓶，防止逆行感染，并做好相关记录；

⑤病人体温、血象均恢复正常，冲洗液培养结果为阴性后停止冲洗。

（3）患肢护理：患病初期，绝对卧床休息，适当抬

43

高患肢，维持肢体功能位，防止关节畸形，病理性骨折，并严密观察患肢的感觉、活动；患病中期，局部肿痛明显，切开引流后应密切观察创面情况；发病后期，及时无菌换药，保持敷料清洁干燥。

（4）病人长期卧床，患肢易发生失用性萎缩，关节僵硬，因此功能锻炼非常重要。关节制动的病人，指导病人进行患肢肌肉的等长收缩活动，按摩患肢。

（5）慢性骨髓炎病人，由于局部感染严重，无法确保病灶清除彻底，外固定架起到了既稳定骨折又有利于伤口愈合的作用，并且易于观察伤口情况。用75%的乙醇消毒外固定架钉道口2次/天，发现针眼处红肿，及时通知医生处理，增加消毒次数，4次/天。

（三）并发症的观察及护理

1. 关节挛缩畸形　长期病变使患肢增粗变形，邻近关节畸形。

观察：病变邻近关节维持肢体于功能位。

护理：急性期病人可做患肢骨骼肌的等长收缩和舒张运动；炎症消退后，关节未明显破坏者可进行关节的功能锻炼。

2. 病理性骨折　骨质破坏。

观察：患肢肢体有无短缩或成角畸形。

护理：限制患肢活动；维持肢体于功能位。

【健康教育】

1. 饮食指导　加强营养，增强机体抵抗力，防止疾病反复；慢性骨髓炎病人由于反复手术，钙质流失严重，指导病人饮食补钙，补充维生素 D，多晒太阳，促进钙质吸收。

2. 活动指导　指导病人每日进行患肢机体等长舒缩练习及关节被动活动或主动活动，避免患肢功能障碍。教会病人使用辅助器材，如拐杖、助行器等，减轻患肢负重，经 X 线检查证实病变已恢复正常时才能开始负重，以免诱发病理性骨折。

3. 用药指导　急性骨髓炎病人出院后继续遵医嘱联

43

合足量应用抗菌药物治疗，持续用药至症状消失后 3 周，以巩固疗效，防止转为慢性骨髓炎。密切注意药物副作用和毒性反应，一旦出现，应立即停药并到医院就诊。

4. 定期复诊　出院后病人需注意自我观察，并定期复诊。骨髓炎病人易复发，若伤口愈合后又出现红、肿、热、痛、流脓等提示转为慢性，需及时诊治。

【护理评价】

1. 病人体温维持在正常范围。

2. 病人疼痛减轻或消失。

3. 病人的营养状况得到改善。

4. 病人能够在护理人员帮助下改变体位，舒适度增加。

5. 病人是否出现并发症，或并发症是否得到及时发现和处理。

关键点

1. 术前患肢制动，防止发生病理性骨折。

2. 急性骨髓炎的早期诊断与治疗，防止演变为慢性骨髓炎。

43

第二节　化脓性关节炎

化脓性关节炎指发生在关节内的化脓性感染。多见于儿童，好发部位为髋关节、膝关节。最常见的致病菌为金黄色葡萄球菌。本病起病急骤，典型症状有寒战、高热，体温可达 39℃ 以上，甚至出现谵妄与昏迷，儿童可见惊厥。病变关节迅速出现疼痛和功能障碍。化脓性关节炎主要处理原则为全身支持治疗，应用广谱抗菌药物，消除局部感染灶；手术治疗。

【常见护理诊断/问题】

1. 体温过高　与病人感染有关。

2. 潜在并发症：关节挛缩畸形。

【护理措施】

(一) 非手术治疗的护理

1. 正确使用抗菌药物　早期大量联合广谱抗菌药物治疗，后期可根据关节液细菌培养及药物敏感试验结果，选择和调整敏感抗菌药物。

2. 高热护理　定时监测体温，采取有效的物理及药物降温措施；高热病人需绝对卧床休息；鼓励病人多饮水并及时补充液体，维持电解质的平衡；出汗多的病人，做好皮肤护理。

3. 关节局部制动　尽早行皮牵引、石膏等固定于功能位，减轻疼痛，预防畸形。

4. 心理护理　向病人做好解释工作，针对病人不同心理反应，给予干预的对策；重视病人的主诉，消除顾虑；加强沟通与交流，使病人得到家庭及社会的支持，医护人员关心体贴病人，给予安慰及尊重，稳定情绪。

(二) 手术治疗的护理

1. 术前护理　协助做好术前检查，术前常规准备。

2. 术后护理

(1) 病情观察：动态监测体温及血象变化，发现异常及时通知医生处理。

(2) 疼痛护理：选择适合病人的评分量表，评估病人疼痛情况，按照超前、多模式的原则给予有效镇痛；对有镇痛泵的病人，应注意检查管道是否通畅，评价镇痛效果是否满意。

(3) 伤口护理：密切观察伤口敷料及管周的渗液情况，如发现管周或伤口敷料有液体渗出，或伤口局部有肿胀疼痛，立即通知医生及时检查，并在无菌操作下更换敷料；保持管口周围皮肤清洁干燥，避免二次感染，患肢给予抬高放置，并制动。

(4) 关节腔持续冲洗引流的护理要点：

①作用：通过持续冲洗，带走细菌及坏死组织。

②护理：每日经冲洗管滴入抗菌溶液 2000～3000ml；保持管道通畅；观察冲洗液的量、色、性状；妥善固定

43

管道，避免脱出。

③拔管：引流量逐渐减少至无引流液吸出，局部症状和体征消退，可以拔管。

（5）康复锻炼：急性感染控制后，应尽早进行功能康复锻炼。逐步鼓励和协助病人做轻微的屈伸运动，渐渐增加活动的幅度和次数，以防止发生纤维性粘连。功能锻炼要循序渐进，运动负荷过重可能成为炎症迁延的诱因。

①膝关节感染的病人：指导病人进行股四头肌等长收缩运动、踝关节的背伸及趾屈等踝泵运动。并使用气压泵，以促进血液循环，防止肌肉失用性萎缩、关节僵硬、足下垂及深静脉血栓。

②踝关节感染的病人：指导病人进行股四头肌收缩运动及踝泵运动，后期行屈髋、伸髋、髋外展及直腿抬高。

③肘关节感染病人：应指导病人练习握拳运动。

（三）并发症的观察及护理

关节挛缩畸形

观察： 关节处于功能位。

护理： 为防止关节内粘连，早期可做持续性被动运动，开始时有疼痛感，很快便会适应。至急性炎症消退时，一般在3周后可鼓励病人做主动运动。

【健康教育】

1. 活动指导　指导病人每日进行患肢肌肉等长舒缩练习及关节被动活动或主动活动，避免患肢功能障碍。

2. 定期复诊　出院后病人需注意自我观察，并定期复诊。若出现体温异常、病变关节疼痛、活动受限应及时就诊。

关键点

早期足量联合持续应用抗菌药物是治疗感染、保全生命和关节功能的关键。

第三节　骨与关节结核

骨与关节结核是由结核分枝杆菌侵入骨或关节而引起的一种继发性结核病，它是一种特异性感染。骨与关节结核是最常见的肺外继发性结核，其原发病灶多源于肺结核。以青少年及儿童为好发人群，30岁以下的病人占80%。其中脊柱结核最多见，约占50%，膝关节和髋关节结核各占约15%。病人常有自身肺结核病史或家庭结核病史；起病多较缓慢，可无明显全身症状或只有轻微结核中毒症状。全身症状有午后低热、乏力、盗汗、消瘦、食欲缺乏、体重减轻和贫血等症状；关节病变多为单发性，少数为多发性，但对称性十分罕见，病变部位隐痛，活动时加剧；浅表关节可见肿胀和积液，积聚大量脓液，就会出现"寒性脓肿"；晚期可出现关节功能障碍、畸形。骨与关节结核主要处理原则包括全身支持疗法、抗结核药物治疗及局部治疗；手术治疗。

【护理评估】

术前评估

1. 健康史

（1）了解病人年龄、饮食和日常活动情况，此次发病诱因。

（2）既往史：既往有无结核病史或与结核病人密切接触史；采用的治疗方法和用药情况。

（3）其他：有无药物过敏史和手术史等。

2. 身体状况

（1）病人营养状态。

（2）评估疼痛的部位、性质、持续时间和诱因、是否向其他部位放射。

（3）抗结核药物治疗的时间、疗效及有无不良反应发生。

（4）评估病人脊柱和关节局部有无畸形；是否出现窦道，分泌物的性状、量、颜色、气味。

43

（5）肢体的感觉、运动及括约肌功能有无改变，是否合并截瘫。

（6）辅助检查：评估实验室及影像学检查结果，如血沉是否升高，X线等检查有无异常发现，以判断病人脊柱的破坏情况及药物治疗效果等。

3. 心理社会状况

（1）评估病人及家属对长期治疗的心理承受能力和康复期望。

（2）家属对病人的态度。

（3）病人家庭经济状况和支持程度等。

【常见护理诊断/问题】

1. 疼痛　与骨关节结核病变和手术创伤有关。

2. 营养失调：低于机体需要量　与食欲缺乏和结核疾病长期消耗有关。

3. 躯体功能障碍　与疼痛、关节功能障碍、石膏固定、手术或截瘫有关。

4. 知识缺乏：病人缺乏结核用药知识及康复锻炼知识。

5. 潜在并发症：抗结核药物毒性反应、病理性骨折、关节畸形。

【护理目标】

1. 病人疼痛缓解或消失。

2. 病人营养状况得到改善，体重维持在正常范围。

3. 病人病变部位关节功能逐渐恢复。

4. 病人能掌握抗结核药物相关知识及熟练进行功能锻炼。

5. 病人未发生并发症，或并发症发生后得到及时发现与处理。

【护理措施】

（一）手术治疗的护理

1. 术前护理　协助做好术前检查，术前常规准备。

（1）疼痛护理

①准确评估病人疼痛情况。

②局部制动：疼痛严重者，严格卧床休息，以减轻疼痛。

（2）改善营养状况

①饮食：鼓励病人摄取高热量、高蛋白、高维生素饮食。

②营养支持：若病人食欲差，经口摄入难以满足营养需要，可根据医嘱为病人提供肠内或肠外营养支持。

③输血：对有贫血、严重低蛋白血症、凝血功能障碍的病人，根据医嘱对症治疗。

（3）局部制动：根据病人病情采用牵引、石膏固定、夹板等方法制动，预防与矫正畸形，防止病理性骨折，保持关节功能位。

（4）用药护理：由于抗结核药物使用疗程较长，副作用大，需要注意观察用药后副作用。如链霉素可影响听力、呼吸机麻痹；利福平有肝损害、胃肠道反应；异烟肼可引起末梢神经炎、肝损害及神经症状；乙胺丁醇可诱发神经炎、关节痛及痛风等。

（5）心理护理：注意了解病人心理状态，解除病人的顾虑。给病人讲解疾病治疗的方法、手术方式、预后情况等，使病人正确了解疾病与治疗相关的知识；鼓励病人说出自身感受；邀请治疗好的病友现身说法，增强病人信心，疏导心理压力。

2. 术后护理

（1）病情观察：严密监测生命体征，经胸腔手术者，观察病人的呼吸，有无呼吸困难，必要时遵医嘱吸氧。

（2）体位与活动：绝对卧床休息，在医护人员指导下变换体位，变换体位时防止引流管的脱出。

（3）饮食护理：脊柱结核病人行前路手术者，待排气后可饮水，进流食；行后路手术者，禁食6小时后改流食，宜进食清淡、易消化、高热量、高蛋白等营养丰富食物，禁食牛奶、甜食等产气食物，少食，多餐，忌生冷。

43

（4）保持管道通畅，妥善固定，防止脱出，并观察有无异常情况；胸椎结核病人安置胸腔引流管时，护士应观察水柱波动，保持通畅，观察引流的量、颜色、性质并根据引流量更换引流袋。

（二）术后并发症的观察与护理

1. 抗结核药物毒性反应

观察：用药过程中有无眩晕、口周围麻木、耳鸣、听力异常、指端疼痛、麻木、恶心、胃区不适、肝功能受损等。

护理：一旦发生，及时通知医生调整药物。

2. 病理性骨折

观察：四肢病变病人观察患肢有无畸形、功能障碍；脊柱病变病人观察能否站立，有无脊柱活动受限以及四肢感觉运动。

护理：保持关节处于功能位；根据病变部位和病情轻重分别使用夹板、石膏绷带和牵引等方法使病变关节制动；脊柱结核佩戴支具保护。

3. 关节畸形

观察：病变关节的活动范围。

护理：病变关节处于肢体功能位；协助病人行患肢的主动及被动的活动。

【健康教育】

1. 活动指导　脊柱结核术后卧床休息，遵医嘱下床活动；髋关节结核术后，待疼痛及肌肉痉挛消失后，进行各关节的主动、被动活动；膝关节结核术后石膏固定3个月，进行不负重的关节活动。

2. 用药指导　出院后遵医嘱继续服用抗结核药物1年。向病人和家属讲解抗结核药物的剂量、用法、副作用及保存方法。服药期间，注意监测药物的作用和副作用，警惕肝功能受损及多发性神经炎的发生。用药过程中定期到医院复诊，若出现耳鸣、听力异常改变立即停药并及时复诊。

3. 避免脊柱负重，继续加强营养。

4. 术后1个月、3个月、半年、1年定时复诊。

【护理评价】

1. 病人疼痛得到缓解。

2. 病人营养状况恢复正常。

3. 病人关节功能逐渐康复。

4. 病人掌握抗结核药物相关知识及熟练进行功能锻炼。

5. 病人是否出现并发症，或并发症是否得到及时发现和处理。

关键点

　1. 术前局部制动，是防止病理骨折、关节畸形的发生及发展的重要护理措施。

　2. 告知病人出院后继续服用抗结核药物1年，出现药物副作用时，及时停药就医，定时复查肝肾功能。

（李　芳）

43

第四十四章

骨肿瘤病人的护理

凡发生在骨内或起源于各种骨组织成分的肿瘤称为骨肿瘤。原发性骨肿瘤中，良性比恶性多见，前者以骨软骨瘤和软骨瘤多见，后者以骨肉瘤和软骨肉瘤多见。骨肿瘤的外科分期目前最常用的为 G-T-M 外科分期系统。这一分期方法反映了肿瘤生物学行为及侵袭程度，有利于判断预后，合理选择治疗方案，指导骨肿瘤的治疗。骨肿瘤的典型症状为疼痛、局部肿块、肿胀、病理性骨折、功能障碍和压迫症状等；恶性骨肿瘤可经血液和淋巴向远处转移如肺转移。良性骨肿瘤的治疗以手术切除为主，恶性则采用以手术治疗为主，化学治疗、放射治疗和生物治疗为辅的综合治疗。

【护理评估】

（一）术前评估

1. 健康史

（1）个人情况：了解病人性别、年龄、职业、居住地、生活习惯、饮食特点。

（2）既往史：有无其他部位肿瘤史；有无冠心病、高血压、糖尿病、骨质疏松等；特别注意有无肿瘤发生的相关因素，如长期接触化学致癌物质、放射线等。

（3）家族史：家族中有无类似病史者。

2. 身体状况

（1）有无贫血、消瘦、食欲缺乏、体重下降、发热等晚期恶性肿瘤的表现，有无咯血、呼吸困难等肺转移表现；

（2）局部肿块的大小、边界、质地、皮温是否升高、与周围组织有无粘连，肿块有无压痛，表浅静脉有无怒张；

（3）肢端感觉、运动、血液循环情况，有无发生病理性骨折；

（4）肢体有无畸形，关节活动是否受限；

（5）疼痛的特点与疼痛评分；

（6）实验室检查是否提示代谢异常；X 线检查结果提示肿瘤为良性还是恶性。

3. 心理社会状况

（1）病人及家属对术后肢体外观改变和缺失是否能承受；

（2）病人对术后化疗及功能锻炼是否有充分的心理准备；

（3）家庭成员是否能为病人提供术后长期照护；

（4）是否有足够的经济能力满足病人的治疗和康复。

（二）术后评估

1. 麻醉方式、术式、术中出血、补液、输血情况；

2. 意识及生命体征；

3. 患肢的感觉、运动、血液循环情况（皮肤颜色、温度、有无肿胀、肿胀的程度、毛细血管反应、动脉搏动）；

4. 外固定位置是否正确，关节功能是否恢复；

5. 疼痛部位、程度和性质如何；

6. 有无出血、伤口感染、下肢深静脉血栓等并发症发生。

【常见护理诊断/问题】

1. **恐惧** 与担心肢体功能障碍、丧失及预后不良有关。

2. **疼痛** 与肿瘤压迫、浸润周围组织、病理性骨

44

折、手术、术后幻肢痛有关。

3. **自我形象紊乱**　与手术和化疗引起的副作用有关。

4. **潜在并发症**：出血、伤口感染、下肢深静脉血栓。

【护理目标】

1. 病人恐惧减轻或消除。

2. 病人疼痛缓解或消除。

3. 病人能正确面对自我形象改变。

4. 病人未发生并发症，或并发症发生后得到及时发现与处理。

【护理措施】

（一）术前护理

1. **心理护理**　建立良好的护患关系；说明手术的重要性，指导术前、术后配合要点；耐心解答问题，消除不良心理；合理调整病人及家属对手术的期望值；在病人入院时，向其热情详细的介绍医疗环境及医护人员以取得病人的信任，同时向病人介绍疾病相关知识，使其增加战胜疾病的信心；对于截肢者，让具有类似经历的病人现身说法，消除病人的心理顾虑和障碍，促使病人逐渐接受和坦然面对自身形象。

2. **疼痛护理**

（1）观察疼痛的部位、程度、性质、时间，并进行疼痛评分。

（2）卧床休息，协助病人采取适当体位，避免患肢负重导致病理性骨折。

（3）指导病人深呼吸、转移注意力等技巧。

（4）必要时遵医嘱应用止痛药物，详细介绍药物的作用、副作用和注意事项，严密观察疗效及副作用。一般在发作初期即需应用止痛药物，常用方法为三阶梯镇痛，即 VAS 疼痛评分 1～4 分（轻度疼痛），予非甾体抗炎药，如对乙酰氨基酚、阿司匹林、消炎痛（吲哚美辛）等；5～6 分（中度疼痛），予弱阿片类加非甾体抗炎药，如可待因、布桂嗪、曲马多、奇曼丁等；7～10分（重度疼痛），予阿片类加非甾体抗炎药，如吗啡片、美菲康、硫酸吗啡控释片等。

注意：疼痛部位禁忌按摩挤压，禁忌热敷与理疗，以防止肿瘤细胞扩散。

3. 术前准备　协助做好术前检查；术前指导病人进行床上大小便训练、康复训练和轮椅、拐杖、助行器的使用训练；指导病人深呼吸和有效咳嗽，踝泵训练及股四头肌的收缩。

（二）术后护理

1. 病情观察

（1）监测病人意识、生命体征、尿量情况。

（2）观察伤口敷料有无渗血、渗液。

（3）引流管应妥善固定；观察引流液的量、颜色、性质；定时由近心向离心方向挤压引流管，保持通畅。

注意：骨肿瘤术后病人，由于肿瘤切除后有较大腔隙，因此引流液较多，应随时保持引流管的通畅，并重点观察引流量。

（4）观察肢体远端感觉、运动、血液循环情况，若发现异常，应立即告知医生并采取相应措施。

注意：骨肿瘤病人，尤其是恶性骨肿瘤病人，为血栓的高发人群。因此，术后要注意观察病人有无出现血栓征象，如：双下肢肿胀，皮肤颜色青紫或发白，病人主诉下肢疼痛，必要时可行双下肢深静脉彩超检查。

2. 体位与活动　术后应抬高患肢，预防肢体肿胀；术日即可指导病人做股四头肌的主动收缩和踝泵运动，促进双下肢血液循环。

3. 促进关节功能恢复

（1）保持肢体功能位，预防关节畸形。膝部手术后，膝关节屈曲15°；髋部手术后，患肢应保持外展中立或外旋，髋关节避免内旋、内收发生脱位。

（2）术后早期卧床休息，避免过度活动，以后可根据康复状况开始床上活动和床旁活动。

44

（3）教会病人正确应用拐杖、轮椅协助活动。

4.预防病理性骨折　对于术后骨缺损大、人工假体置换术或异体骨移植术病人，要注意保护患肢，卧床休息时将患肢置于功能位，搬运病人时应动作轻柔，防止发生病理性骨折。功能锻炼要循序渐进，不要急于下地行走。开始站立或练习行走时应有人在旁保护，防止跌倒。

5.截肢术的护理

（1）体位摆放：截肢术后患肢抬高不超过48小时。下肢截肢者，每3~4小时俯卧20~30分钟，并将残肢以枕头支托，向下压迫；仰卧位时，残端肢体应处于伸展、内收位，不能用枕头抬高，以免造成关节屈曲挛缩。

注意：术后残肢应用石膏或支具固定于功能位置，以防发生关节挛缩。

（2）残肢功能锻炼：一般术后两周，伤口愈合后开始功能锻炼。

方法：

①俯卧位练习大腿内收、后伸；

②肩关节进行外展、内收及旋转运动；

③每日用弹性绷带包扎、均匀压迫残端，促进软组织收缩；

④当残端瘢痕不敏感，伤口愈合牢固后，可进行残端按摩，拍打及蹬踩，增加残端的负重能力。鼓励病人拆线后尽早使用临时义肢，以消除水肿，促进残端成熟，为安装义肢做准备。

（3）幻肢痛：绝大多数截肢病人在术后相当长的一段时间内感到已切除的肢体仍然有疼痛或其他异常感觉，称为幻肢痛。疼痛呈持续性，夜间加重，属精神因素性疼痛。护士应引导病人注视残肢，接受截肢的现实；并指导病人自我调节，应用放松疗法等心理治疗手段逐渐消除幻肢感。必要时给予安慰剂治疗或交替给予安眠药与一般镇痛药止痛。适当的残肢活动和早期行走有利于缓解症状，随时间延长幻肢痛可逐渐减轻或消失。对于

44

幻肢痛持续时间长的病人，可轻叩残端，或用理疗、封闭、神经阻断方法消除幻肢痛。

（三）并发症的观察与护理

1. 出血

观察：术后若出血量突然增加，血压急剧下降，脉搏细弱，应警惕肢体残端血管破裂或血管加压缝线脱落。

护理：病人床旁常规放置无菌纱布垫、弹力绷带、止血带及砂袋，以备急用；髋关节离断术后，床边备较重的砂袋，以便应急时压迫股动脉止血。对于渗血较多者，可用纱布垫加弹力绷带加压包扎；若发生肢体残端血管破裂出血，须立即以砂袋压迫手术区域或在出血部位的近心端扎止血带压迫止血。

2. 伤口感染

观察：按时换药，观察伤口渗出情况。若伤口剧痛或跳痛，伴体温升高，局部波动感，可能是术区深部感染。

护理：一旦发生，应告知医生并协助处理。

3. 下肢深静脉血栓　肿瘤病人是血栓的高发人群，应重视早期观察与预防。

观察：表现为患肢肿胀、疼痛、压痛、发热、浅静脉曲张。

预防：针对不同风险病人给予相应的预防措施，包括基本预防（如早期活动、功能锻炼）、物理预防（如应用足底静脉泵、间隙充气加压装置、梯度压力弹力袜等）及药物预防（低分子肝素、华法林等）。

【健康教育】

1. 康复锻炼

（1）术前2周，教会病人功能锻炼的方法，指导下肢手术病人做股四头肌等长收缩锻炼。

（2）术后48小时开始做肌肉的等长收缩，促进血液循环，防止关节粘连。

（3）行人工关节置换术者，术后一般不需要外固定，2~3周后开始关节的功能锻炼。

（4）术后3周可进行患处远侧和近侧关节的活动。

（5）术后6周进行重点关节的活动，加大活动范围。

（6）可利用器械进行活动，并辅以理疗。

2. 复查及自我监测　教会病人自我检查和监测，定期复诊；按时接受化疗；发现有肢体肿胀、疼痛应及时就医。

【护理评价】

1. 病人的焦虑、恐惧是否减轻；

2. 病人的疼痛是否缓解，得到控制；

3. 病人能否正确面对自我形象改变；

4. 病人是否出现并发症，或并发症是否得到及时发现和处理。

关键点

规范的康复指导可促进病人肢体功能恢复，预防并发症的发生。

（崔　怡）

44

下 篇

外科常用护理技术

第一章

外科基本护理技术

一、备皮法

【目的】

清洁皮肤，去除手术区域皮肤污垢及毛发，预防术后切口感染。

【用物准备】

治疗盘、弯盘、备皮器、一次性手套及中单、镊子、纱布、棉签、2%肥皂水（液体皂）、75%酒精、松节油、手电筒、卫生纸、毛巾、面盆、热水，必要时备屏风。

【操作流程】

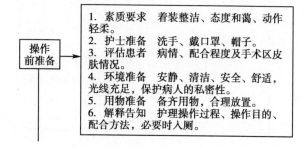

操作前准备

1. 素质要求　着装整洁、态度和蔼、动作轻柔。
2. 护士准备　洗手、戴口罩、帽子。
3. 评估患者　病情、配合程度及手术区皮肤情况。
4. 环境准备　安静、清洁、安全、舒适，光线充足，保护病人的私密性。
5. 用物准备　备齐用物，合理放置。
6. 解释告知　护理操作过程、操作目的、配合方法，必要时入厕。

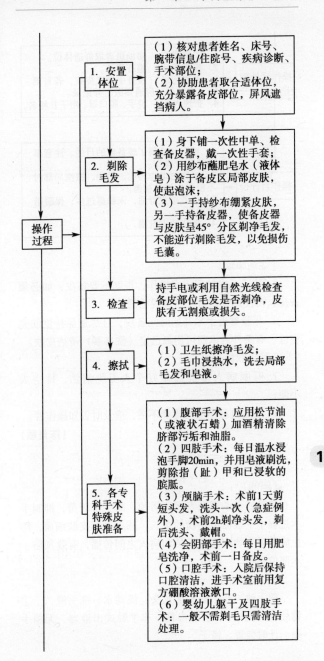

操作过程

1. 安置体位
(1)核对患者姓名、床号、腕带信息/住院号、疾病诊断、手术部位;
(2)协助患者取合适体位,充分暴露备皮部位,屏风遮挡病人。

2. 剃除毛发
(1)身下铺一次性中单、检查备皮器,戴一次性手套;
(2)用纱布蘸肥皂水(液体皂)涂于备皮区局部皮肤,使起泡沫;
(3)一手持纱布绷紧皮肤,另一手持备皮器,使备皮器与皮肤呈45° 分区剃净毛发,不能逆行剃除毛发,以免损伤毛囊。

3. 检查
持手电或利用自然光线检查备皮部位毛发是否剃净,皮肤有无割痕或损失。

4. 擦拭
(1)卫生纸擦净毛发;
(2)毛巾浸热水,洗去局部毛发和皂液。

5. 各专科手术特殊皮肤准备
(1)腹部手术:应用松节油(或液状石蜡)加酒精清除脐部污垢和油脂。
(2)四肢手术:每日温水浸泡手脚20min,并用皂液刷洗,剪除指(趾)甲和已浸软的胼胝。
(3)颅脑手术:术前1天剪短头发,洗头一次(急症例外),术前2h剃净头发,剃后洗头、戴帽。
(4)会阴部手术:每日用肥皂洗净,术前一日备皮。
(5)口腔手术:入院后保持口腔清洁,进手术室前用复方硼酸溶液漱口。
(6)婴幼儿躯干及四肢手术:一般不需剃毛只需清洁处理。

1

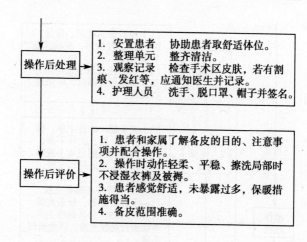

操作后处理
1. 安置患者　协助患者取舒适体位。
2. 整理单元　整齐清洁。
3. 观察记录　检查手术区皮肤，若有割痕、发红等，应通知医生并记录。
4. 护理人员　洗手、脱口罩、帽子并签名。

操作后评价
1. 患者和家属了解备皮的目的、注意事项并配合操作。
2. 操作时动作轻柔、平稳、擦洗局部时不浸湿衣裤及被褥。
3. 患者感觉舒适，未暴露过多，保暖措施得当。
4. 备皮范围准确。

【注意事项】

1. 除非毛发妨碍手术操作，否则不要备皮；如必须备皮，可使用专用备皮器或脱毛剂。

2. 尽量靠近手术开始时间备皮，且尽量保持皮肤完整性。有条件者术前可用氯己定（洗必泰）清洁皮肤。

【健康教育】

1. 叮嘱病人备皮前做好个人卫生清洁，排空大小便；

2. 备皮过程中如有疼痛不适，应及时告知操作者。

（陈肖敏）

二、外科手消毒法

【目的】

清除或者杀灭手表面暂居菌，减少常居菌，抑制手术过程中手表面微生物的生长，减少手部皮肤细菌，防止病原微生物在医务人员和病人之间传播，有效预防手术部位感染。

【用物准备】

洗手池、非手触式水龙头、流动水、洗手液、干手物品（无菌巾）、手消毒剂、非手触式出液器、无菌手刷、计时装置、镜子。

【操作流程】

（一）免刷手消毒法

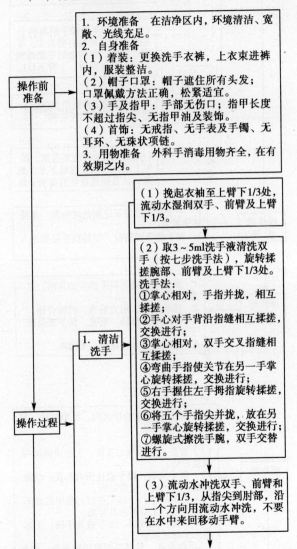

操作前准备

1. 环境准备 在洁净区内，环境清洁、宽敞、光线充足。
2. 自身准备
（1）着装：更换洗手衣裤，上衣束进裤内，服装整洁。
（2）帽子口罩：帽子遮住所有头发；口罩佩戴方法正确，松紧适宜。
（3）手及指甲：手部无伤口；指甲长度不超过指尖、无指甲油及装饰。
（4）首饰：无戒指、无手表及手镯、无耳环、无珠状项链。
3. 用物准备 外科手消毒用物齐全，在有效期之内。

操作过程

1. 清洁洗手

（1）挽起衣袖至上臂下1/3处，流动水湿润双手、前臂及上臂下1/3。

（2）取3～5ml洗手液清洗双手（按七步洗手法），旋转揉搓腕部、前臂及上臂下1/3处。
洗手法：
①掌心相对，手指并拢，相互揉搓；
②手心对手背沿指缝相互揉搓，交换进行；
③掌心相对，双手交叉指缝相互揉搓；
④弯曲手指使关节在另一手掌心旋转揉搓，交换进行；
⑤右手握住左手拇指旋转揉搓，交换进行；
⑥将五个手指尖并拢，放在另一手掌心旋转揉搓，交换进行；
⑦螺旋式擦洗手腕，双手交替进行。

（3）流动水冲洗双手、前臂和上臂下1/3，从指尖到肘部，沿一个方向用流动水冲洗，不要在水中来回移动手臂。

1

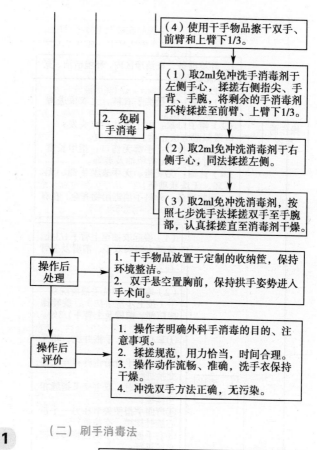

（4）使用干手物品擦干双手、前臂和上臂下1/3。

2. 免刷手消毒

（1）取2ml免冲洗手消毒剂于左侧手心，揉搓右侧指尖、手背、手腕，将剩余的手消毒剂环转揉搓至前臂、上臂下1/3。

（2）取2ml免冲洗消毒剂于右侧手心，同法揉搓左侧。

（3）取2ml免冲洗消毒剂，按照七步洗手法揉搓双手至手腕部，认真揉搓直至消毒剂干燥。

操作后处理

1. 干手物品放置于定制的收纳筐，保持环境整洁。
2. 双手悬空置胸前，保持拱手姿势进入手术间。

操作后评价

1. 操作者明确外科手消毒的目的、注意事项。
2. 揉搓规范，用力恰当，时间合理。
3. 操作动作流畅、准确，洗手衣保持干燥。
4. 冲洗双手方法正确，无污染。

（二）刷手消毒法

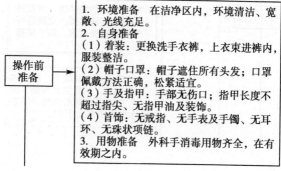

操作前准备

1. 环境准备 在洁净区内，环境清洁、宽敞、光线充足。
2. 自身准备
（1）着装：更换洗手衣裤，上衣束进裤内，服装整洁。
（2）帽子口罩：帽子遮住所有头发；口罩佩戴方法正确，松紧适宜。
（3）手及指甲：手部无伤口；指甲长度不超过指尖、无指甲油及装饰。
（4）首饰：无戒指、无手表及手镯、无耳环、无珠状项链。
3. 用物准备 外科手消毒用物齐全，在有效期之内。

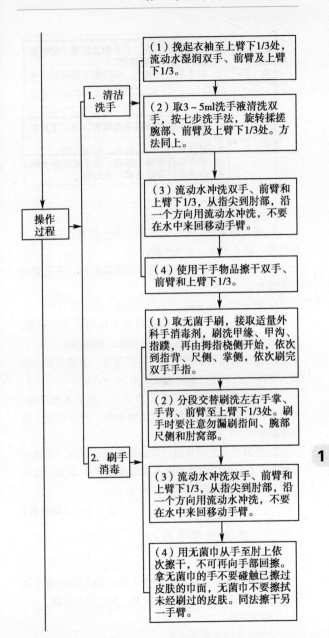

操作过程

1. 清洁洗手

（1）挽起衣袖至上臂下1/3处，流动水湿润双手、前臂及上臂下1/3。

（2）取3～5ml洗手液清洗双手，按七步洗手法，旋转揉搓腕部、前臂及上臂下1/3处。方法同上。

（3）流动水冲洗双手、前臂和上臂1/3，从指尖到肘部，沿一个方向用流动水冲洗，不要在水中来回移动手臂。

（4）使用干手物品擦干双手、前臂和上臂下1/3。

2. 刷手消毒

（1）取无菌手刷，接取适量外科手消毒剂，刷洗甲缘、甲沟、指蹼，再由拇指桡侧开始，依次到指背、尺侧、掌侧，依次刷完双手手指。

（2）分段交替刷洗左右手掌、手背、前臂至上臂下1/3处。刷手时要注意勿漏刷指间、腕部尺侧和肘窝部。

（3）流动水冲洗双手、前臂和上臂下1/3，从指尖到肘部，沿一个方向用流动水冲洗，不要在水中来回移动手臂。

（4）用无菌巾从手至肘上依次擦干，不可再向手部回擦。拿无菌巾的手不要碰触已擦过皮肤的巾面，无菌巾不要擦拭未经刷过的皮肤。同法擦干另一手臂。

1

535

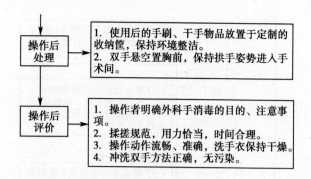

【注意事项】

1. 操作者最好脱去本人衣衫，如未脱者，衣领、衣袖应卷入洗手衣内，不可外露。

2. 操作者双手及前臂有伤口和感染灶时，不宜进行该项操作。

3. 刷手时，注意刷净指尖、指缝、指关节等处。

4. 在整个过程中双手应保持置于胸前并高于肘部，保持指尖朝上，使水由指尖流向肘部，避免倒流。

5. 刷手时间依据洗手液说明书而定，手消毒剂的用量、揉搓时间遵循产品使用说明书。

6. 手消毒后，保持拱手姿势待干，双手不得下垂，手臂、肘部不可触及他物，如不慎触及，视为污染，必须重新刷洗。

7. 外科手消毒剂开启后应标明日期、时间，易挥发的醇类产品开瓶后的使用期不得超过 30 天，不易挥发的产品开瓶后的使用期不得超过 60 天。

（陈肖敏）

三、穿/脱无菌手术衣

【目的】

避免和预防手术过程中医护人员衣物上的细菌污染手术切口，同时保障手术人员安全，预防职业暴露。

【用物准备】

尺寸适合的无菌手术衣。

【操作流程】

```
┌──────────┐
│ 操作前   │ ──▶
│ 准备     │
└──────────┘
```

1. 环境准备　在洁净手术间内，环境清洁，符合无菌操作要求。
2. 自身准备
（1）着装：更换洗手衣裤，上衣束进裤内，服装整洁。
（2）帽子口罩：帽子遮住所有头发；口罩佩戴方法正确，松紧适宜。
（3）手及指甲：手部无伤口；指甲长度不超过指尖、无指甲油及装饰。
（4）首饰：无戒指、无手表及手镯、无耳环、无珠状项链。
3. 用物准备　尺寸适合的无菌手术衣。

```
┌──────────┐
│ 操作过程 │ ──▶
└──────────┘
```

1. 已完成外科手消毒，拿取无菌手术衣，选择较宽敞处站立，面向无菌台，手提衣领，抖开，使无菌手术衣的另一端下垂。

2. 两手提住衣领两角，衣袖向前位将手术衣展开，举至与肩同齐水平，使手术衣内侧面面对自己，顺势将双手和前臂伸入衣袖内，并向前平行伸展。

3. 巡回护士在穿衣者后抓住衣领内面，协助将袖口后拉，并系好领口的一对系带与左背部与右腋下的一对系带。

4. 应采用无接触式戴无菌手套。

5. 解开腰间活结，将右叶腰带传递给台上其他手术人员或交由巡回护士用无菌持物钳夹取，旋转后与左手腰带打结、系于胸前，使手术衣右叶遮盖左叶。

6. 协助穿无菌手术衣：
（1）洗手护士持无菌手术衣，选择无菌区域较宽敞的地方协助医生穿衣。
（2）双手持尺寸适中的手术衣衣领，内面朝向医生打开，护士的双手套入手术衣肩部的外面并举至与肩同齐水平。
（3）医生面向护士跨前一步，将双手同时伸入袖管至上臂中部，巡回护士协助系衣领及腰带。
（4）洗手护士协助医生戴手套并将腰带协助打开拽住，医生自转后自行系带。

1

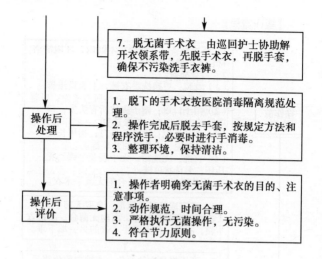

7. 脱无菌手术衣 由巡回护士协助解开衣领系带，先脱手术衣，再脱手套，确保不污染洗手衣裤。

操作后处理
1. 脱下的手术衣按医院消毒隔离规范处理。
2. 操作完成后脱去手套，按规定方法和程序洗手，必要时进行手消毒。
3. 整理环境，保持清洁。

操作后评价
1. 操作者明确穿无菌手术衣的目的、注意事项。
2. 动作规范，时间合理。
3. 严格执行无菌操作，无污染。
4. 符合节力原则。

【注意事项】

1. 穿无菌手术衣必须在相应手术间内进行。

2. 无菌手术衣不可触及非无菌区域，如有质疑立即更换。

3. 巡回护士向后拉衣领时，不可触及手术衣外面。

4. 有破损的无菌衣或可疑污染时立即更换。

5. 穿无菌手术衣人员必须戴好手套，方可解开腰间活结或接取腰带，未戴手套的手不可拉衣袖或触及其他部位。

6. 无菌手术衣的无菌范围为肩以下，腰以上及两侧腋前线之间。

（陈肖敏）

四、戴/脱无菌手套

【目的】

执行无菌操作或接触无菌物品时，须戴无菌手套，避免和预防医护人员手上的细菌污染手术切口，同时保障手术人员安全，预防职业暴露。

【用物准备】

尺寸适合的无菌手套。

【操作流程】

操作前准备	→	1. 环境准备　在洁净手术间内，环境清洁，符合无菌操作要求。 2. 自身准备 （1）着装：服装整洁。 （2）帽子口罩：帽子遮住所有头发；口罩佩戴方法正确，松紧适宜。 （3）手及指甲：手部无伤口；指甲长度不超过指尖、无指甲油及装饰。 （4）首饰：无戒指、无手表及手镯、无耳环、无珠状项链。 3. 用物准备　尺寸适合的无菌手套，在有效期之内。

1. 自戴无菌手套

非接触式：
（1）穿无菌手术衣后双手不露出袖口；
（2）将无菌手套包装打开平放于无菌台面上；
（3）隔衣袖取手套置于同侧掌侧面，指端朝向前臂，拇指相对，反折边与袖口平齐，隔衣袖抓住手套边缘并将之翻转包裹手及袖口。
（4）调整手套与手指尖的贴合度。

接触式：
（1）掀开手套袋，捏住手套口向外翻折部分（即手套内面），取出手套，分清左、右侧；
（2）左手捏住并显露右侧手套口，将右手插入手套内，戴好手套；
（3）用已戴好手套的右手指插入左手套口翻折部的内面（即手套的外面），帮助左手插入手套并戴好；
（4）分别将左、右手套的翻折部翻回，并盖住手术衣的袖口；
（5）调整手套与手指尖的贴合度。

操作过程

2. 协助戴无菌手套

（1）被戴者手自然下垂；
（2）洗手护士用双手撑开手套，手套大拇指对准被戴者，协助被戴者依次插入相应的手套中并包裹于袖口上。洗手护士戴手套的手不能触碰手套的内面；
（3）被戴者自行调整手套与手指尖的贴合度。

1

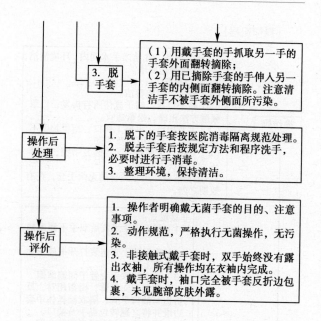

| 3. 脱手套 | （1）用戴手套的手抓取另一手的手套外面翻转摘除；
（2）用已摘除手套的手伸入另一手套的内侧面翻转摘除。注意清洁手不被手套外侧面所污染。 |

| 操作后处理 | 1. 脱下的手套按医院消毒隔离规范处理。
2. 脱去手套后按规定方法和程序洗手，必要时进行手消毒。
3. 整理环境，保持清洁。 |

| 操作后评价 | 1. 操作者明确戴无菌手套的目的、注意事项。
2. 动作规范，严格执行无菌操作，无污染。
3. 非接触式戴手套时，双手始终没有露出衣袖，所有操作均在衣袖内完成。
4. 戴手套时，袖口完全被手套反折边包裹，未见腕部皮肤外露。 |

【注意事项】

1. 向近心端拉衣袖时用力不可过猛，袖口拉到大拇指关节处即可。

2. 戴手套时未戴手套的手不可触及手套外面，戴手套的手不可触及未戴手套的手或另一手套的内面。

3. 戴手套不能替代洗手，戴手套后发现破损，应立即更换。

4. 感染、骨科等手术人员应戴双层手套（穿孔指示系统），有条件内层戴彩色手套。

（陈肖敏）

五、消毒和铺巾法

【目的】

1. 消灭拟做手术切口处及其周围皮肤上的暂居菌，最大限度杀灭常居菌，避免术后切口感染。

2. 除显露手术切口所必需的最小皮肤区之外，遮盖手术病人其他部位，使手术周围环境成为一个较大范围的无菌区域，以避免和尽量减少手术中的污染。

【用物准备】

无菌棉球或纱布、弯盘、消毒溶液、消毒钳、无菌棉球或纱布、弯盘、布巾钳、无菌方巾、中单、大洞巾、手术衣、手套布巾钳。

【操作流程】

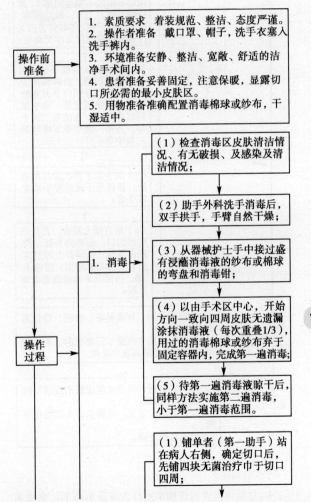

操作前准备

1. 素质要求　着装规范、整洁、态度严谨。
2. 操作者准备　戴口罩、帽子，洗手衣塞入洗手裤内。
3. 环境准备安静、整洁、宽敞、舒适的洁净手术间内。
4. 患者准备妥善固定，注意保暖，显露切口所必需的最小皮肤区。
5. 用物准备准确配置消毒棉球或纱布，干湿适中。

操作过程

1. 消毒

（1）检查消毒区皮肤清洁情况、有无破损、及感染及清洁情况；

（2）助手外科洗手消毒后，双手拱手，手臂自然干燥；

（3）从器械护士手中接过盛有浸蘸消毒液的纱布或棉球的弯盘和消毒钳；

（4）以由手术区中心，开始方向一致向四周皮肤无遗漏涂抹消毒液（每次重叠1/3），用过的消毒棉球或纱布弃于固定容器内，完成第一遍消毒；

（5）待第一遍消毒液晾干后，同样方法实施第二遍消毒，小于第一遍消毒范围。

（1）铺单者（第一助手）站在病人右侧，确定切口后，先铺四块无菌治疗巾于切口四周；

1

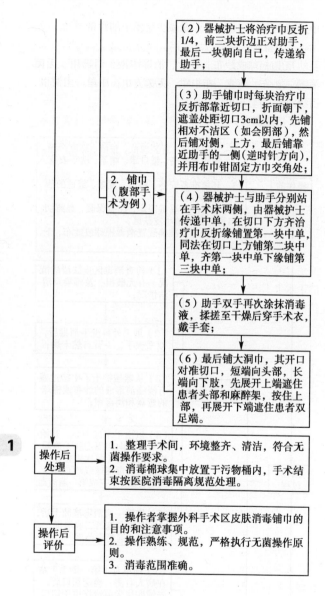

（2）器械护士将治疗巾反折1/4，前三块折边正对助手，最后一块朝向自己，传递给助手；

（3）助手铺巾时每块治疗巾反折部靠近切口，折面朝下，遮盖处距切口3cm以内，先铺相对不洁区（如会阴部），然后铺对侧，上方，最后铺靠近助手的一侧（逆时针方向），并用布巾钳固定方巾交角处；

2. 铺巾（腹部手术为例）

（4）器械护士与助手分别站在手术床两侧，由器械护士传递中单，在切口下方齐治疗巾反折缘铺置第一块中单，同法在切口上方铺第二块中单，齐第一块中单下缘铺第三块中单；

（5）助手双手再次涂抹消毒液，揉搓至干燥后穿手术衣，戴手套；

（6）最后铺大洞巾，其开口对准切口，短端向头部，长端向下肢，先展开上端遮住患者头部和麻醉架，按住上部，再展开下端遮住患者双足端。

1

操作后处理

1. 整理手术间，环境整齐、清洁，符合无菌操作要求。
2. 消毒棉球集中放置于污物桶内，手术结束按医院消毒隔离规范处理。

操作后评价

1. 操作者掌握外科手术区皮肤消毒铺巾的目的和注意事项。
2. 操作熟练、规范，严格执行无菌操作原则。
3. 消毒范围准确。

【注意事项】

1. 目前国内普遍使用碘附作为皮肤消毒剂。碘附属中效消毒剂，可直接用于皮肤、黏膜及切口的消毒。使用碘附消毒时，用碘附涂擦病人手术区域2遍即可。对婴幼儿皮肤消毒、面部皮肤、口鼻腔黏膜、会阴部手术消毒一般采用碘附。植皮时，供皮区皮肤消毒可用75%乙醇消毒3遍（也可用碘附）。

2. 消毒涂擦时应方向一致，忌来回涂擦，已经接触污染部位的棉球或纱布，不可再擦已经消毒的部位。

3. 手术区皮肤消毒范围应至少包括手术切口周围15~20cm的区域，如手术时有延长切口的可能，则应适当扩大消毒范围；消毒腹部皮肤时，先将消毒液滴入脐窝，待皮肤消毒完毕，再用棉球擦拭脐窝，如为感染伤口或肛门区手术，消毒时从手术区的外周涂向中央区处。

4. 铺巾前，先确定手术切口的部位，铺巾时助手未戴手套的手不得碰触器械护士戴手套的手；已经铺好的手术巾不得随意移位，如果必须移动，只能从切口部位向外移动，疑似污染及潮湿应立即更换。

5. 铺中单、大洞巾时，手不得低于手术台平面，不可接触未消毒的物品，要手握单角向内卷遮住手背，以防手碰到周围有菌物品而被污染。手术托盘和手术台的无菌单应下垂无菌平面30cm以上。除手术区外，手术区周围要有4~6层无菌布单遮盖，外周最少2层。

（陈肖敏）

六、更换敷料法

【目的】

1. 评估伤口情况，动态观察伤口变化及愈合程度。

2. 及时清除伤口和围皮肤的异物、细菌或坏死组织，保持引流通畅，控制局部感染，促进愈合。

【用物准备】

无菌治疗碗（盘）、无菌镊子，皮肤或黏膜消毒液棉球，外用生理盐水棉球，敷料或纱布，绷带或胶布，弯盘，手套2双；必要时备血管钳、刮匙，探针，屏风。特殊伤口所需溶液及药品另备。

【操作流程】

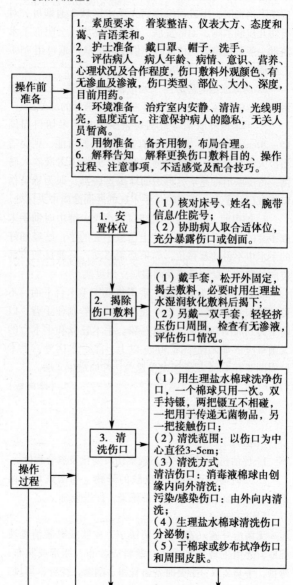

操作前准备

1. 素质要求　着装整洁、仪表大方、态度和蔼、言语柔和。
2. 护士准备　戴口罩、帽子，洗手。
3. 评估病人　病人年龄、病情、意识、营养、心理状况及合作程度，伤口敷料外观颜色、有无渗血及渗液，伤口类型、部位、大小、深度，目前用药。
4. 环境准备　治疗室内安静、清洁，光线明亮，温度适宜，注意保护病人的隐私，无关人员暂离。
5. 用物准备　备齐用物，布局合理。
6. 解释告知　解释更换伤口敷料目的、操作过程、注意事项，不适感觉及配合技巧。

操作过程

1. 安置体位

（1）核对床号、姓名、腕带信息/住院号；
（2）协助病人取合适体位，充分暴露伤口或创面。

2. 揭除伤口敷料

（1）戴手套，松开外固定，揭去敷料，必要时用生理盐水湿润软化敷料后揭下；
（2）另戴一双手套，轻轻挤压伤口周围，检查有无渗液，评估伤口情况。

3. 清洗伤口

（1）用生理盐水棉球洗净伤口，一个棉球只用一次。双手持镊，两把镊互不相碰，一把用于传递无菌物品，另一把接触伤口；
（2）清洗范围：以伤口为中心直径3~5cm；
（3）清洗方式
清洁伤口：消毒液棉球由创缘内向外清洗；
污染/感染伤口：由外向内清洗；
（4）生理盐水棉球清洗伤口分泌物；
（5）干棉球或纱布拭净伤口和周围皮肤。

1

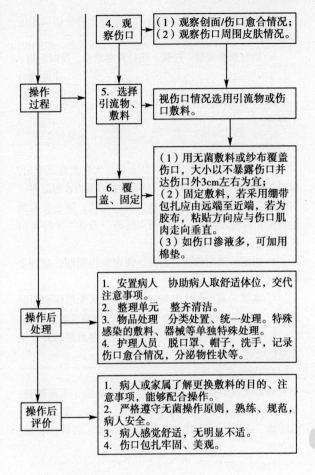

操作过程	4. 观察伤口 → （1）观察创面/伤口愈合情况； （2）观察伤口周围皮肤情况。
	5. 选择引流物、敷料 → 视伤口情况选用引流物或伤口敷料。
	6. 覆盖、固定 → （1）用无菌敷料或纱布覆盖伤口，大小以不暴露伤口并达伤口外3cm左右为宜； （2）固定敷料，若采用绷带包扎应由远端至近端，若为胶布，粘贴方向应与伤口肌肉走向垂直。 （3）如伤口渗液多，可加用棉垫。
操作后处理	1. 安置病人 协助病人取舒适体位，交代注意事项。 2. 整理单元 整齐清洁。 3. 物品处理 分类处置、统一处理。特殊感染的敷料、器械等单独特殊处理。 4. 护理人员 脱口罩、帽子，洗手，记录伤口愈合情况，分泌物性状等。
操作后评价	1. 病人或家属了解更换敷料的目的、注意事项，能够配合操作。 2. 严格遵守无菌操作原则，熟练、规范，病人安全。 3. 病人感觉舒适，无明显不适。 4. 伤口包扎牢固、美观。

1

【注意事项】

1. 严格遵守无菌操作原则，预防医院内感染。

2. 更换敷料的次数按伤口情况和分泌物多少而定。

3. 先处理清洁伤口，再处理污染/感染伤口；特异性感染伤口应专人换药。

【健康教育】

1. 鼓励病人多进食高蛋白、高维生素饮食，少吃辛辣、刺激性的食物。

2. 注意保持伤口敷料的清洁、干燥，避免伤口受压和牵拉。

3. 如有敷料潮湿、松脱，伤口异常感觉，及时汇报。

（许 勤）

七、包扎法

（一）包扎技术

【目的】

1. 压迫 用于伤口压迫，防止伤口大量出血及渗出，抑制创面肉芽组织过度增生，避免空腔脏器内容物脱出。

2. 保护 紧急情况下行伤口应急包扎，防止病原微生物及异物侵入伤口，减轻伤口污染，为进一步转运治疗做准备。

3. 固定 固定敷料、药品，固定骨折断端，起到支撑及减轻疼痛的作用。

4. 减张 利用弹力绷带的收缩性，减少创伤部位的组织张力，促进创缘的愈合，避免组织撕裂或缝线断裂。

5. 保温 保护或提高局部温度，促进血液循环，加速炎症吸收。

【用物准备】

绷带（弹力绷带、纱布绷带）、三角巾、无菌敷料、止血带、止血带衬垫、胶布、剪刀、卡片、笔、别针、治疗盘、手套、就便用物（干净的床单、面巾、衣物、领带等）。

【操作流程】

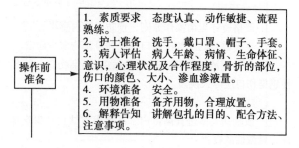

操作前准备

1. 素质要求 态度认真、动作敏捷、流程熟练。
2. 护士准备 洗手，戴口罩、帽子、手套。
3. 病人评估 病人年龄、病情、生命体征、意识，心理状况及合作程度，骨折的部位，伤口的颜色、大小、渗血渗液量。
4. 环境准备 安全。
5. 用物准备 备齐用物，合理放置。
6. 解释告知 讲解包扎的目的、配合方法、注意事项。

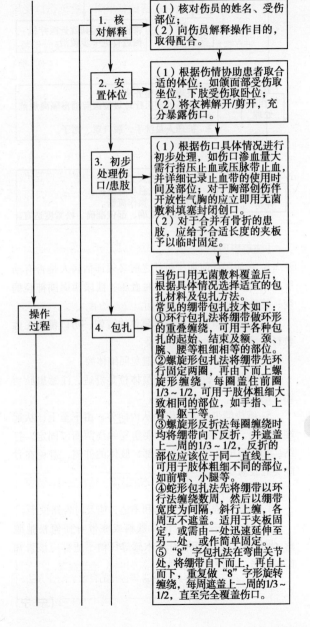

操作过程

1. 核对解释
（1）核对伤员的姓名、受伤部位；
（2）向伤员解释操作目的，取得配合。

2. 安置体位
（1）根据伤情协助患者取合适的体位：如颌面部受伤取坐位，下肢受伤取卧位；
（2）将衣裤解开/剪开，充分暴露伤口。

3. 初步处理伤口/患肢
（1）根据伤口具体情况进行初步处理，如伤口渗血量大需行指压止血或压脉带止血，并详细记录止血带的使用时间及部位；对于胸部创伤伴开放性气胸的应立即用无菌敷料填塞封闭创口。
（2）对于合并有骨折的患肢，应给予合适长度的夹板予以临时固定。

4. 包扎
当伤口用无菌敷料覆盖后，根据具体情况选择适宜的包扎材料及包扎方法。
常见的绷带包扎技术如下：
①环形包扎法将绷带做环形的重叠缠绕，可用于各种包扎的起始、结束及额、颈、腕、腰等粗细相等的部位。
②螺旋形包扎法将绷带先环行固定两圈，再由下而上螺旋形缠绕，每圈盖住前圈1/3～1/2，可用于肢体粗细大致相同的部位，如手指、上臂、躯干等。
③螺旋形反折法每圈缠绕时均将绷带向下反折，并遮盖上一周的1/3～1/2，反折的部位应该位于同一直线上，可用于肢体粗细不同的部位，如前臂、小腿等。
④蛇形包扎法先将绷带以环行法缠绕数周，然后以绷带宽度为间隔，斜行上缠，各周互不覆盖。适用于夹板固定，或需由一处迅速延伸至另一处，或作简单固定。
⑤"8"字包扎法在弯曲关节处，将绷带自下而上，再自上而下，重复做"8"字形旋转缠绕，每周遮盖上一周的1/3～1/2，直至完全覆盖伤口。

1

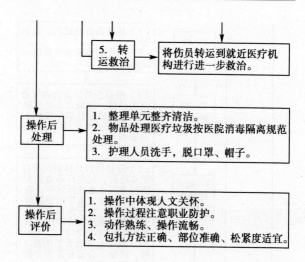

【注意事项】

1. 在使用任何加压包扎之前必须评估病人是否有动脉血供受损、心功能不全、高血压、糖尿病周围神经病变、感染、皮肤病等相关疾病。

2. 包扎伤口前，应先行简单的清创，伤口覆盖无菌敷料，尽可能减少伤口的污染。

3. 对于外露的脏器，应避免回纳体腔。

4. 包扎时，注意保持伤员体位是舒适，注意患肢功能位的摆放。

5. 缠绕绷带的方向应是从内向外、由下至上，从远端至近端。开始和结束时均要重复缠绕两圈以固定。打结、扣针固定应在伤口的上部，肢体的外侧，避免在骨隆突处及易受压部位打结。

【健康教育】

1. 包扎过程中如有疼痛和不适，应及时告知护士。

2. 包扎完毕后，若伤口敷料或绷带有任何松弛脱落、伤口有渗血、四肢有麻木感等任何不适都应该告知医护人员，以便及时处理。

3. 注意保护敷料清洁干燥。

（宁　宁）

（二）胸带包扎法

【目的】

1. 固定胸廓，限制肋骨断端活动，减轻疼痛。

2. 用于胸部手术后。

【用物准备】

胸带、医嘱核对卡、洗手液。必要时备屏风。

【操作流程】

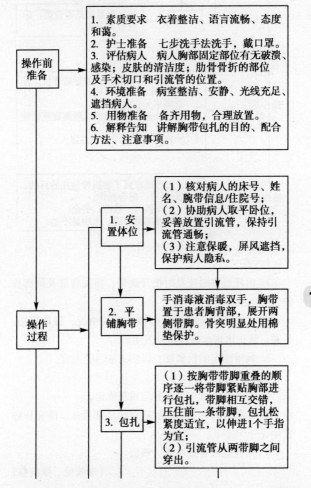

操作前准备

1. **素质要求** 衣着整洁、语言流畅、态度和蔼。
2. **护士准备** 七步洗手法洗手，戴口罩。
3. **评估病人** 病人胸部固定部位有无破溃、感染；皮肤的清洁度；肋骨骨折的部位及手术切口和引流管的位置。
4. **环境准备** 病室整洁、安静、光线充足、遮挡病人。
5. **用物准备** 备齐用物，合理放置。
6. **解释告知** 讲解胸带包扎的目的、配合方法、注意事项。

操作过程

1. 安置体位

（1）核对病人的床号、姓名、腕带信息/住院号；
（2）协助病人取平卧位，妥善放置引流管，保持引流管通畅；
（3）注意保暖，屏风遮挡，保护病人隐私。

2. 平铺胸带

手消毒液消毒双手，胸带置于患者胸背部，展开两侧带脚。骨突明显处用棉垫保护。

3. 包扎

（1）按胸带带脚重叠的顺序逐一将带脚紧贴胸部进行包扎，带脚相互交错，压住前一条带脚，包扎松紧度适宜，以伸进1个手指为宜；
（2）引流管从两带脚之间穿出。

1

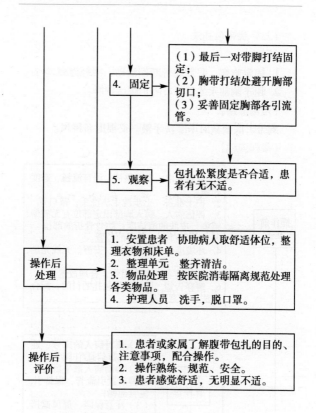

4. 固定
（1）最后一对带脚打结固定；
（2）胸带打结处避开胸部切口；
（3）妥善固定胸部各引流管。

5. 观察
包扎松紧度是否合适，患者有无不适。

操作后处理
1. 安置患者　协助病人取舒适体位，整理衣物和床单。
2. 整理单元　整齐清洁。
3. 物品处理　按医院消毒隔离规范处理各类物品。
4. 护理人员　洗手，脱口罩。

操作后评价
1. 患者或家属了解腹带包扎的目的、注意事项，配合操作。
2. 操作熟练、规范、安全。
3. 患者感觉舒适，无明显不适。

【注意事项】

1. 出汗过多时应及时松开胸带，擦洗背部及胸部皮肤，并更换胸带。

2. 注意观察胸带固定部位的皮肤情况，保持清洁、干燥，防止出现水疱或压疮发生。

3. 胸带固定的松紧度，以病人能耐受为宜。

【健康教育】

1. 告知病人胸带过松时应重新固定。

2. 如胸背部有伤口时，应避免局部受压，防止压疮发生。

3. 指导病人有效咳嗽、咳痰。

（李皎伦　张美芬）

（三）腹带包扎法

【目的】

1. 腹部手术后包扎固定，施加压力，预防伤口裂开。

2. 腹腔穿刺大量放液后防止腹压骤降。

【用物准备】

多头腹带、手消毒液，必要时备棉垫、屏风。

【操作流程】

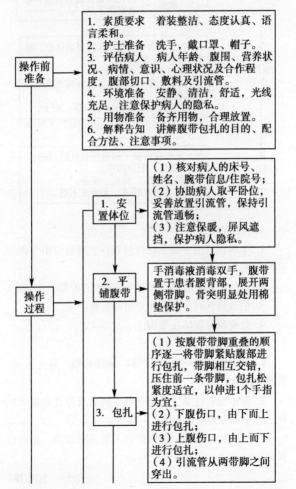

操作前准备

1. 素质要求　着装整洁、态度认真、语言柔和。
2. 护士准备　洗手，戴口罩、帽子。
3. 评估病人　病人年龄、腹围、营养状况、病情、意识、心理状况及合作程度，腹部切口、敷料及引流管。
4. 环境准备　安静、清洁，舒适，光线充足，注意保护病人的隐私。
5. 用物准备　备齐用物，合理放置。
6. 解释告知　讲解腹带包扎的目的、配合方法、注意事项。

操作过程

1. 安置体位

（1）核对病人的床号、姓名、腕带信息/住院号；
（2）协助病人取平卧位，妥善放置引流管，保持引流管通畅；
（3）注意保暖，屏风遮挡，保护病人隐私。

2. 平铺腹带

手消毒液消毒双手，腹带置于患者腰背部，展开两侧带脚。骨突明显处用棉垫保护。

3. 包扎

（1）按腹带带脚重叠的顺序逐一将带脚紧贴腹部进行包扎，带脚相互交错，压住前一条带脚，包扎松紧度适宜，以伸进1个手指为宜；
（2）下腹伤口，由下而上进行包扎；
（3）上腹伤口，由上而下进行包扎；
（4）引流管从两带脚之间穿出。

1

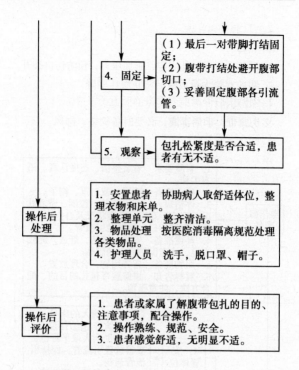

4. 固定		（1）最后一对带脚打结固定； （2）腹带打结处避开腹部切口； （3）妥善固定腹部各引流管。
5. 观察		包扎松紧度是否合适，患者有无不适。

操作后处理	1. 安置患者　协助病人取舒适体位，整理衣物和床单。 2. 整理单元　整齐清洁。 3. 物品处理　按医院消毒隔离规范处理各类物品。 4. 护理人员　洗手，脱口罩、帽子。

操作后评价	1. 患者或家属了解腹带包扎的目的、注意事项，配合操作。 2. 操作熟练、规范、安全。 3. 患者感觉舒适，无明显不适。

【注意事项】

1. 下腹伤口由下而上进行包扎；上腹伤口由上而下进行包扎。

2. 包扎松紧度适宜，腹带打结处避开腹部切口位置。

3. 引流管从两带脚之间穿出并妥善固定。

4. 骨突明显要防止受压。

【健康教育】

1. 妥善固定腹部各引流管，保持通畅，避免压迫、折叠、扭曲及牵拉。

2. 腹带包扎过紧，影响呼吸、活动及舒适或腹带松脱，应及时告知医护人员。

3. 如需拆卸腹带，应向医护人员寻求帮助，勿自行拆卸。

（刘　娟）

八、弹力袜应用

【目的】

1. 减轻下肢酸胀不适。

2. 预防下肢静脉曲张和深静脉血栓形成。

3. 防止静脉曲张加重。

【用物准备】

弹力袜、专业软尺、指甲刀、座椅、检查台（病床）、润肤霜、消毒用物（75％酒精或碘附、小纱布）。

【操作流程】

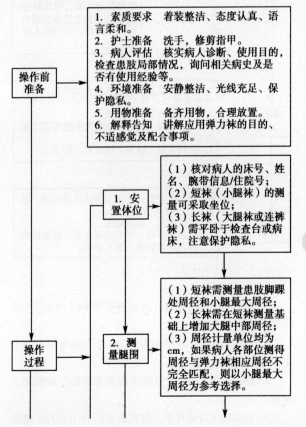

操作前准备

1. **素质要求** 着装整洁、态度认真、语言柔和。
2. **护士准备** 洗手，修剪指甲。
3. **病人评估** 核实病人诊断、使用目的，检查患肢局部情况，询问相关病史及是否有使用经验等。
4. **环境准备** 安静整洁、光线充足、保护隐私。
5. **用物准备** 备齐用物，合理放置。
6. **解释告知** 讲解应用弹力袜的目的、不适感觉及配合事项。

操作过程

1. 安置体位

（1）核对病人的床号、姓名、腕带信息/住院号；
（2）短袜（小腿袜）的测量可采取坐位；
（3）长袜（大腿袜或连裤袜）需平卧于检查台或病床，注意保护隐私。

2. 测量腿围

（1）短袜需测量患肢脚踝处周径和小腿最大周径；
（2）长袜需在短袜测量基础上增加大腿中部周径；
（3）周径计量单位均为cm，如果病人各部位测得周径与弹力袜相应周径不完全匹配，则以小腿最大周径为参考选择。

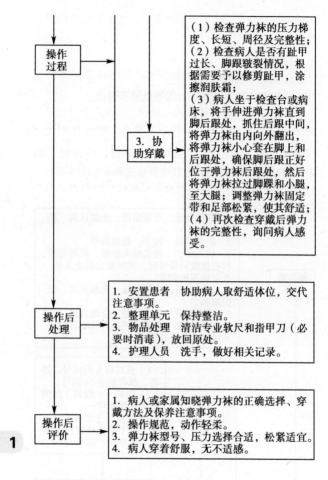

操作过程

3. 协助穿戴

（1）检查弹力袜的压力梯度、长短、周径及完整性；
（2）检查病人是否有趾甲过长、脚跟皲裂情况，根据需要予以修剪趾甲，涂擦润肤霜；
（3）病人坐于检查台或病床，将手伸进弹力袜直到脚后跟处，抓住后跟中间，将弹力袜由内向外翻出，将弹力袜小心套在脚上和后跟处，确保脚后跟正好位于弹力袜后跟处，然后将弹力袜拉过脚踝和小腿，至大腿；调整弹力袜固定带和足部松紧，使其舒适；
（4）再次检查穿戴后弹力袜的完整性，询问病人感受。

操作后处理

1. 安置患者　协助病人取舒适体位，交代注意事项。
2. 整理单元　保持整洁。
3. 物品处理　清洁专业软尺和指甲刀（必要时消毒），放回原处。
4. 护理人员　洗手，做好相关记录。

操作后评价

1. 病人或家属知晓弹力袜的正确选择、穿戴方法及保养注意事项。
2. 操作规范，动作轻柔。
3. 弹力袜型号、压力选择合适，松紧适宜。
4. 病人穿着舒服，无不适感。

【注意事项】

1. 弹力袜的压力梯度、大小型号等不同，故需在医护人员指导下选择。

2. 穿弹力袜时，双手用力均匀，不可撕扯局部；穿上后应贴身抚平。

3. 拉直脚尖部位，使脚跟和脚背部平整，确保脚尖舒适。

4. 如有轻微过敏现象，可在医生指导下服药，或局部涂擦护肤软膏，或垫薄棉片保护，严重过敏者应停止使用。

【健康教育】

1. 宜从清晨起床时开始穿戴，夜间休息时不必使用；下肢肿胀症状明显者，建议长期穿戴。

2. 避免指（趾）甲、局部皲裂皮肤及其他硬物损伤弹力袜；避免用力搓洗、拧干及脱水；避免在阳光下曝晒。

3. 患有下肢动脉硬化闭塞症、下肢动脉血栓形成、心源性水肿、重度心衰以及各类严重皮肤病变者，不可穿戴弹力袜。

（刘丽萍）

第二章

颅脑外科护理技术

一、瞳孔检查和意识状态评估

【目的】

评估病人瞳孔情况和意识状态，判断病人的病情进展程度。

【用物准备】

聚光手电筒。

【操作流程】

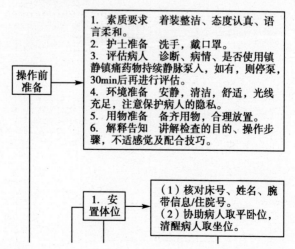

操作前准备

1. 素质要求　着装整洁、态度认真、语言柔和。
2. 护士准备　洗手，戴口罩。
3. 评估病人　诊断、病情、是否使用镇静镇痛药物持续静脉泵入，如有，则停泵，30min后再进行评估。
4. 环境准备　安静，清洁，舒适，光线充足，注意保护病人的隐私。
5. 用物准备　备齐用物，合理放置。
6. 解释告知　讲解检查的目的、操作步骤，不适感觉及配合技巧。

1. 安置体位

（1）核对床号、姓名、腕带信息/住院号。
（2）协助病人取平卧位，清醒病人取坐位。

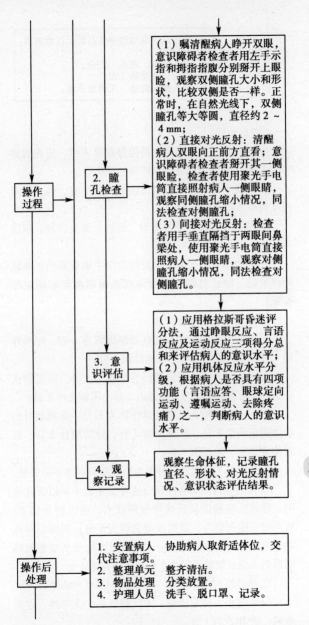

操作过程

2. 瞳孔检查

（1）嘱清醒病人睁开双眼，意识障碍者检查者用左手示指和拇指指腹分别掰开上眼睑，观察双侧瞳孔大小和形状，比较双侧是否一样。正常时，在自然光线下，双侧瞳孔等大等圆，直径约2～4 mm；
（2）直接对光反射：清醒病人双眼向正前方直看；意识障碍者检查者掰开其一侧眼睑，检查者使用聚光手电筒直接照射病人一侧眼睛，观察同侧瞳孔缩小情况，同法检查对侧瞳孔；
（3）间接对光反射：检查者用手垂直隔挡于两眼间鼻梁处，使用聚光手电筒直接照病人一侧眼睛，观察对侧瞳孔缩小情况，同法检查对侧瞳孔。

3. 意识评估

（1）应用格拉斯哥昏迷评分法，通过睁眼反应、言语反应及运动反应三项得分总和来评估病人的意识水平；
（2）应用机体反应水平分级，根据病人是否具有四项功能（言语应答、眼球定向运动、遵嘱运动、去除疼痛）之一，判断病人的意识水平。

4. 观察记录

观察生命体征，记录瞳孔直径、形状、对光反射情况、意识状态评估结果。

操作后处理

1. 安置病人代注意事项　协助病人取舒适体位，交代注意事项。
2. 整理单元　整齐清洁。
3. 物品处理　分类放置。
4. 护理人员　洗手、脱口罩、记录。

2

【注意事项】

1. 若使用镇静镇痛药物持续静脉泵入时，应先暂停30分钟后再评估，以免影响评分的准确性。

2. 瞳孔对光反射检查时应注意光线适宜，强光下对光反射检查结果不准确。

3. 瞳孔对光反射分为灵敏、迟钝、消失三种，应注意药物对瞳孔的影响。

4. 检查瞳孔间接对光反射时需用手垂直隔挡于两眼间鼻梁处，防止对侧瞳孔因散在光源刺激而影响观察效果。

5. 格拉斯哥昏迷评分法

（1）睁眼反应：病人能自动睁眼评为4分、呼唤睁眼3分、痛时睁眼2分、不能睁眼1分；

（2）言语反应：能正确回答问题为5分、回答错误4分、吐词不清3分、有音无语2分、不能发声1分；

（3）运动反应：能遵命动作评为6分、痛刺激时的肢体能定痛为5分、肢体回缩4分、异常屈曲3分、异常伸直2分、无动作1分。

计算以上3项累计得分即为格拉斯哥昏迷评分分值。

6. 使用格拉斯哥昏迷评分法评估年龄4岁以下儿童时，睁眼反应和运动反应评分同成人，语言评分如下：对声音有定向能力、微笑或能交谈为5分；哭闹但听从哄慰或交谈词不达意为4分；哭闹时不能听从哄慰或呜咽声为3分；烦躁不安为2分；无语言为1分。

7. 机体反应水平分级（Reaction Level Scale，RLS）

（1）若病人神志清楚，无反应延迟，无嗜睡，定向准确，则RLS为1级。

（2）若病人嗜睡，有反应延迟，为 2 级。

（3）若病人被唤醒后，在回答下列 3 个问题时至少有一个错误：您叫什么名字？您在什么地方？现在是哪年哪月？则 RLS 为 3 级。

（4）若病人无反应，给予强刺激（按压乳突根部大于 5 秒或按压指甲超过 5 秒），强刺激下若病人的手臂可上抬并高于胸部或能移动另一只手超越身体中线，则 RLS 为 4 级。

（5）强刺激下病人面部能转向对侧，则 RLS 为 5 级。

（6）强刺激下若病人上肢或下肢有缓慢而机械的屈曲运动，但没有定位或躲避疼痛动作，则 RLS 为 6 级。

（7）强刺激下若病人上肢或下肢出现强直性背伸，则 RLS 为 7 级；若病人上肢或下肢既有屈曲又有背伸，则评为 6 级。

（8）强刺激下若病人无反应，则 RLS 为 8 级。

8. 格拉斯哥昏迷评分法在评定言语困难、气管切开及气管插管的病人时，无法评定语言反应的得分；眼睑肿胀的病人在评定睁眼反应时可能会得到虚假分数，在这些情况下可使用机体反应水平分级来评定病人意识状态。

【健康教育】

1. 瞳孔对光反射结果需与病情相结合判断。

2. 在对清醒病人进行检查时，请病人凝视光源。

（罗艳芳）

2

二、脑室引流护理

【目的】

1. 保持脑室外引流通畅。

2. 观察引流液的颜色、性质及量，以了解病情变化。

3. 防止逆行感染。

【用物准备】

无菌治疗巾、棉签、安尔碘、无菌手套、血管钳、脑室外引流袋、快速手消毒液 1 瓶及管道标签。

【操作流程】

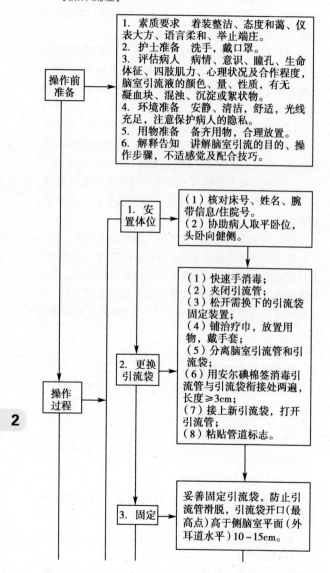

操作前准备

1. 素质要求 着装整洁、态度和蔼、仪表大方、语言柔和、举止端庄。
2. 护士准备 洗手，戴口罩。
3. 评估病人 病情、意识、瞳孔、生命体征、四肢肌力、心理状况及合作程度，脑室引流液的颜色、量、性质，有无凝血块、混浊、沉淀或絮状物。
4. 环境准备 安静、清洁，舒适，光线充足，注意保护病人的隐私。
5. 用物准备 备齐用物，合理放置。
6. 解释告知 讲解脑室引流的目的、操作步骤，不适感觉及配合技巧。

操作过程

1. 安置体位
（1）核对床号、姓名、腕带信息/住院号。
（2）协助病人取平卧位，头卧向健侧。

2. 更换引流袋
（1）快速手消毒；
（2）夹闭引流管；
（3）松开需换下的引流袋固定装置；
（4）铺治疗巾，放置用物，戴手套；
（5）分离脑室引流管和引流袋；
（6）用安尔碘棉签消毒引流管与引流袋衔接处两遍，长度≥3cm；
（7）接上新引流袋，打开引流管；
（8）粘贴管道标志。

3. 固定
妥善固定引流袋，防止引流管滑脱，引流袋开口（最高点）高于侧脑室平面（外耳道水平）10~15cm。

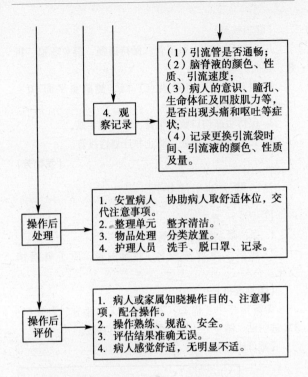

（1）引流管是否通畅；
（2）脑脊液的颜色、性质、引流速度；
（3）病人的意识、瞳孔、生命体征及四肢肌力等，是否出现头痛和呕吐等症状；
（4）记录更换引流袋时间、引流液的颜色、性质及量。

4. 观察记录

操作后处理
1. 安置病人　协助病人取舒适体位，交代注意事项。
2. 整理单元　整齐清洁。
3. 物品处理　分类放置。
4. 护理人员　洗手、脱口罩、记录。

操作后评价
1. 病人或家属知晓操作目的、注意事项，配合操作。
2. 操作熟练、规范、安全。
3. 评估结果准确无误。
4. 病人感觉舒适，无明显不适。

【注意事项】

1. 若引流管内不断有脑脊液流出或管内的液面随病人呼吸、脉搏等上下波动，表明引流管通畅；若引流管内无脑脊液流出，应查明原因。

2. 外出检查时应夹闭引流管，夹闭过程中观察病人情况，若病人出现头痛、恶心、呕吐等，表明病人不能耐受夹管，应打开引流管，并保持引流袋低于引流管开口处，以防止逆行感染。

3. 每日引流量以不超过 500ml 为宜，引流速度约 2~4 滴/分钟，6~12ml/小时，颅内感染病人因脑脊液分泌过多，引流量可适当增加。

4. 脑室引流管一般放置 3~4 日，尽早拔管。

5. 拔管时夹闭引流管，以免管内液体逆流进入脑室内引起感染。

2

【健康教育】

1. 妥善固定脑室引流管，保持通畅，避免压迫、折叠、扭曲、牵拉。

2. 引流袋开口（最高点）高于侧脑室平面 10～15cm，不可随意移动。

3. 保持头部伤口敷料干燥，不可用手抓。

4. 必要时约束病人，防止非计划性拔管。

（罗艳芳）

三、腰大池引流护理

【目的】

1. 保持腰大池引流通畅。

2. 观察引流液的颜色、性质、量，以了解病情变化。

【用物准备】

无菌治疗巾、棉签、安尔碘、无菌手套、血管钳、3M 透明贴、脑室外引流袋及快速手消毒液。

【操作流程】

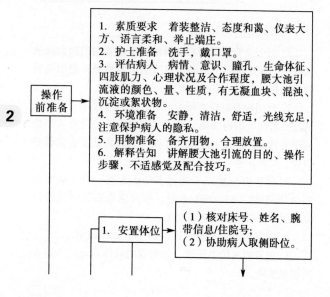

操作前准备

1. 素质要求　着装整洁、态度和蔼、仪表大方、语言柔和、举止端庄。
2. 护士准备　洗手，戴口罩。
3. 评估病人　病情、意识、瞳孔、生命体征、四肢肌力、心理状况及合作程度，腰大池引流液的颜色、量、性质，有无凝血块、混浊、沉淀或絮状物。
4. 环境准备　安静，清洁，舒适，光线充足，注意保护病人的隐私。
5. 用物准备　备齐用物，合理放置。
6. 解释告知　讲解腰大池引流的目的、操作步骤，不适感觉及配合技巧。

1. 安置体位

（1）核对床号、姓名、腕带信息/住院号；
（2）协助病人取侧卧位。

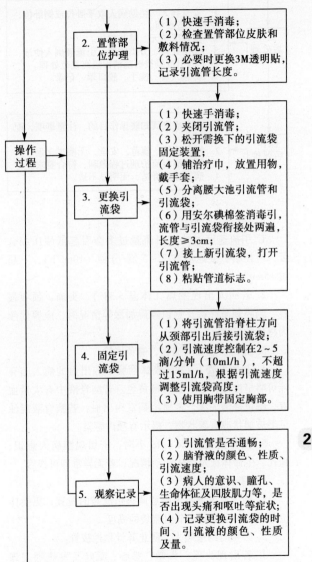

操作过程

2. 置管部位护理
（1）快速手消毒；
（2）检查置管部位皮肤和敷料情况；
（3）必要时更换3M透明贴，记录引流管长度。

3. 更换引流袋
（1）快速手消毒；
（2）夹闭引流管；
（3）松开需换下的引流袋固定装置；
（4）铺治疗巾，放置用物，戴手套；
（5）分离腰大池引流管和引流袋；
（6）用安尔碘棉签消毒引，流管与引流袋衔接处两遍，长度≥3cm；
（7）接上新引流袋，打开引流管；
（8）粘贴管道标志。

4. 固定引流袋
（1）将引流管沿脊柱方向从颈部引出后接引流袋；
（2）引流速度控制在2～5滴/分钟（10ml/h），不超过15ml/h，根据引流速度调整引流袋高度；
（3）使用胸带固定胸部。

5. 观察记录
（1）引流管是否通畅；
（2）脑脊液的颜色、性质、引流速度；
（3）病人的意识、瞳孔、生命体征及四肢肌力等，是否出现头痛和呕吐等症状；
（4）记录更换引流袋的时间、引流液的颜色、性质及量。

2

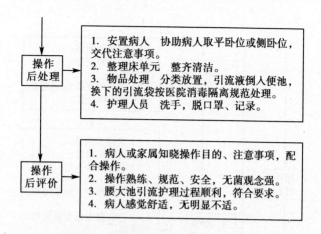

操作
后处理

1. 安置病人　协助病人取平卧位或侧卧位，交代注意事项。
2. 整理床单元　整齐清洁。
3. 物品处理　分类放置，引流液倒入便池，换下的引流袋按医院消毒隔离规范处理。
4. 护理人员　洗手、脱口罩、记录。

操作
后评价

1. 病人或家属知晓操作目的、注意事项，配合操作。
2. 操作熟练、规范、安全，无菌观念强。
3. 腰大池引流护理过程顺利，符合要求。
4. 病人感觉舒适，无明显不适。

【注意事项】

1. 引流速度过快或引流量过多会引起低颅压综合征，应控制引流速度在 2～5 滴/分钟（10ml/h），不超过 15ml/h。

2. 若病人出现发热（体温 ＞38°）、头痛、颈项强直、脑膜刺激症状及意识障碍加深等情况时，应警惕颅内感染的发生。

3. 保持引流管的通畅，避免堵管。

4. 开颅术后 1～2 日或蛛网膜下腔出血的病人脑脊液可略呈血性，之后转为橙黄色。若脑脊液中有大量血液、颜色逐渐加深，常提示脑室内出血；若脑脊液混浊呈毛玻璃状或有絮状物，提示有颅内感染。

5. 拔管前夹管 24～48 小时，密切观察病人意识、瞳孔、生命体征及肢体活动情况，若无异常即可拔管。

【健康教育】

1. 病人或家属不可随意调整引流袋的位置，更换体位时需由护士重新调节引流袋的高度。

2. 必要时约束病人，防止非计划性拔管。

3. 若出现头痛、头晕、恶心、呕吐及发热等表现时，应及时通知护士。

（罗艳芳）

四、气管切开护理

【目的】

1. 保持气管切开处伤口清洁、干燥，无污染。

2. 保持呼吸道通畅。

3. 防止呼吸道感染。

【用物准备】

无菌治疗巾、Y形无菌纱布2块、无菌弯盘一套（内盛血管钳1把、镊子1把、安尔碘棉球数个）、无菌手套1双、听诊器、一次性吸痰管及快速手消毒液1瓶。

【操作流程】

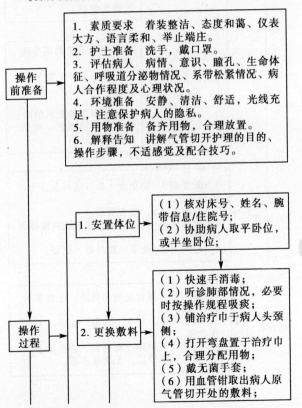

操作前准备

1. 素质要求 着装整洁、态度和蔼、仪表大方、语言柔和、举止端庄。
2. 护士准备 洗手，戴口罩。
3. 评估病人 病情、意识、瞳孔、生命体征、呼吸道分泌物情况、系带松紧情况、病人合作程度及心理状况。
4. 环境准备 安静、清洁、舒适，光线充足，注意保护病人的隐私。
5. 用物准备 备齐用物，合理放置。
6. 解释告知 讲解气管切开护理的目的、操作步骤，不适感觉及配合技巧。

操作过程

1. 安置体位
（1）核对床号、姓名、腕带信息/住院号；
（2）协助病人取平卧位，或半坐卧位；

2. 更换敷料
（1）快速手消毒；
（2）听诊肺部情况，必要时按操作规程吸痰；
（3）铺治疗巾于病人头颈侧；
（4）打开弯盘置于治疗巾上，合理分配用物；
（5）戴无菌手套；
（6）用血管钳取出病人原气管切开处的敷料；

2

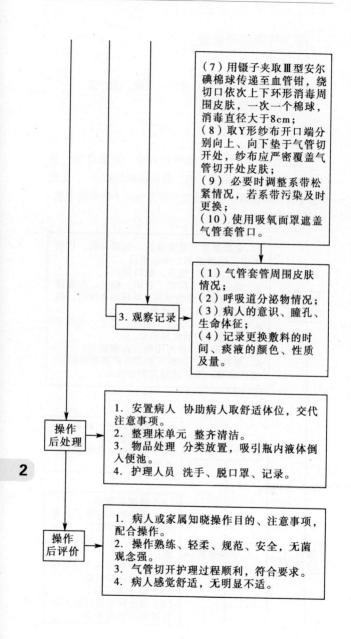

（7）用镊子夹取Ⅲ型安尔碘棉球传递至血管钳，绕切口依次上下环形消毒周围皮肤，一次一个棉球，消毒直径大于8cm；
（8）取Y形纱布开口端分别向上、向下垫于气管切开处，纱布应严密覆盖气管切开处皮肤；
（9）必要时调整系带松紧情况，若系带污染及时更换；
（10）使用吸氧面罩遮盖气管套管口。

3. 观察记录

（1）气管套管周围皮肤情况；
（2）呼吸道分泌物情况；
（3）病人的意识、瞳孔、生命体征；
（4）记录更换敷料的时间、痰液的颜色、性质及量。

操作后处理

1. 安置病人　协助病人取舒适体位，交代注意事项。
2. 整理床单元　整齐清洁。
3. 物品处理　分类放置，吸引瓶内液体倒入便池。
4. 护理人员　洗手、脱口罩、记录。

操作后评价

1. 病人或家属知晓操作目的、注意事项，配合操作。
2. 操作熟练、轻柔、规范、安全，无菌观念强。
3. 气管切开护理过程顺利，符合要求。
4. 病人感觉舒适，无明显不适。

【注意事项】

1. 评估病人气道是否有痰鸣音，若有痰鸣音则需要吸痰，吸痰时应严格遵守无菌技术原则和吸痰的注意事项。

2. 操作时严格遵循无菌原则。

3. 敷料有污染应立即更换。

4. 更换气管导管颈部系带时应防止导管脱落。

【健康教育】

1. 告知病人及家属气管切开处伤口若有不适应及时通知护士。

2. 不可随意调整气管导管颈部系带的松紧程度。

3. 气管套管口必须使用吸氧面罩遮盖，防止异物进入气管内。

（罗艳芳）

五、人工气道吸痰法

【目的】

1. 帮助建立人工气道的病人清除呼吸道的分泌物。

2. 保持呼吸道通畅。

3. 防止呼吸道感染。

【用物准备】

电动吸引器或中心吸引器，吸引管，一次性治疗碗（在包裹治疗圆碗的治疗巾外别标记"经气管冲洗液"、"经口鼻腔冲洗液"，不混用）；一次性使用吸痰管（内含无菌手套一只，消毒无菌润滑吸痰管 1 根），听诊器，快速手消毒液，手电筒，生理盐水。必要时备压舌板、开口器、舌钳、口咽通气管、鼻咽通气管及电源插线板等。

2

【操作流程】

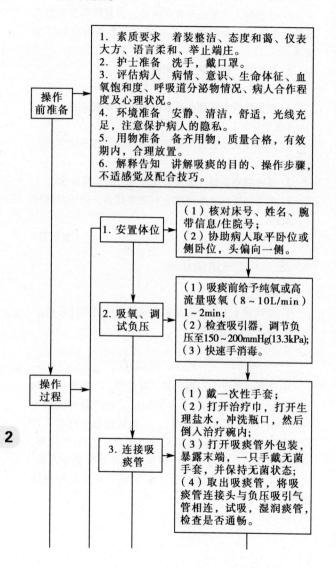

操作前准备

1. 素质要求 着装整洁、态度和蔼、仪表大方、语言柔和、举止端庄。
2. 护士准备 洗手，戴口罩。
3. 评估病人 病情、意识、生命体征、血氧饱和度、呼吸道分泌物情况、病人合作程度及心理状况。
4. 环境准备 安静、清洁，舒适，光线充足，注意保护病人的隐私。
5. 用物准备 备齐用物，质量合格，有效期内，合理放置。
6. 解释告知 讲解吸痰的目的、操作步骤，不适感觉及配合技巧。

操作过程

1. 安置体位
（1）核对床号、姓名、腕带信息/住院号；
（2）协助病人取平卧位或侧卧位，头偏向一侧。

2. 吸氧、调试负压
（1）吸痰前给予纯氧或高流量吸氧（8～10L/min）1～2min；
（2）检查吸引器，调节负压至150～200mmHg(13.3kPa)；
（3）快速手消毒。

3. 连接吸痰管
（1）戴一次性手套；
（2）打开治疗巾，打开生理盐水，冲洗瓶口，然后倒入治疗碗内；
（3）打开吸痰管外包装，暴露末端，一只手戴无菌手套，并保持无菌状态；
（4）取出吸痰管，将吸痰管连接头与负压吸引气管相连，试吸，湿润痰管，检查是否通畅。

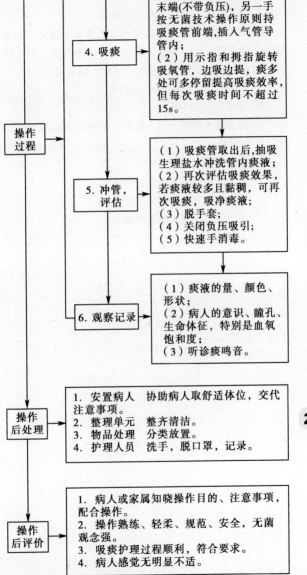

4. 吸痰

（1）一手返折吸痰导管末端(不带负压)，另一手按无菌技术操作原则持吸痰管前端，插入气管导管内；
（2）用示指和拇指旋转吸氧管，边吸边提，痰多处可多停留提高吸痰效率，但每次吸痰时间不超过15s。

操作过程

5. 冲管，评估

（1）吸痰管取出后，抽吸生理盐水冲洗管内痰液；
（2）再次评估吸痰效果，若痰液较多且黏稠，可再次吸痰，吸净痰液；
（3）脱手套；
（4）关闭负压吸引；
（5）快速手消毒。

6. 观察记录

（1）痰液的量、颜色、形状；
（2）病人的意识、瞳孔、生命体征，特别是血氧饱和度；
（3）听诊痰鸣音。

操作后处理

1. 安置病人 协助病人取舒适体位，交代注意事项。
2. 整理单元 整齐清洁。
3. 物品处理 分类放置。
4. 护理人员 洗手，脱口罩，记录。

操作后评价

1. 病人或家属知晓操作目的、注意事项，配合操作。
2. 操作熟练、轻柔、规范、安全，无菌观念强。
3. 吸痰护理过程顺利，符合要求。
4. 病人感觉无明显不适。

2

【注意事项】

1. 操作时严格遵循无菌原则。

2. 动作轻柔，避免损伤气道黏膜。

3. 吸痰过程中，密切观察病人的意识、瞳孔、生命体征，特别是血氧饱和度；若病情有明显改变，应立即停止吸痰，立即接呼吸机通气，并给予纯氧吸入。

4. 每次气道吸痰时间小于 15 秒。

5. 吸痰管一次一换。

6. 注意吸痰管插入是否顺利，遇到阻力时应分析原因，不可粗暴盲插。

【健康教育】

1. 告知病人和家属吸痰的必要性。

2. 告知病人有效咳嗽的方式。

3. 吸痰前鼓励病人尽量咳嗽。

（田　莹）

第三章

胸外科护理技术

一、胸腔闭式引流护理

【目的】

1. 保持引流通畅，维持胸腔内压力。

2. 防止逆行感染。

3. 便于观察胸腔引流液的性状、颜色、量。

【用物准备】

引流瓶、止血钳（两把）、无菌生理盐水、一次性手套、凡士林纱布或厚敷料（拔管时使用）、安尔碘、棉签、治疗巾、弯盘、标签、洗手液、医嘱核对卡。

【操作流程】

操作前准备 →

> 1. 素质要求　衣着整洁、语言流畅、态度和蔼。
> 2. 护士准备　修剪指甲，七步洗手法洗手，戴口罩。
> 3. 病人评估　病人伤口有无渗液、渗血；伤口周围有无皮下气肿；敷料是否固定妥当。嘱病人深呼吸或咳嗽，观察有无水柱波动（波动范围4~6cm），检查引流管是否通畅。
> 4. 环境准备　病室整洁、安静、光线充足。
> 5. 用物准备　备齐用物，合理放置。
> 6. 解释告知　讲解胸腔闭式引流护理的目的、配合方法、注意事项。

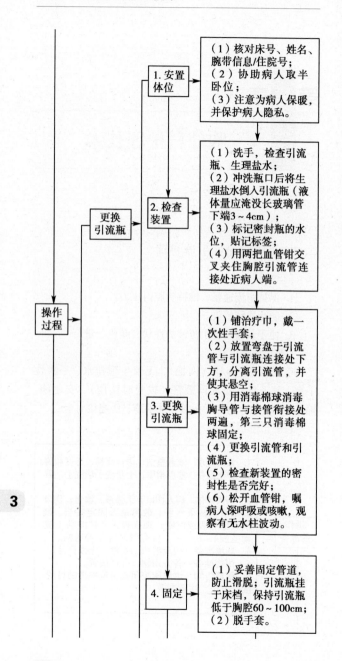

更换引流瓶

操作过程

1. 安置体位
（1）核对床号、姓名、腕带信息/住院号；
（2）协助病人取半卧位；
（3）注意为病人保暖，并保护病人隐私。

2. 检查装置
（1）洗手，检查引流瓶、生理盐水；
（2）冲洗瓶口后将生理盐水倒入引流瓶（液体量应淹没长玻璃管下端3～4cm）；
（3）标记密封瓶的水位，贴好标签；
（4）用两把血管钳交叉夹住胸腔引流管连接处近病人端。

3. 更换引流瓶
（1）铺治疗巾，戴一次性手套；
（2）放置弯盘于引流管与引流瓶连接处下方，分离引流管，并使其悬空；
（3）用消毒棉球消毒胸导管与接管衔接处两遍，第三只消毒棉球固定；
（4）更换引流管和引流瓶；
（5）检查新装置的密封性是否完好；
（6）松开血管钳，嘱病人深呼吸或咳嗽，观察有无水柱波动。

4. 固定
（1）妥善固定管道，防止滑脱；引流瓶挂于床档，保持引流瓶低于胸腔60～100cm；
（2）脱手套。

3

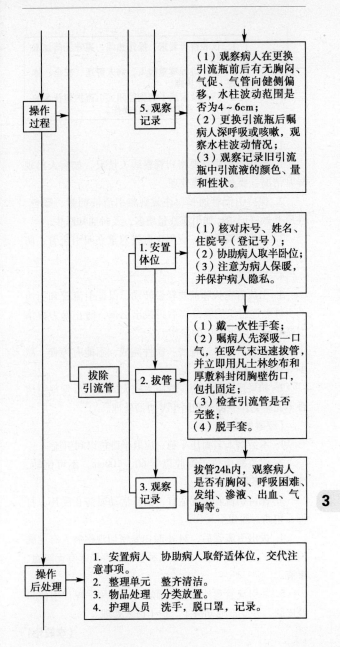

操作过程

5. 观察记录

（1）观察病人在更换引流瓶前后有无胸闷、气促、气管向健侧偏移，水柱波动范围是否为4～6cm；
（2）更换引流瓶后嘱病人深呼吸或咳嗽，观察水柱波动情况；
（3）观察记录旧引流瓶中引流液的颜色、量和性状。

拔除引流管

1. 安置体位

（1）核对床号、姓名、住院号（登记号）；
（2）协助病人取半卧位；
（3）注意为病人保暖，并保护病人隐私。

2. 拔管

（1）戴一次性手套；
（2）嘱病人先深吸一口气，在吸气末迅速拔管，并立即用凡士林纱布和厚敷料封闭胸壁伤口，包扎固定；
（3）检查引流管是否完整；
（4）脱手套。

3. 观察记录

拔管24h内，观察病人是否有胸闷、呼吸困难、发绀、渗液、出血、气胸等。

操作后处理

1. 安置病人　协助病人取舒适体位，交代注意事项。
2. 整理单元　整齐清洁。
3. 物品处理　分类放置。
4. 护理人员　洗手，脱口罩，记录。

3

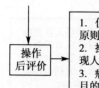

操作后评价

1. 仪表符合要求，操作熟练，遵守无菌技术原则。
2. 操作过程尊重病人，病人舒适、安全、体现人性化护理。
3. 病人及家属了解胸腔闭式引流护理技术的目的、注意事项，配合操作。

【注意事项】

1. 操作过程中，要密切观察病人情况，如病人出现异常情况，要及时正确处理。

2. 保持引流管通畅，注意观察引流液的量、颜色、性质并做好记录，如引流液量增多，及时通知医生。

3. 更换引流瓶时，应用止血钳双重夹闭引流管，防止空气进入胸腔。

4. 严格无菌操作。

5. 引流管在拔除前要轻轻转动，保证引流管和周边的少许粘连组织能够分离后再拔出引流，防止暴力拔出引流管导致附近组织的损伤。

6. 引流管拔除过程要一次性完成，不能有停顿，减少气体进入胸腔的机会。

7. 如果拔除过程中发现阻力较大或拔出后发现引流管不完整，应立即通知医生并协助处理。

【健康教育】

1. 术后病人若血压平稳，应取半卧位以利引流。

2. 引流瓶应位于胸腔以下 60 ~ 100cm，不可倒转，维持引流系统密闭。

3. 保持引流管长度适宜，翻身活动时防止受压、打折、扭曲、脱出。

4. 拔出引流管后，24 小时内要密切观察病人有无胸闷、憋气、呼吸困难、皮下气肿等，观察局部有无渗血、渗液。

5. 如引流管意外脱出，嘱病人立即用手捏住引流口处皮肤，并立即通知医生、护士前来处理。

（李皎伦）

二、雾化吸入法

(一)超声雾化吸入法

【目的】

1. 湿化气道 常用于呼吸道湿化不足、痰液黏稠、气道不畅者，也常用于气管切开术后病人。

2. 控制呼吸道感染 消除炎症，减轻呼吸道黏膜水肿，稀释痰液。常用于咽喉炎、支气管扩张、肺炎、肺脓肿、肺结核等病人。

3. 改善通气功能 解除支气管痉挛，保持呼吸道通畅，常用于支气管哮喘等病人。

4. 预防呼吸道感染 常用于胸部手术前后的病人。

【用物准备】

超声雾化吸入器（一套）、治疗盘、螺纹管、口含嘴、吸管、治疗碗（漱口液）、纱布或纸巾（两块）、弯盘（两个）、治疗巾（两块）、洗手液、灭菌注射用水、药物及稀释用药液（按医嘱备）、医嘱核对卡。

【操作流程】

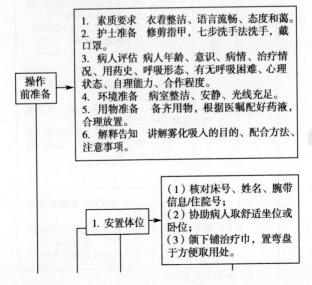

操作前准备 →
1. 素质要求 衣着整洁、语言流畅、态度和蔼。
2. 护士准备 修剪指甲，七步洗手法洗手，戴口罩。
3. 病人评估 病人年龄、意识、病情、治疗情况、用药史、呼吸形态、有无呼吸困难、心理状态、自理能力、合作程度。
4. 环境准备 病室整洁、安静、光线充足。
5. 用物准备 备齐用物，根据医嘱配好药液，合理放置。
6. 解释告知 讲解雾化吸入的目的、配合方法、注意事项。

1. 安置体位 →
（1）核对床号、姓名、腕带信息/住院号；
（2）协助病人取舒适坐位或卧位；
（3）颌下铺治疗巾，置弯盘于方便取用处。

3

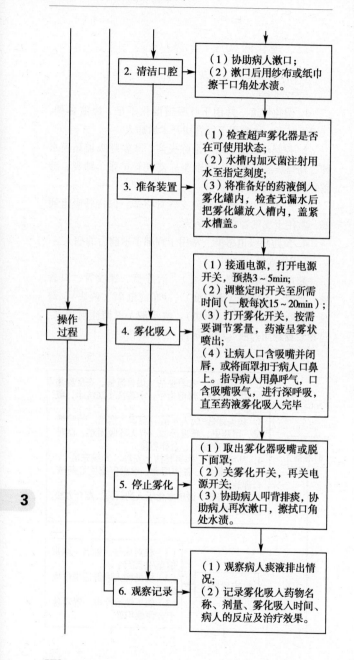

2. 清洁口腔
（1）协助病人漱口；
（2）漱口后用纱布或纸巾擦干口角处水渍。

3. 准备装置
（1）检查超声雾化器是否在可使用状态；
（2）水槽内加灭菌注射用水至指定刻度；
（3）将准备好的药液倒入雾化罐内，检查无漏水后把雾化罐放入槽内，盖紧水槽盖。

4. 雾化吸入
（1）接通电源，打开电源开关，预热3～5min；
（2）调整定时开关至所需时间（一般每次15～20min）；
（3）打开雾化开关，按需要调节雾量，药液呈雾状喷出；
（4）让病人口含吸嘴并闭唇，或将面罩扣于病人口鼻上。指导病人用鼻呼气，口含吸嘴吸气，进行深呼吸，直至药液雾化吸入完毕

5. 停止雾化
（1）取出雾化器吸嘴或脱下面罩；
（2）关雾化开关，再关电源开关；
（3）协助病人叩背排痰，协助病人再次漱口，擦拭口角处水渍。

6. 观察记录
（1）观察病人痰液排出情况；
（2）记录雾化吸入药物名称、剂量、雾化吸入时间、病人的反应及治疗效果。

操作过程

3

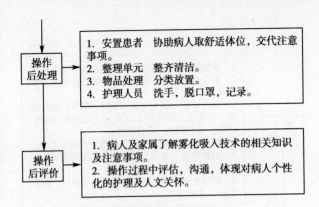

操作后处理
1. 安置患者 协助病人取舒适体位，交代注意事项。
2. 整理单元 整齐清洁。
3. 物品处理 分类放置。
4. 护理人员 洗手，脱口罩，记录。

操作后评价
1. 病人及家属了解雾化吸入技术的相关知识及注意事项。
2. 操作过程中评估，沟通，体现对病人个性化的护理及人文关怀。

【注意事项】

1. 水槽和雾化罐内切忌温水或热水。

2. 水槽内保持足够的水量，若水量不足，应关机并更换或加入灭菌注射用水后再使用。

3. 在操作过程中，动作要轻，防止损坏透声膜及换能器。

4. 无足够冷水及水槽中无液体的情况下不能开机。

【健康教育】

1. 指导病人正确的雾化吸入方法，即用口吸气、鼻呼气。

2. 告知病人如有不适情况，及时通知医护人员。

3. 告知病人雾化过程中注意用电安全。

4. 观察病人排痰情况，指导病人进行有效咳嗽咳痰，必要时予以叩背、吸痰等方法协助排痰。

（二）氧气雾化吸入法（射流式雾化吸入法）

【目的】

同“超声雾化吸入法”。

【用物准备】

一次性氧气雾化器、氧气装置、治疗巾、吸管、治疗碗（漱口液）、纱布或纸巾（两块）、弯盘、洗手液、药物及稀释用药液（按医嘱备）、医嘱核对卡。

3

【操作流程】

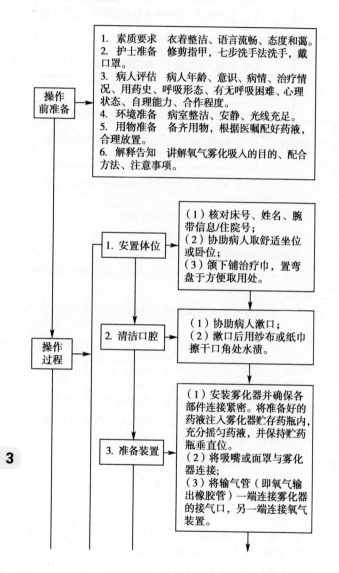

操作前准备

1. 素质要求 衣着整洁、语言流畅、态度和蔼。
2. 护士准备 修剪指甲，七步洗手法洗手，戴口罩。
3. 病人评估 病人年龄、意识、病情、治疗情况、用药史、呼吸形态、有无呼吸困难、心理状态、自理能力、合作程度。
4. 环境准备 病室整洁、安静、光线充足。
5. 用物准备 备齐用物，根据医嘱配好药液，合理放置。
6. 解释告知 讲解氧气雾化吸入的目的、配合方法、注意事项。

操作过程

1. 安置体位
（1）核对床号、姓名、腕带信息/住院号；
（2）协助病人取舒适坐位或卧位；
（3）颌下铺治疗巾，置弯盘于方便取用处。

2. 清洁口腔
（1）协助病人漱口；
（2）漱口后用纱布或纸巾擦干口角处水渍。

3. 准备装置
（1）安装雾化器并确保各部件连接紧密。将准备好的药液注入雾化器贮存药瓶内，充分摇匀药液，并保持贮药瓶垂直位。
（2）将吸嘴或面罩与雾化器连接；
（3）将输气管（即氧气输出橡胶管）一端连接雾化器的接气口，另一端连接氧气装置。

3

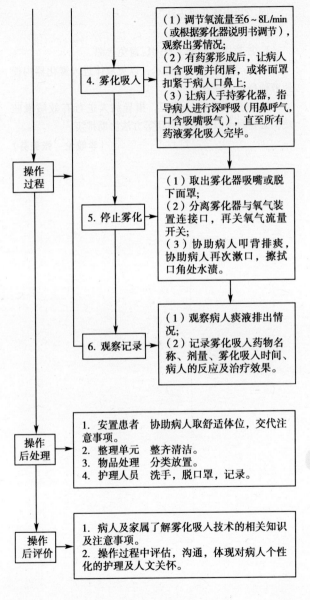

4. 雾化吸入

（1）调节氧流量至6~8L/min（或根据雾化器说明书调节），观察出雾情况；
（2）有药雾形成后，让病人口含吸嘴并闭唇，或将面罩扣紧于病人口鼻上；
（3）让病人手持雾化器，指导病人进行深呼吸（用鼻呼气，口含吸嘴吸气），直至所有药液雾化吸入完毕。

操作过程

5. 停止雾化

（1）取出雾化器吸嘴或脱下面罩；
（2）分离雾化器与氧气装置连接口，再关氧气流量开关；
（3）协助病人叩背排痰，协助病人再次漱口，擦拭口角处水渍。

6. 观察记录

（1）观察病人痰液排出情况；
（2）记录雾化吸入药物名称、剂量、雾化吸入时间、病人的反应及治疗效果。

操作后处理

1. 安置患者　协助病人取舒适体位，交代注意事项。
2. 整理单元　整齐清洁。
3. 物品处理　分类放置。
4. 护理人员　洗手，脱口罩，记录。

3

操作后评价

1. 病人及家属了解雾化吸入技术的相关知识及注意事项。
2. 操作过程中评估，沟通，体现对病人个性化的护理及人文关怀。

【健康教育】

同"超声雾化吸入法"。

【注意事项】

1. 注意用氧安全，室内应避免火源。

2. 氧气湿化瓶内勿盛水，以免液体进入雾化器内使药液稀释影响疗效。

3. 观察病人排痰情况，指导病人进行有效咳嗽咳痰，必要时予以叩背、吸痰等方法协助排痰。

（李皎伦　张美芬）

第四章

腹部外科护理技术

一、鼻-肠管置入术

【目的】

将鼻-肠管经鼻插入胃内，随肠道蠕动，导管自行通过幽门进入十二指肠或空肠，为需要直接通过十二指肠或空肠进行肠内营养的病人提供通路。

主要适用于肠道功能基本正常而胃功能受损或误吸风险高的病人。

【用物准备】

无菌包（治疗巾、弯盘、止血钳、镊子）、盛有无菌持物钳的容器、鼻-肠管（管壁带有 X 线标记线）、一次性手套、20ml 注射器、无菌纱布和棉签、治疗碗、生理盐水/液状石蜡、胶布、安全别针、手电筒、听诊器、消毒擦手液，必要时备开口器和压舌板。

【操作流程】

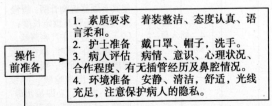

操作前准备

1. 素质要求 着装整洁、态度认真、语言柔和。
2. 护士准备 戴口罩、帽子，洗手。
3. 病人评估 病情、意识、心理状况、合作程度、有无插管经历及鼻腔情况。
4. 环境准备 安静、清洁、舒适，光线充足，注意保护病人的隐私。

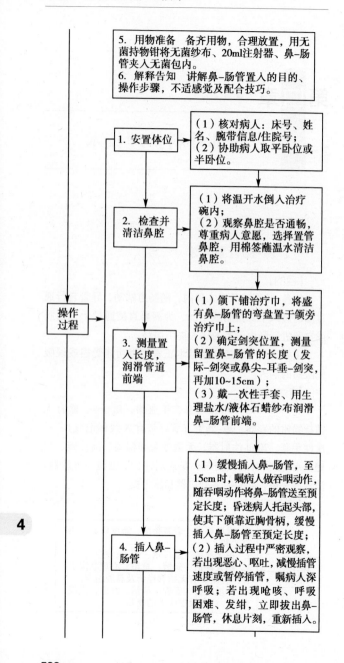

5. 用物准备 备齐用物，合理放置，用无菌持物钳将无菌纱布、20ml注射器、鼻-肠管夹入无菌包内。
6. 解释告知 讲解鼻-肠管置入的目的、操作步骤，不适感觉及配合技巧。

操作过程

1. 安置体位
（1）核对病人：床号、姓名、腕带信息/住院号；
（2）协助病人取平卧位或半卧位。

2. 检查并清洁鼻腔
（1）将温开水倒入治疗碗内；
（2）观察鼻腔是否通畅，尊重病人意愿，选择置管鼻腔，用棉签蘸温水清洁鼻腔。

3. 测量置入长度，润滑管道前端
（1）颌下铺治疗巾，将盛有鼻-肠管的弯盘置于颌旁治疗巾上；
（2）确定剑突位置，测量留置鼻-肠管的长度（发际—剑突或鼻尖—耳垂—剑突，再加10~15cm）；
（3）戴一次性手套、用生理盐水/液体石蜡纱布润滑鼻-肠管前端。

4. 插入鼻-肠管
（1）缓慢插入鼻-肠管，至15cm时，嘱病人做吞咽动作，随吞咽动作将鼻-肠管送至预定长度；昏迷病人托起头部，使其下颌靠近胸骨柄，缓慢插入鼻-肠管至预定长度；
（2）插入过程中严密观察，若出现恶心、呕吐，减慢插管速度或暂停插管，嘱病人深呼吸；若出现呛咳、呼吸困难、发绀，立即拔出鼻-肠管，休息片刻，重新插入。

4

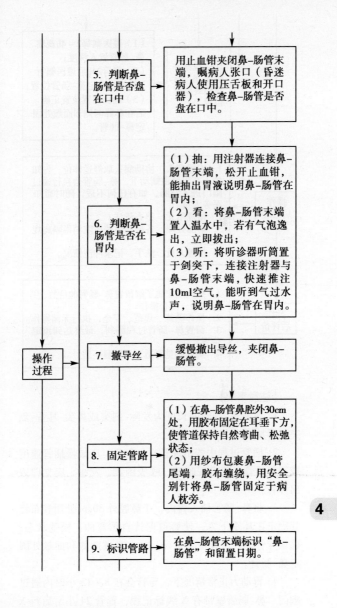

5. 判断鼻–肠管是否盘在口中 → 用止血钳夹闭鼻–肠管末端，嘱病人张口（昏迷病人使用压舌板和开口器），检查鼻–肠管是否盘在口中。

6. 判断鼻–肠管是否在胃内 → （1）抽：用注射器连接鼻–肠管末端，松开血钳，能抽出胃液说明鼻–肠管在胃内；
（2）看：将鼻–肠管末端置入温水中，若有气泡逸出，立即拔出；
（3）听：将听诊器听筒置于剑突下，连接注射器与鼻–肠管末端，快速推注10ml空气，能听到气过水声，说明鼻–肠管在胃内。

7. 撤导丝 → 缓慢撤出导丝，夹闭鼻–肠管。

8. 固定管路 → （1）在鼻–肠管鼻腔外30cm处，用胶布固定在耳垂下方，使管道保持自然弯曲、松弛状态；
（2）用纱布包裹鼻–肠管尾端，胶布缠绕，用安全别针将鼻–肠管固定于病人枕旁。

9. 标识管路 → 在鼻–肠管末端标识"鼻–肠管"和留置日期。

操作过程

4

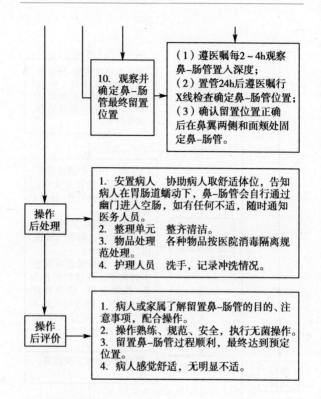

| 10. 观察并确定鼻–肠管最终留置位置 | → | （1）遵医嘱每2~4h观察鼻–肠管置入深度；
（2）置管24h后遵医嘱行X线检查确定鼻–肠管位置；
（3）确认留置位置正确后在鼻翼两侧和面颊处固定鼻–肠管。 |

| 操作后处理 | → | 1. 安置病人　协助病人取舒适体位，告知病人在胃肠道蠕动下，鼻–肠管会自行通过幽门进入空肠，如有任何不适，随时通知医务人员。
2. 整理单元　整齐清洁。
3. 物品处理　各种物品按医院消毒隔离规范处理。
4. 护理人员　洗手，记录冲洗情况。 |

| 操作后评价 | → | 1. 病人或家属了解留置鼻–肠管的目的、注意事项，配合操作。
2. 操作熟练、规范、安全，执行无菌操作。
3. 留置鼻–肠管过程顺利，最终达到预定位置。
4. 病人感觉舒适，无明显不适。 |

【注意事项】

1. 留置鼻-肠管的长度为发际-剑突或鼻尖-耳垂-剑突，再加 10~15cm。

2. 插管过程中若出现恶心、呕吐，应减慢插管速度或暂停插管；若出现呛咳、呼吸困难、发绀，应立即拔出导管。

3. 将鼻-肠管插入胃内，于鼻腔外 30cm 处用胶布将其固定在耳垂下方，使管道保持自然弯曲、松弛状态；确认导管最终留置位置正确后，在鼻翼两侧和面颊处固定鼻-肠管。

4. 胃动力正常情况下，导管会在 8~12 小时内通过幽门。鼻-肠管壁带有 X 线标记线，置管 24 小时后行 X 线检查可确定鼻-肠管位置。

4

5. 胃肠道动力较差的病人，可遵医嘱应用红霉素或甲氧氯普胺促进胃肠蠕动，有助于导管尽早进入肠道。

6. 也可采用内镜辅助插管。

【健康教育】

1. 插管过程中如有恶心、呼吸困难等不适，应及时告知护士。

2. 妥善固定留置鼻-肠管，告知病人避免牵拉鼻-肠管，防止鼻-肠管脱出。

3. 告知病人鼻-肠管会随肠道蠕动自行通过幽门进入十二指肠和空肠，以及最后定位的方法和时间。

（胥小芳）

二、持续腹腔冲洗引流术

【目的】

1. 有效引流腹腔内坏死组织、渗液、积血及脓液。

2. 减少腹腔内细菌数，排除毒性物质，降低腹腔感染率。

3. 为再次手术创造良好的腹腔条件。

【用物准备】

无菌生理盐水、输液器、无菌接头、引流袋、棉签、含碘皮肤消毒剂、弯盘、血管钳、治疗巾、无菌纱布、无菌手套、输液架、负压吸引器、腹腔冲洗标识牌、巡视卡、快速手消毒液，必要时备屏风。

【操作流程】

操作前准备	1. 素质要求　着装整洁、态度端正、语言轻柔。 2. 护士准备　衣帽整齐、洗手、戴口罩。 3. 病人评估　病人年龄、病情、意识、心理状态及配合程度，引流液的颜色、性质及量，引流管是否通畅。 4. 环境准备　安静、清洁、舒适，光线充足。 5. 用物准备　用物齐全、摆放合理。 6. 解释告知　讲解持续腹腔冲洗引流目的、操作步骤，不适感觉及配合技巧。

4

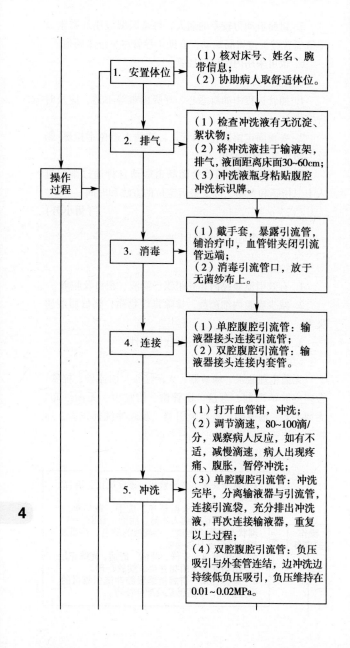

操作过程

1. 安置体位
（1）核对床号、姓名、腕带信息；
（2）协助病人取舒适体位。

2. 排气
（1）检查冲洗液有无沉淀、絮状物；
（2）将冲洗液挂于输液架，排气，液面距离床面30~60cm；
（3）冲洗液瓶身粘贴腹腔冲洗标识牌。

3. 消毒
（1）戴手套，暴露引流管，铺治疗巾，血管钳夹闭引流管远端；
（2）消毒引流管口，放于无菌纱布上。

4. 连接
（1）单腔腹腔引流管：输液器接头连接引流管；
（2）双腔腹腔引流管：输液器接头连接内套管。

5. 冲洗
（1）打开血管钳，冲洗；
（2）调节滴速，80~100滴/分，观察病人反应，如有不适，减慢滴速，病人出现疼痛、腹胀，暂停冲洗；
（3）单腔腹腔引流管：冲洗完毕，分离输液器与引流管，连接引流袋，充分排出冲洗液，再次连接输液器，重复以上过程；
（4）双腔腹腔引流管：负压吸引与外套管连结，边冲洗边持续低负压吸引，负压维持在0.01~0.02MPa。

4

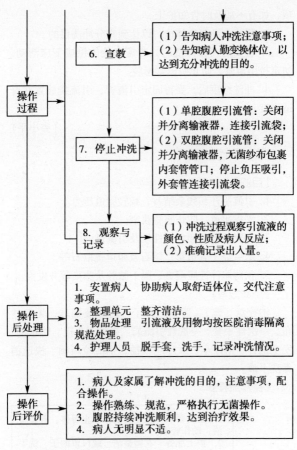

【注意事项】

1. 冲洗过程中观察病人反应，如有不适，减慢滴速，病人出现疼痛、腹胀时，暂停冲洗。

2. 观察引流液的性质，如有血性液体应立即停止冲洗，及时遵医嘱应用止血药物。

3. 维持冲洗液出入平衡。

4. 负压吸引压力维持在 0.01~0.02MPa。

【健康教育】

1. 向病人及家属解释腹腔持续冲洗的目的及注意事

项，如有不适及时告知护士。

2. 嘱病人勤更换体位，以达到充分冲洗目的。

3. 告知病人在冲洗时，若需变换体位或下床活动，勿牵拉引流管，防止引流管滑脱。

4. 冲洗结束后，妥善固定引流管，引流袋放置在合适高度。

（娄小平）

三、T 管护理

【目的】

1. 引流胆汁和残余结石，减轻胆道压力。

2. 支撑胆道，防止胆管狭窄。

3. 观察胆汁的颜色、性质及引流量。

4. 术后经 T 管造影、溶石及胆道镜取石等。

5. 预防胆汁性腹膜炎、膈下脓肿及感染等并发症。

【用物准备】

治疗盘（碗）、弯盘、镊子、消毒液棉球、无菌纱布、一次性手套、一次性引流袋、血管钳 2 把、防水垫、安全别针、治疗车、医疗垃圾桶、生活垃圾桶、快速消毒洗手液。

【操作流程】

操作前准备

1. 素质要求　态度和蔼，举止得体，着装整洁，动作轻柔。
2. 护士准备　衣帽整洁、戴口罩帽子、洗手。
3. 病人评估　评估病人生命体征、腹部体征，如有无发热、黄疸、腹痛等；病人皮肤、巩膜黄染消退情况、大便颜色；T 管的通畅性，胆汁的颜色、性质、量及周围皮肤有无胆汁侵蚀；病人意识及合作程度。
4. 环境准备　安静、整洁、光线充足、温度适宜，注意保护病人隐私。
5. 用物准备　备齐用物，放置有序，利于操作。
6. 解释告知　讲解T管护理目的、操作步骤，不适感觉及配合技巧。

4

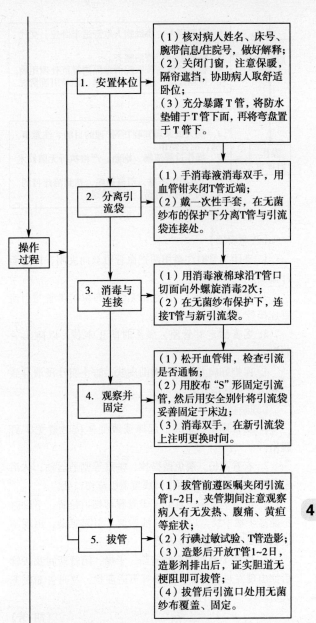

操作过程

1. 安置体位
（1）核对病人姓名、床号、腕带信息/住院号，做好解释；
（2）关闭门窗，注意保暖，隔帘遮挡，协助病人取舒适卧位；
（3）充分暴露 T 管，将防水垫铺于 T 管下面，再将弯盘置于 T 管下。

2. 分离引流袋
（1）手消毒液消毒双手，用血管钳夹闭T管近端；
（2）戴一次性手套，在无菌纱布的保护下分离T管与引流袋连接处。

3. 消毒与连接
（1）用消毒液棉球沿T管口切面向外螺旋消毒2次；
（2）在无菌纱布保护下，连接T管与新引流袋。

4. 观察并固定
（1）松开血管钳，检查引流是否通畅；
（2）用胶布"S"形固定引流管，然后用安全别针将引流袋妥善固定于床边；
（3）消毒双手，在新引流袋上注明更换时间。

5. 拔管
（1）拔管前遵医嘱夹闭引流管1~2日，夹管期间注意观察病人有无发热、腹痛、黄疸等症状；
（2）行碘过敏试验、T管造影；
（3）造影后开放T管1~2日，造影剂排出后，证实胆道无梗阻即可拔管；
（4）拔管后引流口处用无菌纱布覆盖、固定。

4

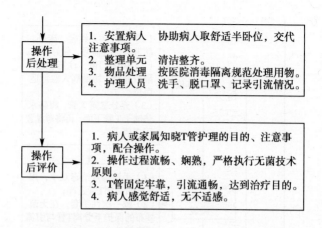

操作后处理 →
1. 安置病人 协助病人取舒适半卧位，交代注意事项。
2. 整理单元 清洁整齐。
3. 物品处理 按医院消毒隔离规范处理用物。
4. 护理人员 洗手、脱口罩、记录引流情况。

操作后评价 →
1. 病人或家属知晓T管护理的目的、注意事项，配合操作。
2. 操作过程流畅、娴熟，严格执行无菌技术原则。
3. T管固定牢靠，引流通畅，达到治疗目的。
4. 病人感觉舒适，无不适感。

【注意事项】

1. 夹闭 T 管时注意用两把血管钳双向夹闭，以防胆汁流出。

2. 更换引流袋时，注意用无菌纱布保护 T 管与引流管连接处。

3. 妥善固定好管路，操作时防止牵拉，以防 T 管脱出。

4. 保护好病人引流口周围皮肤，防止胆汁浸渍导致皮肤破溃和感染。

【健康教育】

1. 妥善固定，翻身、起床或改变体位时避免 T 管脱出。

2. 衣着宽松，避免做提拉、举重等剧烈运动；沐浴时应取淋浴方式，并用保鲜膜覆盖引流伤口处。

3. 保持引流袋位置低于 T 管腹部切口位置，平卧时不能高于腋中线，以防引流液逆流，引起感染，出现不适状况要及时告知医务人员。

4. 保持 T 管周围皮肤清洁、干燥，闭管期间及拔管后如出现发热、腹痛、腹胀等不适症状，及时告知医务人员。

（胡 芳）

四、更换造口袋

【目的】

1. 及时清除排泄物，促进病人舒适。

2. 保持造口周围皮肤清洁、干燥，预防并发症发生。

3. 及时发现或治疗造口相关并发症。

【用物准备】

治疗盘、治疗碗、弯盘、镊子、生理盐水棉球、剪刀、造口度量尺、造口袋（一件式或两件式）、防水垫、一次性手套，必要时备温水、卫生纸、柔软小毛巾。

【操作流程】

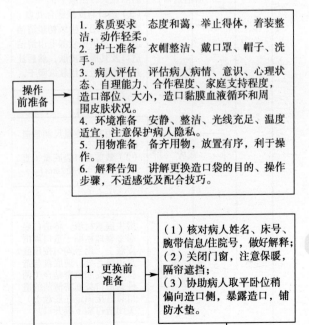

操作前准备

1. 素质要求 态度和蔼，举止得体，着装整洁，动作轻柔。
2. 护士准备 衣帽整洁，戴口罩、帽子、洗手。
3. 病人评估 评估病人病情、意识、心理状态、自理能力、合作程度、家庭支持程度，造口部位、大小，造口黏膜血液循环和周围皮肤状况。
4. 环境准备 安静、整洁、光线充足、温度适宜，注意保护病人隐私。
5. 用物准备 备齐用物，放置有序，利于操作。
6. 解释告知 讲解更换造口袋的目的、操作步骤，不适感觉及配合技巧。

1. 更换前准备

（1）核对病人姓名、床号、腕带信息/住院号，做好解释；
（2）关闭门窗，注意保暖，隔帘遮挡；
（3）协助病人取平卧位稍偏向造口侧，暴露造口，铺防水垫。

4

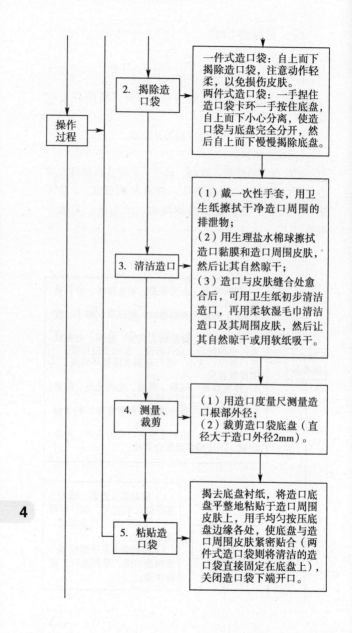

操作过程

2. 揭除造口袋

一件式造口袋：自上而下揭除造口袋，注意动作轻柔，以免损伤皮肤。
两件式造口袋：一手捏住造口袋卡环一手按住底盘，自上而下小心分离，使造口袋与底盘完全分开，然后自上而下慢慢揭除底盘。

3. 清洁造口

（1）戴一次性手套，用卫生纸擦拭干净造口周围的排泄物；
（2）用生理盐水棉球擦拭造口黏膜和造口周围皮肤，然后让其自然晾干；
（3）造口与皮肤缝合处愈合后，可用卫生纸初步清洁造口，再用柔软湿毛巾清洁造口及其周围皮肤，然后让其自然晾干或用软纸吸干。

4. 测量、裁剪

（1）用造口度量尺测量造口根部外径；
（2）裁剪造口袋底盘（直径大于造口外径2mm）。

5. 粘贴造口袋

揭去底盘衬纸，将造口底盘平整地粘贴于造口周围皮肤上，用手均匀按压底盘边缘各处，使底盘与造口周围皮肤紧密贴合（两件式造口袋则将清洁的造口袋直接固定在底盘上），关闭造口袋下端开口。

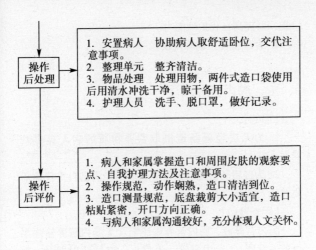

【注意事项】

1. 分离造口袋过程中，注意动作轻柔，以防造成皮肤损伤。

2. 注意观察造口周围皮肤，出现红肿、糜烂、瘙痒时应及时处理，如出现皮肤过敏应考虑更换不同种类造口袋；清洁造口周围皮肤应用温水或生理盐水，勿使用酒精、碘附等消毒液，以免损伤皮肤。

3. 底盘裁剪按"少量多次、宁小勿大"原则逐步进行，切勿一次性裁剪过大面积，注意根据病人造口特点裁剪具体形状。

4. 粘贴造口袋前一定要保证造口周围皮肤干燥，造口袋粘贴好后，可用掌心轻压造口底盘位置 2 ~ 3 分钟，可促进底盘与皮肤粘贴更加紧密。

5. 造口术后初期应选用两件式透明造口袋，便于观察和清洁；对于双腔造口应选择底盘大的造口袋。

【健康教育】

1. 剧烈咳嗽时按压腹部，预防造口旁疝的发生。

2. 注意观察造口黏膜及和周围皮肤情况，如有异常及时告知医务人员。

3. 学会造口的自我管理，学会清理、更换、粘贴造

4

口袋，以提高自我护理能力。

4. 合理膳食，训练排便。

（胡　芳）

五、肠内营养输注

【目的】

1. 为无法经胃肠道摄取营养物质的病人提供营养素。

2. 为经胃肠道摄取的营养物质不能满足自身代谢需要的病人补充营养。

【用物准备】

肠内营养液、肠内营养输注泵（无肠内营养输注泵可备输液器）、专用泵管、治疗巾、20ml 注射器、一次性手套、纱布、温开水、加温器、手消毒液、肠内营养标志牌、肠内营养输注巡视卡。

【操作流程】

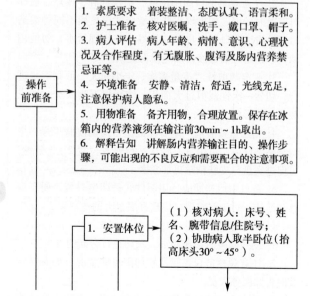

| 操作前准备 | 1. 素质要求　着装整洁、态度认真、语言柔和。
2. 护士准备　核对医嘱，洗手，戴口罩、帽子。
3. 病人评估　病人年龄、病情、意识、心理状况及合作程度，有无腹胀、腹泻及肠内营养禁忌证等。
4. 环境准备　安静、清洁，舒适，光线充足，注意保护病人隐私。
5. 用物准备　备齐用物，合理放置。保存在冰箱内的营养液须在输注前30min ~ 1h取出。
6. 解释告知　讲解肠内营养输注目的、操作步骤，可能出现的不良反应和需要配合的注意事项。 |

| 1. 安置体位 | （1）核对病人：床号、姓名、腕带信息/住院号；
（2）协助病人取半卧位（抬高床头30° ~ 45°）。 |

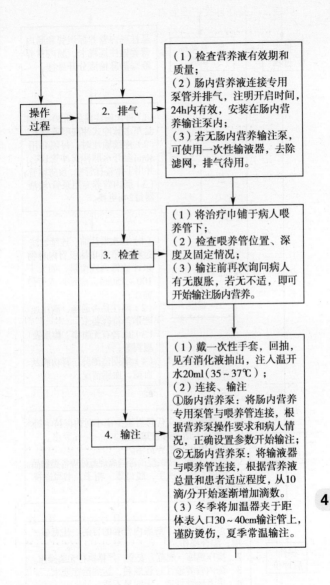

操作过程

2. 排气
（1）检查营养液有效期和质量；
（2）肠内营养液连接专用泵管并排气，注明开启时间，24h内有效，安装在肠内营养输注泵内；
（3）若无肠内营养输注泵，可使用一次性输液器，去除滤网，排气待用。

3. 检查
（1）将治疗巾铺于病人喂养管下；
（2）检查喂养管位置、深度及固定情况；
（3）输注前再次询问病人有无腹胀，若无不适，即可开始输注肠内营养。

4. 输注
（1）戴一次性手套，回抽，见有消化液抽出，注入温开水20ml（35~37℃）；
（2）连接、输注
①肠内营养泵：将肠内营养专用泵管与喂养管连接，根据营养泵操作要求和病人情况，正确设置参数开始输注；
②无肠内营养泵：将输液器与喂养管连接，根据营养液总量和患者适应程度，从10滴/分开始逐渐增加滴数。
（3）冬季将加温器夹于距体表入口30~40cm输注管上，谨防烫伤，夏季常温输注。

4

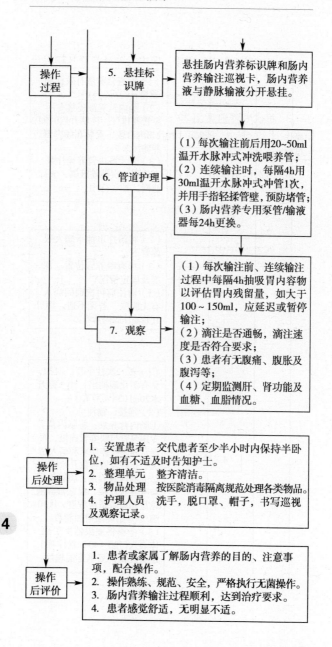

操作过程 → 5. 悬挂标识牌 → 悬挂肠内营养标识牌和肠内营养输注巡视卡，肠内营养液与静脉输液分开悬挂。

6. 管道护理 → （1）每次输注前后用20~50ml温开水脉冲式冲洗喂养管；
（2）连续输注时，每隔4h用30ml温开水脉冲式冲管1次，并用手指轻揉管壁，预防堵管；
（3）肠内营养专用泵管/输液器每24h更换。

7. 观察 → （1）每次输注前、连续输注过程中每隔4h抽吸胃内容物以评估胃内残留量，如大于100~150ml，应延迟或暂停输注；
（2）滴注是否通畅，滴注速度是否符合要求；
（3）患者有无腹痛、腹胀及腹泻等；
（4）定期监测肝、肾功能及血糖、血脂情况。

操作后处理

1. 安置患者　交代患者至少半小时内保持半卧位，如有不适及时告知护士。
2. 整理单元　整齐清洁。
3. 物品处理　按医院消毒隔离规范处理各类物品。
4. 护理人员　洗手，脱口罩、帽子，书写巡视及观察记录。

操作后评价

1. 患者或家属了解肠内营养的目的、注意事项，配合操作。
2. 操作熟练、规范、安全，严格执行无菌操作。
3. 肠内营养输注过程顺利，达到治疗要求。
4. 患者感觉舒适，无明显不适。

4

【注意事项】

1. 悬挂肠内营养标志牌，肠内营养液与静脉输液分开悬挂。

2. 使用一次性输液器输注时，需去除滤网。

3. 每次喂养前后用 20～50ml 温开水脉冲式冲洗喂养管；连续输注时，每隔 4h 用 30ml 温开水脉冲式冲管，防止管道堵塞。

4. 遵医嘱监测肝、肾功能及血糖、血脂情况。

【健康教育】

1. 输注开始半小时内保持半卧位。

2. 注过程中如有不适，及时告知医护人员。

3. 妥善固定喂养管，避免压迫、折叠、扭曲、牵拉，翻身时防止滑脱、移位。

（刘　娟）

4

第五章

泌尿外科护理技术

一、持续膀胱冲洗术

【目的】

1. 使尿液引流通畅，膀胱减压。

2. 清除膀胱内的凝血块、黏液、细菌等，防止尿路阻塞和感染。

3. 预防前列腺及膀胱手术后凝血块形成。

【用物准备】

冲洗液生理盐水（必要时温控）、膀胱冲洗器、储液瓶、棉签、安尔碘消毒液、弯盘、别针、止血钳、输液架、治疗巾、膀胱冲洗标志牌、膀胱冲洗巡视卡、消毒擦手液、手套、尿袋（停冲洗时用），必要时备屏风。

【操作流程】

操作前准备	1. **素质要求** 着装整洁、态度认真、语言柔和。 2. **护士准备** 洗手，戴口罩。 3. **评估病人** 病人年龄、病情、意识，心理状况及合作程度，尿液的颜色、量、性质、气味，有无凝血块、混浊、沉淀或絮状物。 4. **环境准备** 安静、清洁，舒适，光线充足，注意保护病人的隐私。 5. **用物准备** 备齐用物，质量合格，有效期内，合理放置。 6. **解释告知** 讲解持续膀胱冲洗的目的、操作步骤，不适感觉及配合技巧。

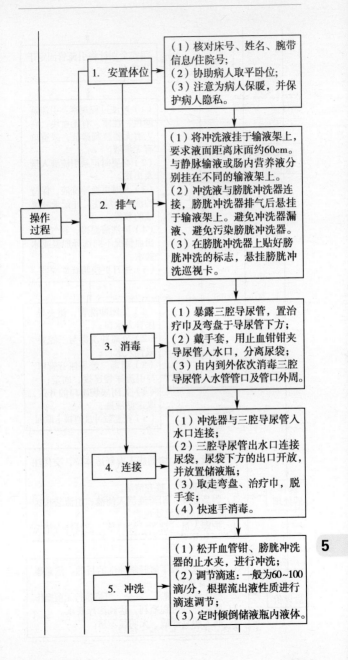

操作过程

1. 安置体位
（1）核对床号、姓名、腕带信息/住院号；
（2）协助病人取平卧位；
（3）注意为病人保暖，并保护病人隐私。

2. 排气
（1）将冲洗液挂于输液架上，要求液面距离床面约60cm。与静脉输液或肠内营养液分别挂在不同的输液架上。
（2）冲洗液与膀胱冲洗器连接，膀胱冲洗器排气后悬挂于输液架上。避免冲洗器漏液、避免污染膀胱冲洗器。
（3）在膀胱冲洗器上贴好膀胱冲洗的标志，悬挂膀胱冲洗巡视卡。

3. 消毒
（1）暴露三腔导尿管，置治疗巾及弯盘于导尿管下方；
（2）戴手套，用止血钳夹导尿管入水口，分离尿袋；
（3）由内到外依次消毒三腔导尿管入水管管口及管口外周。

4. 连接
（1）冲洗器与三腔导尿管入水口连接；
（2）三腔导尿管出水口连接尿袋，尿袋下方的出口开放，并放置储液瓶；
（3）取走弯盘、治疗巾，脱手套；
（4）快速手消毒。

5. 冲洗
（1）松开血管钳、膀胱冲洗器的止水夹，进行冲洗；
（2）调节滴速：一般为60~100滴/分，根据流出液性质进行滴速调节；
（3）定时倾倒储液瓶内液体。

5

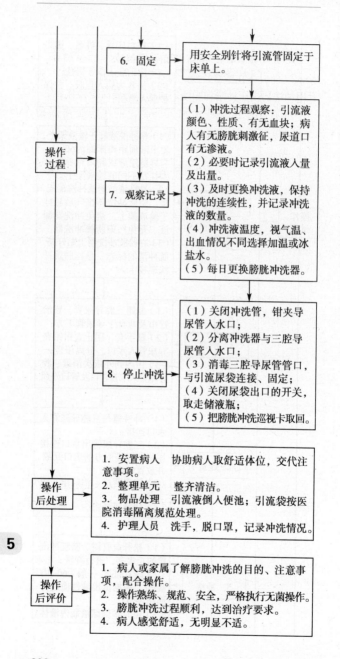

6. 固定 → 用安全别针将引流管固定于床单上。

7. 观察记录 →
（1）冲洗过程观察：引流液颜色、性质、有无血块；病人有无膀胱刺激征，尿道口有无渗液。
（2）必要时记录引流液入量及出量。
（3）及时更换冲洗液，保持冲洗的连续性，并记录冲洗液的数量。
（4）冲洗液温度，视气温、出血情况不同选择加温或冰盐水。
（5）每日更换膀胱冲洗器。

8. 停止冲洗 →
（1）关闭冲洗管，钳夹导尿管入水口；
（2）分离冲洗器与三腔导尿管入水口；
（3）消毒三腔导尿管管口，与引流尿袋连接、固定；
（4）关闭尿袋出口的开关，取走储液瓶；
（5）把膀胱冲洗巡视卡取回。

操作过程

操作后处理
1. 安置病人　协助病人取舒适体位，交代注意事项。
2. 整理单元　整齐清洁。
3. 物品处理　引流液倒入便池；引流袋按医院消毒隔离规范处理。
4. 护理人员　洗手，脱口罩，记录冲洗情况。

操作后评价
1. 病人或家属了解膀胱冲洗的目的、注意事项，配合操作。
2. 操作熟练、规范、安全，严格执行无菌操作。
3. 膀胱冲洗过程顺利，达到治疗要求。
4. 病人感觉舒适，无明显不适。

5

【注意事项】

1. 夹闭尿管者，膀胱冲洗前先开放尿管排空膀胱。

2. 如引流管堵塞，应及时离心方向挤压引流管，或者用冲洗器高压冲洗抽吸使之通畅，必要时更换尿管。

3. 如需在冲洗液中加入药物，须在膀胱内保留15~30分钟后再引流出体外，或根据需要延长保留时间。

4. 冲洗过程需密切观察病人面色、神志，有无不适，如病人感到剧痛或不适，应暂停冲洗，报告医生处理，并做好记录。

5. 观察记录冲洗液名称、冲洗量、引流量、引流液颜色、性质，冲洗过程病人的反应。异常情况应记录并报告医生。尿量=排出量-冲洗量。

【健康教育】

1. 冲洗过程中如有疼痛和不适、冲洗、引流不畅时，应及时告知护士。

2. 尿袋放置低于耻骨联合，防止逆行感染。

3. 病情允许，多饮水，每天约2500~3000ml。

（张美芬）

二、膀胱灌注术

【目的】

1. 治疗膀胱肿瘤、间质性膀胱炎。

2. 预防膀胱肿瘤复发。

3. 防止膀胱肿瘤向深层浸润肌层或发生局部淋巴结转移。

【用物准备】

灌注药物、配药用物、导尿用物、消毒液、棉签、10ml注射器、10ml无菌注射用水、屏风、引流袋（必要时），无菌手套。

5

【操作流程】

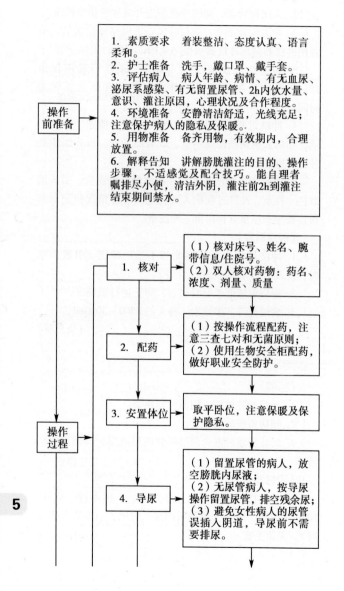

操作前准备

1. 素质要求　着装整洁、态度认真、语言柔和。
2. 护士准备　洗手，戴口罩、戴手套。
3. 评估病人　病人年龄、病情、有无血尿、泌尿系感染、有无留置尿管、2h内饮水量、意识、灌注原因，心理状况及合作程度。
4. 环境准备　安静清洁舒适，光线充足；注意保护病人的隐私及保暖。
5. 用物准备　备齐用物，有效期内，合理放置。
6. 解释告知　讲解膀胱灌注的目的、操作步骤，不适感觉及配合技巧。能自理者嘱排尽小便，清洁外阴，灌注前2h到灌注结束期间禁水。

操作过程

1. 核对
（1）核对床号、姓名、腕带信息/住院号。
（2）双人核对药物：药名、浓度、剂量、质量

2. 配药
（1）按操作流程配药，注意三查七对和无菌原则；
（2）使用生物安全柜配药，做好职业安全防护。

3. 安置体位
取平卧位，注意保暖及保护隐私。

4. 导尿
（1）留置尿管的病人，放空膀胱内尿液；
（2）无尿管病人，按导尿操作留置尿管，排空残余尿；
（3）避免女性病人的尿管误插入阴道，导尿前不需要排尿。

5

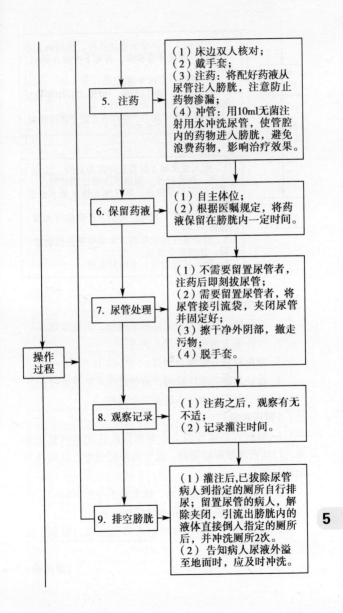

5. 注药	（1）床边双人核对； （2）戴手套； （3）注药：将配好药液从尿管注入膀胱，注意防止药物渗漏； （4）冲管：用10ml无菌注射用水冲洗尿管，使管腔内的药物进入膀胱，避免浪费药物，影响治疗效果。
6. 保留药液	（1）自主体位； （2）根据医嘱规定，将药液保留在膀胱内一定时间。
7. 尿管处理	（1）不需要留置尿管者，注药后即刻拔尿管； （2）需要留置尿管者，将尿管接引流袋，夹闭尿管并固定好； （3）擦干净外阴部，撤走污物； （4）脱手套。
8. 观察记录	（1）注药之后，观察有无不适； （2）记录灌注时间。
9. 排空膀胱	（1）灌注后,已拔除尿管病人到指定的厕所自行排尿；留置尿管的病人，解除夹闭，引流出膀胱内的液体直接倒入指定的厕所后，并冲洗厕所2次。 （2）告知病人尿液外溢至地面时，应及时冲洗。

操作过程

5

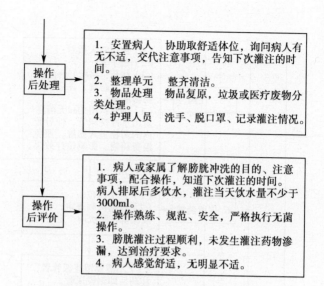

【注意事项】

1. 灌注前了解病人有无泌尿系感染、出血症状。

2. 女性病人避免尿管误入阴道。

3. 避免药物外溢到会阴部。

4. 保证药物的灌注时间，避免时间不足或者过长。

5. 对于化疗药物注意职业安全防护。

【健康教育】

1. 嘱病人在灌注前 2 小时以及灌注期间内禁止饮水，以防药液被尿液稀释，保证药液的浓度，从而达到治疗目的。

2. 排尿后嘱病人多饮水，饮水量不少于 3000ml，目的是保护膀胱黏膜，以防造成化学性膀胱炎。

3. 关注病人主诉，观察病人有无血尿、尿频、尿急、尿痛等症状。

（黄师菊）

三、肾造瘘管护理

【目的】

1. 引流肾脏中梗阻的尿液、脓液或者血液，控制感染，改善或者保护肾功能，维持机体水电解质代谢和内环境的平衡。

2. 对肾实质进行压迫止血。

【用物准备】

胶布、引流袋、别针、肾造瘘管标志、快速手消毒液、手套，消毒液、消毒棉签、无菌治疗巾、弯盘、量杯，无齿血管钳。

【操作流程】

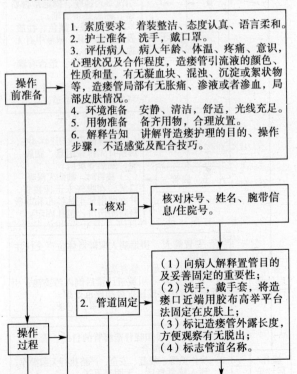

操作前准备

1. 素质要求　着装整洁、态度认真、语言柔和。
2. 护士准备　洗手，戴口罩。
3. 评估病人　病人年龄、体温、疼痛、意识，心理状况及合作程度，造瘘管引流液的颜色、性质和量，有无凝血块、混浊、沉淀或絮状物等，造瘘管局部有无胀痛、渗液或者渗血，局部皮肤情况。
4. 环境准备　安静、清洁，舒适，光线充足。
5. 用物准备　备齐用物，合理放置。
6. 解释告知　讲解肾造瘘护理的目的、操作步骤，不适感觉及配合技巧。

操作过程

1. 核对

核对床号、姓名、腕带信息/住院号。

2. 管道固定

（1）向病人解释置管目的及妥善固定的重要性；
（2）洗手，戴手套，将造瘘口近端用胶布高举平台法固定在皮肤上；
（3）标记造瘘管外露长度，方便观察有无脱出；
（4）标志管道名称。

5

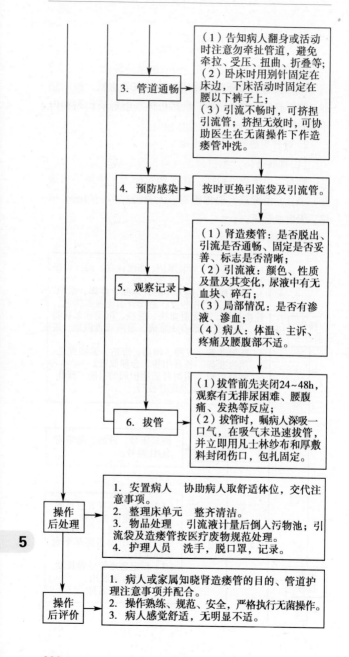

3. 管道通畅

（1）告知病人翻身或活动时注意勿牵扯管道，避免牵拉、受压、扭曲、折叠等；
（2）卧床时用别针固定在床边，下床活动时固定在腰以下裤子上；
（3）引流不畅时，可挤捏引流管；挤捏无效时，可协助医生在无菌操作下作造瘘管冲洗。

4. 预防感染

按时更换引流袋及引流管。

5. 观察记录

（1）肾造瘘管：是否脱出、引流是否通畅、固定是否妥善、标志是否清晰；
（2）引流液：颜色、性质及量及其变化，尿液中有无血块、碎石；
（3）局部情况：是否有渗液、渗血；
（4）病人：体温、主诉、疼痛及腰腹部不适。

6. 拔管

（1）拔管前先夹闭24~48h，观察有无排尿困难、腰腹痛、发热等反应；
（2）拔管时，嘱病人深吸一口气，在吸气末迅速拔管，并立即用凡士林纱布和厚敷料封闭伤口，包扎固定。

操作后处理

1. 安置病人　协助病人取舒适体位，交代注意事项。
2. 整理床单元　整齐清洁。
3. 物品处理　引流液计量后倒入污物池；引流袋及造瘘管按医疗废物规范处理。
4. 护理人员　洗手，脱口罩，记录。

操作后评价

1. 病人或家属知晓肾造瘘管的目的、管道护理注意事项并配合。
2. 操作熟练、规范、安全，严格执行无菌操作。
3. 病人感觉舒适，无明显不适。

5

【注意事项】

1. 保持引流通畅，避免脱管。

2. 肾造瘘管的拔管指征为引流尿液转清，病人无发热，造瘘口处无渗血渗液，无腰腹部肿胀等不适，无计划二期肾镜手术治疗时可考虑拔管。拔管后注意观察病人有无发热、疼痛、渗液及尿量情况。

【健康教育】

1. 根据手术、出血情况及病人全身状况鼓励早期下床活动。

2. 告知病人适当活动，避免过度活动造成出血。肾造瘘管出血较多时候应注意卧床休息，避免因为活动而增加出血。

3. 多饮水，每天约 2500 ~ 3000ml。注意预防便秘，避免便秘造成腹压增加，导致出血。

4. 术后采取仰卧位或健侧卧位，避免患侧卧位。拔除肾造瘘管后采取健侧卧位。

5. 拔管后 3 天内可有少量尿液渗出，皮肤瘘口不需要特殊处理，可自然闭合。

（陈妙霞）

5

第六章

骨科护理技术

一、皮肤牵引术

【目的】

1. 复位、固定。

2. 适用于小儿股骨干骨折,儿童的肱骨髁上骨折手法复位失败者,老年下肢骨折以及关节炎症需制动者。

【用物准备】

多功能牵引架、垫高床位支垫、牵引绳、牵引砝码、大小合适的皮牵引套或胶布、小棉垫、绷带。

【操作流程】

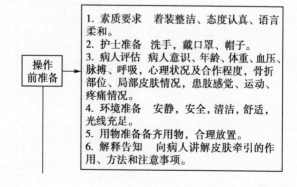

操作前准备

1. **素质要求** 着装整洁、态度认真、语言柔和。
2. **护士准备** 洗手,戴口罩、帽子。
3. **病人评估** 病人意识、年龄、体重、血压、脉搏、呼吸,心理状况及合作程度,骨折部位、局部皮肤情况,患肢感觉、运动、疼痛情况。
4. **环境准备** 安静,安全,清洁,舒适,光线充足。
5. **用物准备** 备齐用物,合理放置。
6. **解释告知** 向病人讲解皮肤牵引的作用、方法和注意事项。

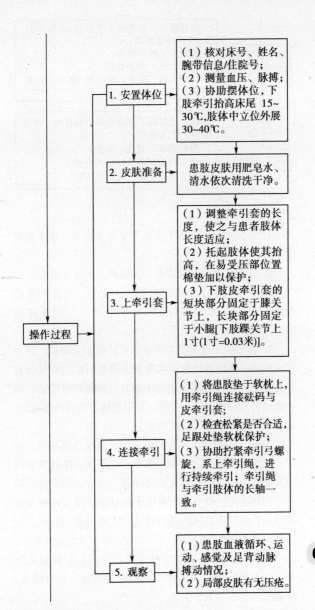

操作过程

1. 安置体位
（1）核对床号、姓名、腕带信息/住院号号；
（2）测量血压、脉搏；
（3）协助摆体位，下肢牵引抬高床尾 15~30℃,肢体中立位外展30~40℃。

2. 皮肤准备
患肢皮肤用肥皂水、清水依次清洗干净。

3. 上牵引套
（1）调整牵引套的长度，使之与患者肢体长度适应；
（2）托起肢体使其抬高，在易受压部位棉垫加以保护；
（3）下肢皮牵引套的短块部分固定于膝关节上，长块部分固定于小腿[下肢踝关节上1寸(1寸=0.03米)]。

4. 连接牵引
（1）将患肢垫于软枕上，用牵引绳连接砝码与皮牵引套;
（2）检查松紧是否合适，足跟处垫软枕保护；
（3）协助拧紧牵引弓螺旋，系上牵引绳，进行持续牵引；牵引绳与牵引肢体的长轴一致。

5. 观察
（1）患肢血液循环、运动、感觉及足背动脉搏动情况；
（2）局部皮肤有无压疮。

6

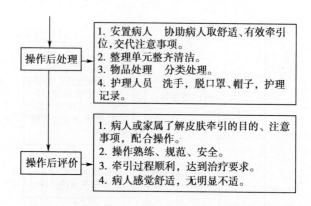

操作后处理
1. 安置病人　协助病人取舒适、有效牵引位，交代注意事项。
2. 整理单元整齐清洁。
3. 物品处理　分类处理。
4. 护理人员　洗手，脱口罩、帽子，护理记录。

操作后评价
1. 病人或家属了解皮肤牵引的目的、注意事项，配合操作。
2. 操作熟练、规范、安全。
3. 牵引过程顺利，达到治疗要求。
4. 病人感觉舒适，无明显不适。

【注意事项】

1. 皮肤牵引多适用于小儿及年老体弱者，或不耐受手术者。

2. 皮牵引处皮肤应完整，无破溃、水疱及硬结。

3. 在牵引过程中，定期测量患肢长度，行床旁 X 线检查，以了解骨折复位情况。

【健康教育】

1. 告知病人及家属维持牵引有效的相关知识，维持牵引体位，不随意增减牵引重量，避免因牵引重量引起体位改变；防止被褥等物压于足背；腘窝不可受压，防止腓总神经损伤引起足下垂；牵引肢体若出现局部疼痛、麻木应及时向医务人员反映等。

2. 由于牵引病人经常仰卧，因此容易出现压疮、便秘、泌尿系统感染、坠积性肺炎、足下垂、深静脉血栓等并发症，年老体弱者尤其需注意。应协助病人定时翻身，预防压疮；鼓励病人多饮水勤排尿，预防便秘及尿道感染；每日协助病人进行踝关节主动与被动运动；同时利用牵引架拉手抬起上身，以促进呼吸及血液循环。

3. 功能锻炼应贯穿于整个牵引期间，除固定关节外，凡不被限制活动的部位都要保持活动，进行锻炼，预防肌肉萎缩与关节僵硬。

（尹小兵）

6

二、骨牵引术

【目的】

1. 牵拉关节或骨骼，使脱位的关节或错位的骨折复位，并维持复位后的位置。

2. 牵拉及固定关节，以减轻关节承受的压力，缓解疼痛，使局部休息，常用于治疗关节炎。

3. 矫正畸形。

【用物准备】

无菌手套、消毒牵引包（据需要内置颅骨牵引弓、手摇钻、牵引针、骨锤）、牵引工具（牵引绳、滑轮、重锤及锤托、牵引架）、局麻用品（5ml注射器、1%利多卡因5~10ml）、速干手消毒液、2%氯己定消毒液、碘酊、酒精、纱布、镊子、剃毛刀、记号笔、无菌小瓶2个。

【操作流程】

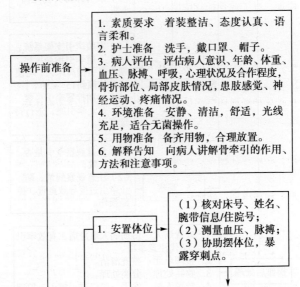

操作前准备

1. 素质要求　着装整洁、态度认真、语言柔和。
2. 护士准备　洗手，戴口罩、帽子。
3. 病人评估　评估病人意识、年龄、体重、血压、脉搏、呼吸，心理状况及合作程度，骨折部位、局部皮肤情况，患肢感觉、神经运动、疼痛情况。
4. 环境准备　安静、清洁，舒适，光线充足，适合无菌操作。
5. 用物准备　备齐用物，合理放置。
6. 解释告知　向病人讲解骨牵引的作用、方法和注意事项。

1. 安置体位

（1）核对床号、姓名、腕带信息/住院号；
（2）测量血压、脉搏；
（3）协助摆体位，暴露穿刺点。

6

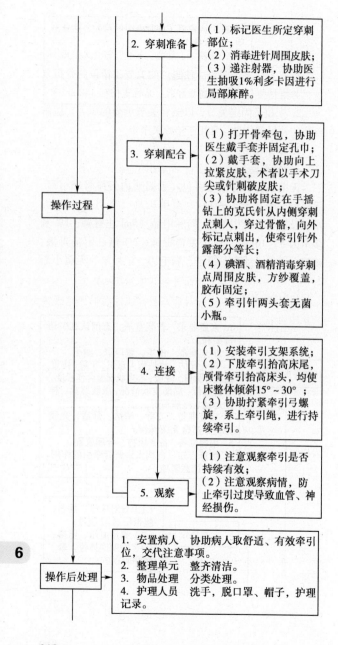

2. 穿刺准备
（1）标记医生所定穿刺部位；
（2）消毒进针周围皮肤；
（3）递注射器，协助医生抽吸1%利多卡因进行局部麻醉。

3. 穿刺配合
（1）打开骨牵包，协助医生戴手套并固定孔巾；
（2）戴手套，协助向上拉紧皮肤，术者以手术刀尖或针刺破皮肤；
（3）协助将固定在手摇钻上的克氏针从内侧穿刺点刺入，穿过骨骼，向外标记点刺出，使牵引针外露部分等长；
（4）碘酒、酒精消毒穿刺点周围皮肤，方纱覆盖，胶布固定；
（5）牵引针两头套无菌小瓶。

操作过程

4. 连接
（1）安装牵引支架系统；
（2）下肢牵引抬高床尾，颅骨牵引抬高床头，均使床整体倾斜15°~30°；
（3）协助拧紧牵引弓螺旋，系上牵引绳，进行持续牵引。

5. 观察
（1）注意观察牵引是否持续有效；
（2）注意观察病情，防止牵引过度导致血管、神经损伤。

操作后处理
1. 安置病人　协助病人取舒适、有效牵引位，交代注意事项。
2. 整理单元　整齐清洁。
3. 物品处理　分类处理。
4. 护理人员　洗手，脱口罩、帽子，护理记录。

6

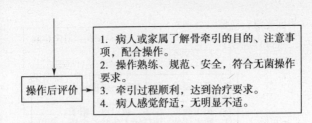

操作后评价

1. 病人或家属了解骨牵引的目的、注意事项，配合操作。
2. 操作熟练、规范、安全，符合无菌操作要求。
3. 牵引过程顺利，达到治疗要求。
4. 病人感觉舒适，无明显不适。

【注意事项】

1. 无菌操作，避免医源性感染。

2. 牵引重量合适，避免过度牵引或牵引不足。

3. 每班检查牵引装置，保持牵引持续有效。

【健康教育】

1. 指导病人及家属维持牵引有效的相关知识，防止被褥等物压于足背，避免因牵引重量引起体位改变，腘窝不可受压防止腓总神经损伤引起足下垂。

2. 指导病人及家属预防针眼感染的基本知识。

3. 头颈部牵引时，指导病人及家属注意病人呼吸情况，预防窒息。

4. 由于牵引病人经常仰卧，容易引起压疮、坠积性肺炎及泌尿系统感染，年老体弱者更易发生。应鼓励多饮水，预防尿道感染，利用牵引架拉手抬起上身，以促进呼吸及血液循环。

5. 功能锻炼应贯穿于整个牵引期间，除固定关节外，凡不被限制活动的部位都要保持活动，进行锻炼，防止肌肉萎缩与关节僵硬。

（尹小兵）

三、骨盆带悬吊牵引术

【目的】

依靠骨盆挤压合拢的力量，使骨盆环骨折后向两侧裂开、耻骨联合明显分离、外侧骨折段外旋明显的骨盆骨折复位。

【用物准备】

牵引床、骨盆带、滑轮、沙袋、牵引钩、牵引绳

6

（表面光滑，摩擦阻力小）。

【操作流程】

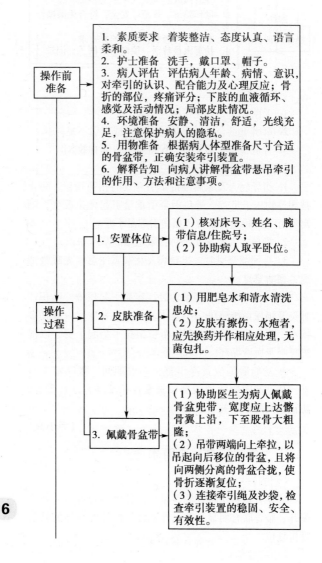

操作前准备

1. 素质要求 着装整洁、态度认真、语言柔和。
2. 护士准备 洗手，戴口罩、帽子。
3. 病人评估 评估病人年龄、病情、意识，对牵引的认识、配合能力及心理反应；骨折的部位，疼痛评分；下肢的血液循环、感觉及活动情况；局部皮肤情况。
4. 环境准备 安静、清洁，舒适，光线充足，注意保护病人的隐私。
5. 用物准备 根据病人体型准备尺寸合适的骨盆带，正确安装牵引装置。
6. 解释告知 向病人讲解骨盆带悬吊牵引的作用、方法和注意事项。

操作过程

1. 安置体位
   （1）核对床号、姓名、腕带信息/住院号；
   （2）协助病人取平卧位。

2. 皮肤准备
   （1）用肥皂水和清水清洗患处；
   （2）皮肤有擦伤、水疱者，应先换药并作相应处理，无菌包扎。

3. 佩戴骨盆带
   （1）协助医生为病人佩戴骨盆兜带，宽度应上达髂骨翼上沿，下至股骨大粗隆；
   （2）吊带两端向上牵拉，以吊起向后移位的骨盆，且将向两侧分离的骨盆合拢，使骨折逐渐复位；
   （3）连接牵引绳及沙袋，检查牵引装置的稳固、安全、有效性。

6

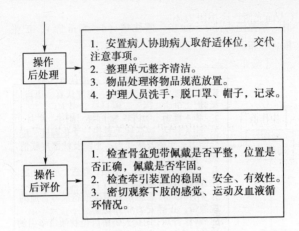

【注意事项】

1. 保持躯干伸直，牵引方向与躯体长轴呈一条直线。

2. 注意牵引绳绝对不能脱离滑轮的滑槽，牵引重量不能触地或中途受阻，牵引肢体远端也不能抵住床栏而失去身体的反牵引力作用。

3. 密切观察下肢的感觉、运动及血液循环情况。

【健康教育】

1. 告知家属不能随便增减牵引重量，悬吊重量以臀部抬离床面为宜，不要随意移动。

2. 告知家属不能在牵引装置上盖物，缩短或加长牵引绳可使牵引装置的沙袋倚床或落地，引起牵引重量相对减少而影响牵引效果，故应保持沙袋悬空、不靠床沿。

3. 保持兜带平整，排便时尽量避免污染兜带。

（崔 怡）

四、卧位枕颌带牵引术

【目的】

固定、制动、解除脊髓及神经根压迫、缓解症状。

【用物准备】

牵引床、枕颌带、滑轮、牵引钩、牵引绳（表面光

6

滑，摩擦阻力小）、沙袋、颈枕垫（4～5cm 厚）、扩张板、纱布。

【操作流程】

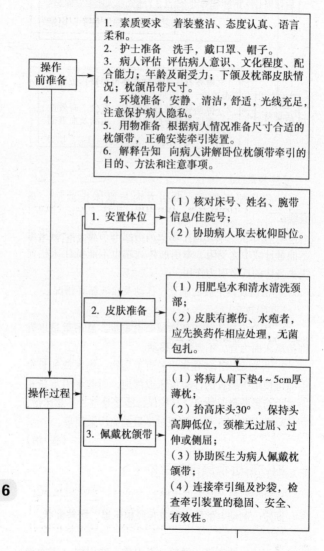

操作前准备

1. 素质要求　着装整洁、态度认真、语言柔和。
2. 护士准备　洗手，戴口罩、帽子。
3. 病人评估　评估病人意识、文化程度、配合能力；年龄及耐受力；下颌及枕部皮肤情况；枕颌吊带尺寸。
4. 环境准备　安静、清洁，舒适，光线充足，注意保护病人隐私。
5. 用物准备　根据病人情况准备尺寸合适的枕颌带，正确安装牵引装置。
6. 解释告知　向病人讲解卧位枕颌带牵引的目的、方法和注意事项。

操作过程

1. 安置体位
（1）核对床号、姓名、腕带信息/住院号；
（2）协助病人取去枕仰卧位。

2. 皮肤准备
（1）用肥皂水和清水清洗颈部；
（2）皮肤有擦伤、水疱者，应先换药作相应处理，无菌包扎。

3. 佩戴枕颌带
（1）将病人肩下垫4～5cm厚薄枕；
（2）抬高床头30°，保持头高脚低位，颈椎无过屈、过伸或侧屈；
（3）协助医生为病人佩戴枕颌带；
（4）连接牵引绳及沙袋，检查牵引装置的稳固、安全、有效性。

6

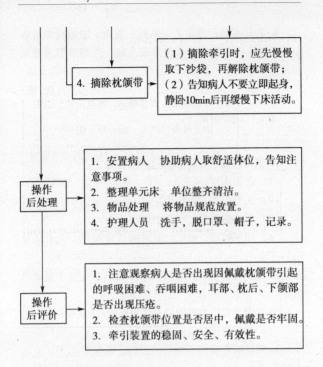

		（1）摘除牵引时，应先慢慢取下沙袋，再解除枕颌带； （2）告知病人不要立即起身，静卧10min后再缓慢下床活动。
	4. 摘除枕颌带 →	
操作后处理 →	1. 安置病人　协助病人取舒适体位，告知注意事项。 2. 整理单元床　单位整齐清洁。 3. 物品处理　将物品规范放置。 4. 护理人员　洗手，脱口罩、帽子，记录。	
操作后评价 →	1. 注意观察病人是否出现因佩戴枕颌带引起的呼吸困难、吞咽困难，耳部、枕后、下颌部是否出现压疮。 2. 检查枕颌带位置是否居中，佩戴是否牢固。 3. 牵引装置的稳固、安全、有效性。	

【注意事项】

1. 应保持牵引方向正确，不得扭曲头部，保持牵引力线、鼻尖、颈椎在一条直线上。

2. 枕颌带不做大重量、长时间牵引，牵引重量通常为 2~3kg，牵引持续的时间应遵医嘱。

3. 枕颌带和皮肤之间垫纱布，注意观察枕颌部皮肤情况。

【健康教育】

1. 告知病人在枕颌带牵引时，头部制动，防止枕颌带突然松脱压迫气管引起窒息。

2. 告知家属不能随便增减牵引重量，若牵引重量太大，可能引起过度牵引，使骨折端发生分离移位；牵引力太小，则不能达到复位和固定的目的而导致骨折畸形愈合。

6

3. 告知家属不能在牵引装置上盖物，缩短或加长牵引绳可使牵引装置的沙袋倚床或落地，引起牵引重量相对减少而影响牵引效果，故应保持沙袋悬空、不靠床沿。

（崔　怡）

五、石膏固定术

【目的】

1. 维持固定、保持患肢的功能位置。

（1）骨折固定；

（2）关节损伤、脱位固定；

（3）肢体软组织创伤后的固定；

（4）周围神经、血管、肌腱断裂或损伤，手术修复后的固定。

2. 保护患部、减轻或消除患部负重、有助于炎症的治疗。

（1）用于骨、关节的急慢性炎症；

（2）用于肢体软组织急性炎症。

3. 矫正畸形常用于畸形的预防、畸形矫正术、成形术后固定。

【用物准备】

石膏、棉纸、棉垫、绷带、防水布（或一次性中单），脸盆或水桶，必要时备屏风。

【操作流程】

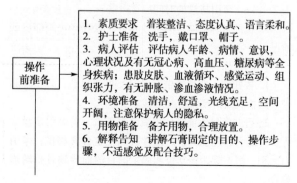

操作前准备

1. 素质要求　着装整洁、态度认真、语言柔和。
2. 护士准备　洗手、戴口罩、帽子。
3. 病人评估　评估病人年龄、病情、意识，心理状况及有无冠心病、高血压、糖尿病等全身疾病；患肢皮肤、血液循环、感觉运动、组织张力，有无肿胀、渗血渗液情况。
4. 环境准备　清洁、舒适、光线充足，空间开阔，注意保护病人的隐私。
5. 用物准备　备齐用物，合理放置。
6. 解释告知　讲解石膏固定的目的、操作步骤，不适感觉及配合技巧。

6

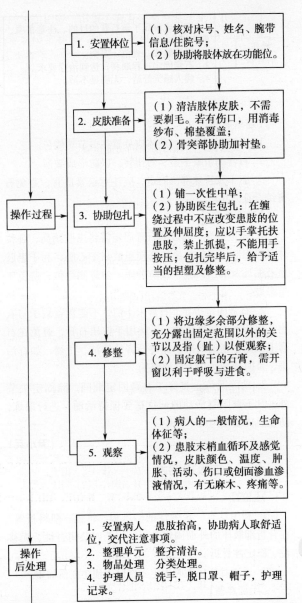

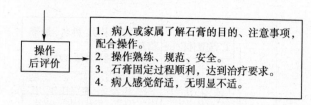

操作
后评价

1. 病人或家属了解石膏的目的、注意事项，配合操作。
2. 操作熟练、规范、安全。
3. 石膏固定过程顺利，达到治疗要求。
4. 病人感觉舒适，无明显不适。

【注意事项】

1. 石膏固定期间，肢体应放置在关节功能位。

2. 石膏绷带要平整，勿扭转，以防形成皱褶。

3. 躯干及特殊部位固定，应注意松紧适宜，避免石膏综合征发生。

【健康教育】

1. 体位指导　四肢的石膏固定需将患肢抬高，卧位休息时患肢应予软枕垫抬高使患肢高于心脏，利于患肢血液循环及淋巴回流，预防肿胀，勿患侧卧位，避免压迫患肢。

2. 石膏固定指导　石膏未干前，不能覆盖被子与衣物，保持室内空气流通，不能用手按压石膏，避免在石膏上压出手指的凹陷；保持石膏的清洁、干燥，如有污染，及时通知医护人员处理。

3. 功能锻炼　贯穿于石膏固定期间，除固定关节外，凡不被限制活动的部位都要保持活动，进行锻炼，防止肌肉萎缩与关节僵硬。

（尹小兵）

六、小夹板固定术

【目的】

1. 利用具有一定弹性的柳木板、竹板、塑料板等，在骨折部肢体的外面固定骨折，用于四肢闭合性、无移位、稳定性骨折。

2. 运送骨折病人时固定受伤肢体预防损伤加重。

【用物准备】

尺寸合适的夹板、衬垫物、绷带和布带。

【操作流程】

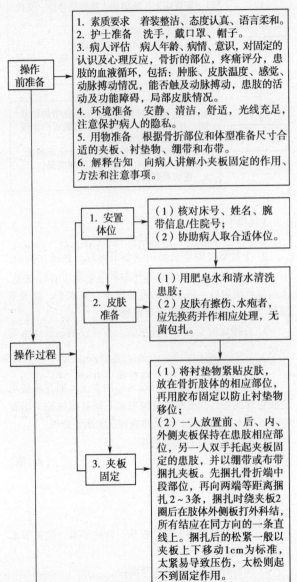

操作前准备

1. 素质要求　着装整洁、态度认真、语言柔和。
2. 护士准备　洗手，戴口罩、帽子。
3. 病人评估　病人年龄、病情、意识，对固定的认识及心理反应，骨折的部位，疼痛评分，患肢的血液循环，包括：肿胀、皮肤温度、感觉、动脉搏动情况，能否触及动脉搏动，患肢的活动及功能障碍，局部皮肤情况。
4. 环境准备　安静、清洁，舒适，光线充足，注意保护病人的隐私。
5. 用物准备　根据骨折部位和体型准备尺寸合适的夹板、衬垫物、绷带和布带。
6. 解释告知　向病人讲解小夹板固定的作用、方法和注意事项。

操作过程

1. 安置体位

（1）核对床号、姓名、腕带信息/住院号；
（2）协助病人取合适体位。

2. 皮肤准备

（1）用肥皂水和清水清洗患肢；
（2）皮肤有擦伤、水疱者，应先换药并作相应处理，无菌包扎。

3. 夹板固定

（1）将衬垫物紧贴皮肤，放在骨折肢体的相应部位，再用胶布固定以防止衬垫物移位；
（2）一人放置前、后、内、外侧夹板保持在患肢相应部位，另一人双手托起夹板固定的患肢，并以绷带或布带捆扎夹板。先捆扎骨折端中段部位，再向两端等距离捆扎2~3条，捆扎时绕夹板2圈后在肢体外侧板打外科结，所有结应在同一方向的一条直线上。捆扎后的松紧一般以夹板上下移动1cm为标准，太紧易导致压伤，太松则起不到固定作用。

6

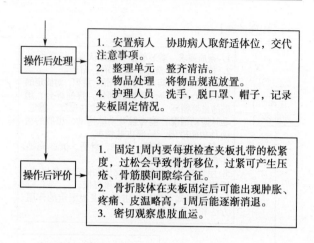

操作后处理
1. 安置病人　协助病人取舒适体位，交代注意事项。
2. 整理单元　整齐清洁。
3. 物品处理　将物品规范放置。
4. 护理人员　洗手，脱口罩、帽子，记录夹板固定情况。

操作后评价
1. 固定1周内要每班检查夹板扎带的松紧度，过松会导致骨折移位，过紧可产生压疮、骨筋膜间隙综合征。
2. 骨折肢体在夹板固定后可能出现肿胀、疼痛、皮温略高，1周后能逐渐消退。
3. 密切观察患肢血运。

【注意事项】

1. 保持夹板清洁，勿被排泄物等污染。

2. 上肢复位固定后要用三角巾托起，悬吊在胸前，肘关节屈曲90°，卧床时自然伸肘将前臂高于心脏水平。下肢复位固定后，将患肢抬高略高于心脏水平，膝关节屈曲10°，跟腱部垫小枕将足跟悬空。

3. 在搬运时要双手平托患肢，不可仅抬起肢体远端移动。

【健康教育】

1. 指导病人观察伤肢肢端血运的方法。如发现肢端皮肤青紫或苍白，皮肤温度较对侧下降甚至冰凉，出现剧痛、麻木等现象时，应立即通知医生给予处理。

2. 指导病人进行功能锻炼。

（崔　怡）

七、轴线翻身法

【目的】

1. 协助颅骨牵引、脊柱损伤、脊柱手术、髋关节术后病人的床上翻身。

2. 预防脊髓再损伤及关节脱位。

3. 预防压疮，增加病人舒适度。

【用物准备】

软枕 2 个、床扫、必要时备屏风。

【操作流程】

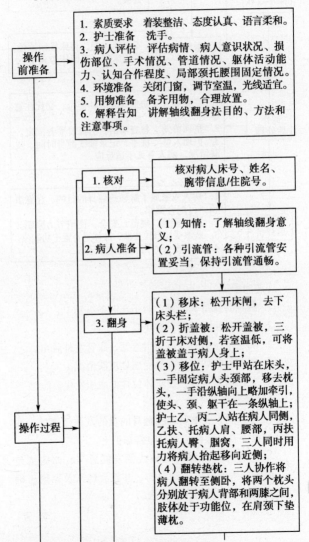

操作前准备	1. 素质要求　着装整洁、态度认真、语言柔和。 2. 护士准备　洗手。 3. 病人评估　评估病情、病人意识状况、损伤部位、手术情况、管道情况、躯体活动能力、认知合作程度、局部颈托腰围固定情况。 4. 环境准备　关闭门窗，调节室温，光线适宜。 5. 用物准备　备齐用物，合理放置。 6. 解释告知　讲解轴线翻身法目的、方法和注意事项。

操作过程

1. 核对	核对病人床号、姓名、腕带信息/住院号。
2. 病人准备	（1）知情：了解轴线翻身意义； （2）引流管：各种引流管安置妥当，保持引流管通畅。
3. 翻身	（1）移床：松开床闸，去下床头栏； （2）折盖被：松开盖被，三折于床对侧，若室温低，可将盖被盖于病人身上； （3）移位：护士甲站在床头，一手固定病人头颈部，移去枕头，一手沿纵轴向上略加牵引，使头、颈、躯干在一条纵轴上；护士乙、丙二人站在病人同侧，乙扶、托病人肩、腰部，丙扶托病人臀、腘窝，三人同时用力将病人抬起移向近侧； （4）翻转垫枕：三人协作将病人翻转至侧卧，将两个枕头分别放于病人背部和两膝之间，肢体处于功能位，在肩颈下垫薄枕。

6

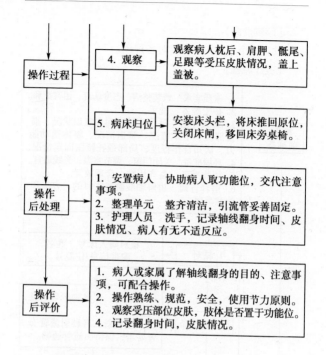

【注意事项】

1. 翻身时保持头、颈、躯干在一条纵轴上。

2. 翻身时注意保暖，避免受凉。

3. 切忌牵拉拖拽，避免引流管、尿管意外脱出。

4. 每次翻身均应检查易受压处皮肤情况。

5. 关注病人主诉，预防体位性低血压发生。

【健康教育】

1. 告知病人及家属轴线翻身的目的及注意事项，在翻身过程中若有任何不适及时告知护士。

2. 向病人及家属讲解轴线翻身的意义，如病情允许，鼓励病人及家属主动参与，并教会病人及家属正确的翻身方法及翻身时注意事项。

（李 芳）

6

八、骨科常用护理用具使用

（一）拐杖

【目的】

1. 辅助下肢疾患病人恢复行走功能，改善生活质量。

2. 指导正确用拐，预防不正确使用拐杖的安全隐患。

【用物准备】

可调式腋拐一副。

【操作流程】

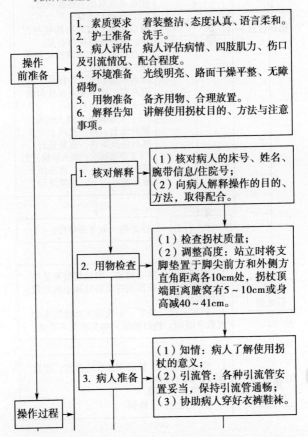

| 操作前准备 | 1. 素质要求　着装整洁、态度认真、语言柔和。
2. 护士准备　洗手。
3. 病人评估　病人评估病情、四肢肌力、伤口及引流情况、配合程度。
4. 环境准备　光线明亮、路面干燥平整、无障碍物。
5. 用物准备　备齐用物、合理放置。
6. 解释告知　讲解使用拐杖目的、方法与注意事项。 |

操作过程	1. 核对解释	（1）核对病人的床号、姓名、腕带信息/住院号； （2）向病人解释操作的目的、方法，取得配合。
	2. 用物检查	（1）检查拐杖质量； （2）调整高度：站立时将支脚垫置于脚尖前方和外侧方直角距离各10cm处，拐杖顶端距离腋窝有5～10cm或身高减40～41cm。
	3. 病人准备	（1）知情：病人了解使用拐杖的意义； （2）引流管：各种引流管安置妥当，保持引流管通畅； （3）协助病人穿好衣裤鞋袜。

6

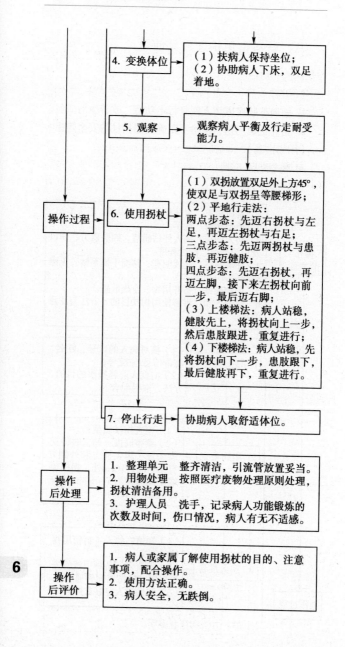

操作过程

4. 变换体位
（1）扶病人保持坐位；
（2）协助病人下床，双足着地。

5. 观察
观察病人平衡及行走耐受能力。

6. 使用拐杖
（1）双拐放置双足外上方45°，使双足与双拐呈等腰梯形；
（2）平地行走法：
两点步态：先迈右拐杖与左足，再迈左拐杖与右足；
三点步态：先迈两拐杖与患肢，再迈健肢；
四点步态：先迈右拐杖，再迈左脚，接下来左拐杖向前一步，最后迈右脚；
（3）上楼梯法：病人站稳，健肢先上，将拐杖向上一步，然后患肢跟进，重复进行；
（4）下楼梯法：病人站稳，先将拐杖向下一步，患肢跟下，最后健肢再下，重复进行。

7. 停止行走
协助病人取舒适体位。

操作后处理

1. 整理单元 整齐清洁，引流管放置妥当。
2. 用物处理 按照医疗废物处理原则处理，拐杖清洁备用。
3. 护理人员 洗手，记录病人功能锻炼的次数及时间，伤口情况，病人有无不适感。

操作后评价

1. 病人或家属了解使用拐杖的目的、注意事项，配合操作。
2. 使用方法正确。
3. 病人安全，无跌倒。

6

【注意事项】

1. 病人在使用拐杖进行功能锻炼时，护理人员首先评估病情，评估上臂肌力及双下肢活动情况。

2. 医务人员应在旁边保护，密切观察病情，确保病人的安全和有效锻炼。

3. 使用拐杖行走和站立时，拐杖的头端应位于身体的前外上方 10 ～ 15cm，避免向前或向后跌倒。

4. 指导病人正确使用拐杖时，及时纠正错误姿势。拐杖使用的着力点应该在双手而不是腋窝，拐杖顶部应距离腋下一拳高度，过高可压迫臂丛神经可导致手臂麻痹，过低则会造成弯腰等不良姿势。

【健康教育】

1. 步行时不要离拐杖太远，否则会引起拐杖侧滑。

2. 起始行走不宜过久，速度不宜过快，行走活动量渐进性增加。

（李 芳）

（二）助行器

【目的】

1. 完成日常生活和工作需要的行走辅助。

2. 分担体重，减轻下肢关节应力负荷。

3. 扩大下肢支撑面积，维持平衡，保证步行安全。

4. 锻炼上肢伸肌及有关肌肉，增强肌力和全身耐力，减少并发症的发生，促进机体康复。

【用物准备】

助行器（性能良好，处于功能状态）。

【操作流程】

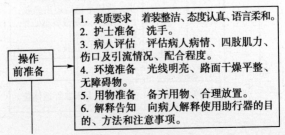

操作前准备

1. **素质要求**　着装整洁、态度认真、语言柔和。
2. **护士准备**　洗手。
3. **病人评估**　评估病人病情、四肢肌力、伤口及引流情况、配合程度。
4. **环境准备**　光线明亮、路面干燥平整、无障碍物。
5. **用物准备**　备齐用物、合理放置。
6. **解释告知**　向病人解释使用助行器的目的、方法和注意事项。

6

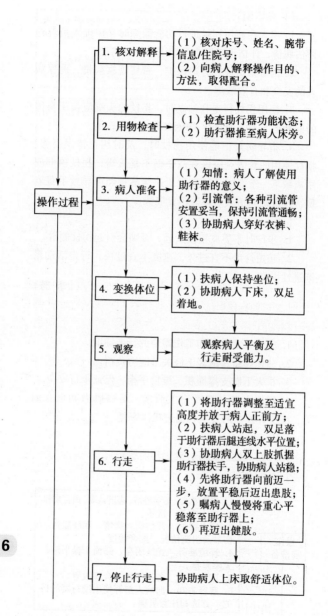

操作过程

1. 核对解释 → （1）核对床号、姓名、腕带信息/住院号；
（2）向病人解释操作目的、方法，取得配合。

2. 用物检查 → （1）检查助行器功能状态；
（2）助行器推至病人床旁。

3. 病人准备 → （1）知情：病人了解使用助行器的意义；
（2）引流管：各种引流管安置妥当，保持引流管通畅；
（3）协助病人穿好衣裤、鞋袜。

4. 变换体位 → （1）扶病人保持坐位；
（2）协助病人下床，双足着地。

5. 观察 → 观察病人平衡及行走耐受能力。

6. 行走 → （1）将助行器调整至适宜高度并放于病人正前方；
（2）扶病人站起，双足落于助行器后腿连线水平位置；
（3）协助病人双上肢抓握助行器扶手，协助病人站稳；
（4）先将助行器向前迈一步，放置平稳后迈出患肢；
（5）嘱病人慢慢将重心平稳落至助行器上；
（6）再迈出健肢。

7. 停止行走 → 协助病人上床取舒适体位。

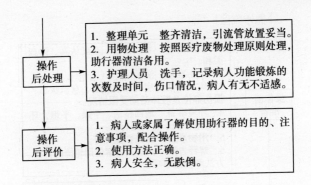

【注意事项】

1. 病人在使用助行器前进行功能锻炼时，护士首先评估病情，评估是否具有行走能力，上下肢衰弱、不协调或均受累而不能通过手、腕负重的病人，不宜使用助行器。

2. 指导病人在使用助行器时，避免重心过于前倾或后仰，迈步时不要过于靠近助行器，否则易造成跌倒；步行时助行器放置不宜离病人太远，否则易扰乱平衡，使助行器的底部不能牢固的放在地面负重。

3. 助行器的高度应适宜，具体为双臂自然下垂，双肘屈曲 25°～30°，手腕高度与助行器扶手一致。

【健康教育】

1. 病人在使用助行器时要求地面平整，保证环境安全。

2. 告知病人在使用助行器后如有不适，应及时告知医护人员，起始行走不宜过久，速度不宜过快。

（李 芳）

（三）轮椅

【目的】

1. 为行动不便者提供代步工具。

2. 协助完成病人的转运。

【用物准备】

一辆轮椅（性能良好）、毛毯（根据季节准备）。

6

【操作流程】

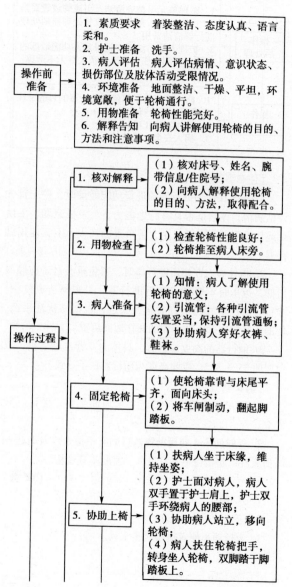

操作前准备

1. 素质要求　着装整洁、态度认真、语言柔和。
2. 护士准备　洗手。
3. 病人评估　病人评估病情、意识状态、损伤部位及肢体活动受限情况。
4. 环境准备　地面整洁、干燥、平坦，环境宽敞，便于轮椅通行。
5. 用物准备　轮椅性能完好。
6. 解释告知　向病人讲解使用轮椅的目的、方法和注意事项。

操作过程

1. 核对解释
（1）核对床号、姓名、腕带信息/住院号；
（2）向病人解释使用轮椅的目的、方法，取得配合。

2. 用物检查
（1）检查轮椅性能良好；
（2）轮椅推至病人床旁。

3. 病人准备
（1）知情：病人了解使用轮椅的意义；
（2）引流管：各种引流管安置妥当，保持引流管通畅；
（3）协助病人穿好衣裤、鞋袜。

4. 固定轮椅
（1）使轮椅靠背与床尾平齐，面向床头；
（2）将车闸制动，翻起脚踏板。

5. 协助上椅
（1）扶病人坐于床缘，维持坐姿；
（2）护士面对病人，病人双手置于护士肩上，护士双手环绕病人的腰部；
（3）协助病人站立，移向轮椅；
（4）病人扶住轮椅把手，转身坐入轮椅，双脚踏于脚踏板上。

6

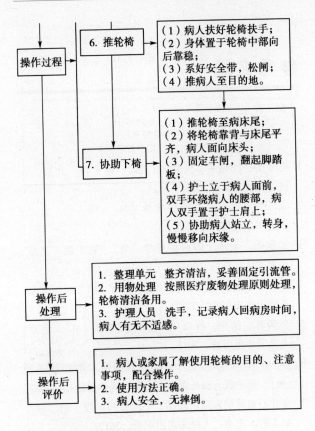

操作过程 → **6. 推轮椅** →
（1）病人扶好轮椅扶手；
（2）身体置于轮椅中部向后靠稳；
（3）系好安全带，松闸；
（4）推病人至目的地。

7. 协助下椅 →
（1）推轮椅至病床尾；
（2）将轮椅靠背与床尾平齐，病人面向床头；
（3）固定车闸，翻起脚踏板；
（4）护士立于病人面前，双手环绕病人的腰部，病人双手置于护士肩上；
（5）协助病人站立，转身，慢慢移向床缘。

操作后处理 →
1. 整理单元　整齐清洁，妥善固定引流管。
2. 用物处理　按照医疗废物处理原则处理，轮椅清洁备用。
3. 护理人员　洗手，记录病人回病房时间，病人有无不适感。

操作后评价 →
1. 病人或家属了解使用轮椅的目的、注意事项，配合操作。
2. 使用方法正确。
3. 病人安全，无摔倒。

【注意事项】

1. 使用时注意安全，系安全带。

2. 长时间乘坐轮椅的病人，应注意压疮的预防。

【健康教育】

1. 应经常检查轮椅的性能，使其处于良好备用状态。

2. 在倾斜路面使用轮椅，切勿将轮椅倾倒或突然转换方向，在下坡时避免急刹车，以免出现向前翻倒。

3. 轮椅额定载重量为90kg，当体重超重时，请小心使用或联系厂家定制。

4. 病人使用时养成制动手闸的习惯，加强保护。

（李　芳）

参考文献

1. 陈孝平，汪建平. 外科学［M］. 第8版. 北京：人民卫生出版社，2013.

2. 李乐之，路潜. 外科护理学［M］. 第5版. 北京：人民卫生出版社，2012.

3. 尤黎明，吴瑛. 内科护理学［M］. 第5版. 北京：人民卫生出版社，2012.

4. 王兴华，袁爱华. 外科护理学［M］. 第2版. 北京：人民卫生出版社，2010.

5. 李麟荪，徐阳，林汉英. 介入护理学［M］. 北京：人民卫生出版社，2015.

6. Robert M. Bojar. 成人心脏外科围手术期处理手册［M］. 第5版. 高长青译. 北京：科学出版社，2012.

7. 阜外心血管病医院护理部. 心血管病护理手册［M］. 第2版. 北京：人民军医出版社，2013.

8. 邱海波. ICU主治医师手册［M］. 第2版. 南京：江苏科学技术出版社，2013.

9. Cornenwett JL，Johnston KW. 卢瑟福血管外科学［M］. 第7版. 郭伟，符伟国，陈忠，译. 北京：北京大学医学出版社，2013.

10. 李海燕，景在平，毛艳君，等. 血管外科实用护理手册［M］. 上海：第二军医大学出版社，2015.

11. 娄小平，章正福. 老年护理学［M］. 北京：军事医学科学出版社，2013.

12. 邹声泉. 胆道肿瘤外科学［M］. 北京：人民军医出

版社，2011.

13. 赵玉沛，陈孝平. 外科学 ［M］. 第 3 版. 北京：人民卫生出版社，2015.

14. 王辰，王建安. 内科学 ［M］. 第 3 版. 北京：人民卫生出版社，2015.

15. 王庸晋，魏武. 临床技能操作 ［M］. 北京：人民卫生出版社，2014.

16. 钱晓路，桑未心. 临床护理技术操作规程 ［M］. 北京：人民卫生出版社，2011.

17. 那彦群，叶章群，孙颖浩，等. 2014 版中国泌尿外科疾病诊断治疗指南 ［M］. 北京：人民卫生出版社，2013.

18. 侯树勋. 骨科学 ［M］. 北京：人民卫生出版社，2015.

19. 高小雁. 骨科用具护理指南 ［M］. 北京：人民卫生出版社，2013.

20. 胡盛寿. 胸心外科学 ［M］. 北京：人民卫生出版社，2014.

21. 孙桂芝. 心外科疾病围术期护理指南 ［M］. 北京：人民卫生出版社，2013.

22. 中华医学会外科学分会血管外科学组. 下肢动脉硬化闭塞症诊治指南 ［J］. 中华医学杂志，2015，95（24）：1883-1896.

23. 中华医学会外科学分会血管外科学组. 慢性下肢静脉疾病诊断与治疗中国专家共识 ［J］. 中华普通外科杂志，2014，29（4）：246-252.

24. 中华医学会外科学分会胰腺外科学组. 胰腺癌诊治指南（2014）［J］. 中国实用外科杂志，2014，34（11）：1011-1017.

25. 中华医学会外科学分会血管外科学组. 深静脉血栓形成的诊断和治疗指南（第二版）［J］. 中国血管外

科杂志（电子版），2013，5（1）：23-26.

26. 辛世杰，吕俊远. 腹主动脉瘤围手术期管理及并发症防治策略［J］. 中国血管外科杂志（电子版），2013，（3）：139-142.

27. 中华医学会外科学分会胰腺外科学组. 急性胰腺炎诊治指南（2014）［J］. 中华普通外科杂志，2015，30（1）：69-72.

28. 中华医学会外科学分会胰腺外科学组. 慢性胰腺炎诊治指南（2014）［J］. 中华普通外科杂志，2015，30（5）：416-421.

29. 中国临床肿瘤学会胰腺癌专家委员会. 胰腺癌综合诊治中国专家共识（2014 年版）［J］. 临床肝胆病杂志，2014，（10）：970-980.

30. Bahn Chair RS, Burch HB, Cooper DS, et al. Hyperthyroidism and other causes of thyrotoxicosis：management guidelines of the American Thyroid Association and American Association of Clinical Endocrinologists［J］. Thyroid，2011，21（6）：593-646.

31. 何金爱，王小兰，杨景哥，等. 323 例经胸乳入路内镜甲状腺切除术患者的围手术期护理［J］. 中华护理杂志，2008，43（8）：696-697.

32. 付丹，刘良红，李秋月. 甲状腺功能亢进性心脏病并发急性心力衰竭患者的护理［J］. 护理学报，2011，18（11）：33-35.

33. Farooq U, Rashid T, Naheed A, et, al. Complication of laparoscopic cholecystectomy：an experience of 247 cases［J］. J Ayub Med Coll Abbottabad，2015，27（2）：407-410.

34. 申海军，陈广瑜，詹建兴，等. 腹腔镜胆囊切除术气腹压力相关并发症的研究［J］. 中国普外基础与临床杂志，2012，19（7）：779-781.

35. 刘思义，黄鹏，朱革非，等. 急性梗阻性化脓性胆管炎致死因素分析 [J]. 中国医师进修杂志，2014，37（20）：38-40.

36. 刘连新，李轲宇. 2015 年胆道肿瘤 NCCN 临床实践指南更新与解读 [J]. 中国实用外科杂志，2015，3：287-290.

索 引